临床检验技术与应用

丛玉隆 总主编

血液体液检验技术与应用

李朝阳 凌 励 吴 俊 主 编

科学出版社

北 京

内 容 简 介

　　本书为"临床检验技术与应用"丛书中的一个分册。全书共分为七章，分别介绍了血液分析仪的发展历史、技术原理及最新技术进展；血细胞数量和形态检验与临床应用；血栓和止血检测的基本技术原理、方法与临床应用；流式细胞分析技术原理与临床应用；尿液自动化检验发展历史、技术原理与临床应用；粪便及其他体液检验与临床应用；ISO 15189 在临床血液体液检测领域质量管理的应用。

　　本书将血液体液检验基本理论与实用技术有机结合，内容简明实用，可供临床检验专业工作人员、相关仪器设备研发人员、临床医学工作者参考。

图书在版编目（CIP）数据

血液体液检验技术与应用 / 李朝阳，凌励，吴俊主编. -- 北京：科学出版社，2024.10. --（临床检验技术与应用 / 丛玉隆总主编）. -- ISBN 978-7-03-079668-4

Ⅰ. R446.1

中国国家版本馆 CIP 数据核字第 2024FC9203 号

责任编辑：沈红芬 / 责任校对：张小霞
责任印制：肖　兴 / 封面设计：黄华斌

斜 学 出 版 社 出版

北京东黄城根北街16号
邮政编码：100717
http://www.sciencep.com

三河市春园印刷有限公司印刷
科学出版社发行　各地新华书店经销
*

2024 年 10 月第 一 版　开本：787×1092　1/16
2024 年 10 月第一次印刷　印张：19 1/2
字数：460 000

定价：168.00 元
（如有印装质量问题，我社负责调换）

《血液体液检验技术与应用》

编写人员

主　　编　李朝阳　凌　励　吴　俊

副 主 编　黄华艺　杨　程　乔　蕊　马骏龙　乐家新
　　　　　　张时民

编　　者（按姓氏汉语拼音排序）

曹翔宇	陈　燕	程瑞芳	丛　琳	丛玉隆
崔婵娟	董　峰	郭　野	韩建华	黄春霞
黄华艺	姜烈君	蒋　均	蓝　娇	乐家新
李　强	李　覃	李朝阳	李绵阳	凌　励
刘竞争	马　莉	马骏龙	马瑞敏	聂李平
乔　蕊	邵春青	石　强	孙　莎	孙宏华
王重伍	王春艳	王云立	吴　俊	吴　侠
肖建萍	许绍强	杨　程	乐家新	曾强武
张国军	张丽敏	张时民	张晓梅	张云聪
章文洁	赵慧茹	周丰良	周茂华	朱佳男

前　言

　　医学检验学是以提供人类疾病诊断、管理、预防和治疗或健康评估的相关信息为目的，对来自人体的样本进行检验，及时、准确报告检验结果，并可提供涵盖其各方面活动的咨询服务，包括结果解释和进一步的适当检查的建议的学科。一般医院检验科（医学实验室）分为临床检验、生化检验、免疫学检验、微生物学检验、分子生物学检验专业。临床检验（通常包括常规血液学和体液学检验）是检验科重要的组成部分，在国家医学检验专业统编教材分类中被定名为"临床检验基础"。它是借助经典手工操作或自动化检测技术，对离体的血液、尿液、粪便、穿刺液、分泌物和排泄物等样本进行理学、化学、病原生物学和显微镜形态学检验，以简便、快速、准确地检测结果，满足临床初诊筛检疾病和日常健康评估的需求。虽然临床检验多采用经典方法，甚至采用人工操作，或者为看似简单的常规方法，但其在检验科工作中占有重要地位。不仅临床检验的工作量占实验室检验工作量的50%以上，而且很多急诊事件急需根据临床检验结果处理患者状况，有些形态学如白血病细胞、特殊形态管型（红细胞管型、蜡样管型）、疟原虫、巴贝斯虫、粪便寄生虫卵及成虫的检出，则可使医生根据病情和报告直接做出诊断。临床检验在疾病诊治过程中的作用由此可见一斑。

　　第四次工业革命的到来极大地促进了检验医学技术的现代化进程，国家发展新质生产力、高质量提高国民健康水平战略使检验医学发展进入了新的里程碑。目前，大量自动化、数字化、互联网、物联网、机器人、5G、人工智能技术普遍应用于检验科，不但提高了学术水平、工作效率和经济效益，而且使检测结果更为精确和准确，为临床提供了许多新的参数和诊断指标，为检验医学学术水平和整体技术水平的提高起到了重要的推动作用。但也应注意，先进的设备要由训练有素的人使用，再先进的设备也有其局限性和不足的一面，有些设备检测项目要靠经典的方法（手工法）去验证、校准和补充。目前有些检验人员忽略了经典的人工显微镜检在形态学检验中的作用，忽视人工技能的培训，导致错误的报告，贻误诊断甚至发生医疗事故，大大影响了以经典技术为基础的临床检验专业的健康发展。因此，呼吁检验医学界的同仁，特别是学术、学科带头人，应强调工匠精神，重视技能培养，在发展现代化、自动化设备的同时，传承老一辈专家多年积累的检验技术和经验，结合自动化、数字化、智能化设备为临床诊断提供更直接、可靠、及时的检验结果。

　　在我国无论是大型综合医院还是乡镇卫生院，都设有临床检验实验室，提供血液常规、尿液常规、大便常规、脑脊液常规、胸腹水常规等常规项目检测。"大健康"

战略的实施，高新技术的应用，国家对基层卫生机构装备投入的倾斜，使得血液学和体液学检验设备与检验技术也相继得到了发展。目前血液分析仪、尿液分析仪、凝血分析仪、流式细胞分析仪、体液及粪便分析设备已在医学实验室普遍使用，其检测方法已经基本实现自动化，检测技术由单一向联合发展，这些设备的使用不仅减轻了工作人员的劳动强度，提高了工作效率，而且增加了血液学、体液学检验结果的精确度，还能够为临床医生提供更多的实验指标，帮助他们对疾病进行更准确的判断。但也提出了如何培训检验人员临床检验的技术素质和管理理念，如何为全科医生提供更便于选择的检验项目、更合理分析的检验结果等问题，以便于更好地服务于临床诊断和治疗。有鉴于此，我们组织编写了这部《血液体液检验技术与应用》。本书共分为七章，分别介绍了血液分析仪的发展历史、技术原理及最新技术进展；血细胞数量和形态检验与临床应用；血栓和止血检测的基本技术原理、方法与临床应用；流式细胞分析技术原理与临床应用；尿液自动化检验发展历史、技术原理与临床应用；粪便及其他体液检验与临床应用；ISO 15189 在临床血液体液检测领域质量管理的应用。

本书将血液体液检验基本理论与实用技术有机结合，以帮助读者了解临床血液体液检验的技术原理、分析流程、结构组成、仪器使用，帮助检验工作者正确选择检验方法与合理解释检验结果，帮助临床医生正确选择检验项目，并将之更好地应用于疾病的诊断和治疗。

本书是丛玉隆教授总主编的"临床检验技术与应用"丛书中的一个分册。本丛书以简明实用、选材新颖、特色鲜明、通俗易懂为编写指导思想，介绍检验技术原理、分析仪器结构、检测项目和临床应用，力图反映检验医学领域的最新成果。本丛书面向临床检验专业工作人员、相关仪器设备研发人员、临床医学工作者，也可作为大专院校检验专业及相关专业的教学参考书。

编　者

2024年8月

目　　录

绪论 …………………………………………………………………………………………… 1

第一章　血液分析仪 ………………………………………………………………………… 8

　　第一节　血液分析仪发展历史与展望 ………………………………………………… 8

　　第二节　血液分析仪分析技术原理 …………………………………………………… 9

第二章　血细胞数量和形态检验与临床应用 …………………………………………… 41

　　第一节　红细胞数量、血红蛋白浓度与红细胞形态学变化及临床意义 ………… 41

　　第二节　血小板数量与形态学变化及临床意义 …………………………………… 57

　　第三节　白细胞数量与形态学变化及临床意义 …………………………………… 63

第三章　血栓和止血检测与临床应用 …………………………………………………… 76

　　第一节　概述 ………………………………………………………………………… 76

　　第二节　血栓与止血检测的基本原理和方法 ……………………………………… 77

　　第三节　血栓与止血检测的临床应用 ……………………………………………… 80

　　第四节　质量管理 …………………………………………………………………… 107

第四章　流式细胞术与临床应用 ………………………………………………………… 112

　　第一节　概述 ………………………………………………………………………… 112

　　第二节　流式细胞术在淋巴和造血系统疾病中的应用 …………………………… 117

　　第三节　髓细胞增殖性疾病的免疫分型 …………………………………………… 128

　　第四节　流式细胞术在淋巴增殖性肿瘤中的应用 ………………………………… 131

　　第五节　流式细胞术在中枢神经系统白血病脑脊液检测中的应用 ……………… 134

　　第六节　流式细胞术在细胞周期和肿瘤化疗中的应用 …………………………… 135

　　第七节　流式细胞术在血栓、凝血因子功能检测中的应用 ……………………… 141

　　第八节　流式细胞术在艾滋病诊疗中的应用 ……………………………………… 144

　　第九节　流式细胞术在自身免疫性疾病诊断中的应用 …………………………… 146

　　第十节　流式细胞术在遗传性疾病检测中的应用 ………………………………… 151

　　第十一节　流式细胞术的其他应用 ………………………………………………… 155

第五章　尿液检验与临床应用 …………………………………………………………… 161

　　第一节　尿液自动化检验发展简史 ………………………………………………… 161

　　第二节　自动化尿液分析仪检测原理 ……………………………………………… 164

第三节　尿液理学、化学、免疫学检验与临床应用 ……………………………… 176

第四节　尿液有形成分检验与临床应用 ………………………………………… 201

第六章　粪便及其他体液检验与临床应用 ……………………………………………… 230

第一节　粪便检验与临床应用 …………………………………………………… 230

第二节　阴道分泌物检验与临床应用 …………………………………………… 235

第三节　浆膜腔积液检验与临床应用 …………………………………………… 246

第四节　脑脊液检验与临床应用 ………………………………………………… 251

第五节　精液检验与临床应用 …………………………………………………… 267

第六节　前列腺液检验与临床应用 ……………………………………………… 272

第七节　关节液常规检验（细胞学检查）与临床应用 ………………………… 274

第七章　ISO 15189在临床血液体液检验领域质量管理的应用 ……………………… 275

第一节　总体要求 ………………………………………………………………… 275

第二节　结构和管理要求 ………………………………………………………… 276

第三节　资源要求 ………………………………………………………………… 278

第四节　过程要求 ………………………………………………………………… 286

第五节　管理体系要求 …………………………………………………………… 297

参考文献 ………………………………………………………………………………… 302

绪　　论

医学实验室在《医学实验室 质量和能力的要求 第1部分：通用要求》（ISO 15189：2022）中的定义：以提供诊断、监测、管理、预防和治疗疾病或健康评估的相关信息为目的，对来自人体的微生物学、免疫学、生化学、血液免疫学、血液学、生物物理学、细胞学、组织和细胞及遗传学等材料进行检验的实验室，该类实验室也可提供涵盖检验各方面的咨询，包括合理选择项目，结果解释及进一步检查的建议。

临床检验是医院检验科（或检验中心）重要的组成部分，在国家医学检验专业统编教材分类中被定名为"临床检验基础"，是医学检验学的一个分支。它是借助经典手工操作或自动化检测技术，对离体的血液、尿液、粪便、穿刺液、分泌物和排泄物等样本进行理学、化学、病原生物学和显微镜形态学检验，以简便、快速、准确地检测结果，满足临床初诊筛检疾病的需求。

近年来临床医学的飞速发展极大地促进了检验医学技术的现代化进程，使临床检验在疾病的诊断、治疗、预防和康复中发挥着不可替代的重要作用。目前，大量自动化、数字化、人工智能等高技术普遍应用于检验科，先进的检测设备和实验方法大大提高了医院检验科的工作效率和经济效益，使检测结果更为精确，为临床提供了许多新的参数和诊断指标，为检验医学学术水平和整体技术水平的提高起到了重要的推动作用。这是检验医学发展的主流和必然，也是检验医学发展的方向。但也应注意，先进的设备是由人来操作的，要由训练有素的人使用；再先进的设备也有其局限性和不足的一面，有些设备检测项目要靠经典的方法（特别是手工法）去验证、校准和补充。当前，在国内医院检验科临床实践中普遍存在着一些不可忽视的问题，有些检验技术人员在有形成分的形态学检查上完全依靠自动化设备，而忽略了经典的人工显微镜检在形态学检验中的作用，导致错误的报告，贻误诊断甚至发生医疗事故。因此，呼吁我国检验医学界的同仁，应强调工匠精神，重视技能培养，在发展使用现代化、自动化设备的同时，继承和发扬老一辈专家在多年临床检验实践中积累的检验技术和经验，注重经典的形态学检查方法的应用和总结，结合自动化设备，为临床诊断提供更直接、可靠、及时的检验结果。本绪论就近年来国内外临床检验技术的发展、临床应用的体会、操作程序出现的共性问题、专业技术发展趋势、学科建设发展方向等方面，提出当下临床检验工作应注意的几个问题。

一、强化风险管理，加强过程控制

2022年12月ISO/TC212正式颁布的ISO 15189：2022国际标准增加了"风险管理"新的内容，即要求实验室管理层应建立、实施和维护过程，以识别与其他检验和活动相关的对患者的危害风险，并制定应对风险的措施。实验室主任应确保对该过程有效性进行评估，并确定为无效时进行修改（以上内容来源于中国合格评定国家认可委员会

CNAS-CL02；2023《医学实验室质量和能力认可准则》）。实验室负责人应通过风险管理提供充足的资源和有资质人员来保证风险管理过程的实现，内容包括：规定并文件化实验室风险管理方针；确定风险可接受性政策；批准风险评估和风险管理的报告；按计划时间的间隔评审；风险管理过程的适宜性，以确保其持续有效；记录评审过程中采取的任何决策和措施，该评审可作为质量管理评审的重要内容。实验室也应建立风险管理活动，风险管理计划应符合文件描述的风险管理过程。每个风险管理计划包括：①对检验和服务、涉及的任何体外诊断医疗器械及计划范围内所有相关分析前和分析后环节的描述；②职责和权限的分配；③风险管理活动评审要求；④基于实验室可确定可接受风险政策的单项风险和总风险可接受标准；⑤风险控制措施验证和监控活动。实验室风险评估包括管理过程中的风险分析和风险评价两个部分。风险分析的适用范围可以是广泛的也可以是有限的。按计划实施风险分析活动，得到风险分析的结果。临床检验操作烦琐、手工检验程序多，多数患者在门诊检验室检验，更需要建立风险管理，建立全面质量控制体系，实施过程控制，保证检验结果及时、准确、可靠。

随着实验室信息系统（LIS）的普及完善，检验项目申请及检验样本流程均可以通过LIS实施全程监控。通过LIS监控，医生何时申请的检验项目，护士是否按时采集样本，样本运送人员是否从临床科室取走样本并送至实验室，实验室是否已经接受样本并进行检测，检验结果是否已经审核并发送。样本流转全过程实行电子监控。每个操作步骤的执行人及执行时间都会被准确记录，从而明确了所有工作人员的责任与义务，甚至一些问题样本的处理也可在网络上完成，样本的回退及回退的原因都可在网络上清楚记录。

二、自动化细胞形态学检查与人工显微镜检的互补关系

1. 血细胞形态学分析 自动化、数字化血细胞形态学分析是近代血液学分析的一次革命。早期的血液分析仪通过电阻抗原理可在十几秒内计数成千个细胞，克服了手工法计数的固有误差，它比显微镜下计数精确好几倍，目前已成为血细胞计数不可替代的检验仪器。但是，在同一台仪器上同时进行白细胞分类计数确实存在很大的误差，其原因是这种检验不是通过形态学特征分析，而只是按细胞体积大小的简单分群。每类白细胞的体积是不同的，通过检测区时产生与其大小相对应的脉冲，脉冲的大小与细胞的大小成正比。据此，白细胞被分成小细胞群、中间细胞群和大细胞群，统计学分析证实在正常生理、细胞形态正常的情况下，绝大多数淋巴细胞落在小细胞群内，中性粒细胞落在大细胞群内，其余细胞（嗜酸性粒细胞、嗜碱性粒细胞和单核细胞）为中间细胞群。不难看出，这种分类法与显微镜检查分类计数是两个完全不同的概念。仪器报告的淋巴细胞是相当于其体积大小的细胞群数目，绝对不是均一的淋巴细胞群体。仪器报告的"淋巴细胞"也可能存在体积稍小的嗜碱性粒细胞。反之，大淋巴细胞会落在中间细胞群内而容易被误计为单核细胞。正常生理状态都存在如此差异，病理过程的变化更可想而知，受各种因素影响，细胞形态，特别是体积的异质性都会有明显变化，甚至出现幼稚细胞，仪器分析很难反映实际情况。因此，血液分析仪白细胞分类报告仅限于正常体检和作为"镜检分类"筛选的参考。所谓筛选是通过仪器的"报警"和直方图分析，将病理变化需要进行显微镜形态学检

查的样本挑选出来，再进行仔细、经典的形态学检查，其余样本视为"分类正常"而免于镜检，达到既能保证医疗质量又能缩短患者候诊时间，从而提高工作效率的目的。但应指出，这种方法仍然具有假阴性的可能，从而造成漏诊。所谓"筛选"只是在大量样本不能及时镜检时"不得已而为之"的方法，只要可能，应尽量镜检而不要"筛选"。

近年来，各类激光法的五分类细胞分析仪相继问世，提高了检验水平，但要切记，此类仪器的细胞分类功能仍是"筛选"，只不过是由于仪器检测水平提高了，降低了"筛选"的假阳性率和假阴性率。筛出的样本还必须进行规范的显微镜检查。

2. 自动化体液细胞形态学检查　尿沉渣有形成分检查具有重要的临床价值，但目前临床忽视尿镜检的现象却非常严重，其根源在于没有正确理解干化学分析的使用要求。中华医学会检验医学分会提出的标准化建议指出，尿液干化学（简称尿10项检查）中红细胞、白细胞结果不能作为疾病诊断的依据，只能作为镜检筛选标准。在仪器和试纸条质量都合格的前提下，如果干化学检查显示尿蛋白、尿亚硝酸盐、尿白细胞、尿红细胞结果均为阴性尿液来自非泌尿系统疾病患者，可视为此尿液样本中的红细胞、白细胞数量在参考范围内免于镜检。然而有些实验室却把干化学分析筛选的标准抛在一边，用其完全取代了形态学检查，由此可使红细胞假阳性结果高达30%以上，白细胞假阳性和假阴性比例都很高，这种状况必须引起临床检验技术人员的高度重视。尿有形成分流式细胞仪、智能化尿有形成分分析仪在我国的普及，大大提高了形态识别能力和工作效率，但这些设备仍属于尿沉渣初步分析的仪器。各类仪器由于内设的数据库大小和识别能力差异，除了在红细胞、白细胞计数方面存在某些局限性外，对有诊断意义的管型分析、结晶分析也需要进一步镜检（或图像复核）确定。形态学检查更是微生物检查的重要组成部分，一张好的涂片可以帮助鉴别细菌，可判定菌群失调。仅对一张脑脊液涂片中隐球菌的早期诊断就可能挽救患者的生命。即使现在使用自动化细菌鉴定仪，也要经过涂片染色，初步了解是革兰氏阳性菌还是阴性菌，选择正确的程序才能得出正确的诊断。妇科脱落细胞学普查对早期癌症患者的诊治发挥了重要作用；至于寄生虫病的形态学诊断意义就更为突出。然而，当今临床检验很少报告发现阿米巴滋养体、绦虫卵，是这些病原体引起的疾病绝迹了呢，还是没有检出来？改革开放以来国际交流频繁，许多国内罕见的寄生虫经常出现在血涂片上，如恶性疟原虫、巴贝斯虫，这值得临床检验技术人员深思和研究。

3. 如何加强检验人员细胞形态学检查技能的培养　细胞形态学检验涉及的学科多，工作烦琐、费时，实践经验性强，经济效益较差，出科研成果难，这是造成近年来国内此领域发展较为缓慢的原因之一，由此造成形态学检验人才"后继无人"现象十分严重。形态学检验往往是疾病诊断的"金标准"，是判断治疗效果和疾病预后的重要依据。因此，我们呼吁加强细胞形态学检验技术人员的培养，培植一批高素质的人才，努力提高其学术地位是当务之急。因此，应注意以下几点：①加大对细胞形态学检验重要临床价值和忽视形态学检查导致不良后果的宣传，提高检验人员的工作责任心和质量意识，特别是应引起检验科管理人员的高度重视。②建立和完善规章制度，普及临床检验的规范化，并使每个检验技术人员正确理解和自觉执行。中华医学会检验医学分会组织了国内专家专门制定了血液分析仪应用指南、尿液干化学应用指南和尿液沉渣检查的标准化建议，对现代化仪器与手工法形态学分析的关系、方法学的规范化、仪器的校准、质量控制措施等都做了较深入的阐述。世界卫生组织对白血病的分型提出了新建议，对白血病的诊断、化疗药物的选择和临床评估都有重要意义。我们要加强对这些文件的宣传和对条文的理解，并以此指导临床检验实践工作。③细胞形态学检查经验性很强，细胞形态千变万化，没有统一的模式，书本的描述只是其形态共性的部分。这就像人脸一样，都有五官，但长相都不一样。掌握形态学的技巧就是多看、多总结，细胞形态受很多疾病病理变化的影响。看图谱、看讲义可能没有实际看片子收获大。另外，细胞形态学检查一定要与临床资料（患者临床表现、病史等）相结合。检验人员要多学一点临床医学知识，掌握疾病病因、病理变化与细胞形态学变化的内在联系，总结其变化规律，善于用临床资料为细胞学诊断提供依据。④形态学检查操作规范化很重要，它涉及样本的采集、保存和运送，涂片和制片，染色中染料的质量、配制技术、染液的保存等诸多因素，特别是细胞化学染色的条件，任何环节都可直接影响检查的结果。因此，要加强细胞形态学检查分析前过程的质量管理，建立标准化和规范化程序。⑤要加强细胞形态学检查的创新工作。近年来，位相差显微镜、偏振光显微镜、电子显微镜逐步进入临床检验，可从一般形态学观察发展到细胞膜结构、细胞质与核的超微结构的观察，细胞化学、免疫组织化学的应用使细胞的鉴别和分型更具有客观性，诸如将自动化仪器与显微成像系统结合起来的尿镜下的图像放大（注意不是分辨率的提高），使对细胞的观察更清晰，甚至可将病理图像打印在报告单上或直接通过网络传输给医生供其诊断疾病时参考。检验工作者要善于挖掘这些设备的应用潜能，将现代化设备与经典、传统的方法及多年的实践经验结合，创建形态学检验的新模式、新路径。但又必须注意，今天的一些新知识很快就可能过时或需要修正和补充。此外，新的知识、新的技术也必须经过实践的检验。例如，在显微镜下一滴血就可能诊断是否为亚健康状态，甚至可诊断肿瘤的说法都缺乏足够的证据。临床检验工作者要认清哪些是要肯定的，哪些是需要进一步探讨的，哪些是应该修正的，从而使细胞形态学检验更好地为患者服务，为临床服务。

三、加强临床实验室与临床科室交流

临床实验室提供的诊断信息占辅助诊断总信息量的70%以上。保证检验结果准确可靠对于疾病的诊疗至关重要，这项工作要临床科室各方人员与临床实验室共同参与才能完成。因此，建立实验室与临床科室交流的长效机制就十分必要。然而，检验医学飞速发展，使医护人员对其内涵、价值、进展缺乏深入的了解，而实验室技术人员知识结构的"短板"、临床诊疗实践的缺乏，造成交流过程中出现了许多问题，影响了医疗质量。因此，有必要对实验室与临床科室交流的重要意义、问题和对策做深入探讨。

（1）交流什么，即交流的内容。检验医学飞速发展，并在疾病诊疗中发挥越来越重要的作用，急需建立长效的交流机制。交流内容包括：①实验室开展新项目、建立新方法前，应与临床医生一起进行诊断性能评价和成本效益分析，合理设置临床检验项目或项目组合。医生针对病情准确申请检验项目是能否使检验结果发挥其价值的前提。选择与病理变化无关的检验项目，即使是准确的检验结果也无临床意义。这就要求实验室与临床科室不断进行学术交流，通过实践与文献复习进行方法学研究、临床意义探讨、经济学评估，不断开展循证医学工作，寻求最直接、最有效、最经济的项目服务于患者。样本采集是在远离实验室的临床科室进行的，在样本采集前，医护人员是否告知患者应做哪些准备（如采集样本前多长时间停服哪些药物、禁食哪些食物、应保持何种生理状态）；医护人员与实验室技术人员要共同研究每个检验项目对样本采集、转运、保存的要求（采血时间及保持的体位、试管内抗凝剂和分离胶的要求、样本在转运时的要求、样本保存的最佳条件），编制相应的流程和标准操作流程（SOP）文件。②目前大多数检验项目使用自动化仪器检测，不同检测系统的检验报告存在系统差异。实验室应根据使用的仪器、试剂、方法、校准物形成的检测体系建立适合本院的检验项目参考区间、危急报告值，设立适合本院的检验周期、报告时间、危急值报告方式等，这些数值须获得临床验证并为临床医护人员所接受。③实验室与临床科室协作是保证样本质量的基础。应设法让临床医护人员和样本运送人员掌握相关的要求，以获得合格的检验样本。同时，应加强对送检样本的质量评估和考核，定期向医院管理层和临床各科室反馈，不断提高样本送检合格率。④临床实验室还有义务向临床医生介绍检验项目的临床意义、诊断效能等检验医学信息，帮助临床医生正确选择检验项目或项目组合。临床实验室可以派出检验技术人员参与临床各项诊疗活动，协助临床医生正确分析检验数据，准确做出诊断。

（2）怎么交流，即交流的方法和途径。以往二者交流方法简单，缺乏规范有效的途径。例如，通过电话、讲座或编印各种手册等形式，临床实验室介绍项目开展的临床意义和样本采集运送要求等信息，缺乏互动，信息量少，效果不明显。由于诊疗信息不对称，缺乏解决疾病诊疗问题的针对性和有效性，临床科室会对与实验室的沟通越来越缺乏热情，导致沟通过程终结。有时双方关于检验质量管理的认识难以统一，也经常发生对检验质量的抱怨甚至出现纠纷，导致沟通难以为继。

（3）谁来交流，即交流的执行者，是做好临床实验室与临床科室交流的基础。原则上实验室所有员工都有与临床科室沟通、交流、协作的责任和义务，但落实到某个具体负责与临床科室联系的岗位责任人时，其既应具备检验医学理论与技能，又应具有较丰富的临床一线实践经验。近20年，临床检验诊断专业的研究生教育也培养了大量博士生、硕士生检验人才充实到临床实验室工作。但共同的问题是，检验专业人才在知识结构体系和临床思维方式等方面与临床医生不对等，难以在疾病诊疗方面进行有效沟通。目前国家卫健委医师分类中已经设立了检验医师，并制定了检验医师准入和培训细则。中华医学会最新出台的"临床医学专业中、高级技术职称评审"文件中明确规定了检验医师的作用，即提供"咨询服务，特别是在实验选择、结果解释上提出指导性意见，为临床合理有效地应用实验结果提供正确的信息，积极参与有关疾病的诊断、治疗、预防工作"。2023年四部委印发的《医疗机构检查检验结果互认管理办法》第二十条指出：有条件的医疗机构可以开设检查检验门诊，由医学影像和放射治疗专业或医学检验、病理专业执业医师出诊，独立提供疾病诊断报告服务。其一，检验医师主要工作职责：①提供检验医学咨询服务。②开发检验新项目，引进新技术，并进行临床应用前的全面评估。③承担试验项目的质量管理，监督并及时纠正错误或不准确的试验报告，充分考虑各项检查的诊断效率，结合临床综合分析试验结果。④定期收集和评估临床医护人员、患者对检验效率、质量的反馈意见并组织改进。⑤参与临床疑难病例讨论和会诊，为临床提出有价值的诊疗建议。⑥参与临床科研合作，开展基础与应用的临床观察和研究。⑦承担临床医护人员、检验工作者的专业培训、继续教育。其二，检验医师工作形式。国内不少医疗机构也已经在临床实验室设立了检验医师岗位。检验医师作为连接临床实验室与临床科室的桥梁，与临床医护人员及患者沟通的使者，在检验医学服务于患者诊疗，提升检验医学学科水平和地位方面发挥着越来越重要的作用。目前，检验医师工作的主要形式包括：开展检验咨询服务；参加临床查房；参与临床会诊和病例讨论；检验质量临床沟通。

四、临床实验室与临床科室交流的方法和途径

临床实验室与临床科室交流的方法和途径较多，不同医院应根据实际情况，选择适合本院的方法和途径，加强临床实验室与临床科室的联系，不断探索并实践，做到有效、持久，促使检验与临床良性互动。

（1）建立医院检验质量管理委员会。医院应建立包括医务管理层、临床科室、临床实验室人员、卫生经济管理及护理管理专家等在内的医院检验质量管理委员会，指导、协调、评价实验室与临床工作。管理委员会的主要职责应涵盖新项目的诊断性能评价和成本效益分析，新项目的准入审批，建立项目参考区间，组织检验项目的临床推广应用和循证评价。管理委员会还应就检验危急项目及危急报告值进行广泛论证并统一发布，监督执行检验危急值报告制度。临床实验室通过管理委员会这一平台，一方面有效地加强与临床科室的交流，另一方面更有力地推动临床检验服务能力和服务质量的提升。

（2）开展全面质量管理理论和运行程序的宣传、培训和考核。临床实验室可以利用医院网络、宣传手册、多媒体课件、学术讲座等形式，动态立体地加强向医院管理层和广大临床医护人员、样本运送人员介绍全程检验质量管理的概念和保证措施。在具体形式上，临床实验室可以通过建设专题网站，或定期编辑《临床检验项目应用手册》《检验医学通讯》等小册子，制作样本采集标准操作多媒体课件或举办相关学术讲座等形式，向临床医护人员宣讲分析前因素对检验结果的影响，并将分析前检验质量管理的基本知识和基本技能纳入临床医生和护士三基（基本理论、基本知识、基本技能）培训或岗前培训、住院医师规范化培训、医护人员继续教育学术活动等医院人才培训体系中，严格培训后考核制度及日常检验分析前质量考核制度，使检验分析前质量管理知识技能融入每个医护人员内在的知识结构体系中，使他们能自觉地做好检验分析前的质量控制工作。

（3）建立患者、临床医护人员对检验工作质量的考评考核机制。所谓质量是指满足客户的程度。就医学实验室而言，质量就是满足所有患者及负责患者医疗保健的临床人员之需求的程度和能力。临床科室对实验室工作的评价是评判实验室质量的重要标准。

在医院医务部门组织下，协助建立临床科室对检验工作质量评价制度，实验室人员要定期到临床一线听取患者及负责患者医疗保健的临床人员对实验室的意见，及时答复患者投诉，记录处理的结论、改进措施、预防措施。必要时对相关人员进行培训，从而不断提高医疗质量。

（4）建立检验结果危急值或特殊结果报告制度。临床实验室应依据所在医院提供的医疗服务能力和服务对象，针对报告项目、报告范围、报告途径、重点对象等，制定适合本

单位的检验危急值报告制度。对于近期变化较大的特殊结果也应有相应的报告制度，以确保临床医疗质量。对于一些特殊的检验报告[如抗人类免疫缺陷病毒（HIV）阳性的报告单、白血病及恶性肿瘤的报告单、罕见病原体的报告单等]需实验室负责人或由实验室负责人授权的相关人员复核无误后签发。

临床实验室应对检验危急值实行即时报告制室，报告的重点对象是急诊科、手术室、各类重症监护病房等部门的急危重症患者。临床实验室对属于危急值报告项目应实行严格的质量管理。实验室在电话或网络报告后，要做好报告登记，记录报告时间、报告人及结果接收者，保证危急值确实传达到临床，必要时可由检验医师对危急值做出恰当的咨询和解释。临床科室接到危急值报告后也应采取即时处理措施，以最大程度保障医疗安全。危急值或特殊结果报告后的样本，根据不同情况应注意保留一定时间，以便复查或与重新采集的样本检测结果进行对比分析。临床医师对检验结果如有疑问，应尽快反馈给实验室。但必须说明，不同检测项目、不同类型样本保存的时间和保存条件不完全相同，临床与实验室应共同商定保存的时间期限，并上报医务处审核同意后实施。

（丛玉隆　丛　琳）

第一章

血液分析仪

第一节　血液分析仪发展历史与展望

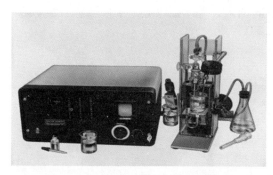

图1-1　世界第一台电子血细胞计数仪

传统的"血液常规"检查包括白细胞（WBC）计数和分类计数、红细胞计数、血红蛋白定量四项，20世纪50年代前完全使用手工方法。手工方法操作烦琐费时、主观判断性强，在大批量样本检测时难以及时发出检验报告且质量不易控制。50年代初，美国库尔特（Coulter）发明并申请了粒子计数法的技术专利，在世界上研发了第一台电子血细胞计数仪（图1-1），使血细胞计数的精确度提高了3～5倍，开创了血细胞计数的新纪元。同时，利用光电比色法测试碱化血红蛋白的原理，发明了血红蛋白测定仪，之后两者结合形成血液分析仪的雏形。

我国应用血细胞计数仪始于1959年，北京医院引进了瑞典生产的电子血细胞计数仪。20世纪60年代上海研制了我国第一台血细胞计数仪；70年代初，南京、济南均有此类仪器生产，合资产品PC-603、PC703等系列仪器70年代在全国各地使用，但终因仪器质量问题未能普及应用。

20世纪70年代，第一台血小板计数仪问世，只是半自动且需分离血浆计数血小板，1975年前后全自动全血血小板计数仪应用于常规实验室。80年代初，自动白细胞分类计数技术研制成功。原理是按细胞体积大小分成不同的群体，有分为两个群体的（称为二部法，2-part，简称二分群血液分析仪），大细胞群相当于中性粒细胞，小细胞群相当于淋巴细胞；有分为三个群体的（称为三部法，3-part，简称三分群血液分析仪），大细胞群相当于中性粒细胞，中间细胞群相当于单核细胞、嗜酸性粒细胞、嗜碱性粒细胞，小细胞群相当于淋巴细胞。应该指出，这类原理的仪器绝不是根据细胞形态特征的分类，而是根据细胞体积大小的分群。"分群"结果只能在血液检查指标大致正常时作为白细胞分类的参考，但白细胞数量高或低于参考范围、仪器报告的直方图异常或有"报警"提示时，均应进一步镜检血涂片。

20世纪80年代之后，随着计算机软件技术的发展，血液分析仪的检测方法不断创新，检测参数显著增多，突出表现在对白细胞分类出现了多种技术：①VCS技术，其中V是体积（volume），代表用电阻法检测细胞体积；C是传导性（conductivity），代表用电磁波检测细胞核；S是光散射（light scattering），代表用激光检测细胞质内颗粒。②多通道阻抗、射频、细胞化学联合检测技术。③多角度偏振光散射分析技术（MAPSS分析技术）。④过氧化酶细胞化学染色联合激光检测技术。⑤双鞘流细胞化学染色光吸收检测法。其后多功能血液体液分析一体化系统进入国内市场，可同时进行血液和体液（脑脊液、胸腹水、关节液）细胞分析，大大提高了细胞学检验自动化、规范化程度。80年代末发明了网织红细胞计数仪，原理是用荧光素染料与网织红细胞内的RNA结合，使网织结构染色，不同成熟阶段的网织红细胞因RNA量不同，激光束照射被检细胞时，通过的激光折射角与散射角不同，借此可将网织红细胞分成高荧光强度网织红细胞（HFR）、中荧光强度网织红细胞（MFR）、低荧光强度网织红细胞（LFR）三群，称为网织红细胞分群。这项检查对肿瘤化（放）疗、骨髓移植、贫血疗效评估有重要临床意义。目前，网织红细胞检验技术多结合在高端血液分析仪中，并拓展到网织血小板计数。90年代中期，一个崭新的理念引入血细胞分析，即同时检测同一样本内的血细胞和血浆成分。此类仪器只用20μl末梢血，1min内报告15项血细胞指标，3min内报告全血C反应蛋白（CRP）的含量，对急症的鉴别诊断很有意义。同时，白细胞分化抗原检测技术也在血液分析仪中显现。

21世纪初，血液分析全自动工作站（或称血液分析全自动流水线）逐步在国内应用，目前已经成为中大型临床实验室的常规设备。其概念就是利用信息化技术将全自动血液分析仪、全自动血涂片染色仪和阅片仪通过轨道组合在一起，再加上条形码及条形码识读器，使实验室的分析功能及流水作业完全自动化，并配以多中心研究开发的自动复检规则及自动审核规则，可自动筛选出需要人工镜检的样本进行制片、染色、阅片，经人工确认后即可发出检验报告。如有不能识别的细胞，仪器可自动发出信息，通过互联网传送到会诊中心或指定专家的手机上，即时发出报告。这对于形态学检查专业人员匮乏的基层（特别是边远地区）医疗单位有重要意义。

21世纪进入第四次工业革命时代，以互联网、物联网、云技术、大数据、人工机器人、3D打印为技术核心的绿色革命，使智能化成为血液分析仪研发和生产的新里程碑，数字视觉识别技术、人工智能、专家诊断系统、自动质控功能等互联网+新思维、新模式不断地被引入血液分析仪的研发，"技术新、功能多、易操作、速度快、周转时间（TAT）短、标准化、信息化、兼容免疫生化技术"是现代血液分析仪发展的主要趋势，将为临床不同的需求提供更有效的血液细胞学检测参数，对疾病诊断与治疗有着重要的临床意义。

（李朝阳　凌　励　乐家新　李　强　杨　程　王云立　蒋　均）

第二节　血液分析仪分析技术原理

半个多世纪以来，尽管血细胞分析技术向多元化发展，但归纳起来主要有电阻抗结合射频、传导技术法，半导体激光、流式细胞术结合荧光染色法，以及单纯激光流式法三大类，采用最后一类技术的设备在国内少见，因此本节不再介绍。

一、电阻抗结合射频、传导技术原理

20世纪50年代初，美国库尔特发明并申请了粒子计数法的技术专利，其原理是根据血细胞的非传导性，以对电解质溶液中悬浮颗粒在通过计数小孔时引起的电阻变化进行检测为基础。这种方法的原理也被称为库尔特原理（Coulter principle）。

（一）电阻抗法

1. 白细胞计数及分群 全血样本用稀释液在仪器的外部或内部进行一定比例的稀释，再加入一定量的溶血剂，使红细胞全部被破坏，随后倒入一个不导电的容器中，将小孔管或板 [也称为传感器（transducer）] 插入细胞悬液中。小孔是电阻抗法细胞计数的一个重要部分，其内侧充满了稀释液，并有一个内电极，其外侧细胞悬液中有一个外电极。检测期间，当电流接通后，位于小孔两侧的电极产生稳定的电流，细胞悬液通过有固定直径和厚度的小孔口向小孔内部流动，计数孔直径一般 $<100\mu m$，厚度为 $75\mu m$ 左右。因为小孔周围充满了具有传导性的液体，其电子脉冲是稳定的。如果供给的电流 I 和阻抗 Z 是稳定的，根据欧姆定律，通过小孔的电压 E 也是不变的（这时 $E=IZ$）。当悬液中一个细胞通过小孔时，因血细胞有极小的传导性，细胞导电性质比等渗的稀释液要低，在电路中小孔感应区内电阻增加，于瞬间引起了电压变化而出现一个脉冲信号，这被称为通过脉冲。电压增加的程度取决于细胞体积，细胞体积越大，引起的电压变化越大，产生的脉冲振幅越高。通过对脉冲大小的测量可测定细胞体积，记录脉冲的数目可得到细胞计数的结果；经过对各种细胞所产生脉冲大小的电子选择，可区分不同种类的细胞并进行分析。

从电阻抗的原理可看出，不同体积的白细胞通过小孔时产生的脉冲大小不同，而不同类型的白细胞（如淋巴细胞、单核细胞、中性粒细胞等）经溶血剂作用后有明显的差异，因此根据脉冲大小，即可人为地将血液内的白细胞分成几群（二分群或三分群）。目前，在临床应用中，称之为"二分类""三分类"血液分析仪的概念是不确切的。因为白细胞分类是指在显微镜下，观察经染色的血涂片，根据细胞胞体大小，细胞质的颜色及量的多少，细胞质中颗粒的颜色、大小及数量，细胞核的形状及染色质的特点等综合分析，得出准确均一的细胞群。也就是说，如果分类结果淋巴细胞是25%，意味着分类100个白细胞中准确地有25个淋巴细胞。而电阻抗法白细胞"分类"实际上是根据溶血剂作用后的白细胞体积大小的分群，其测量的标准只是根据白细胞体积的大小，而体积大小并不是细胞形态唯一的指标。例如，经溶血剂作用后有些嗜碱性粒细胞可落入小细胞群，而大淋巴细胞可落到"中间"或"大细胞群"。显微镜下，单核细胞较粒细胞体积大，而经溶血剂作用后，粒细胞体积大于单核细胞。因此，在解释血液分析仪白细胞"分类"的结果时，"淋巴"细胞在仪器分类时只认定为体积与淋巴细胞体积相似的小细胞群，在这个群体中，可能90%的白细胞是淋巴细胞，而绝不是均一细胞群体。这种差异在病理情况下更大，这也就是电阻抗法白细胞"分类"不能代替显微镜涂片检查的原因所在。

那么，仪器是如何进行细胞分群的呢？目前，很多仪器除给出细胞分群数据外，同时提供细胞体积分布图形，这些表示细胞群体分布情况的图形称为直方图。它可显示某一特定细胞群的平均细胞体积、细胞分布情况和是否存在明显的异常细胞群。直方图是由测量通过感应区的每个细胞脉冲累积得到的，根据库尔特原理可在计数的同时进行分析测量。如图1-2所示，左图为示波器显示的所分析细胞的脉冲大小，右图为相应的体积分布直方图，横坐标（x轴）为体积，纵坐标（y轴）为相对数量。血液分析仪在进行血细胞分析时，将每个细胞的脉冲数根据其体积大小分类，并储存在相应的体积通道中。将从每个通道收集的数据统计出细胞的相对数量（REL No.），表示在y轴上；细胞体积数据以飞升（fl）为单位，表示在x轴上。

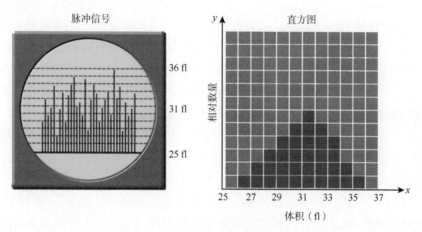

图1-2 脉冲信号与直方图的关系

例如，在进行白细胞体积分析时，仪器的计算机部分可将白细胞体积从一定体积范围如35～450fl分为若干通道。本节列举的仪器白细胞体积范围35～450fl分为256个通道，每个通道约为1.64fl，不同体积细胞被计数进入相应通道中，从而得到白细胞体积分布的直方图。不同类型仪器设置的通道数目不同，直方图也不同。

电阻抗测定方法得到的白细胞分类数据是根据白细胞体积直方图计算出来的。

三分群白细胞分类计算方法：经过溶血剂处理后的白细胞，根据体积大小可初步确认其相应的种类。第一亚群（小细胞群）主要是淋巴细胞；第二亚群是中间细胞区，也有仪器这一区域主要是单个核细胞（如单核细胞、幼稚细胞），在正常时有单核细胞、嗜酸性粒细胞、嗜碱性粒细胞，在病理情况下异常淋巴细胞、幼稚细胞、白血病细胞可出现在这个区域；相当于粒细胞（主要为中性粒细胞）大小的细胞位于第三亚群（大细胞群）。

从图1-3中可以看出，位于35～90fl的颗粒被计数为淋巴细胞，91～160fl的颗粒被计数为单个核细胞，160fl以上的颗粒被计数为粒细胞。仪器根据各细胞群占总细胞群的比例计算出各细胞群的百分比，再与该样本的白细胞总数相乘，即得到各项的绝对值。需要注意的是，因各厂家血液分析仪使用的稀释液和溶血剂成分不完全相同，对白细胞膜的作用程度不同，所以仪器对各种类白细胞区分界限的规定有所不同，在使用时不应随意更换生产厂家试剂，防止造成错误的报告。

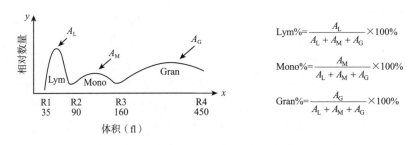

图1-3　白细胞分类计数计算方法示意图

注：Lym. 淋巴细胞；Mono. 单个核细胞；Gran. 粒细胞；A_L、A_M和A_G分别代表淋巴细胞、单个核细胞和粒细胞的数量

因白细胞计数池中除加入一定量的稀释液外还加入了溶血剂，此溶血剂一方面使红细胞迅速溶解；另一方面使白细胞的细胞质经细胞膜渗出，细胞膜紧裹在细胞核或存在的颗粒物质周围。经此处理后的白细胞体积与其自然体积无关，含有颗粒的经溶血剂处理后的粒细胞体积比无颗粒的单核细胞和淋巴细胞体积要大，但其真实体积与单核细胞相等或更小。白血病细胞、异型淋巴细胞、嗜酸性粒细胞、浆细胞、嗜碱性粒细胞等多出现在单个核细胞区域，少数也可见于淋巴细胞或粒细胞区。所以白细胞直方图并不能代表其自然状况，但可用于判断白细胞各体积群分布情况。

如果样本中有未成熟细胞、异常细胞或非典型细胞，有些三分群的血液分析仪在报告单上可打出报警符号"R"，并能指出哪一个区域有异常细胞及异常细胞的种类。

2. 红细胞计数、血小板计数和红细胞压积测定原理　迄今，大多数血液分析仪仍使用电阻抗法进行红细胞计数和红细胞压积测定，其原理同白细胞检测。红细胞通过小孔时，形成相应大小的脉冲，脉冲的多少即为红细胞的数目，脉冲的高度代表单个脉冲细胞的体积。脉冲高度叠加，经换算即可得红细胞压积（hematocrit，HCT）。有的仪器先以单个细胞高度计算红细胞平均体积，再乘以红细胞数，得出红细胞压积。仪器根据所测单个细胞体积及相同体积细胞占总体的比例，可打印出红细胞体积分布直方图。应该指出，被稀释的血细胞混悬液进入红细胞检测通道时，其中含有白细胞，红细胞检测的红系各项参数均含有白细胞因素。但因正常血液有形成分中白细胞所占比例很少（红细胞∶白细胞约为750∶1），故白细胞因素可忽略不计。但在某些病理情况下，如白血病，白细胞明显增加而又伴严重贫血时，均可使所得各项参数产生明显误差，须处理后发报告。

血小板随红细胞在一个系统中进行检测，因血小板体积与红细胞体积有明显差异，仪器设定了特定的阈值，将高于阈值者定为红细胞，低于阈值者定为血小板，检测数据经仪器内部的计算单元处理后分别给出血小板数目与红细胞数目。一般血小板计数设置64个通道，体积范围在2～30fl。不同仪器的血小板直方图范围可能不同。平均血小板体积（mean platelet volume，MPV）就是血小板直方图所含群体的算术平均体积，所以MPV也就是反映血小板（PLT）体积分布直方图的参数。

（二）VCS白细胞分类技术

VCS白细胞分类技术使用专一试剂对样本进行处理。两种试剂（红细胞溶解剂和白细胞稳定剂）先后加入混匀池内，与血液样本混匀，从而溶解红细胞而使白细胞保持在未改变或"近原态"。其中，红细胞溶解剂的作用是溶解红细胞，白细胞稳定剂的作用是中止溶血反应并使留下的白细胞恢复到原态以进行分析。VCS系统包括由一个石英晶体制成的流动池，采用液力聚焦术使白细胞单个排列、逐个通过流动池。在单一通道，采用三个独立的检测技术同时检测一个细胞，在流动池内共检测8192个白细胞。将体积、传导性和光散射参数结合起来，从而直接测量5种白细胞（淋巴细胞、中性粒细胞、嗜酸性粒细胞、嗜碱性粒细胞、单核细胞）的分群。

体积：VCS技术利用库尔特原理来测量处于等渗稀释液中的完整原态细胞的体积。无论细胞在光路中的方向如何，这种方法都能准确地测量所有大小的细胞。这一信息可用来纠正传导性和光散射信号，给出强有力的库尔特独特的双重测量数据。

传导性：电磁波范围内的交流电可穿透细胞。利用具有强大潜能的探针，收集有关细胞大小和内部构成的信息，包括细胞的化学组成和核体积。通过纠正传导信号使它不受细胞大小影响，可获得只与细胞内部构成相关的测量信息。这种新的测量探针也叫阻光性探针，使得VCS技术可利用细胞内部构成的不同，将大小相近的细胞区分开来。同时，仪器通过计算出细胞核与细胞质比值，来区分异型淋巴细胞和正常淋巴细胞。

光散射：VCS系统内的氦-氖激光发出的一束椭圆形光，可用来收集细胞颗粒信息、核分叶情况及细胞表面特性。采用VCS技术的血液分析仪消除了光散射信号中有关体积的部分，给出了一个称为旋转光散射（rotated light scatter，RLS）的新测量参数。这样就可选择每种细胞最佳的光散射角度并设计出能覆盖这一范围（10°～70°）的散射光检测器。VCS技术利用这种方法无须经数学处理便可准确地把混合的细胞（如中性粒细胞和嗜酸性粒细胞）区分成不同的细胞亚群，这种方法还能提高非粒细胞群之间的分离率。

每个细胞通过检测区域时，根据它的体积（y轴）、传导性（z轴）和光散射（x轴）特点，被投射到三维散点图中的相应位置。在散点图上，所有单个细胞的位置就形成了相应细胞的群落。最后得出白细胞分类计数的结果。

（三）血红蛋白测定原理

任何类型的血液分析仪，测定血红蛋白的原理都是相同的。即被稀释的血液加入溶血剂使红细胞溶解，释放的血红蛋白与溶血剂中有关成分结合形成血红蛋白衍生物，进入血红蛋白测试系统，在特定波长下比色，吸光度的变化与液体中血红蛋白含量成正比，仪器便可报告其浓度。不同系列的血液分析仪配套溶血剂配方不同，形成的血红蛋白衍生物也不同，吸收光谱各异，但目前血液分析仪选择使用的方法血红蛋白衍生物最大吸收波长均接近540nm。这是因为国际血液学标准化委员会（International Council for Standardization in Haematology，ICSH）和世界卫生组织（WHO）推荐的氰化高铁血红蛋白（HiCN）法最大吸收波长在540nm。校正仪器必须以HiCN值为标准。大多数系列血液分析仪溶血剂内含有氰化钾，与血红蛋白作用后形成氰化血红蛋白（注意不是氰化高铁血红蛋白）。其特点是显色稳定，最大吸收波长接近540nm，但吸收光谱与HiCN有明显不同，此点在仪器校正时应注意。为了减少溶血剂的毒性，避免对含氰化血红蛋白衍生物检测后的处理，近年来，有些血液分析仪使用非氰化溶血剂[如十二烷基月桂酰硫酸钠血红蛋白法-Hb（SLS法）]。实验证明，形成的衍生物（SLS-Hb）与HiCN吸收光谱相似，检测结果的精准性达到含氰化物溶血剂同样水平，既保证了实验质量，又避免了试剂对分析人员的毒性和对环境的污染。

（四）各项红细胞平均参数检测原理

同手工法一样，平均红细胞体积（mean corpuscular volume，MCV）、平均红细胞血红蛋白含量（mean corpuscular hemoglobin，MCH）、平均红细胞血红蛋白浓度（mean corpuscular hemoglobin concentration，MCHC）、红细胞体积分布宽度（red cell volume distribution width，RDW）均是根据仪器检测的红细胞数、红细胞压积和血红蛋白含量数据，经仪器程序计算出来的。

RDW 是反映周围血红细胞体积异质性的参数。当红细胞通过小孔的一瞬间，计数电路得到一个相应大小的脉冲，不同大小的脉冲信号分别储存在仪器内计算模块的不同通道，计算出相应的体积及细胞数，经统计处理而得到 RDW。多数仪器用所测红细胞体积大小的变异系数表示，即红细胞体积分布宽度变异系数（coefficient of variation of RDW，RDW-CV），也有仪器采用红细胞体积分布宽度标准差（standard deviation of RDW，RDW-SD）的报告方式。

二、半导体激光、流式细胞术结合荧光染色法检测原理

流式血液分析仪有各种类型，使用的分析技术各异，且有自己的专利技术，这就形成了五分类血液分析仪型号的多样化。这类仪器的白细胞计数原理大致相同，即仪器利用"鞘流""扫流"技术，使混悬在样本中的细胞单个成束排列通过激光检测器进行细胞计数。下文只介绍白细胞分类计数原理。

五分类血液分析仪不仅强调分类的准确性，而且更加突出对异常样本的筛选能力，这必然会促进五分类方法学的改进。其工作原理则是更多地加用生物化学法或细胞化学染色的方法进行多参量检测。单纯采用物理方法进行五分类检测，不能有效地对形态各异的原始细胞或异常细胞进行分析，而借助生物化学的方法，根据不同细胞在不同成熟时期对各种溶血试剂、组织化学染料和荧光染料的反应性不同，将其细胞生物特性转化为差异较大的物理学特征之后再进行物理学方法检测。

例如，有的仪器使用了核酸荧光染料以增强细胞检测的敏感性。染料一旦与核酸物质结合，635nm 激发光源激发后荧光迅速增强，于 650nm 发射出荧光。生物体内存在很多内源的荧光分子，如血红蛋白中的卟啉分子、含芳香氨基酸的蛋白质、胆红素等，这些分子的激发波长均小于 600nm，其他大部分具有荧光特性的药物分子激发光波长也都在 600nm 以内，采用 635nm 红光激发的菁类荧光染料对细胞进行染色，有效地避免了来自生物体内和药物荧光分子的信号干扰。

白细胞分类（differential，DIFF）通道采用了识别白细胞形态结合荧光染色试剂的技术。细胞发育过程中细胞的核酸量、细胞核的大小、染色质的致密度、细胞膜复杂度的差异导致细胞被染色程度有所不同。细胞膜的复杂度与染料进入细胞的效率有关，而细胞核酸量、细胞核的大小、染色质的致密度则与染料结合的数量和效率相关。试剂作用的同时

白细胞内核酸类物质被一种新型不对称菁类荧光物质标记。因不同种类、不同成熟阶段或异常发育状态的细胞核酸含量有所不同，其荧光染色液标记量也有所不同。细胞体积大小差异可以通过前向散射光信号表征，细胞内部颗粒复杂程度差异可以通过侧向散射光表征，荧光信号强度则反映了细胞被染色的程度。通过染色荧光强度可以获得不同发育程度细胞的区分特征，如未成熟粒细胞、部分原始细胞和异常淋巴细胞，其染色程度会明显强于正常细胞。细胞体积大小差异可以通过低角度散射光信号，即前向散射（forward scattering，FS）表征，细胞内部颗粒复杂程度差异可以通过高角度散射光信号，即侧向散射（side scattering，SS）表征，荧光（fluorescence，FL）信号强度则反映了细胞内核酸物质被染色的程度。DIFF通道通过识别试剂处理过的细胞三维空间信号的差异，实现了主要白细胞亚群（淋巴细胞、单核细胞、中性粒细胞、嗜酸性粒细胞）的区分，并就幼粒细胞、异常淋巴细胞、原始细胞等异常细胞进行识别和报警。

WNB通道采用荧光染色技术，通过特殊试剂成分的作用裂解血液细胞中的红细胞，再对白细胞进行差异处理，使不同种类细胞在体积和复杂度上产生一定程度的差异；WNB通道通过不同试剂实现了嗜碱性粒细胞、有核红细胞（NRBC）的检测，同时进行白细胞的计数。

网织红细胞通道（RET通道）对网织红细胞的检测是由能够染色RNA的荧光染色液和具有球形化、促染功能的稀释液共同作用实现的。网织红细胞是尚未完全成熟的红细胞，它由骨髓释放到外周血，在成熟过程中细胞内的RNA含量逐渐减少，直至完全消失。细胞内RNA的含量体现了网织红细胞的成熟程度。RET通道采用可以染色RNA的阳离子菁类荧光染料对网织红细胞中的RNA进行标记，试剂成分中的促染剂对染色作用进行了有效的加速，使荧光染料可以快速与网织红细胞内的RNA结合。通过荧光强度的检测，实现了成熟红细胞和网织红细胞的区分。

三、其他血液分析仪检测原理

（一）激光过氧化物酶染色分析技术

这类仪器的检测原理是利用激光散射和过氧化物酶染色技术进行白细胞计数及分类。仪器有4个测量通道：过氧化物酶测量通道（白细胞分类）、嗜碱性粒细胞/分叶核测量通道、红细胞/血小板测量通道、血红蛋白测量通道。

1. 过氧化物酶通道白细胞检测原理 因嗜酸性粒细胞有很强的过氧化物酶活性，中性粒细胞有较强的过氧化物酶活性，单核细胞次之，而淋巴细胞和嗜碱性粒细胞无此酶，将血液经过过氧化物酶染色，细胞质内部即可出现不同的酶化学反应。当这类细胞通过检测区时，因酶反应强度不同和细胞体积大小差异，激光束射到细胞上的前向角和散射角不同。以透射光检测酶反应强度的结果为x轴，以散射光检测细胞体积的结果为y轴，每个细胞产生两个信号结合定位在细胞图上，进而得到白细胞分类结果。

2. 嗜碱性粒细胞/分叶核通道检测原理 此通道用于计数嗜碱性粒细胞幼稚细胞，ADVIA系列则采用化学反应与激光技术结合原理，提高了自动化仪器进行白细胞分类的准确性。

（二）多角度偏振光散射分析技术血液分析仪原理

仪器结合流式细胞仪中的液流聚焦技术——双鞘流原理，以氦-氖激光为光源，利用其独特的多角度偏振光散射（multi-angle polarized scatter separation，MAPSS）分析技术对细胞进行检测分析。

当全血样本经过鞘液稀释形成细胞悬液后，与鞘液分别进入流动室。因两者流速及压力均不一样，从而形成一个直径大约30μm的液体管道，使细胞悬液中的细胞颗粒单个排列，一个接一个地通过激光检测区，这就是流式细胞仪中常采用的液流聚焦原理。仪器通过检测细胞颗粒对垂直入射的激光在4个独特角度的散射强度而获得结果。其中：①0°（1°～3°）前向散射光强度检测反映细胞大小，同时检测细胞数量。②10°（7°～11°）小角度散射光强度检测反映细胞结构及核质复杂性。③90°（70°～110°）垂直角度散射光强度检测反映细胞内部颗粒及分叶状况。④90°（70°～110°）垂直角度消偏振光散射强度检测，反映基于嗜酸性粒细胞的嗜酸颗粒可将垂直角度的偏振光消偏振的特性，从而将嗜酸性粒细胞从中性粒细胞中分辨出来。仪器将每个细胞的4个角度散射光的数据进行综合分析，从而完成白细胞分类。

四、血液分析流水线

（一）血液分析流水线的概念

一台或多台全自动血液分析仪通过特制的轨道系统或管道系统与一台或多台全自动推片染色仪及阅片机连接，在特定软件的控制下，对血液分析仪检测后需要推片、染色的血液样本进行全自动的推片、染色及阅片。目前很多血液分析流水线也可以同时完成CRP、血清淀粉样蛋白A（SAA）及糖化血红蛋白（HbA1c）等项目的检测，实现了一管血最大程度的利用。

在样本量大同时需兼顾末梢血样本的实验室，如妇幼保健机构、儿童医院或儿科门诊等的实验室，一些产品创新性地将末梢血全自动批量检测功能整合到血液分析流水线中，这样静脉血、末梢血可以在同一套流水线上进行批量、自动化检测和质量控制。

1. 血液分析流水线的组成模式　目前在市场上比较常见的血液分析流水线主要有以下几种组成模式。

（1）台式血液分析流水线：一般由一台全自动血液分析仪和一台推片染色仪组成，这种血液分析仪流水线的主要特点是组成模式固定，不能进行系统的扩展。

（2）柜式血液分析流水线：一般由一台或多台全自动血液分析仪、一台或多台推片染色仪及一台或多台阅片机组成，这种血液分析流水线的主要特点是整个系统可以根据发展的需求进行不断扩展。

2. 血液分析流水线的工作模式

（1）轨道输送样本模式：在血液分析仪检测完血液样本后，通过轨道系统，将样本管自动传送到推片染色仪，推片染色仪在软件控制下自动选择需要推片的样本进行取样、推片、染色及阅片。

（2）管道输送样本模式：在血液分析仪检测血液样本时，吸取一定量的血液样本，部分样本用于血液分析仪检测，剩余样本在负压吸引下，通过管道将样本传送到推片染色仪，在软件控制下，自动选择需要推片的样本进行推片、染色。

（3）单机独立工作模式：在血液分析仪检测完血液样本，通过人工或软件判断后，由操作员将需要推片的样本管放置在推片染色仪上，在推片染色仪上完成取样、推片和染色。

（二）推片染色仪的工作原理

1. SP系列推片染色仪工作原理

（1）进样：利用空气负压泵产生的负压，将样本管中的血液样本吸入采样针，再用正压将血液样本点放在载玻片上。SP-10具有三种进样方式：全自动轨道式穿刺进样模式、单个样本闭盖穿刺进样模式和微量血开盖吸样模式。

（2）推片：由机械手模拟人工方式，利用楔形专用推玻片对已加载到载玻片上的血液样本进行推片。用户可选择8个红细胞压积不同水平设置条件，再由LASC集成管理软件自动接收血液细胞分析仪检测的红细胞压积值，并据此控制仪器的点血量、推片的角度和速度。

（3）玻片运送：机器采用机械手将已制备好的血涂片送入专用玻片盒，通过内置传送轨道将血涂片传送至染色槽。

（4）染色方式：SP-10采用专用试剂针，将染液和缓冲液分别加入单个玻片盒内，根据不同染色要求，可任意设定染色时间，并内置7种染色方法可供选择，包括瑞特染色（Wright stain）、甲醇预固定瑞特染色（Wright stain with methanol pre-fix）、梅-吉染色（May Grünwald-Giemsa stain）、甲醇预固定梅-吉染色（May Grünwald-Giemsa stain with methanol pre-fix）、瑞-吉染色（Wright-Giemsa stain）和刘氏染色。

（5）玻片标识：SP-10内置条码打印机，可直接在载玻片上打印患者条码或样本号和日期等信息。使玻片保存具有唯一性。

2. SC-120自动血涂片制备仪工作原理

（1）进样：SC-120具备独立的进样机构，设备既可单独对样本进行操作，也可配合血液分析流水线，自动将血液分析仪判断为需要复检的样本制备成涂片。支持手工开盖试管进样、闭盖试管穿刺进样、试管架自动进样、流水线轨道自动进样多种进样模式。同时支持急诊与微量血模式，只需吸样20μl即可分析。

（2）玻片提取：自动对提取的玻片进行正反检测，清洁玻片，自动装载。采用热转印技术打印玻片信息及高精度二维码。

（3）推片：SC-120可由用户个性化定制或自动根据血液分析仪红细胞压积参数计算血液黏稠度并自动调整推片的角度进行推片。支持"一吸多推功能"，一次吸样可进行5次推片。推片完成后，自动对血膜展开程度进行检测。

（4）玻片烘干与运送：采用恒温、恒流气体沿血膜展开方向送风将血膜吹干，机械手将玻片精准夹取送入染色盒。

（5）染色：SC-120使用的均为罗曼诺夫斯基（Romanowsky）类染料，此类染料由亚甲蓝和/或亚甲蓝氧化产物（天青B）、卤化荧光素（通常为伊红B或Y）组成。在pH 6.4～7.0条件下，染料与细胞中特定成分（细胞核和细胞质特殊颗粒）相互作用，产生典型的颜色。支持瑞特染色、吉姆萨染色、梅氏染色、刘氏染色及其组合等7种染色方式，染色时间可根据不同染色要求由用户自行设置。SC-120具备染色盒免维护清洗技术：染色盒循环应用机构，染色盒可自动清洗，避免人工干预。

（6）干燥及玻片输出：机械手将玻片从玻片盒中取出，放入专用的玻片篮，与染色盒彻底分开，杜绝生物污染风险，每个玻片篮中最多可放置10片染好色的玻片，由恒温、恒流暖风将染好的玻片烘干，完成后轨道推动玻片篮，输出玻片。

3. BSP-800全自动推片染色机工作原理

（1）进样：BSP-800具有样本传输器，支持自动进样和封闭进样，仪器可单独使用，并可以与血液分析仪通过轨道连接组成流水线，将血液分析仪检测后需要复检的样本自动推片染色。

（2）玻片加载：自动装载玻片并进行正反检测，一次可加载150张玻片，自动清洁玻片打印区，打印患者信息。

（3）定量加样：采用分段式加样结构完成样本的定量加载。利用容积相对较大的穿刺针完成样本的吸取，然后通过管路的运输，再用容积较小的滴样针完成样本的加载。

（4）推片：根据血液分析仪的红细胞压积检测结果调整滴血量、推刀停留时间、推片角度、推片速度等。仪器具有10种推片级别。

（5）染色：支持瑞特染色、吉姆萨染色、梅氏染色等8种染色方式，染色时间可调，支持客户自定义设置，通过不同染色液体的浸泡及冲洗，对样本中的特定成分进行染色处理，达到显微视野下方便识别特殊样本成分的目的。

（三）血细胞形态分析仪工作原理

MC-80全自动血细胞形态分析仪（图1-4）由中控系统控制显微摄像系统定位并拍摄涂片上的高清血细胞彩色图像，并进行形态学分析。操作人员需要对分析的结果进行调整和确认。首先是细胞定位和拍摄，使用显微镜低倍物镜进行涂片扫描，寻找并确定镜检区域。拍摄涂片该区域在低倍物镜下的数字图像，识别并定位目标细胞。切换高倍显微物镜，并依据上述定位的信息，拍摄目标细胞或区域的数字图像。在血细胞形态分析中，可进行白细胞初步分类、红细胞形态描述及血小板数目估算。

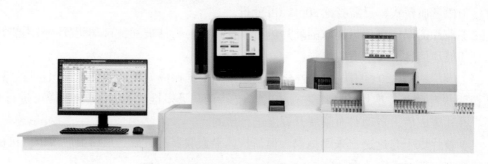

图1-4　MC-80全自动血细胞形态分析仪

多景深融合技术（multi-layer fusion technology，MFT）模拟手动调焦的过程，在0.1s内可连续拍摄20张不同景深的细胞照片，通过先进的算法将每张细胞图中最清晰的部分进行拟合，最终获得一张融合了细胞所有细节的照片，精准还原了病理特征（图1-5）。

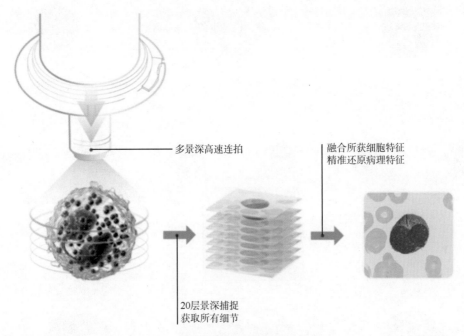

图1-5 MC-80的高清拍摄原理示意图

正常细胞的图片中，各类正常细胞的特征与显微镜下所见一致：粒细胞、单核细胞、淋巴细胞和其他细胞能显示清晰的核质分界，能清楚地识别核染色质成分和细胞质的颜色差异（图1-6～图1-8）。

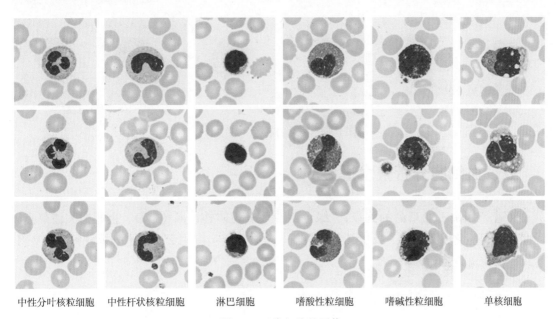

中性分叶核粒细胞　　中性杆状核粒细胞　　淋巴细胞　　嗜酸性粒细胞　　嗜碱性粒细胞　　单核细胞

图1-6 正常细胞的图像

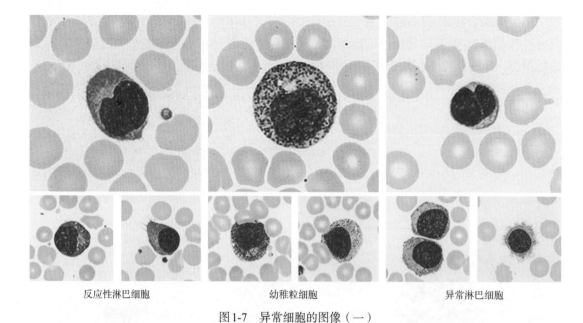

反应性淋巴细胞　　　　幼稚粒细胞　　　　异常淋巴细胞

图1-7　异常细胞的图像（一）

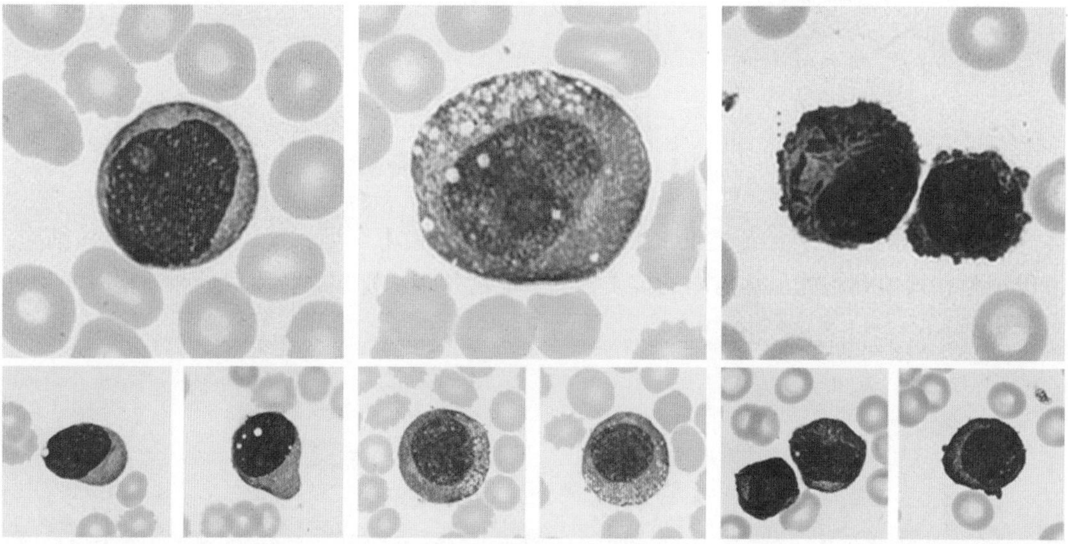

原始细胞　　　　单核的原幼细胞　　　　异常早幼粒细胞

图1-8　异常细胞的图像（二）

五、血细胞分析技术进展

随着第四次工业革命的到来，"绿色制造"成为体外诊断（IVD）企业的关注热点，互联网、智能化、无害化、低能消耗、机器人等技术逐步应用于血细胞分析设备。下文将介绍市场主流设备。

（一）DxH系列血液分析技术进展

目前，经典的VCS技术又有了创新性发展，升级为VCSn技术，主要将激光散射信号细分为5个角度的光散射，分别为轴向光吸收（AL2）、低角光散射（LALS）、中位角光散射（MALS）、低中位角光散射（LMALS）和高中位角光散射（UMALS）。因此，对细胞内部复杂的结构检测更为精细，同时可获得10倍以上细胞内部结构和颗粒情况数据与信息，联合先进的计算机数据融合技术，对白细胞的分类更加精确，同时对异常细胞的检出能力大大增强。

1. VCSn分析原理 通过使用二极管激光器模块、流动池和2个光学传感器部件构成的多参数转换器模块，血细胞样本直接通过流动池，包括细胞大小、形状和形态在内的7个参数在此进行检测。这7个参数（电阻抗、射频电导率及5个激光散射光检测）在每个细胞通过流动池的过程中同时被检测。这些检测加上检测时间等能为每个细胞提供总计29项独特的参数（图1-9）。电阻抗测量（体积）作为三维细胞大小的指示标志。射频检测（传导性）提供关于细胞内部结构的信息，如细胞密度。除体积和传导性检测外，另外还有5种光散射检测——轴向光吸收、低角光散射、低中位角光散射、中位角光散射和高中位角光散射，从而识别每个细胞的颗粒性和分叶特性（图1-10）。

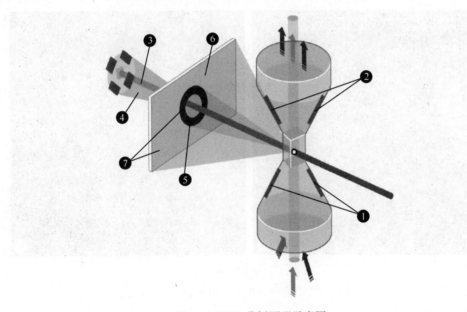

图1-9　VCSn分析原理示意图

1. 体积；2. 传导性；3. 轴向光吸收；4. 低角光散射；5. 低中位角光散射；6. 高中位角光散射；7. 中位角光散射

一个典型的WBC分类分析包含8192个细胞颗粒，这样接近大量的相关细胞大小、形状和形态方面特征的信息被获取。同时结合体积、传导性和光散射的细胞检测，就可以提供一个全面的既包括单个细胞又包含细胞群落的数字图像分析结果。

2. 数据转换技术 为了更好地区分细胞群落，数据转换推动了分析检测的能力。数据转换在最大化地区分细胞群落和识别更多细胞亚群方面提供了无限的可能性。例如，中位角光散射（多角度激光散射计算技术）到增强多角度激光散射计算技术（revolve multi-angle light scattering，RMALS）的数学模型转换消除了细胞重叠，可更清晰地识别中性粒细胞、淋巴细胞、单核细胞和嗜酸性粒细胞群落，得到了最优化的分析和视觉效果。电流内部和光学分类数据转换包括：RMALS（将中位角光散射旋转，并扣除体积的影响），不透明性（传导性扣除体积的影响），SOP（不透明性参数），以及非线性轴向光吸收的转换，如图1-11所示。

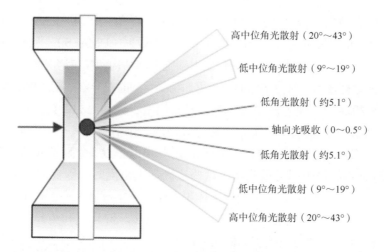

图1-10　光散射检测

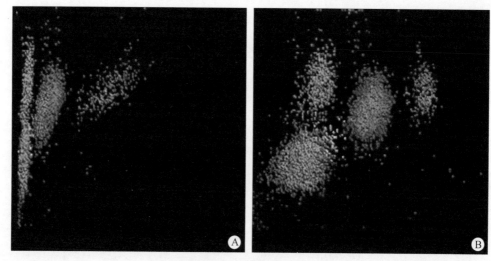

图1-11　数据转换技术
A.体积与中位角光散射；B.体积与旋转中位角光散射

3. 分水岭技术　分水岭技术是搜寻细胞群落的一项独特技术。分水岭在这里概念化地类似于数据散点图中细胞群落的峰谷值。把分水岭概念运用到结果的散点图中，不仅可以突出易见的群落，还能揭示较少的通过其他技术手段无法识别的细胞群落（图1-12）。

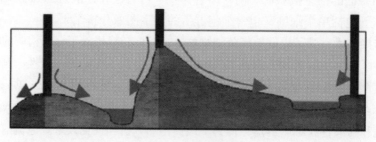

图1-12　分水岭技术

4. 模板匹配技术 模板匹配旨在提供数字可视化和可比较的数据模型，从而为每个样本提供最理想的分类和旗标。模板匹配将样本数据模型图与典型的正常和异常的多重数据模型图比较，从而建立一个匹配分数和检测数据模型中存在的任何漂移变化。图1-13演示了一个正常样本与多重模板（1，2，…，N）比较的过程。当模板图像与样本图像比较时，会生成一个输出图像。匹配分数，通过输出图像的峰值幅度检测得出，提示模板和样本的相似度。通过峰值定位检测确定数据x轴和y轴漂移变化。样本数据直接进入一个特殊的模型基础处理模块，这个处理模块是建立在最高的匹配分数和漂移信息的基础上。模板匹配程序提供了一种对独特数据模型进行特定分析和旗标模块（见图1-13中输出图像部分的山峰图）的方法（图1-13）。

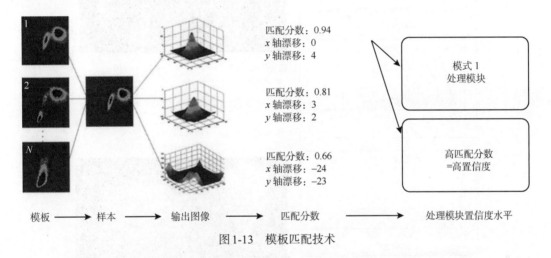

匹配分数：0.94
x轴漂移：0
y轴漂移：4

匹配分数：0.81
x轴漂移：3
y轴漂移：2

匹配分数：0.66
x轴漂移：−24
y轴漂移：−23

模式1
处理模块

高匹配分数
=高置信度

模板 ⟶ 样本 ⟶ 输出图像 ⟶ 匹配分数 ⟶ 处理模块置信度水平

图1-13 模板匹配技术

5. 数据融合 数据融合是指将血液分析仪中不同检测通道的数据进行融合分析。这类似于"大数据"概念，并且体现了最新的"智能""环保""互联"等设计理念。以往的检测分析模式都是独立的，细胞计数通道用于计数细胞数目，细胞分类通道用于白细胞分类，网织红细胞通道用于检测网织红细胞；而数据融合技术能实现各通道间的数据互联共享和优势互补，节省通道和试剂，并提高检测准确性。

以血小板分析为例，在已有的血液分析仪上，通过分析血小板直方图及拟合曲线等专利技术，能在绝大多数情况下准确计数血小板并对异常干扰进行报警，提醒操作人员涂片镜检。但DxH600/DxH800血液分析仪可以通过数据融合技术，将NRBC通道准确定位的巨大血小板、聚集血小板、红细胞碎片等干扰物质信息与血小板直方图进行综合判断，既能提高血小板计数的准确性，又能降低复片率（图1-14）。

6. 细胞形态学参数 由于DxH600/DxH800采用VCSn原理，可获得血细胞的三类反映细胞特征的参数：体积V（反映细胞的大小）、传导性C（反映细胞核质比、核密度等）及光散射S（反映细胞表面结构及细胞质颗粒特性等），所以DxH600/DxH800在检测每一个血常规样本的同时，也能获得该样本的细胞形态学参数。有实验室发现使用单核细胞和淋巴细胞的体积标准偏差这两个参数联合检测，可得到灵敏度和特异性均高的检测疟疾的疟疾因子，这非常有利于疟疾流行区域的疾病筛查。此外，这些细胞形态学参数的获得均不产生额外成本，由于在检测血常规的同时就可获得这些参数，因此也无须额外的实验操作及实验试剂消耗。

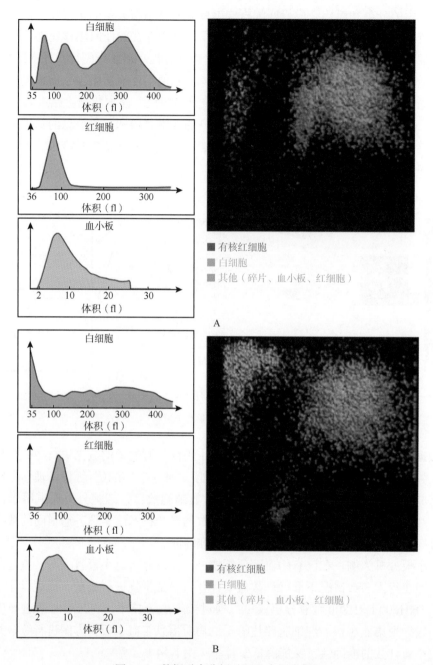

图1-14　数据融合分析（以血小板为例）

A. 巨大血小板模式：全细胞计数（CBC）直方图和有核红细胞数据图；B. 聚集血小板模式：CBC直方图和有核红细胞数据图

（二）Sysmex XN系列血液分析技术进展

Sysmex XN系列血液分析仪在血细胞分析技术上实现了多项核心技术的突破，使血细胞分析更具智能化、自动化和绿色环保。

1. XN检测原理 使用半导体激光的流式细胞技术，以波长633nm激光照射细胞所得到的前向散射（FSC）、侧向散射（SSC）、侧向荧光（SFL），对细胞进行计数和分类。两种散射光（FSC、SSC）反映细胞大小、表面构造、颗粒形状、核形、折射率和反射率等。一般情况下，细胞越大，前向散射的信号就越强，细胞内部构造越复杂，侧向散射的信号也越强。另外，SFL主要反映细胞内核酸和细胞器的种类和多少。针对这三种信号，运用独创性的数字技术和演算法，将白细胞、有核红细胞、网织红细胞、血小板进行分类和计数，同时检出异常细胞和幼稚细胞（图1-15）。

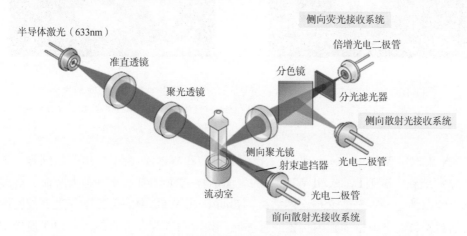

图1-15 核酸荧光染色原理示意图

2. XN白细胞计数与分类原理

（1）WNR通道（WBC and nucleated red blood cell channel）：在WNR通道中进行白细胞计数并分类，计数嗜碱性粒细胞和有核红细胞。试剂Lysercell WNR中的表面活性剂在使红细胞溶血的同时，使白细胞的细胞膜轻微受损。白细胞的外形和内部构造因各自的细胞特性而异。利用散射光（FSC）可捕捉其形态的差异，凭此将嗜碱性粒细胞和其他白细胞区别、计数。试剂Fluorocell WNR对白细胞及有核红细胞的核酸和细胞器进行荧光染色。在Lysercell WNR中将白细胞与有核红细胞相比，存在的染色部位较多，其荧光强度也较强。根据该荧光量的差异，将有核红细胞和其他白细胞进行区别、计数（图1-16）。

（2）WDF通道（WBC Diff channel）：在WDF通道中对白细胞进行计数，并分类为中性粒细胞、淋巴细胞、单核细胞及嗜酸性粒细胞；同时检出幼稚白细胞及异型淋巴细胞等异常细胞。试剂Lysercell WDF中的表面活性剂使红细胞溶血，同时使白细胞的细胞膜轻微受损。白细胞的形态因各自的特征而异，用侧向散射光可区别该差异。然后试剂Fluorocell WDF中的荧光染料进入细胞内，对核酸及细胞器染色。由于核酸及细胞器的种类和多少不同，各种白细胞的荧光强度产生差异。通过使用独创的演算法对各种白细胞具有的散射光和荧光强度的差异进行分析，对各类细胞进行计数、分类及检出异常细胞并报警（图1-17）。

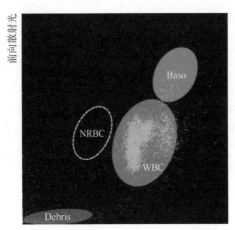

图 1-16 WNR 散点图

注：NRBC. 有核红细胞；Baso. 嗜碱性粒细胞；WBC. 白细胞；Debris. 杂质，碎片

图 1-17 WDF 散点图

注：Lym. 淋巴细胞；Mono. 单核细胞；Neu. 中性粒细胞；Baso. 嗜碱性粒细胞；Eoso. 嗜酸性粒细胞；Debris. 杂质，碎片

3. XN WPC（WBC progenitor cell）检测原理 在 WPC 通道中检出原始细胞、淋巴细胞系的异常细胞。试剂 Lysercell WPC 中的表面活性剂使红细胞及血小板溶血、溶解，另外还可以使白细胞的膜轻微受损。然后试剂 Fluorocell WPC 中的荧光染料进入细胞内，将核酸及细胞器染色，根据细胞内含核酸量不同，检出白细胞及异常细胞。由于血液中出现的髓系原始细胞和淋系异常细胞的细胞特性有差异，它们在对试剂 Lysercell WPC 中的表面活性剂和试剂 Fluorocell WPC 中的荧光染料的反应也有差异，通过散射光强度和荧光强度来反映不同的异常细胞（图 1-18）。

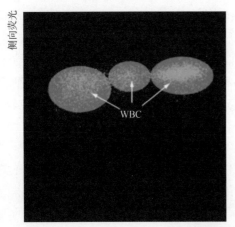

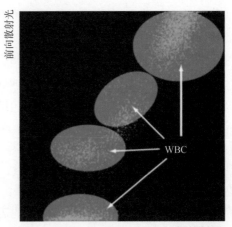

图 1-18 WPC 散点图

注：WBC. 白细胞

4. XN 网织红细胞计数与分群原理 在 RET 通道中，试剂 Fluorocell RET 中的荧光染料对由试剂 CELLPACK DFL 处理的网织红细胞及白细胞的核酸等进行荧光染色，根据荧光强度的差异来区分成熟红细胞并对网织红细胞计数和分群（图 1-19）。

5. XN荧光法血小板计数与分群原理　在PLT-F通道中，试剂Fluorocell PLT中的荧光染料对由试剂CELLPACK DFL处理过的血小板进行特异性染色并计数。另外，将荧光强度较强的区域划分为未成熟血小板（immature platelet fraction，IPF）（图1-20）。

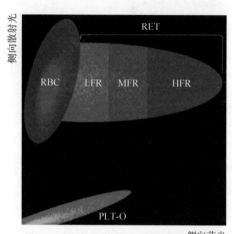

图1-19　RET散点图

注：RBC. 红细胞；RET. 网织红细胞；LFR. 低荧光强度网织红细胞；MFR. 中荧光强度网织红细胞；HFR. 高荧光强度网织红细胞；PLT-O. 光学法血小板计数

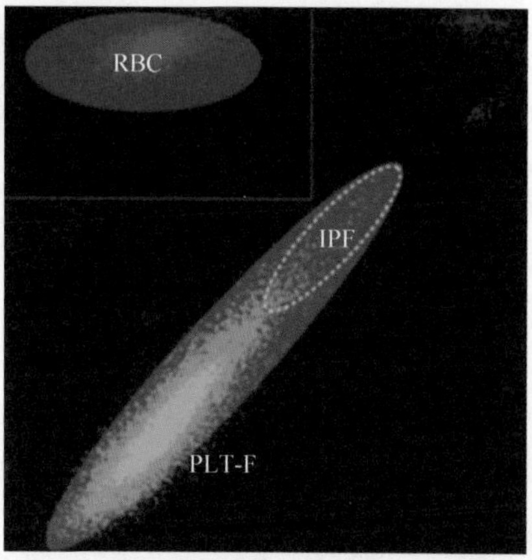

图1-20　PLT-F散点图

注：RBC. 红细胞；IPF. 幼稚血小板；PLT-F. 荧光法血小板计数

6. XN系列血液分析流水线技术进展　新一代的XN血液分析流水线除配置不同数量的血液分析仪与SP-10全自动血涂片制备仪外，还可连接全血样本一管通系统（TS-10）和全自动血细胞形态分析仪（DI-60）。

（1）TS-10全血样本一管通系统：主要功能包括3个方面。①检测前自动分拣、排序、生成流水号，实现全血一管通，解决患者抽血多的问题；实现自动扫码、自动编号，解放分析前人力劳动；实现误码样本自动定位、归档，解决误码样本查找问题；实现医嘱自动读取，解决非血常规医嘱样本误检问题。②检测中优化检测流程，实现触发镜检规则样本集中处理，提高检测效率。③检测后实现自动归档、样本定位，科室可自定义规则进行样本归档，实现复检样本定位查找，解决原来复检样本查找难的问题（图1-21）。

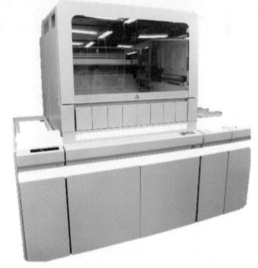

图1-21　TS-10全血样本一管通系统

（2）DI-60全自动血细胞形态分析仪：包含一套涂片传送装置，一套包含显微镜和照相机的光学装置（也称为涂片扫描装置），以及包含采集和分类软件（CellaVision® DM软件）的计算机系统，并可通过轨道与SP-10全自动血涂片制备仪连接（图1-22），从进样、扫描、加油、对焦到分类可以实现完全的自动化操作（图1-23）。

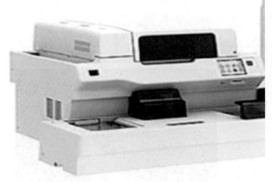

图1-22　SP-10全自动血涂片制备仪

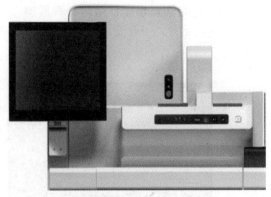

图1-23　DI-60全自动血细胞形态分析仪

（3）浓缩试剂稀释系统RU-20：由稀释单元和缓冲单元组成，RU-20可将浓缩稀释液稀释25倍，处理后的稀释液可直接同时供应三台血液分析仪使用，从而降低劳动强度，减少稀释液的更换次数和储存空间（图1-24）。

（4）自动质控系统BT-50：由条码阅读单元、冷藏柜单元、恒温柜单元和轨道单元组成。BT-50不仅能够读取试管架条形码和样本号条形码，还增加了在指定的日期和时间自动执行系统的启动、质控、清洗和关机功能。内部有冷藏柜和恒温柜，可以存放自动质控和自动清洗所使用的质控品及清洗液。BT-50具有创新的自动启动和XN Check管理功能，可最大限度地减少以前必须由实验室工作人员执行的手动任务（图1-25）。

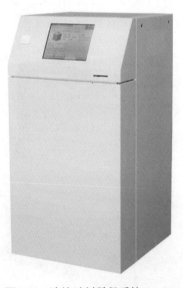

图1-24　浓缩试剂稀释系统RU-20

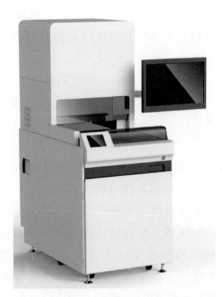

图1-25　自动质控系统BT-50

（三）BC系列血液分析技术进展

1. 光散射结合荧光染色多维分析核心技术平台　BC系列血液细胞分析系统，凭借在检验领域的技术积累，建立了"三维荧光分析技术平台"（SF Cube），该技术通过靶向荧光染料与光散射技术、荧光检测技术、多维数据分析技术的集成，实现了对细胞内部复杂程度、细胞体积大小及核酸含量的多维分析（图1-26）。

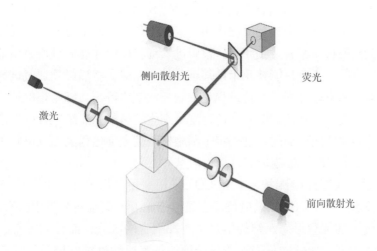

图1-26　SF Cube三维荧光分析技术原理示意图

2011年我国推出首台具备有核红细胞和网织红细胞检测功能的高端血液细胞分析仪BC-6800。2019年推出全球最快的血液分析仪BC-6800 Plus，检测速度可达200t/h（测试/时）。2014年我国首套由全自动血液分析仪、特定蛋白原免疫分析仪、糖化血红蛋白分析仪、血细胞推片染色机和轨道系统组成的血细胞分析流水线CAL 8000上市，可同时检测同一管血样本内的血细胞和血浆成分。同时报告血常规五分类结果、网织红细胞、糖化血红蛋白含量、全血CRP含量、SAA含量，对急症、炎症的鉴别诊断很有意义。2019年BC-7系列血液分析仪上市，该仪器可以实现微量血自动检测，一次吸样同时可以完成血常规、网织红细胞、CRP及SAA检测。

2. 荧光染色及细胞形态、结构处理技术 细胞发育过程中细胞核变化是区分不同发育阶段细胞的主要特征，核酸荧光染色是直接标记，是显示细胞核化学组成特征最有效的方法。图1-27显示了菁类荧光染料染色白细胞的共聚焦显微镜检测结果。

采用激光散射法进行白细胞分类检测过程中，主要依靠细胞体积、复杂度特征对各类细胞进行区分。为了增加细胞间区分特征，试剂处理应保留一部分细胞原始形态、结构。因血液细胞离体后易受温度与pH变

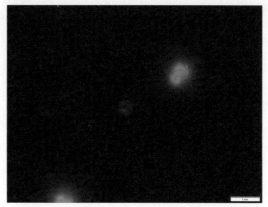

图1-27　染料分子染色白细胞共聚焦荧光显微镜
检测结果

化影响，细胞代谢老化会导致血液细胞产生较剧烈的形态、结构变化，这使试剂处理效果受到干扰，影响细胞分类检测结果的准确性。

SF Cube试剂采用选择性的形态、结构处理技术，针对不同细胞的形态、结构和细胞膜化学特性，利用选择性功能成分对细胞进行较强形态、结构处理，将不同种类的细胞处

理成具有差异的形态、结构特征，处理后的细胞形态、结构达到相对极限状态，极大地提高了对老化和不同环境温度放置样本的检测能力。SF Cube试剂选择性的形态、结构处理技术也在细胞荧光染色过程中起到关键作用。荧光染色时细胞染色质（主要核酸物质）位于细胞核内，荧光染料需要通过细胞膜、核膜进入细胞核内才能实现染色质的染色。为了达到快速检测的目的，染色只能在几十秒甚至几秒内完成，所以必须通过试剂处理改变细胞膜的通透性来加速染色过程。染色过程中细胞膜的结构特征、细胞核的致密程度和大小都与染色的效率有关。细胞核酸荧光染色程度是细胞的核酸量、细胞核的形态特征、细胞膜的化学特性等因素共同决定的，这决定了细胞核酸荧光染色程度不仅反映了细胞核酸特征，也在一定程度上反映了细胞形态、结构信息。

3. 激光散射结合荧光检测技术 SF Cube采用高角度散射光、低角度散射光、荧光三维信号检测技术。传统的激光散射技术在血液细胞五分类检测分析中已有广泛的应用，该技术主要通过识别细胞形态、结构信息，实现细胞的区分；而针对形态、结构区分不明显的异常样本识别，如核酸量表达差异的原始细胞或幼稚细胞样本，具有很大的局限性。SF Cube采用激光散射结合荧光的光学检测技术，经过试剂处理及荧光染色的细胞通过流动室时，在激光的照射下产生散射光；根据米氏散射原理，细胞体积大小差异可以表征在低角度散射光（FS）信号上，细胞内部颗粒复杂程度差异可以通过高角度散射光（SS）信号表征，荧光（FL）信号强度则反映了细胞内核酸物质被染色的程度。荧光染色及试剂处理的细胞通过流动室时，同时被激发出荧光，荧光强度与细胞被染色的程度相关（FL）。通过体积（FS）、复杂度（SS）、染色程度（FL）三个维度信息收集和识别，从而更准确地获得不同种类细胞的可区分特征，实现血液细胞的分类检测，以及异常细胞的识别（图1-28）。

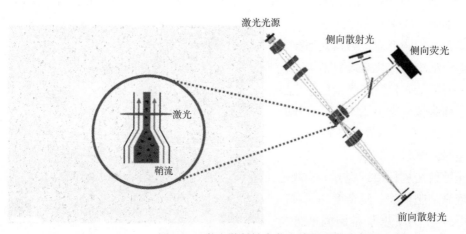

图1-28 激光散射结合荧光检测光学示意图

（1）DIFF通道检测原理：BC-6系列及BC-7系列仪器通道采用了白细胞形态、结构处理结合荧光染色的试剂技术。细胞发育过程中细胞的核酸量、细胞核的大小、染色质的致密度、细胞膜复杂度的差异导致细胞被染色程度有所不同。细胞膜的复杂度与染料进入细胞的效率有关，而细胞核酸量、细胞核的大小、染色质的致密度则与染料结合的数量和效率有关。通过染色荧光强度可以获得不同发育程度细胞的区分特征，如未成熟粒细胞、部分原始细胞和异常淋巴细胞，其染色程度会明显强于正常细胞。

DIFF通道通过识别试剂处理过的细胞三维空间的信号差异，实现主要白细胞亚群（淋巴细胞、单核细胞、中性粒细胞、嗜酸性粒细胞）的区分，并就幼粒细胞、异常淋巴细胞、原始细胞等异常细胞进行识别和报警（图1-29）。

（2）WNB通道检测原理：WNB通道通过不同试剂实现了嗜碱性粒细胞、有核红细胞的检测，同时进行白细胞计数（图1-30）。

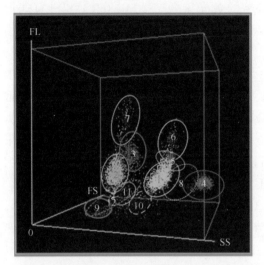

图1-29 白细胞分类的DIFF通道三维散点图

注：1.中性粒细胞分布区域；2.淋巴细胞分布区域；3.单核细胞分布区域；4.嗜酸性粒细胞分布区域；5.杆状核细胞分布区域；6.幼粒细胞分布区域；7.异常淋巴细胞/原始细胞分布区域；8.感染红细胞分布区域；9.血影细胞分布区域；10.嗜碱性粒细胞分布区域；11.有核红细胞分布区域；12.血小板聚集细胞分布区域。图中坐标SS.高角度散射光信号强度；FS.低角度散射光信号强度；FL.荧光信号强度

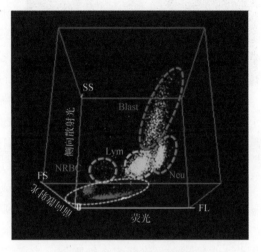

图1-30 WNB通道三维散点图

注：NRBC.有核红细胞；Lym.淋巴细胞；Neu.中性粒细胞；Blast.原始细胞。图中坐标SS.高角度散射光信号强度；FS.低角度散射光信号强度；FL.荧光信号强度

全自动血液细胞分析仪（BC-6系列及BC-7系列）使用WNB通道可以同时实现白细胞计数、嗜碱性粒细胞及有核红细胞的分类计数，M-68LN溶血剂与M-68FN染色液的共同应用实现了有核红细胞的识别，并有效地避免了脂类的干扰。有核红细胞即幼红细胞，罕见于外周血中，其在外周血中数量的增加与很多重大疾病相关。在有核红细胞的检测过程中，溶血剂将其裂解成成熟红细胞，并对白细胞进行形态、结构处理；有核红细胞和白细胞中的核酸物质被染色液中碱性菁类荧光染料染色，由于有核红细胞的核酸含量及细胞结构特征与白细胞有明显差异，试剂处理过的有核红细胞染色程度低于白细胞，通过荧光信号强度可有效识别有核红细胞和白细胞类群。

单纯的核酸染色方法在检测有核红细胞的过程中易受血脂颗粒干扰，血脂颗粒往往分布在荧光强度相对较低的有核红细胞分布区域（图1-31所示有核红细胞区域），干扰对有核红细胞的识别。有核红细胞染料通过合成、筛选获得，该染料既能结合核酸，也能结合脂类颗粒；在激发条件下，其与脂类颗粒结合后的荧光强度高于与核酸结合后的荧光强度。

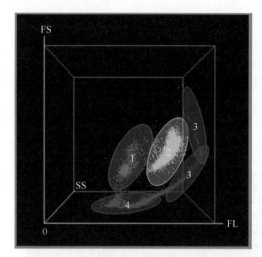

图1-31 有核红细胞通道检测三维散点图

注：1. 有核红细胞分布区域；2. 白细胞分布区域；3. 脂类颗粒分布区域；4. 血影细胞分布区域。图中坐标SS. 高角度散射光信号强度；FS. 低角度散射光信号强度；FL. 荧光信号强度

综合以上特点，根据试剂处理后细胞荧光染色特征和体积特征的差异，通过检测细胞的荧光信号和低角度散射光信号有效地实现了有核红细胞的分类和计数。

（3）网织红细胞通道检测原理：BC-6系列及BC-7系列仪器网织红细胞的检测是由能够染色RNA的荧光染色液（M-68FR）和具有球形化、促染功能的稀释液（M-68DR）共同作用实现的。网织红细胞是尚未完全成熟的红细胞，它由骨髓释放到外周血，在成熟过程中细胞内的RNA含量逐渐减少，直至完全消失。细胞内RNA的含量体现了网织红细胞的成熟程度。BC-6系列仪器网织红细胞通道（RET通道）采用可以染色RNA的阳离子菁类荧光染料对网织红细胞中的RNA进行标记，试剂（M-68DR）成分中的促染剂对染色作用进行了有效的加速，使荧光染料可以快速与网织红细胞内的RNA结合。通过对荧光强度的检测，实现了成熟红细胞和网织红细胞的区分。试剂与红细胞、网织红细胞的作用原理如图1-32所示。根据荧光强度进一步将网织红细胞划分为高荧光强度（HFR）、中荧光强度（MFR）、低荧光强度（LFR）三部分，如图1-32中2、3、4区域所示。在进行网织红细胞检测、分类的同时，通过该检测通道还可以获得红细胞和血小板计数结果，即RBC-O和PLT-O，如图1-32中1、6区域所示。

对网织红细胞荧光染色的同时，试剂（M-68DR）中的球形化成分使红细胞（RBC-O）在形态上趋向于球形，增强了体积的均一性，在体积特征上与血小板（PLT-O）的区分度增加，有效提高了该通道的红细胞及血小板的计数准确性。白细胞由于核酸含量远远高于网织红细胞，其染色程度远远高于网织红细胞，分布在荧光强度较高的区域5。

4. 低值血小板检测及排除血小板检测干扰技术 血小板数量降低时，由于计数颗粒数大幅减少，一方面，导致有效统计量不足，造成低值计数重复性不稳定；另一方面，血小板数量低时样本中异常颗粒比重被成倍放大，导致低值计数结果与真实结果的偏倚显著增加。新的光学法平台采用核酸荧光染色有效排除其他颗粒成分的干扰；同时采用8倍计数功能增大

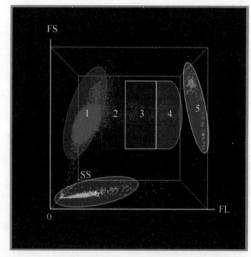

图1-32 网织红细胞通道检测三维散点图

注：1. 红细胞分布区域；2. 低荧光网织红细胞分布区域；3. 中荧光网织红细胞分布区域；4. 高荧光网织红细胞分布区域；5. 白细胞分布区域；6. 血小板分布区域。图中坐标SS. 高角度散射光信号强度；FS. 低角度散射光信号强度；FL. 荧光信号强度

有效颗粒统计量（图1-33），从而提高低值血小板计数的准确性和重复性。

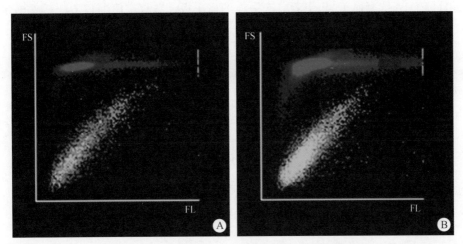

图1-33　PLT-O单倍（A）和8倍（B）统计量散点图
图中坐标FS.低角度散射光信号强度；FL.荧光信号强度

利用高特异的核酸荧光染料特异性标记血小板内RNA，结合颗粒体积大小，从两个维度将血小板与小红细胞或红细胞碎片、白细胞碎片等不含核酸的计数干扰物明显区分（图1-34），大大降低血小板计数干扰。

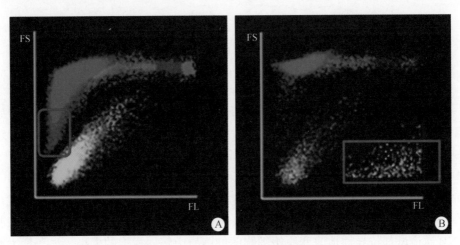

图1-34　PLT-O排除红细胞碎片（A）和白细胞碎片（B）干扰散点图
图中坐标FS.低角度散射光信号强度；FL.荧光信号强度

通过在网织红细胞通道加温、高速涡旋均散、加解聚剂，可提升聚集血小板的解聚效率，且所有操作都在仪器内部进行，并可设定复检规则，遇血小板聚集时自动复检，降低漏报和错报风险（图1-35）。

这种机内的自动血小板解聚被称为自解聚。引入"解聚率"概念定量解聚效果：解聚率=血小板聚集样本PLT-O值/PLT真实值×100%，有研究者通过对23例血小板聚集样本分析证实，有22例样本的解聚率大于80%，平均解聚率为93%（图1-36）。对于EDTA依赖性假性血小板减少症（EDTA-PTCP）样本，PLT-O结果即PLT-O（EDTA抗凝血）显著高于PLT-I（EDTA抗凝血），与患者二次采血的血小板计数真实值即PLT-I（柠檬酸抗凝血）接近。

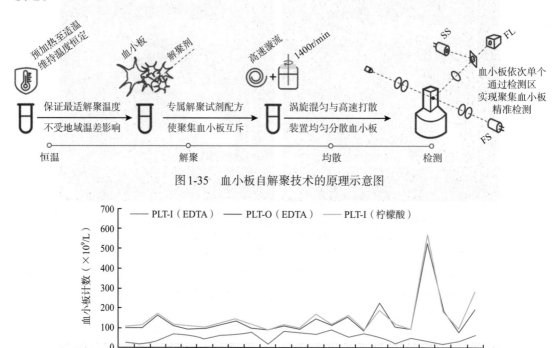

图1-35　血小板自解聚技术的原理示意图

图1-36　PLT-O对EDTA-PTCP样本的自解聚性能验证

5. 原始细胞检测"核质双检"技术　SF Cube三维荧光细胞分析平台为各种异常细胞精准检测提供了技术支撑。其中针对原始细胞的特点，通过DIFF、WNB双通道协同的"核质双检"技术，差异化处理细胞核和细胞质，实现原始细胞高灵敏度及高特异性检出。原始细胞较成熟白细胞核质比高，且核酸含量更丰富。DIFF通道试剂中染料与细胞核中核酸靶向结合后，原始细胞的荧光信号强于成熟白细胞，实现原始细胞的检出。此外，原始细胞的细胞质中参与蛋白质、核酸等物质转运及分泌的囊泡较成熟白细胞更丰富。WNB通道试剂特异性地改变原始细胞的细胞质中转运囊泡的大小，显著增大原始细胞胞内复杂度，使得其侧向散射光信号显著大于成熟白细胞，实现原始细胞的检出。双通道协同的"核质双检"，外周血细胞经试剂处理后，转化为DIFF通道和WNB通道三维散点图，采用算法提取"核"和"质"特征信息后，特征综合模块根据特征强弱输出检测结果，实现原始细胞更精准的检出（图1-37）。

6. 太行系列血液分析自动化流水线技术　血细胞分析流水线已实现了不同程度的自动化，一管血全自动完成血细胞检测、自动推片染色、自动形态学复检，特定蛋白质、糖化血红蛋白、红细胞沉降率等检测。2023年上市的样本管理系统TM-1000（图1-38），可搭载流水线CAL 7000、CAL 8000，全面实现流水线的自动化。

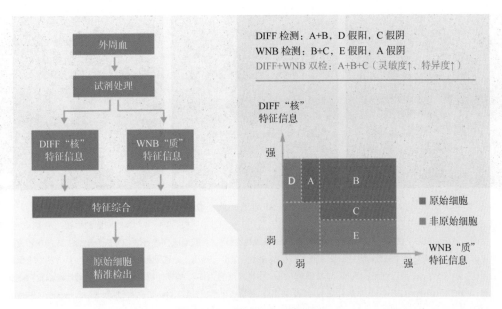

图1-37 "核质双检"示意图

（四）BF系列血液分析技术进展

BF-72血液体液分析系统在技术上实现了三维分析。试剂采用荧光染料（BF-WFF染色液、BF-WNF染色液、BF-WNF染色液），分别用于对白细胞分类，对有核红细胞、网织红细胞进行染色，从而观察其形态与结构，提高了血液分析仪进行血细胞分类计数的准确性。其中网织红细胞是反映骨髓红系造血功能及判断贫血和相关疾病疗效的重要指标。

1. AI SPACE三维分析技术 当前先进的激光散射结合荧光染色及AI SPACE三维分析技术，实现了白细胞、网织红细胞、有核红细胞的精准检测和异常细胞的筛选，并可多角度观察三维散点图，更直观地查看样本的粒子分布图，为临床提供更多有价值的参数（图1-39）。

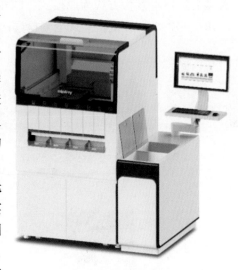

图1-38 样本管理系统TM-1000

2. 智能化操作系统

（1）专利技术"360°旋转扫码单元"：可通过对样本管的自动旋转扫描，实现条码自动读取，全程无须人工干预便可轻松完成进样、扫码、测试样本输出全过程。扫码单元结构优化，对条码粘贴要求低，条码高低、褶皱、轻微开胶均可实现扫描。

（2）白细胞低值检测：低值白细胞自动实施3倍技术，通过增加计数颗粒数量来保证计数及分类的精准性，为肿瘤放化疗监测提供可靠的数据。

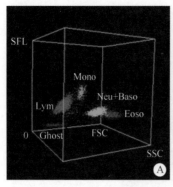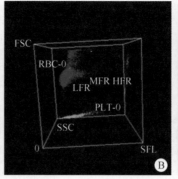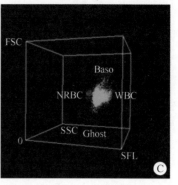

图1-39　AI SPACE三维分析技术

A.DIFF三维散点图；B. RET三维散点图；C.NRBC三维散点图。①前向散射（FSC）信号：反映细胞的体积，用于区分细胞的大小。②侧向散射（SSC）信号：反映细胞的内部精细结构和颗粒物质，对细胞成分进行准确分析，配合二次加速鞘流技术测试结果更准确。③侧向荧光（SFL）信号：反映血细胞核酸含量的多少，提高了幼稚细胞识别的灵敏性，从方法学上保证检测结果的准确、稳定。Lym. 淋巴细胞；Mono. 单核细胞；Neu. 中性粒细胞；Baso. 嗜碱性粒细胞；Eoso. 嗜酸性粒细胞；NRBC. 有核红细胞；WBC. 白细胞；RBC-O. 光学法红细胞计数；PLT-O. 光学法血小板计数；Ghost. 血影细胞；LFR、MFR、HFR. 分别表示低、中、高荧光强度网织红细胞

（3）复检规则：BF-72系列与推片染色仪通过轨道可连接组成流水线（图1-40），解决复检规则不统一的问题。根据设置复检规则可原模式、增加检测参数、增加推片染色自动复检[5种复检方式为原模式、CDR（血细胞五分类+网织红）、推片、原模式+推片、CDR+推片]。严控复检能减少漏检误诊，保证检验结果准确。

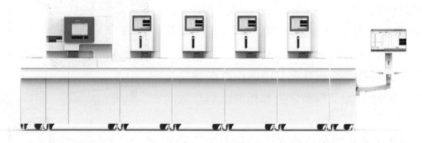

图1-40　BF-72系列

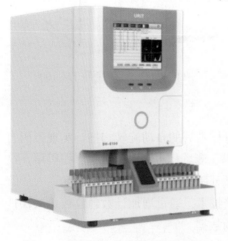

图1-41　BH-6100全自动血液分析仪

（五）昆仑BH-6系列血液分析技术进展

　　昆仑BH-6系列是2022年推出的定位高端市场的全自动血液分析仪，分为110t/h的BH-61系列（图1-41）、150t/h的BH-65系列。昆仑系列全自动血液分析仪通过5个检测通道，对血液进行检测分析，可提供37项血液报告参数、2个分布直方图、5个二维散点图、3个三维散点图、50项研究性参数、4项研究性散点图，并能将白细胞进行五分类。同时体液分析模式提供7项体液基本参数、2项报

告图谱、11项研究性参数。仪器可对样本自动混匀、自动进样、自动分析、自动清洗，并可连接网络，实现数据的实时传输。仪器采用先进的前端数据采集系统，可对人体血液样本、体液样本提供准确、稳定的测试数据，为临床检验、诊断提供必要的参考。

1. 检测原理

（1）核酸荧光染色技术：仪器采用核酸荧光染色的技术，在实现白细胞五分类的基础上对血液中存在的幼稚细胞进行精准识别和检测，同时对体液中的有核红细胞也可以进行识别和检测。全自动血液细胞分析仪的DIFF/WNR通道采用了核酸荧光染色技术。一方面通过特殊试剂成分的作用裂解血液细胞中的红细胞，再对白细胞进行差异处理，使不同种类细胞在体积和复杂度上产生一定程度的差异；另一方面，试剂作用的同时白细胞内核酸类物质被一种新型不对称菁类荧光物质标记。因不同种类、不同成熟阶段或异常发育状态的细胞核酸含量有所不同，其荧光染色液标记量也有所不同。细胞体积大小差异可以通过前向散射光信号表征，细胞内部颗粒复杂程度差异可以通过侧向散射光信号表征，荧光信号强度则反映了细胞被染色的程度。DIFF通道通过识别试剂处理过的细胞三维空间信号差异，实现了主要白细胞亚群（淋巴细胞、单核细胞、中性粒细胞、嗜酸性粒细胞）的区分，并就幼粒细胞、异常淋巴细胞、原始细胞等异常细胞进行识别和报警。而WNR通道则实现了嗜碱性粒细胞、有核红细胞的分类，同时进行白细胞的计数。

淋巴细胞体积较小，细胞内部大部分被细胞核占据，核质比高，而核酸含量较低，故而在荧光方向和侧向散射光方向的位置均较低。单核细胞体积较大，核质比较高，细胞内结构复杂度较低，其核酸含量较高，在荧光方向位置较高，侧向散射光较淋巴细胞略强。中性粒细胞和嗜碱性粒细胞体积较大，核质比居中，细胞核在细胞内分布较散，核酸含量较低，其在荧光方向位置较低，但侧向散射光信号较强。嗜酸性粒细胞体积、核质比与中性粒细胞相近，核酸含量也较低，但其内部含有大量碱性颗粒，侧向散射光信号很强。原始细胞、异常淋巴细胞和未成熟粒细胞的细胞内核酸含量较高，其在散点图上荧光方向位置均比较高。同样，体液中的单个核细胞内容物复杂度较低，侧向散射光强度较低。多个核细胞内容物复杂度较高，侧向散射光强度较高（图1-42）。

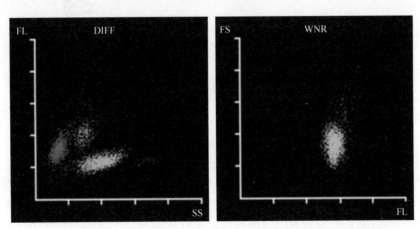

图1-42　BH-6系列散点图原理

图中坐标FS. 低角度散射光信号强度；FL. 荧光信号强度；SS. 高角度散射光信号强度

流式细胞术+核酸荧光染色：流动室内的鞘液流是一种稳定的液流，它由一系列压力系统控制。鞘液流能包裹好样本流并使之保持在液流的轴线方向上流动，以保证每个细胞按单一顺序通过激光照射探测区，且保证通过的时间相等。在检测区域，细胞与激光垂直相交发生光散射，采集光散射的强度，并转换为电信号，从而分析统计细胞的分布情况（图1-43）。

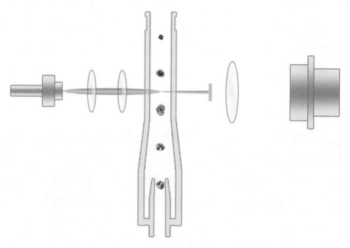

图1-43　流式细胞术原理示意图

入射波长638nm，激发波长≥650nm，前向散射光（0°附近）分析细胞的体积大小，侧向散射光（90°附近）分析细胞内部信息，侧向荧光分析细胞核酸含量（图1-44）。

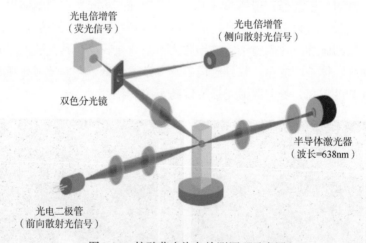

图1-44　核酸荧光染色检测原理示意图

（2）鞘流电阻抗法：分析仪采用电阻抗法（又称库尔特原理）检测红细胞和血小板的数量及体积分布。检测信号的方式与经典电阻抗法一致，通过鞘流技术，保证细胞逐一通过检测小孔，有效避免细胞重叠。红细胞和血小板数据是在红细胞计数池中运用鞘流电阻抗法进行检测。

（3）比色法原理——血红蛋白浓度检测原理：在血红蛋白计数池中，被稀释的样本加入溶血剂后，红细胞溶解，释放出血红蛋白，后者与溶血剂结合后形成血红蛋白复合物，在血红蛋白计数池的一端让发光二极管（LED）通过波长为540nm的单色光照射血红蛋白复合物溶液，在另一端通过光电管接收透射光，并将光强信号放大后转换为电压信号，通过与比色池中加入样本之前（比色池中只有稀释液）测得的空白透射光强产生的电压比较，得到样本的血红蛋白浓度。血红蛋白浓度与540nm波长上样本的吸光度成正比。此测量和计算过程由分析仪自动完成，结果将显示在分析结果区内。

（4）参数的测量与计算：内置独立的网织红细胞检测通道，结合激光流式细胞术和细胞核酸荧光染色技术实现定量分析，并提供网织红细胞二维散点图。内置独立的WRN通道，检测嗜碱性粒细胞及有核红细胞，结合激光流式细胞术和细胞核酸荧光染色技术实现定量分析，并提供嗜碱性粒细胞及有核红细胞二维散点图。内置独立的DIFF通道，检测白细胞分类，结合激光流式细胞术和细胞核酸荧光染色技术实现定量分析，并提供白细胞分类二维散点图。内置独立的WPC通道，检测原始细胞，结合激光流式细胞术和细胞核酸荧光染色技术实现原始细胞、异常淋巴细胞的分析，并提供二维散点图。内置独立的红细胞（RBC）检测通道，通过鞘流电阻抗法实现对红细胞、血小板的定量分析，并提供红细胞、血小板分布直方图。内置独立的血红蛋白（HGB）检测通道，通过比色法实现血红蛋白的定量分析。DIFF和WNR双检测通道，实现白细胞总数及其五项分类的定量分析。HCT、RDW-CV、RDW-SD、MPV、PDW、MCH、MCHC、血小板压积（PCT）等直接从储存的测量数据中计算得出。

2. BH-6100全自动血液分析仪技术特点 ①检测结果多通道校验。DIFF和WNR两个白细胞通道相互校验，提供更加准确的检测结果及异常细胞报警信息，实现智能判定。②具备丰富的测试模式。血液检测支持自动封闭全血、封闭微量全血的自动进样和手动进样，体液检测支持手动进样，分析模式丰富，如C、CD、CDH、CDR、CDRH、CR、RET、CR/PLT-L、CDR/PLT-L等。③血小板双通道精准检测。通过红细胞和血小板鞘流通道、网织红细胞光学通道，实现双通道检测血小板，使结果更加准确；双通道检测结果相互校正，有效避免小红细胞、大血小板增多或聚集对血小板计数的干扰，实现血小板的精准检测；对于血小板数值极低的样本，可选用PLT-L模式进行测试，实现低值血小板的精确测量。④微量血自动混匀及批量进样技术（图1-45）。适用于儿科患者与微量采血急诊患者，减少混合不均的风险，保证微量血试管内的血样能充分混合，减少操作人员工作量，提高了检测效率和一次性批量测量的数量。⑤低值白细胞自动倍增检测技术。如遇样本白细胞低于1.0×10^9/L，分析仪会自动启动3倍样本量计数，无须额外消耗试剂再测一次，以确保低值白细胞的计数准确性。⑥幼粒细胞（IG）定量检测。分析仪通过核酸荧光染色技术，实现了幼粒细胞的定量检测（提供IG#和IG%两项参数），外周血出现幼粒细胞，一方面可以反映骨髓造血功能增强、髓血屏障被破坏、出现髓外造血，可监控炎症患者或败血症患者的治疗；另一方面可以监控原外周血中含有较多幼粒细胞的白血病患者的治疗效果，对幼粒细胞的检测灵敏度由一般血液分析仪的5%～8%提升到1%，从而解决了早期白血病的漏检问题。⑦网织红细胞和有核红细胞全自动检测。分析仪具有独立的网织红细胞检测通道，采用激光流式细胞术和细胞核酸荧光染色技术，实现了网织红细胞和有核红细胞的全自动检测，做到无须人为辅助，无须机外添加试剂。⑧全自动体液检测。

分析仪支持多种体液如脑脊液、浆膜腔积液、滑膜液、胸腹水的全自动检测，提供7项基本参数、2项报告图谱、11项研究性参数，使体液检测具有计数细胞多、准确率高、重复性好、自动化强等优点，能反映患者炎症状况、原发性或转移性肿瘤。

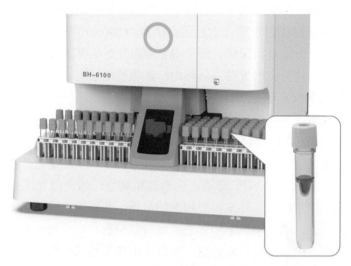

图1-45　微量血自动混匀及批量进样技术血液分析仪

3. 昆仑BS-7000血液分析流水线的技术发展　①可实现多台BH-6680全自动血液分析仪联机，测速可达600t/h。②可根据实验室环境选择桌面版或地柜版，支持5种布局的26种组合。③三轨道设计。样本测试轨道连续进样，样本输送轨道高速分配，样本回流轨道精准输送。④溯源及远程监控体系。完善的溯源体系，具备远程检测及提醒功能（图1-46）。

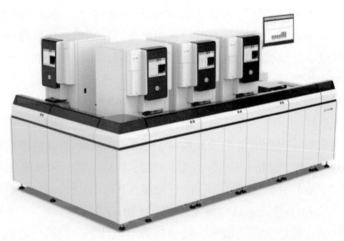

图1-46　昆仑BS-7000血液分析流水线

（乐家新　肖建萍　杨　程　李　强　王云立　蒋　均
程瑞芳　孙　莎　张晓梅　朱佳男　石　强）

第二章

血细胞数量和形态检验与临床应用

第一节 红细胞数量、血红蛋白浓度与红细胞形态学变化及临床意义

血液红细胞数量、血红蛋白浓度及红细胞形态检查对血液系统疾病及某些相关疾病的诊断、鉴别诊断、疗效观察等均有重要的临床意义。

一、红细胞数量变化及临床意义

红细胞数量是指单位体积血液中所含的红细胞数量，对于提示累及红细胞系统的疾病有重要意义。正常情况下，红细胞的生成和破坏处于动态平衡，因而血液中红细胞的数量及质量保持相对稳定。无论何种原因造成的红细胞生成与破坏的失常，都会引起红细胞在数量或质量上的改变，从而导致疾病的发生。

1. 红细胞数量的生理变异

（1）生理性增多：一般是由于剧烈运动、过度恐惧等诱因所致。相对性增多多见于呕吐、腹泻、大量出汗等。

（2）生理性减少：一般多见于生理性贫血。而生理性贫血则是由于老年人随着年龄增长造血功能衰退、孕妇由于怀孕造成血容量增加或者是长期饮酒等其他诱因所致。

2. 红细胞数量的病理变异

（1）病理性增多：见于红细胞生成素代偿性增多引起的疾病，常见于先天性或后天性心肺疾病，如法洛四联症、肺源性心脏病等。

（2）病理性减少：病因较为复杂，多见于骨髓造血功能衰竭、缺铁性贫血、地中海性贫血，或者由于急性失血或消化道溃疡引起的失血过多等造成的贫血。

二、血红蛋白浓度变化及临床意义

血红蛋白浓度指单位体积血液内所含血红蛋白的量。

1. 血红蛋白浓度的生理变异

（1）生理性升高：住在高原地区的居民其红细胞和血红蛋白往往高于平原地区的居民。饮水过少或出汗过多，排出的水分过多可导致暂时性血液浓缩，造成红细胞和血红蛋白轻度升高。新生儿则为生理性升高。

（2）生理性降低：出生3个月到15岁的儿童，因身体发育较快，造成红细胞和血红蛋白相对生成不足，出现相对降低，可能比正常成人低10%～20%。孕妇在妊娠中后期因血浆容量增加，导致血液被稀释；老年人因为骨髓造血功能降低，可能导致红细胞和血红蛋白的减少，也称为生理性贫血，此时需要适当补充营养与进行治疗，但并不意味着患有贫血性疾病或疾病导致的贫血。

2. 血红蛋白浓度的病理变异

（1）病理性升高：见于严重呕吐、腹泻、大量出汗、大面积烧伤、尿崩症、甲状腺功能亢进危象及糖尿病酸中毒等，由于血浆中水分丢失过多，导致血液浓缩，会出现红细胞和血红蛋白量的明显增加。慢性心脏病、肺源性心脏病、紫绀型先天性心脏病等因为组织缺氧，血液中红细胞生成素增多而使血液中红细胞和血红蛋白量呈代偿性增加。某些肿瘤，如肾癌、肝细胞癌、子宫肌瘤、卵巢癌、肾胚胎癌等也可使红细胞生成素呈非代偿性增加，导致血红蛋白浓度病理性升高。

（2）病理性降低：见于骨髓造血功能障碍，如再生障碍性贫血、白血病、骨髓瘤、骨髓纤维化引起的贫血。慢性疾病，如感染、炎症、恶性肿瘤、尿毒症、肝病、风湿性疾病、内分泌系统疾病等造成或伴发的贫血。造血物质缺乏或利用障碍造成的贫血，如缺铁性贫血、铁粒幼细胞性贫血、巨幼细胞性贫血。红细胞破坏过多造成的贫血，如溶血性贫血、地中海贫血、异常血红蛋白病、阵发性睡眠性血红蛋白尿症、免疫性溶血、机械性溶血等。急性失血（如大手术）、慢性失血等都是造成红细胞和血红蛋白浓度降低的因素。

三、正常形态红细胞及临床意义

正常成熟红细胞直径6～8μm，平均约为7.5μm，正面呈圆盘状，侧面观呈双凹圆盘状；细胞周边区域因血红蛋白（Hb）含量丰富呈淡粉红色；中心1/3处由于细胞较薄，血红蛋白分布较少而着色浅淡，为生理性淡染区。正常红细胞：MCV为80～100fl，MCH为27.2～34.3pg，MCHC为329～360g/L，RDW＜14.9%。

正常形态的红细胞并非只见于正常人（图2-1）。临床上某些病理情况下，虽然患者已出现明显的甚至严重的贫血，但其成熟红细胞形态染色可大致正常，此种贫血称为正细胞正色素性贫血，见于急性失血、急性

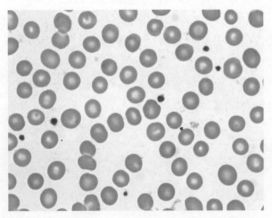

图2-1　正常成熟红细胞

溶血、再生障碍性贫血、急性白血病等。

四、异常形态红细胞及临床意义

（一）红细胞大小改变

1. 小红细胞　指直径＜7μm（MCV＜80fl）的红细胞。

正常人偶见小红细胞。临床上常见的小红细胞有两种形态：①低色素性小红细胞（图2-2），由于血红蛋白合成缺陷或不足，呈现生理性中心淡染区扩大，见于缺铁性贫血、珠蛋白生成障碍性贫血和血红蛋白E病等。②球形小红细胞（图2-3），由于红细胞内血红蛋白充盈，生理性中心淡染区消失，呈厚度增加的小红细胞，主要见于遗传性球形红细胞增多症、自身免疫性溶血性贫血等。小红细胞还见于慢性病贫血、重金属（如铅）中毒、铁粒幼细胞贫血等。

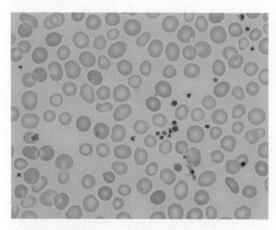

图2-2　低色素性小红细胞（缺铁性贫血治疗后）

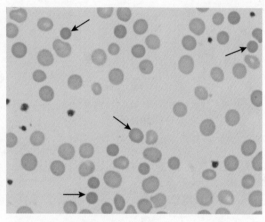

图2-3　球形小红细胞（遗传性球形红细胞增多症）

2. 大红细胞　指体积增大、直径＞8.5μm（MCV＞100fl）的红细胞，呈卵圆形或圆形，中央深染，有的也可见中心淡染区。尚未完全成熟的红细胞可表现为体积增大，因残存脱氧核糖核酸，经瑞-吉染色后呈嗜多色性或含有嗜碱性点彩颗粒（图2-4）。

对于大红细胞要注意以下几点：①在生理情况下，早产儿、新生儿和婴儿的红细胞体积比成人大，应注意与异常大红细胞鉴别。②血液分析仪中，MCV是反映红细胞平均体积大小的参数，如果MCV正常，而RDW和红细胞直方图异常，提示有大红细胞存在时，要进行血涂片复检。③ICSH指南建议，如

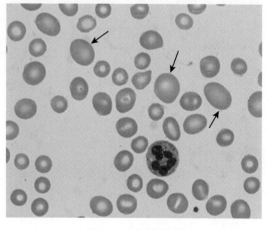

图2-4　巨幼红细胞

血涂片可见红细胞大小不均，易见大红细胞，呈卵圆形，色素深染，中性分叶核粒细胞可见多分叶现象

果血涂片中可见卵圆形大红细胞，需报告并提示临床。

3. 巨大红细胞 指直径＞15μm的红细胞（图2-5）。见于巨幼红细胞贫血、骨髓增生异常综合征（MDS）、化疗后、红白血病等。

4. 红细胞大小不均 指在同一血涂片上成熟的红细胞体积大小悬殊，其直径可相差1倍以上的现象（图2-6）。见于增生性贫血，尤其是巨幼红细胞贫血、骨髓增生异常综合征、化疗后、白血病等。

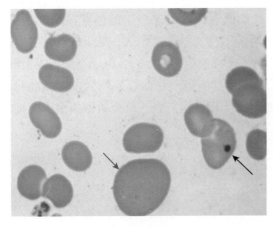

图2-5　巨大红细胞

血涂片可见巨大红细胞（红箭头），色素深染，豪-乔小体
（黑箭头）

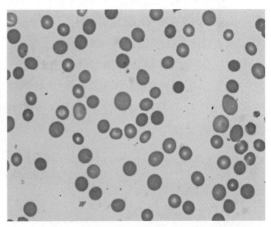

图2-6　红细胞大小不均

（二）红细胞血红蛋白含量改变

1. 低色素性红细胞 指红细胞生理性中心淡染区扩大，超过1/3区域（图2-7）。严重者红细胞呈环形，MCH、MCHC降低。临床上低色素性通常与小红细胞症有关，称为小细胞低色素性红细胞。低色素还见于比正常成熟红细胞薄，但具有正常血红蛋白浓度和体积的红细胞。血液分析仪中，MCH参数是反映低色素的指标。

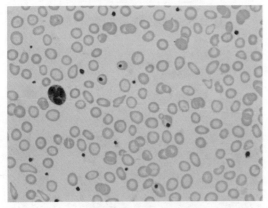

图2-7　低色素性红细胞

血涂片可见红细胞大小不均，中心淡染区扩大，部分红细胞
呈环形

小细胞低色素性红细胞见于缺铁性贫血、铁粒幼细胞贫血、珠蛋白生成障碍性贫血及某些慢性病贫血。大细胞低色素性红细胞见于混合性营养不良性贫血。

2. 高色素性红细胞 指红细胞着色深，中央淡染区消失（图2-8）。常见于巨幼红细胞贫血。

3. 嗜多色性红细胞 又称多染红细胞，属于尚未完全成熟的红细胞，胞体偏大，无中央淡染区（图2-9），因其细胞质内残存RNA，瑞-吉染色后红细胞呈灰蓝色。

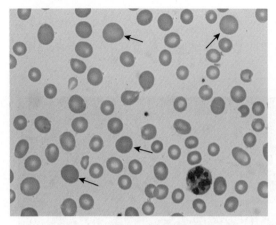

图2-8　高色素性红细胞

血涂片可见大红细胞，色素深染（箭头所指）。中性分叶核粒
细胞呈多分叶现象

图2-9　嗜多色性红细胞

血涂片中红细胞大小不均，易见大红细胞、球形红细胞及嗜
多色性红细胞

正常人血涂片中不见或偶见嗜多色性红细胞。嗜多色性红细胞增多，多提示网织红细胞增多，显示骨髓红系增生旺盛，主要见于增生性贫血，如溶血性贫血、缺铁性贫血经铁剂治疗后、恶性贫血经维生素 B_{12} 治疗后；红系造血异常疾病，如骨髓增生异常综合征。必要时需检测网织红细胞计数。

4. 双形性红细胞　指在同一血涂片上有两群不同的红细胞，红细胞直方图可清晰反映，同时RDW参数增大。这两群细胞分别是小细胞低色素性红细胞，正细胞正色素性或大细胞正色素性红细胞（图2-10）。双形性红细胞主要见于铁粒幼细胞贫血、缺铁性贫血铁剂治疗后、输血后、骨髓增生异常综合征伴环形铁粒幼红细胞增多等。根据两种细胞的数量不同可导致不同的MCV、MCH及MCHC，若小细胞低色素性红细胞较多，可致三者均降低；若大细胞较多可致MCV正常或升高，MCH正常或降低，MCHC降低。

ICSH指南建议，报告双形性红细胞时，要描述这两群细胞形态。

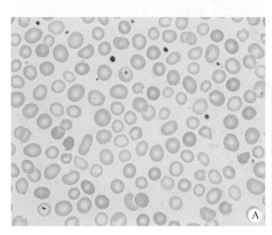
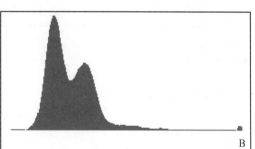

图2-10　双形性红细胞

A.血涂片中可见双形性红细胞，一群为小细胞低色素性红细胞，另一群为正细胞正色素性红细胞。B.红细胞直方图出现双峰（存在两群红细胞），RDW明显增大。血常规：RBC 4.36×10^{12}/L，Hb 95g/L，MCV 76.6fl，RDW 30.0%

（三）红细胞形态改变

1. 棘形红细胞 指缺乏中心淡染区的致密的浓缩红细胞，外周有2～20个不规则突起，突起长短、形状、分布不一（图2-11）。

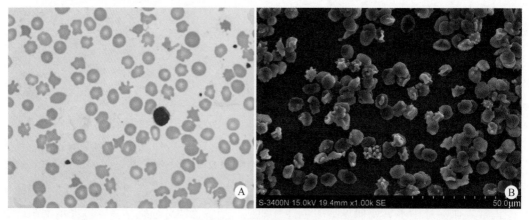

图2-11 棘形红细胞（一）

A.血涂片可见大量棘形红细胞；B.扫描电镜下的棘形红细胞

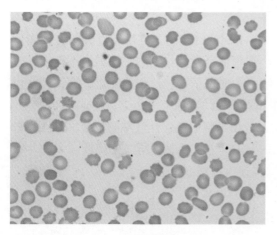

图2-12 棘形红细胞（二）

棘形红细胞增多见于严重肝病、维生素E缺乏、先天性β-脂蛋白缺乏症、神经性棘形红细胞增多症、神经性厌食症与肾衰竭等；脾功能减退（图2-12）的相关疾病如镰状细胞贫血、脾切除、先天性无脾症、乳糜泻、溃疡性结肠炎、血管炎等，血涂片可见棘形红细胞，在临床工作中应注意观察。神经性棘形红细胞增多症分类及特征见表2-1。

表2-1 神经性棘形红细胞增多症分类及特征

疾病	基因突变及遗传学	临床病理特征
舞蹈病-棘形红细胞增多（Chorea-acanthocytosis，ChAc）	*VPS13A*，常染色体隐性遗传	成人发病、进行性神经变性、肌病，常有癫痫
麦克劳德综合征（McLeod syndrome，MLS）	*KX*，X连锁隐性遗传	成人发病、进行性神经变性、肌病、心肌病、Kell抗原弱表达或缺失
亨廷顿病（Huntington disease，HD）	*JPH3*，常染色体显性遗传	成人发病、进行性神经变性
哈勒沃登-施帕茨病（泛酸盐激酶2相关神经变性）（Hallervorden-Spatz disease，HSD）	*PANK2*，常染色体隐性遗传	儿童发病，进行性神经变性、苍白球变性、视网膜色素变性

2. 咬细胞 指外周血中具有单个或多个弧形缺口的红细胞，中心淡染区可消失或存

在。其形成涉及脾巨噬细胞清除变性、沉淀的血红蛋白[如海因茨小体（Heinz body）]及细胞膜，是氧化溶血的最早表现。咬细胞也是裂细胞的一种。

咬细胞见于：①葡萄糖-6-磷酸脱氢酶（G6PD）缺乏症的急性溶血，还见于其他酶的缺陷，如丙酮酸激酶缺乏和磷酸己糖旁路中酶的缺陷。②某些药物，磺胺类药物如氨苯砜、柳氮磺胺吡啶，泌尿系统抗感染药物非那吡啶等，可在某些敏感的个体中产生"咬细胞"。③海因茨小体溶血性贫血。

微血管病性溶血性贫血和机械性红细胞损伤也可以产生形态上类似咬细胞的红细胞，但细胞形成机制不同。

3. 泡细胞 指红细胞内血红蛋白浓缩为细胞的一半，形成致密浓块，另一边只留下一个空膜，形成不着色的空腔，形态似气泡（图2-13）。

泡细胞见于G6PD缺乏症、镰状细胞病、海因茨小体溶血性贫血等。

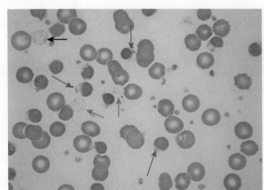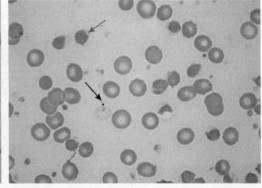

图2-13 G6PD缺乏症

血涂片发现较多不规则的皱缩红细胞、半影红细胞及影红细胞（有红细胞膜而血红蛋白缺失），一些包含海因茨小体。海因茨小体在影红细胞（黑箭头），其他影红细胞（蓝箭头），海因茨小体在泡细胞（红箭头）[图片摘自：Bain BJ.A ghostly presence：G6PD deficiency.American Journal of Hematology，2010，85（4）：271.]

4. 锯齿状红细胞 又称棘刺样红细胞，红细胞失去圆盘状结构，浓染，中央淡染区消失，周边有10～30个大小相近、分布均匀的短刺状突起（图2-14）。临床工作中，因推片和制片不当、陈旧血等原因引起的案例较常见。病理情况下见于尿毒症、丙酮酸激酶缺乏症、红细胞内低钾、胃癌与消化性溃疡出血。临床应注意锯齿状红细胞与棘形红细胞的鉴别。

5. 椭圆形红细胞和卵圆形红细胞 椭圆形红细胞是指具有椭圆形外观，其长轴是短轴的2倍以上的红细胞（图2-15）。卵圆形红细胞是指具有卵圆形外观，其长轴不超过短轴的2倍的红细胞。

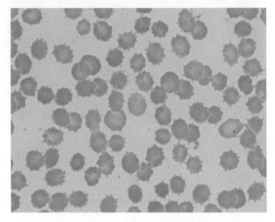

图2-14 锯齿状红细胞
周边有大小相近、分布均匀的短刺状突起

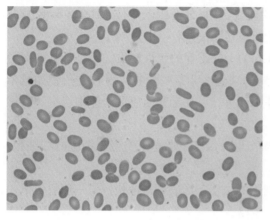

图2-15　椭圆形、长柱形红细胞

正常人血涂片中偶见椭圆形红细胞（通常＜1%）。椭圆形红细胞增多见于遗传性椭圆形红细胞增多症（hereditary elliptocytosis，HE）、遗传性热异形红细胞增多症、东南亚卵圆形红细胞增多症、缺铁性贫血、骨髓增生异常综合征及巨幼红细胞贫血。铁、叶酸缺乏等病理状态下伴或不伴贫血时，椭圆形红细胞可增加至10%；遗传性椭圆形红细胞增多症时，椭圆形红细胞波动范围较大，比例为0～98%；严重的溶血性贫血仅见于遗传性热异形红细胞增多症，病例出现典型的热异形红细胞。

6. 异形红细胞　指红细胞形态发生无规律性变化，呈多种异常形态，如半圆形、三角形、新月形、哑铃形、梨形、泪滴形、盔形、靶形、星芒状等（图2-16）。

异形红细胞症无特殊的病理意义，但特殊形态的异形红细胞可能与某种特定疾病有关，如椭圆形红细胞常见于遗传性椭圆形红细胞增多症。检验时应注意与人为因素造成的异形红细胞相区别。

7. 裂红细胞　又称破碎红细胞，红细胞在血液循环中由于外在机械性损伤导致，通常比完整的红细胞小，呈新月形、盔形、角形及不规则形等，分布均匀。血涂片中裂红细胞较多时，常伴球形、微小球形红细胞、嗜多色性红细胞、有核红细胞及幼粒细胞（图2-17）。

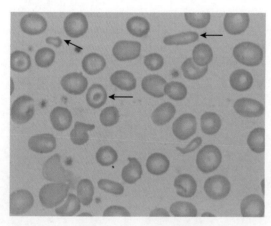

图2-16　异形红细胞

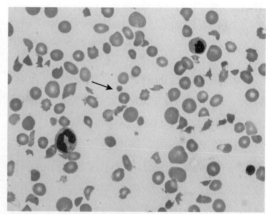

图2-17　裂红细胞

呈角形、盔形、星芒状、新月形及不规则形等，并可见微小球形红细胞（箭头所指）

儿童和成人血涂片中裂红细胞＜2%，足月新生儿可达3%。裂红细胞增多常见于微血管病性溶血性贫血（microangiopathic hemolytic anemia，MAHA）、溶血性尿毒症综合征（hemolytic uremic syndrome，HUS）、弥散性血管内凝血（disseminated intravascular coagulation，DIC）、血栓性血小板减少性紫癜（TTP）、系统性红斑狼疮（SLE）、肾小球肾炎、肾移植排斥、心瓣膜性溶血（人工瓣膜或病理性瓣膜）、子痫、海绵状血管瘤及恶性高血压等。裂红细胞的计数对微血管病性溶血性贫血的诊断和随访可能具有重要价值。外周血中出现大量裂红细胞，会干扰血细胞分析仪对血小板的计数。

8. 镰状细胞 指形状如新月形、镰刀形或长而不规则的刺形，两端尖锐，中央淡染区消失的红细胞（图2-18）。

镰状细胞主要见于镰状细胞贫血及其他镰状细胞病，如HbSS病、HbSC病、HbSD病、地中海贫血等。

9. 球形红细胞 指直径＜6.5μm，厚度增大，中央淡染区缺失，浓染呈球形的红细胞。球形红细胞变形性差，通过脾窦微小血管时被破坏或被巨噬细胞吞噬导致血管外溶血（图2-19）。

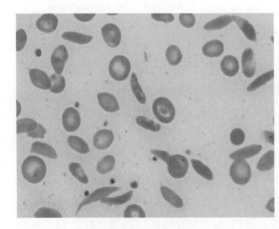

图2-18 镰状细胞

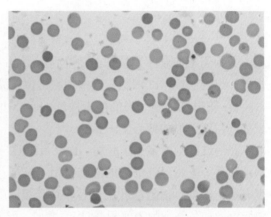

图2-19 球形红细胞

正常人血涂片中偶见球形红细胞。球形红细胞增多主要见于遗传性球形红细胞增多症（hereditary spherocytosis，HS）、免疫性溶血性贫血、脾切除、微血管病性溶血性贫血等。烧伤、感染、新生儿ABO/Rh血型不合也可出现少量球形红细胞。

值得注意的是在微血管病性溶血性贫血患者中，可见球形红细胞及微小球形红细胞（常≤4μm）（图2-20）。遗传性球形红细胞常小、圆、色素深，一般＞5μm，而且部分患者的球形红细胞＜10%，红细胞渗透脆性试验亦可阴性，此时应仔细询问家族史；自身免疫性溶血性贫血的球形红细胞常较大，一般为6μm，观察时应与周围红细胞进行比较，球形红细胞除了小、圆外，染色更深（图2-21）。

10. 口形红细胞 是具有凹形杯状结构的红细胞，周围深染，中央淡染区有一条苍白的裂缝，形似微张的鱼口（图2-22）。

正常人血涂片可见少量口形红细胞，一般＜4%。口形红细胞增多主要见于遗传性口形红细胞增多症（hereditary stomatocytosis，HST）。HST是常染色体显性遗传性溶血性疾病。红细胞膜先天性缺陷主要表现在细胞膜对Na^+、K^+的异常通透性，导致细胞内、外离子及水的分布异常。口形红细胞变形性差，在通过脾时被破坏。而东南亚卵圆形红细胞增多症，口形红细胞可有两个裂缝，裂缝呈横向、V形或Y形等。口形红细胞还见于酒精中毒、肝硬化、梗阻性肝病、某些贫血、DIC及谷固醇血症等。

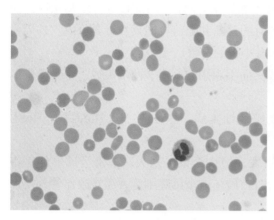

图 2-20　微小球形红细胞

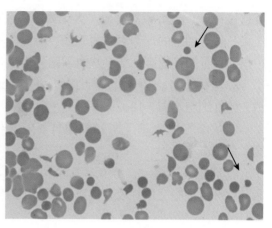

图 2-21　球形红细胞和微小球形红细胞

微小球形红细胞直径常≤4μm（箭头所指），并可见较多裂红细胞

　　人为因素如血涂片暴露在潮湿的环境中缓慢干燥，湿片制备血涂片，红细胞可能发生折叠，出现假口形红细胞，这些细胞常位于涂片的一部分区域。

　　11. 靶形红细胞　为低色素性红细胞，边缘和中央部位染色较深，两者之间的环形区域为苍白区，形如靶心（图 2-23）。

　　靶形红细胞增多见于肝病、血红蛋白病、珠蛋白生成障碍性贫血、严重的缺铁性贫血、脾切除后等。靶形红细胞的细胞膜相对过多，可能与红细胞表面积增加和血红蛋白含量减少有关。例如，梗阻性肝病患者卵磷脂胆固醇酰基转移酶（LCAT）活性受抑制、胆固醇/磷脂值增加、红细胞表面积/体积值增加，形成了薄而直径大的靶形红细胞。珠蛋白生成障碍性贫血与缺铁性贫血患者因血红蛋白含量降低，使红细胞膜相对增多，造成靶形红细胞。

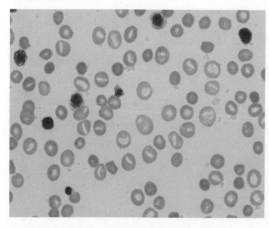

图 2-22　口形红细胞、大红细胞及嗜多色性红细胞

口形红细胞呈横向、纵向，单口（长或短，直或弯），V形，易见大血小板及巨大血小板（×60）

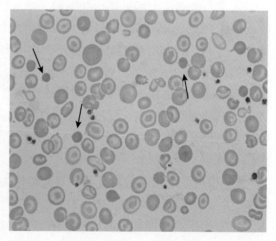

图 2-23　红细胞大小不均，可见大量靶形红细胞及少量球形红细胞（箭头所指）

　　12. 泪滴状红细胞　指一端尖细形似梨形或泪滴状的红细胞（图 2-24）。正常人偶见。泪滴状红细胞增多主要见于骨髓纤维化，以及某些贫血如珠蛋白生成障碍性贫血、巨幼红

细胞贫血、溶血性贫血等。骨髓纤维化时，存在髓外造血，这时寻找原始粒细胞、幼粒细胞及有核红细胞十分重要（图2-25）。

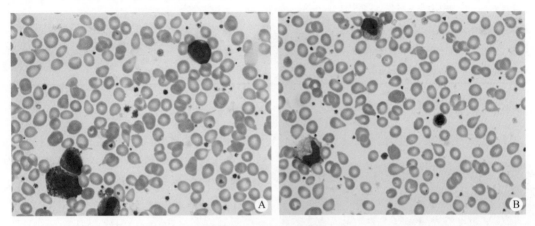

图2-24　泪滴状红细胞

骨髓纤维化。A、B.血涂片可见髓外造血，出现原始粒细胞、幼粒细胞、有核红细胞，并可见较多的泪滴状红细胞

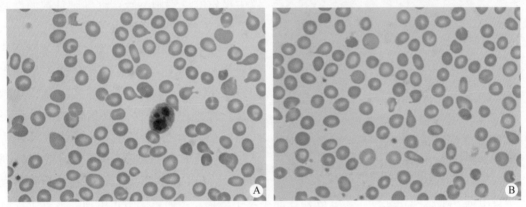

图2-25　泪滴状红细胞和靶形红细胞

珠蛋白生成障碍性贫血。A、B.血涂片中可见较多泪滴状红细胞及个别靶形红细胞

　　人为制片不当可导致泪滴状红细胞产生，其细胞尖端指向同一方向。检验时需与真正的泪滴状红细胞鉴别。

　　上述红细胞形态异常改变的相关疾病如表2-2所示。

表2-2　常见红细胞形态改变的相关疾病

名称	特征性疾病	其他疾病
球形红细胞	遗传性球形红细胞增多症、免疫性溶血性贫血	脾切除、微血管病性溶血性贫血、肝豆状核变性
椭圆形红细胞	遗传性椭圆形红细胞增多症	缺铁性贫血、巨幼红细胞贫血、地中海贫血、骨髓纤维化、骨髓增生异常综合征
泪滴状红细胞	骨髓纤维化	严重的缺铁性贫血、巨幼红细胞贫血、地中海贫血、骨髓增生异常综合征
裂红细胞	微血管病性溶血性贫血、机械性溶血性贫血、DIC	肾病

续表

名称	特征性疾病	其他疾病
棘形红细胞	棘形红细胞增多症、先天性β脂蛋白缺乏症	脾切除术后
棘球形红细胞	尿毒症、丙酮酸激酶缺乏症	储存人工制品
靶形红细胞	胆汁淤积、血红蛋白病	缺铁性贫血、地中海贫血
口形红细胞	遗传性口形红细胞增多症	酒精中毒、谷固醇血症

（四）红细胞排列异常

1. 红细胞凝集　指血涂片上红细胞不规则地聚集成葡萄串状（图2-26），常提示有冷反应性抗红细胞抗体，即冷凝集素（常为IgM抗体）存在。多见于原发性冷凝集素病（CAD），以及继发性冷凝集素综合征（CAS）如一过性感染、淋巴瘤及其他肿瘤等。

如果遇到红细胞凝集，全自动血液分析仪中报告的红细胞参数：红细胞计数假性减少，MCV、MCH、MCHC假性升高。

2. 红细胞呈缗钱状排列　指在薄厚适宜的血涂片上成熟红细胞相互叠连，呈一串铜钱状的现象。细胞间隙越大，缗钱状越明显。红细胞呈轻度缗钱状排列时，片尾红细胞散在分布，红细胞呈缗钱状排列明显时，接近片尾红细胞亦可呈缗钱状排列（图2-27）。生理状态下，红细胞的细胞膜表面带负电荷，细胞间相互排斥，分散存在而不发生聚集。当血浆中带正电荷的大分子蛋白质如纤维蛋白原、球蛋白等增加时，可降低红细胞表面负电荷，促进红细胞聚集。

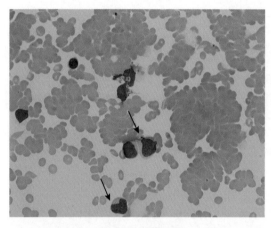

图2-26　红细胞凝集

B淋巴细胞非霍奇金淋巴瘤继发冷凝集素综合征。血涂片可见红细胞聚集成堆、成团，淋巴瘤细胞（箭头所指）及涂抹细胞

红细胞呈缗钱状排列最常见于高球蛋白血症，如多发性骨髓瘤、巨球蛋白血症，还见于恶性淋巴瘤、高纤维蛋白原血症、贫血、发热、红细胞沉降率增快、冷凝集素病等。

（五）红细胞包涵体

脾脏能有效清除红细胞包涵体，如果脾切除或脾功能低下，这些包涵体可能容易在外周血涂片中发现，并以粗糙或细致或分散的颗粒形式存在（表2-3）。

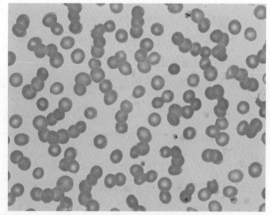

图2-27　红细胞呈缗钱状排列

EB病毒感染。血涂片中红细胞分布均匀区域呈缗钱状排列

表2-3 红细胞内的包涵体

包涵体	组成	瑞特染色的形态	临床意义
嗜碱性点彩颗粒	核糖体的病理性沉淀	灰蓝色点状颗粒	铅中毒、珠蛋白生成障碍性贫血
豪-乔小体	核碎裂或溶解后所剩的残余碎片	深紫红色圆形光滑小体	脾切除术后、无脾症、脾功能低下；巨幼红细胞贫血、溶血性贫血、红白血病、骨髓增生异常综合征、化疗后
卡波环	细胞有丝分裂后纺锤体的残余微管	紫红色圆形或"8"字形	巨幼红细胞贫血、溶血性贫血及脾切除术后
帕彭海姆小体	红细胞内的铁蛋白聚合物	细小的紫红色颗粒	骨髓铁负荷过度、珠蛋白生成障碍性贫血、骨髓增生异常综合征伴环形铁粒幼细胞增多、红白血病、严重溶血
海因茨小体	变性的血红蛋白	罕见	G6PD缺乏症、不稳定血红蛋白病、珠蛋白生成障碍性贫血

1. 嗜碱性点彩颗粒 指经瑞-吉染色，红细胞或幼红细胞胞质中出现大小、数量不等的蓝黑色颗粒状包涵体，其本质为细胞质中残存的核糖体、多核糖体聚集而成（图2-28）。

正常人血涂片不见或偶见嗜碱性点彩红细胞。点彩红细胞增多常反映骨髓中红系增生旺盛或造血紊乱。点彩红细胞增多主要见于：①重金属中毒，如汞、铅、锌、铋等中毒，红细胞受到损伤导致细胞质中的核糖体等发生变性、聚集，使点彩红细胞明显增多。为此其常作为铅中毒的诊断指标之一。②血液系统疾病，如地中海贫血、铁粒幼

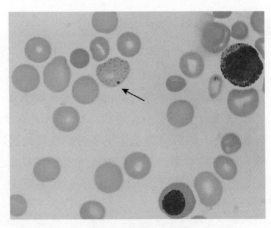

图2-28 嗜碱性点彩颗粒

溶血性贫血。血涂片中红细胞大小不均，可见球形红细胞、嗜碱性点彩红细胞、有核红细胞及个别幼粒细胞

胞贫血、巨幼红细胞贫血、溶血性贫血、红细胞生成障碍、骨髓增生异常综合征、原发/继发性骨髓纤维化、化疗后等。

2. 豪-乔小体（Howell-Jolly body，H-J小体） 指红细胞或幼红细胞胞质中紫红色光滑的圆形小体，直径1～2μm，通常单个存在，有时可见多个，又称为染色质小体（图2-29）。病理情况下，豪-乔小体代表异常有丝分裂过程中从纺锤体分离出来的染色质，并含有高比例的着丝粒成分和异染色质；而在正常成熟过程中豪-乔小体来源于幼红细胞分裂过程中核碎裂或核溶解的残余物。正常脾能有效清除红细胞中的豪-乔小体。

豪-乔小体见于：①脾切除术后、无脾症、脾功能低下（豪-乔小体伴随少量靶形红细胞、棘形红细胞、球形红细胞和/或裂片红细胞或盔形红细胞出现，往往提示脾功能减退）。②巨幼红细胞贫血、溶血性贫血、纯红系白血病、骨髓增生异常综合征、化疗后等。

3. 卡波环（Cabot ring） 指在红细胞中出现的紫红色细线圈状结构，多呈圆形或"8"字形（图2-30）。其本质尚未确定，常被认为是有丝分裂后纺锤体的残余微管。卡波环多

出现在红细胞、嗜多色性红细胞、点彩红细胞中。

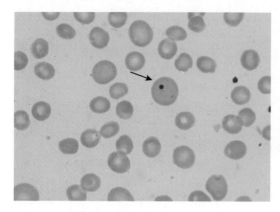

图2-29　红细胞内的豪-乔小体

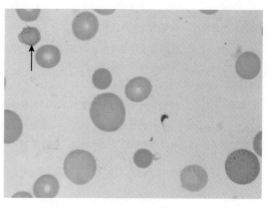

图2-30　卡波环

系统性红斑狼疮继发自身免疫性溶血性贫血。血涂片可见红细胞大小不等，易见大红细胞、球形红细胞，并可见一个嗜碱性点彩红细胞及卡波环（箭头所指）

正常成人红细胞内无卡波环。卡波环主要见于巨幼红细胞贫血、溶血性贫血及脾切除术后等。

4. 帕彭海姆小体（Pappenheimer body）　指在改良瑞特染色的血涂片中红细胞局部细胞质区域有多个大小、形状、分布不同的紫色颗粒（图2-31）。其本质为红细胞内的铁蛋白聚合物。帕彭海姆小体见于骨髓铁负荷过度、地中海贫血、骨髓增生异常综合征伴环形铁粒幼细胞增多、严重溶血（尤其是脾功能减退者），偶见于新生儿。与豪-乔小体相比，帕彭海姆小体数量多、体积小、形状不规则。如有疑问，可做铁染色确认。

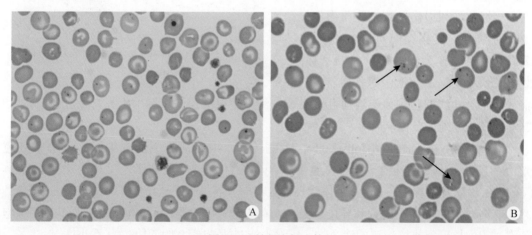

图2-31　帕彭海姆小体

地中海贫血CD41-42（-TTCT）。A.血涂片中红细胞内可见大量帕彭海姆小体、个别豪-乔小体及点彩红细胞，表现铁负荷过度。与豪-乔小体相比，帕彭海姆小体数量多、体积小、形状不规则，常两个挤在一起。B.铁染色，帕彭海姆小体被染成蓝绿色（箭头所指）

5. 红细胞内血红蛋白结晶　常见的有海因茨小体、血红蛋白H包涵体、血红蛋白C结晶体等，它们在常规瑞-吉染色的血涂片一般不可见。海因茨小体是指小圆形内容物黏附于红细胞膜上，由变性的血红蛋白组成。在煌焦油蓝或结晶紫体外活体染色时易见（图 2-32）。海因茨小体主要见于 G6PD 缺乏症、不稳定血红蛋白病、地中海贫血、海因茨小体溶血性贫血（Heinz body hemolytic anemia，HBHA）等。血红蛋白 H 由链四聚体组成，提示 α 链生成障碍导致 β 链相对过多，常见于 α 地中海贫血，还见于不稳定血红蛋白病，偶见于红白血病。血红蛋白 C 晶体通常呈长方形、柱状，见于血红蛋白 C 病。

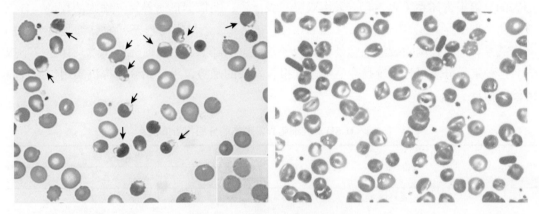

图 2-32   红细胞内血红蛋白结晶

血红蛋白 C 病。血涂片中可见微小球形红细胞、靶形红细胞及血红蛋白结晶。血红蛋白结晶呈长方形、柱状（箭头所指）

（图片摘自：Dalias Zhang L. 2013. Homozygous hemoglobin C disease.Blood，122：1694.）

6. 有核红细胞   是红细胞的前体细胞，用于描述外周血中幼红细胞。其起源于骨髓中髓系造血干细胞，在红细胞生成素的作用下依次分化、发育为不同阶段的幼红细胞。红细胞成熟后通过髓血屏障进入外周血（图 2-33）。

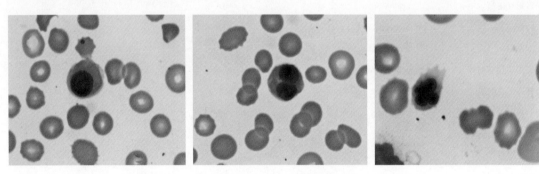

图 2-33   有核红细胞

急性单核细胞白血病。血涂片中可见较多有核红细胞，呈双核、花瓣样

正常成人血涂片无有核红细胞，若出现，均属病理现象，通常提示存在严重溶血、重大应激，低氧血症或骨髓病变。幼红细胞见于以下情况：①骨髓幼红细胞代偿性增生，如溶血性贫血、巨幼红细胞贫血等增生性贫血，同时幼红细胞和成熟的红细胞可伴有异常形态改变。②骨髓异常增殖，如急、慢性白血病，淋巴瘤，骨髓增生异常综合征，骨髓转移癌等。③髓外造血，如急、慢性白血病，特别是儿童白血病、骨髓增生异常综合征、骨髓纤维化等。

血涂片中出现的有核红细胞不计入白细胞分类的百分数中。其数量以在分类 100 个白细胞过程中见到有核红细胞个数来报告。若外周血中有核红细胞数量较多，可影响白细胞计数结果，应经过计算扣除，还原准确的白细胞数。

7. 红细胞内微生物　如疟原虫、巴贝斯虫及附红细胞体等。

ICSH制定的关于外周血细胞形态的命名和定级报告标准化的推荐指南，不仅给出了常见红细胞异常形态的推荐命名、同义名称、细胞的基本形态特点，同时提出了这些异常形态的分级报告体系（表2-4），采用双层三级报告，即依据形态异常红细胞的数量，分三级报告，即少量/1+、中等/2+、多量/3+，并规定了每个量级与形态异常红细胞百分数的对应关系。同时强调除裂红细胞外，其余异常形态的红细胞少量时无临床意义，建议不报告。这种定量分级报告系统是今后形态学报告发展的趋势，可以给临床提供实用价值较高的诊断信息。

表2-4　ICSH对红细胞异常形态的分级报告体系

细胞名称		分级系统		
		少量/1+	中等/2+（%）	多量/3+（%）
红细胞	red blood cell			
红细胞大小不均症	anisocytosis	N/A	11～20	＞20
大红细胞	macrocyte	N/A	11～20	＞20
卵圆形大红细胞	oval macrocyte	N/A	2～5	＞5
小红细胞	microcyte	N/A	11～20	＞20
低色素细胞	hypochromic cell	N/A	11～20	＞20
嗜多色性红细胞	polychromasia erythrocyte	N/A	5～20	＞20
棘形红细胞	acanthrocyte	N/A	5～20	＞20
咬细胞	bite cell	N/A	1～2	＞2
泡细胞	blister cell	N/A	1～2	＞2
锯齿状红细胞	echinocyte	N/A	5～20	＞20
椭圆形红细胞	elliptocyte	N/A	5～20	＞20
不规则皱缩细胞	irregularly contracted cell	N/A	1～2	＞2
卵圆形红细胞	ovalocyte	N/A	5～20	＞20
裂红细胞	schistocyte	＜1%	1～2	＞2
镰状细胞	sickle cell	N/A	1～2	＞2
球形红细胞	spherocyte	N/A	5～20	＞20
口形红细胞	stomatocyte	N/A	5～20	＞20
靶形红细胞	target cell	N/A	5～20	＞20
泪滴状红细胞	teardrop poikilocyte	N/A	5～20	＞20
嗜碱性点彩红细胞	basophilic stippling cell	N/A	5～20	＞20
豪-乔小体	Howell-Jolly body	N/A	2～3	＞3
帕彭海姆小体	Pappenheimer body	N/A	2～3	＞3

（乐家新　李绵阳　凌　励　杨　程　肖建萍）

第二节　血小板数量与形态学变化及临床意义

血小板的产生依赖于骨髓造血干细胞和祖细胞向巨核系细胞定向增殖、分化、成熟，成为大的多倍体巨核细胞，最终巨核细胞胞质脱落为血小板。每个巨核细胞可产生 1000～3000 个血小板。血小板主要参与人体初期止血过程和促进凝血因子活化及血块收缩等。血小板是结构上相对简单的细胞，而仅通过观察其形态变化是有限的。在某些病理情况下导致血小板数量变化（增加或减少），具有重要的临床意义。其他疾病可能表现为血小板大小或颗粒度的变化。人为因素也可造成血小板计数或形态变化的错觉。

一、血小板数量变化及临床意义

血小板数量是指单位体积血液中所含的血小板数量，血小板是血液中最小的细胞，可保护毛细血管的完整性，有效的血小板质量和数量在机体正常止血过程中发挥着重要作用，血小板止血兼有机械性堵塞伤口和生物化学性的黏附聚合作用。

1. 血小板数量的生理变异　健康人的血小板数量比较稳定，在一日之间没有大的变动，亦无性别与年龄明显差别，有些女性血小板数量可呈周期性（月经期）轻度下降。

2. 血小板数量的病理变异及临床意义

（1）血小板减少：见于原发性血小板减少性紫癜，某些内科疾病如胶原性疾病、脾功能亢进、尿毒症及肿瘤骨髓转移引起骨髓纤维化时可继发血小板减少，某些造血系统疾病如白血病、再生障碍性贫血、溶血性贫血和骨髓增生异常综合征等均可伴有血小板减少，凡体内血小板消耗过多，如弥散性血管内凝血及血栓性血小板减少性紫癜、败血症、粟粒型结核等血小板也往往减少。

（2）血小板显著增多：主要见于原发性血小板增多症、真性红细胞增多症、慢性粒细胞白血病及肿瘤骨髓转移（有溶骨性变化时），在脾切除手术后，血小板也能呈现一过性增多。此外，骨折、出血和手术后，血小板可反应性轻度增多。

二、正常血小板形态及临床意义

正常血小板：直径为 1.5～3μm，呈圆形、椭圆形或略不规则形，中央分布细小的蓝紫色或红色颗粒，外周有少量蓝色胞质。

未加抗凝剂的指血或耳垂血样本，血小板在血涂片上往往聚集在一起，3～5 个或 5 个以上成簇分布；EDTA 抗凝静脉血样本，血小板不聚集，散在分布（图 2-34、图 2-35）。

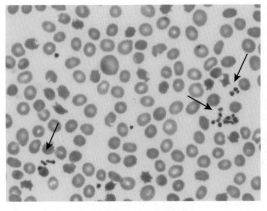
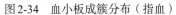

图 2-34　血小板成簇分布（指血）

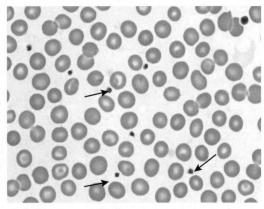

图 2-35　血小板散在分布（EDTA 抗凝血）

三、异常血小板形态及临床意义

1. 血小板大小异常及临床意义

（1）大血小板和巨大血小板：大血小板直径 4～7μm（相当于正常大小的红细胞），巨大血小板直径 10～20μm（比正常红细胞大），形态不一，呈圆形、椭圆形、哑铃形等，颗粒较多，呈蓝色或紫红色，大小相似，集中或弥散分布，有的巨大血小板中有许多空泡形成（图 2-36、图 2-37）。

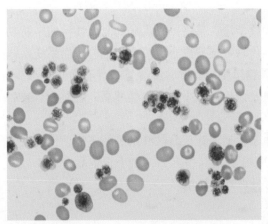

图 2-36　大血小板和巨大血小板增多
（MDS-RAEB）

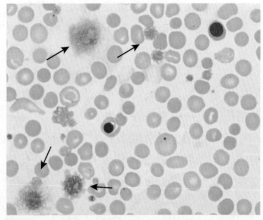

图 2-37　大血小板和巨大血小板增多（原发性骨髓
纤维化）

正常人大血小板数量一般＜5%。大/巨大血小板见于：①巨大血小板综合征（BSS），患者血涂片中血小板数量轻度减少，伴巨大血小板，有 50%～80% 直径可达 2.5～8μm，其嗜天青颗粒多集中在血小板中央，形成假核状，或似淋巴细胞样，为本病的特征性形态学表现。②特发性血小板减少性紫癜（ITP），慢性型患者可见异形血小板及巨大血小板等改变。③骨髓增殖性肿瘤中的原发性血小板增多症（ET）、原发性骨髓纤维化（IMF）可见巨大血小板。④梅 - 黑（May-Hegglin）异常、骨髓增生异常综合征（MDS）、塞巴斯提安（Sebastian）综合征、Fechtner综合征、爱泼斯坦（Epstein）综合征、先天性GATG-1突变等也可见巨大血小板。

（2）小血小板：小血小板直径＜1.5μm，颗粒少。主要见于湿疹血小板减少伴免疫缺陷综合征（Wiskott-Aldrich syndrome，WAS，威-奥综合征），这种X连锁隐性遗传的典型临床特征是免疫缺陷、湿疹和血小板减少三联征，血小板异常表现为严重的血小板功能障碍和伴有小或极小血小板，平均血小板体积为3.8～5.0fl。小血小板还偶见于缺铁性贫血、再生障碍性贫血等。

（3）微小巨核细胞：又称淋巴样巨核细胞，胞体直径＜12μm，如淋巴细胞大小，核不分叶或双分叶，胞质弱嗜碱性。核显得"裸露"，但在电子显微镜下可找到胞质的小边缘，胞质中可出现空泡和数量不等的颗粒，也会有一些小的胞质突出物或空泡。血小板可在表面呈出芽现象。主要见于血液肿瘤。

ICSH指南对血小板报告建议：当外周血涂片中出现原始巨核细胞、巨核细胞（图2-38）和微小巨核细胞时，建议在报告时加以描述。

（4）裸核巨核细胞：胞膜不完整，胞质无或有少许淡紫红色颗粒，胞核巨大，直径为20～40μm，核形不规则，核染色质呈条状或块状（图2-39）。

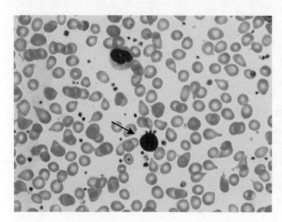 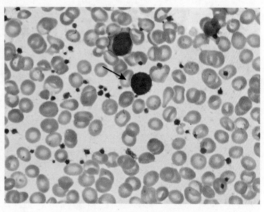

图2-38　骨髓纤维化血涂片，可见一个裸核巨核细胞（箭头所指）　　图2-39　原发性血小板增多症血涂片，可见一个裸核巨核细胞（箭头所指）

正常人外周血中无巨核细胞。裸核巨核细胞主要见于血液系统肿瘤，如慢性粒细胞白血病、慢性粒-单核细胞白血病、骨髓增生异常综合征/骨髓增殖性肿瘤、骨髓纤维化、急性巨核细胞白血病（M7）等。

2. 血小板形态异常　血小板可出现多种异常形态，如杆状、逗点状、蝌蚪状、蛇形等不规则形改变，以及畸形血小板，正常人偶见（＜2%）（图2-40）。

3. 血小板颗粒减少及临床意义　指少或无颗粒的血小板。见于骨髓增生异常综合征、骨髓增殖性肿瘤、白血病等（图2-41）。

灰色血小板是指血小板大小形态不一，瑞-吉染色后胞质呈灰白色，无嗜天青颗粒。主要见于灰色血小板综合征、急性巨核细胞白血病、糖蛋白Ⅵ缺乏症等。

ICSH指南推荐：如果在外周血涂片观察到这种少或无颗粒的血小板，建议在报告时描述。

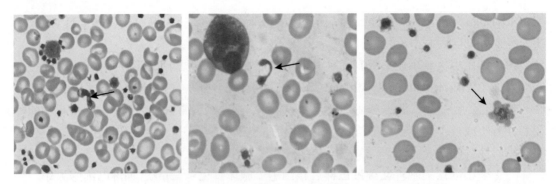

图2-40　原发性血小板增多症血涂片，可见形态不规则的血小板

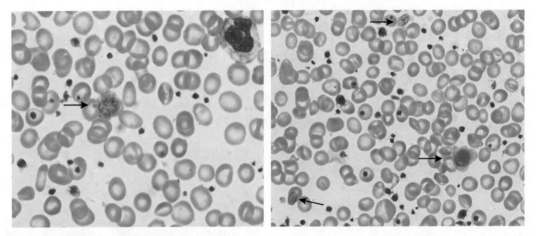

图2-41　原发性血小板增多症血涂片，可见血小板数量增多，易见大血小板及颗粒减少的血小板（箭头所指）

4. 血小板聚集和分布异常及临床意义

（1）血小板增多：见于原发性血小板增多症、慢性粒细胞白血病伴血小板增多，血小板可呈大片聚集，布满整个油镜视野，还可见大血小板（图2-42）。

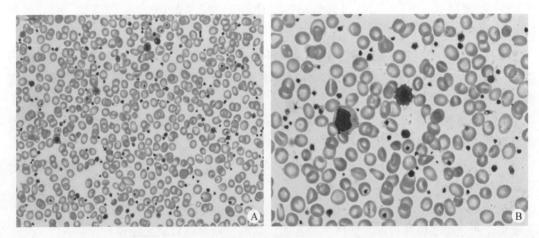

图2-42　原发性血小板增多症血涂片，可见血小板明显增多（A，×60），大血小板及巨大血小板（B，油镜，×100）

（2）血小板减少：见于再生障碍性贫血、原发性血小板减少性紫癜，因血小板数量减少，血小板聚集成团明显减少。

（3）血小板功能异常：见于血小板无力症，血小板无聚集功能，散在分布，不出现聚集成堆的现象。

5. 假性血小板增多/减少及临床意义　功能正常的血小板在外周血涂片上常聚集成簇或成团。在某些病理情况下，血小板聚集和分布发生变化，导致假性血小板减少。常见原因如下：

（1）抗体介导的血小板聚集：人体内如有抗血小板抗体，可引起血小板聚集。最常见于EDTA钙离子螯合剂，其他抗凝剂如柠檬酸钠、草酸钠、肝素亦可引起血小板聚集成团。抗血小板抗体多见IgG型，也有IgM和IgA型。大多数抗体的最佳反应温度为室温（22℃），如将血液放置于37℃，则可避免血小板发生聚集，但仍有约20%的抗体（多为IgM型）在22℃和37℃均可与血小板结合（图2-43）。

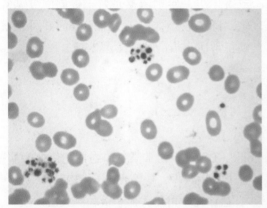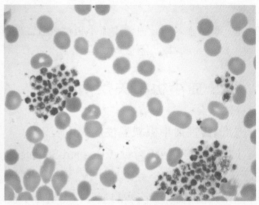

图2-43　EDTA诱导的血小板聚集，血涂片中可见血小板聚集成簇、成团

（2）血小板"卫星"现象：指多数血小板围绕在中性粒细胞（偶见单核细胞）周围的现象，见于使用EDTA盐抗凝制备血涂片中，原因在于EDTA抗凝样本中二价阳离子的螯合作用导致血小板黏附分子表位及白细胞表面新的抗原表位暴露，并被抗血小板抗体识别，出现血小板"卫星"现象。血小板卫星现象见于妊娠、自身免疫性疾病、白塞综合征及血栓栓塞等疾病（图2-44）。

采用EDTA盐作为抗凝剂的全血样本在全自动血细胞分析仪上检测时，常因发生血

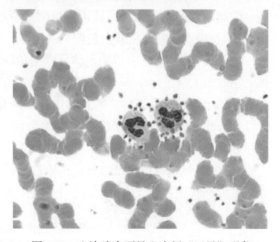

图2-44　血涂片中可见血小板"卫星"现象

小板聚集或血小板卫星现象而导致假性血小板减少，甚至被诊为EDTA依赖的假性血小板减少症（PTCT），这种情况下仪器计数血小板数量不准确，可换用柠檬酸钠抗凝剂，或采指血制备新鲜血涂片再计数血小板。因此，这种EDTA依赖性血小板减少症应受到广泛重视。

假性血小板减少的原因还包括样本抗凝不足，样本中有小凝块或染色血涂片上出现纤维蛋白丝、血小板凝块、体内有抗磷脂抗体、应用GPⅡb/Ⅲa拮抗剂等。假性血小板减少并无临床意义，关键是要尽早与其他原因引起的血小板减少疾病鉴别。

假性血小板增多常见于严重的小红细胞增多症、冷球蛋白血症和白细胞碎片等。

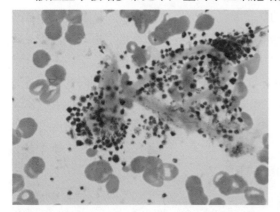

图2-45　因抽血不当，血液中血小板被激活，聚集成团，包裹在纤维丝中

6. 血小板人为"假象"　如涂片制备不当，在某些区域可出现血小板聚集成团，而其他区域显示血小板减少或缺如。静脉穿刺方法错误，使血液中的血小板在与抗凝剂混合前已被活化，这些血小板凝块一般位于涂片较薄的边缘。观察血涂片时，偶见血小板附着在红细胞上，会被错误地认为是红细胞内容物（如豪-乔小体）或寄生虫，鉴别依据是血小板周围可见晕轮，确定血小板位于红细胞表面并可观察到正常血小板的特征（图2-45）。

四、血小板相关疾病

1. 遗传性血小板减少性疾病（表2-5）

（1）巨血小板综合征（Bernard-Soulier syndrome，BSS）：为常染色体隐性遗传性疾病。由于患者基因缺陷，导致血小板膜上GPⅠb/Ⅸ/Ⅴ分子数量减少、缺乏或分子结构异常，会产生严重的溶血表现。该病的主要特点是血小板减少，血涂片中可见大血小板和巨大血小板。

（2）灰色血小板综合征（gray platelet syndrome，GPS）：为常染色体隐性或显性遗传病，贮存池病的一种类型，其特点为α颗粒缺陷，形态学显示以大血小板、灰色血小板为主，瑞-吉染色后胞质呈灰白色颗粒缺陷。

（3）梅-黑异常：为常染色体显性遗传病，是大血小板减少症家族成员之一，由染色体22q12—q13上的MYH9基因突变引起。其表现为不同程度的血小板减少，巨大血小板和白细胞中可见杜勒小体样的包涵体。其他MYH9相关的巨血小板减少症还有爱泼斯坦综合征、Fechtner综合征、塞巴斯提安综合征。总之，如果发现血小板减少伴巨大血小板，应注意寻找梅-黑异常。

（4）威-奥综合征：是以X连锁隐性遗传的免疫缺陷病，以湿疹、机会性感染和血小板减少为三联征表现，而极小的血小板是特征性表现。

表2-5　遗传性血小板减少性疾病

疾病	血小板形态
巨血小板综合征（Bernard-Soulier syndrome）	巨大血小板
灰色血小板综合征	大，无颗粒血小板
梅-黑异常	大血小板，白细胞包涵体

疾病	血小板形态
爱泼斯坦综合征	大血小板
Fechtner综合征	大血小板，白细胞包涵体
塞巴斯提安综合征	大血小板，白细胞包涵体
威-奥综合征	极小血小板

2. 其他血小板异常疾病 特发性血小板减少性紫癜（idiopathic thrombocytopenic purpura，ITP），又称免疫性血小板减少性紫癜，在骨髓发挥正常功能的情况下，由外周免疫介导的血小板破坏引起的血小板减少，可见胞体大而形态异常的血小板。

骨髓增生异常综合征（MDS），可见大或无颗粒血小板，在诊断上作为巨核细胞发育不良的指征；MDS-5q⁻，血小板计数正常至增多。

血小板增多症是以循环中血小板数量异常增多为主要表现的一组疾病。血小板增多症包括骨髓增殖性疾病和继发性血小板增多两类。原发性血小板增多症、慢性粒细胞白血病、真性红细胞增多症等骨髓增殖性疾病为造血干细胞克隆性疾病，在疾病发生和发展过程中均可出现或伴有血小板增多，并常见血小板形态及功能异常。

（乐家新 李绵阳 凌 励 杨 程 肖建萍）

第三节 白细胞数量与形态学变化及临床意义

血液中白细胞来源于骨髓多能造血干细胞。人体的白细胞分为粒细胞、淋巴细胞和单核细胞。根据粒细胞胞质中所含颗粒的不同，又可分为中性粒细胞、嗜酸性粒细胞、嗜碱性粒细胞。病理情况下，白细胞常发生数量和形态变化。自动化血液分析仪提供的报告或结果中，不仅数字和报警包含重要信息，散点图包含的形态信息也非常重要，对于异常细胞区域的关注很有价值。这些信息不仅可以与形态学中的发现相互验证，还可以弥补形态学镜检中由于统计量低而引起的漏检不足。本节主要介绍外周血中白细胞数量和形态变化及临床意义，并附加临床案例分析。

一、白细胞数量变化及临床意义

（一）中性粒细胞增多及临床意义

中性粒细胞在人体白细胞中所占比例最高，为50%～70%，其数值增减直接影响白细胞总数的高低，在一定意义上中性粒细胞增多（图2-46）与白细胞增多可作为同义。

中性粒细胞增多主要见于：①细菌感染，是最常见的病因，特别是化脓性细菌的感染，同时粒细胞常出现明显的中毒性改变，如可见中毒颗粒、空泡变性、核变性、杜勒

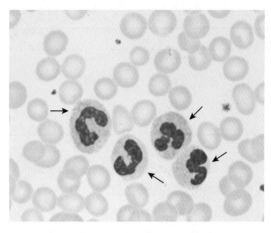

图2-46　中性粒细胞增多

（Döhle）小体等。②严重的组织损伤、大量血细胞被破坏、急性大出血、急性中毒、某些恶性肿瘤等。③某些血液病，如急、慢性粒细胞白血病，慢性中性粒细胞白血病，骨髓增殖性疾病（如真性红细胞增多症、原发性血小板增多症、骨髓纤维化）等。

（二）白细胞减少及临床意义

多次测定白细胞计数值低于参考范围下限者为白细胞减少。由于白细胞中50%～70%为中性粒细胞，它的数值增减对白细胞总数有直接影响，因此通常情况下白细胞减少可视为中性粒细胞减少，故白细胞减少症亦可称为粒细胞减少症（granulocytopenia）。白细胞减少参考标准：外周血白细胞<4×10^9/L；粒细胞减少：外周血中性粒细胞绝对值成人<2.0×10^9/L，儿童<1.5×10^9/L；粒细胞缺乏：外周血白细胞<2.0×10^9/L，中性粒细胞绝对值<0.5×10^9/L。粒细胞减少与以下因素有关（表2-6）。

表2-6　粒细胞减少的临床意义

理化因素	血液病
长期接触X线、放射性核素、化学物质	再生障碍性贫血、白血病、淋巴瘤、骨髓转移癌
破坏过多	感染
系统性红斑狼疮、脾功能亢进、药物作用	病毒感染、伤寒、粟粒型结核、黑热病、疟疾

（三）淋巴细胞增多及临床意义

正常成人外周血淋巴细胞占白细胞分类计数的20%～40%，绝对计数为1.0×10^9/L～4.8×10^9/L。成人淋巴细胞计数>5.0×10^9/L，称为淋巴细胞增多（图2-47）。病理性淋巴细胞增多分为相对增多和绝对增多。相对增多主要由中性粒细胞严重减少以致淋巴细胞百分比相对增多引起，但绝对计数不高，见于再生障碍性贫血、粒细胞减少症、粒细胞缺乏症等。淋巴细胞绝对增多主要见于病毒感染、某些细菌感染、急性淋巴细胞白血病及慢性淋巴细胞增殖性疾病等。

新生儿、婴幼儿淋巴细胞可呈生理性增多，白细胞分类时淋巴细胞可高达50%以上，并持续至6～7岁，以后逐渐降至成人水平。

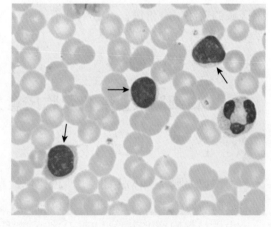

图2-47　淋巴细胞增多

（四）嗜酸性粒细胞增多及临床意义

嗜酸性粒细胞在外周血中所占比例有限，非显著性增多时，多不会导致白细胞总数变化。嗜酸性粒细胞百分比＞5%，绝对计数＞0.5×10⁹/L，称为嗜酸性粒细胞增多症（eosinophilia）（图2-48）。嗜酸性粒细胞绝对计数＞1.5×10⁹/L，称为高嗜酸性粒细胞增多症（hypereosinophilia）。

嗜酸性粒细胞计数与昼夜生理变化和家族遗传等因素有关。常见引起嗜酸性粒细胞增多的原因见表2-7。

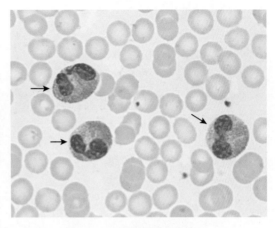

图2-48 嗜酸性粒细胞增多

表2-7 嗜酸性粒细胞增多的临床意义

感染
寄生虫、细菌、病毒、真菌、立克次体

过敏性疾病
哮喘、鼻炎、药物反应、过敏性支气管肺曲霉病、过敏性胃肠炎

结缔组织病
血管炎、韦格纳肉芽肿病、系统性红斑狼疮、类风湿关节炎、硬皮病、嗜酸性肌炎

肺
支气管扩张、囊性纤维化、Löffler综合征、嗜酸性肉芽肿

心脏
心内膜纤维化或心肌炎

皮肤
过敏性皮炎、荨麻疹、湿疹、疱疹样皮炎

胃肠
嗜酸性胃肠炎、乳糜泻

肿瘤
慢性嗜酸性粒细胞白血病、慢性粒细胞白血病、急性髓系白血病（M4Eo）、霍奇金淋巴瘤、非霍奇金淋巴瘤、肺癌、乳腺癌、肾癌

代谢异常
肾上腺功能不全

其他
IL-2治疗，L-色氨酸摄入、肾移植排斥

（五）嗜碱性粒细胞增多及临床意义

正常人外周血嗜碱性粒细胞含量甚少，仅占白细胞分类计数的0～1%。嗜碱性粒细胞增多常见于慢性粒细胞白血病、骨髓纤维化、嗜碱性粒细胞白血病。引起反应性嗜碱性粒

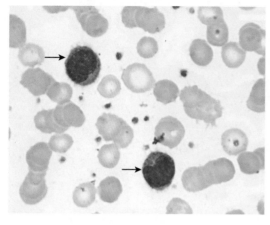

图 2-49　单核细胞增多

细胞增多的疾病，如糖尿病、药物（如雌激素、IL-3）、高脂血症、过敏性反应、黏液性水肿、肺结核、溃疡性结肠炎等。

（六）单核细胞增多及临床意义

正常成人外周血单核细胞占白细胞分类计数的3%～8%。新生儿及儿童单核细胞可呈生理性增多（图2-49）。病理性单核细胞增多见于：①某些感染性疾病，如活动性或浸润型肺结核、粟粒型结核、亚急性心内膜炎、疟疾、急性感染的恢复期等。②某些血液病，如骨髓增生异常综合征、慢性粒-单核细胞白血病、急性粒-单核细胞白血病、急性单核细胞白血病、急性白血病化疗后、慢性粒细胞白血病（常绝对计数增多，比例不增多）等。

二、白细胞形态变化的临床意义

（一）中性粒细胞核象变化

1. 中性粒细胞核左移　指外周血中性杆状核粒细胞增多，并可见晚幼粒细胞、中幼粒细胞甚至早幼粒细胞的血细胞变化（图2-50）。仅见杆状粒细胞＞5%时，称为轻度核左移；杆状粒细胞＞10%时，伴有少量晚幼粒细胞、中幼粒细胞，称为中度核左移；杆状粒细胞＞25%时，出现更幼稚的细胞如早幼粒细胞甚至原始粒细胞，称为重度核左移。除婴儿和妊娠期妇女，健康人外周血中偶见晚幼粒细胞，但不会出现其他前体粒细胞。不成熟的造血细胞一般不能穿过窦

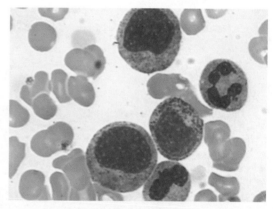

图 2-50　中心粒细胞核左移

壁，即使是成熟的血细胞也不能全部进入外周血液循环，因此大量血细胞储备在骨髓中，应激状态时可调控释放供机体急需。

中性粒细胞核左移常见于：①反应性粒细胞增多，如急性化脓性感染，此时中性粒细胞常伴有明显的中毒性改变，如中毒颗粒、杜勒小体、空泡变性；②慢性粒细胞白血病、慢性粒-单核细胞白血病、骨髓纤维化、急性白血病、不典型慢性粒细胞白血病；③急性中毒、急性溶血、化疗后接受粒细胞集落刺激因子（G-CSF）治疗等。

2. 中性粒细胞核右移　指血涂片中5叶核中性分叶核粒细胞＞5%或6叶核中性分叶核粒细胞＞1%白细胞，即多分叶核中性粒细胞。常伴有白细胞总数增多和中性粒细胞胞体增大。

中性粒细胞核右移常见于巨幼红细胞贫血、恶性贫血、甲氨蝶呤治疗后、羟基脲治疗后及炎症恢复期等。

（二）中性粒细胞中毒性改变

在严重传染性疾病（如猩红热）、各种化脓性感染、败血症、恶性肿瘤、中毒及大面积烧伤等病理情况下，中性粒细胞可发生中毒性改变。中毒性改变包括中毒颗粒、杜勒小体、空泡等，这些变化可同时出现在一个细胞中，也可单独出现。

1. 中性粒细胞大小不均　指中性粒细胞体积悬殊，不均一性增加。常见于病程较长的化脓性感染。

2. 中性粒细胞中毒颗粒　指中性粒细胞内出现粗大、紫黑色嗜天青颗粒，作为感染和炎症的应答反应而出现，是一种非特异性反应性改变，是异常初级颗粒成熟并保留有嗜天青染色特性的结果。

3. 中性粒细胞空泡变性　指中性粒细胞胞质中存在大小不均、数量不等的空泡。空泡是细胞受损后细胞质发生脂肪变性所致。嗜酸性粒细胞、嗜碱性粒细胞、单核细胞甚至淋巴细胞胞质中均可出现空泡。最常见于严重感染，特别是败血症。还见于急性酒精中毒或罕见的先天性疾病。但Jordan异常是在无任何感染的情况下，中性粒细胞胞质中持续存在多个空泡，为遗传性异常。因此，遇到这种情况，需紧密结合临床病史加以鉴别。

4. 中性粒细胞核变性　核固缩、核破碎和核溶解等改变均属于中性粒细胞核变性。核固缩表现为中性粒细胞核染色质浓聚，固缩成结构不清的黑紫色块状。核破碎表现为中性粒细胞核碎裂成多个球形小体。核溶解表现为中性粒细胞核肿胀，核染色质结构不清，着色浅淡。伴有核破碎时，细胞核轮廓模糊。中性粒细胞核变性常见于严重的感染、放化疗、细胞衰老等。

5. 中性粒细胞杜勒小体　是中性粒细胞胞质中出现圆形、梨形或云雾状的淡蓝色或灰蓝色的区域。直径1～2μm，可1个或多个。由于严重感染导致中性粒细胞发育不良，细胞质局部不成熟，残存RNA等碱性物质，故染色后呈蓝色。杜勒小体主要见于严重细菌感染、败血症等。

中性粒细胞细胞核、细胞质异常的形态学变化及临床意义见表2-8。

表2-8　中性粒细胞细胞核、细胞质异常形态及临床意义

细胞核异常	临床意义	细胞质异常	临床意义
分叶过多	营养缺乏（如维生素B_{12}、叶酸、铁） 感染 尿毒症 遗传性中性粒细胞多分叶	颗粒减少	髓系肿瘤[如MDS、急性髓系白血病（AML）] 先天性缺陷，如乳铁蛋白缺陷

续表

细胞核异常	临床意义	细胞质异常	临床意义
分叶过少	佩-许畸形 髓系肿瘤（MDS、AML） 药物作用 感染 恶性肿瘤	颗粒增多	中毒颗粒（如感染、炎症、G-CSF、GM-CSF、妊娠） 髓系肿瘤（如MDS、CML） 高嗜酸性粒细胞增多综合征 黏多糖贮积症
核碎裂	人类免疫缺陷病毒（HIV）感染 药物作用	异常颗粒	黏多糖贮积症 髓系肿瘤（如MDS、AML）
染色质聚集	骨髓增生异常综合征（MDS） 药物作用（如苯丁酸氮芥、他克莫司、麦考酚酯等）	空泡	感染 G-CSF/GM-CSF 酒精中毒 Jordan异常
环形核	髓系肿瘤[MDS、慢性髓细胞性白血病（CML）] 营养缺乏（如维生素B_{12}、叶酸） 药物作用[G-CSF、粒细胞-巨噬细胞集落刺激因子（GM-CSF）]	杜勒小体/类似包涵体	感染、炎症、G-CSF/GM-CSF、妊娠、烧伤 髓系肿瘤（如MDS、AML） 梅-黑异常
		其他内容物	黏多糖贮积症 病原体（细菌、真菌、病毒、寄生虫）感染

（三）与遗传因素相关的粒细胞形态异常

与遗传因素相关的粒细胞内容物的形态特征与临床、遗传学特征见表2-9。与遗传因素相关的粒细胞形态异常与中性粒细胞中毒性改变的形态学比较见表2-10。

表2-9　与遗传因素相关的粒细胞内容物的形态特征与临床、遗传学特征

疾病	血细胞特征	临床特征	基因及染色体位点
梅-黑异常	中性粒细胞，嗜酸性粒细胞和/或单核细胞胞质中出现杜勒小体样的嗜碱性包涵体；巨大血小板	通常无症状；轻度出血倾向：反复鼻出血，牙龈出血，瘀斑，月经过多，外科手术出血过度；可伴有肾损害、听力损害和/或白内障	$MYH9$，22q13.1
Chediak-Higashi异常	中性粒细胞及其前体细胞胞质中可见异常颗粒，淋巴细胞常为单个大颗粒	全身色素沉着减退，复发性化脓性感染、皮肤感染，畏光，小肠结肠炎，神经系统功能障碍；体细胞也显示有包涵体	$LYST$，1q42.1—q42.2
奥-赖畸形	中性粒细胞、单核细胞、淋巴细胞胞质中可见明显的紫褐色颗粒	面部畸形，器官肿大，肺功能异常，心肌肥大和瓣膜功能不全，尿黏多糖分泌和神经系统功能障碍	IDS，Xq27.3—q28

表2-10　与遗传因素相关的粒细胞形态异常与中性粒细胞中毒性改变的形态学比较

异常	颗粒或内容物形态	内容物的本质	细胞类型	常见疾病或状态
梅-黑异常	灰蓝色包涵体（杜勒小体样），直径多为2～5μm，边缘清楚，呈纺锤形或新月形，随机分布在细胞质内	突变产生的蛋白质及核糖体	中性粒细胞、嗜酸性粒细胞、嗜碱性粒细胞、单核细胞	$MYH9$相关疾病

续表

异常	颗粒或内容物形态	内容物的本质	细胞类型	常见疾病或状态
杜勒小体	圆形、梨形或云雾状的淡蓝色或灰蓝色区域，直径1~2μm，可1个或多个，通常位于细胞的边缘	残存RNA碱性物质	中性粒细胞	感染、炎症、G-CSF/GM-CSF异常、妊娠、烧伤、髓系肿瘤（MDS、AML）
Chediak-Higashi异常	圆形、椭圆形或不规则形，灰褐色的巨大颗粒，直径2~5μm，1个至多个	巨大的次级（特异）颗粒	中性粒细胞、嗜酸性粒细胞、嗜碱性粒细胞、单核细胞、淋巴细胞	白细胞异常色素减退综合征（Chediak-Higashi综合征）
奥-赖畸形	粗大紫褐色颗粒，似中毒颗粒	黏多糖或其他异常的碳水化合物	中性粒细胞、嗜酸性粒细胞、嗜碱性粒细胞、单核细胞（罕见）、淋巴细胞	黏多糖贮积症
中毒颗粒	粗大、紫黑色颗粒	变性的嗜天青颗粒融合	中性粒细胞	感染、炎症
Jordan异常	细胞质中出现多个空泡	—	中性粒细胞	家族性白细胞空泡增多症
空泡	中性粒细胞质内出现1个或数个空泡	细胞发生脂肪变性或颗粒缺失	中性粒细胞	严重感染（最常见），特别是败血症

1. 佩-许（Pelger-Huët）畸形　佩-许畸形是指分叶过少的中性粒细胞，细胞核呈单个圆形、椭圆形、哑铃形、花生形、眼镜形或肾形等，是由于在分化末期核分叶失败所致，细胞质已完全成熟，细胞核染色质高度浓聚（图2-51）。

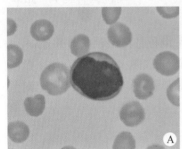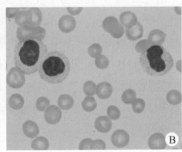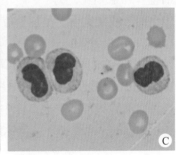

图2-51　佩-许畸形

骨髓增生异常综合征。A.血涂片可见一原始细胞；B、C.血涂片中性粒细胞出现佩-许畸形，细胞核呈圆形、椭圆形、花生形、肾形

　　先天性佩-许畸形是 *LBR* 基因突变的常染色体显性遗传病，为少见类型血液病，仅表现为细胞形态异常，而中性粒细胞吞噬、杀菌、趋化等功能正常。临床上某些疾病，如急性粒细胞白血病、骨髓增生异常综合征，偶见于慢性粒细胞白血病、骨髓纤维化及某些药物治疗后等，也可见中性粒细胞出现类似佩-许畸形的形态改变，称为获得性或假性佩-许畸形。

　　需要注意的是，不要将这些少分叶中性粒细胞与中幼粒细胞、晚幼粒细胞及杆状核粒细胞混淆。其鉴别点在于这些少分叶中性粒细胞的细胞核染色质高度浓聚，着色深。

ICSH推荐指南将此类细胞归类于中性分叶核粒细胞。

2. 梅-黑（May-Hegglin）异常 梅-黑异常是指中性粒细胞、嗜酸性粒细胞、嗜碱性粒细胞、单核细胞胞质中均可见灰蓝色包涵体（杜勒小体样），直径多为2～5μm，其斑块边缘清楚，常呈纺锤形或新月形，随机分布在细胞质内（图2-52）。在超微结构上，与杜勒小体不同，梅-黑异常是由突变产生的蛋白质沉积而形成的无定形物质，常不完全地被一些粗面内质网包绕，或者常包含一些核糖体。

梅-黑异常为常染色体显性遗传，是在*MYH9*基因位点突变的家族性血小板减少，主要表现是粒细胞包涵体、血小板减少、巨大血小板三联征，可伴有肾损害、听力损害及白内障。

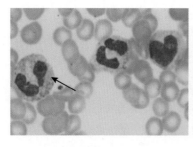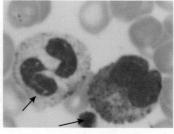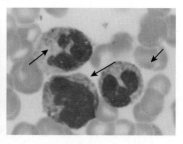

图2-52 梅-黑异常

血涂片可见中性粒细胞、嗜酸性粒细胞、单核细胞胞质中出现类似杜勒小体的包涵体，灰蓝色，并可见大血小板

3. Chediak-Higashi异常 Chediak-Higashi异常是指中性粒细胞及前体细胞含有异常颗粒，颗粒大小不一，直径2～5μm，呈圆形、椭圆形或不规则形，灰褐色，每个中性粒细胞有异常颗粒，为1～15个。淋巴细胞绝大多数含1个巨大嗜天青颗粒，直径1～3μm，多为圆形或椭圆形，呈深紫红色（图2-53）。

Chediak-Higashi异常是一种先天性溶酶体异常症，属于常染色体隐性遗传性疾病。

4. Jordan异常 Jordan异常是指中性粒细胞胞质中出现数量不等的空泡，直径2～3μm，嗜酸性粒细胞及单核细胞也可见少量空泡，淋巴细胞未见空泡（图2-54）。对于这种白细胞只可见空泡不伴中毒颗粒的表现，很容易与感染时引起的白细胞空泡变性相混淆。Jordan异常属于常染色体隐性遗传性疾病。

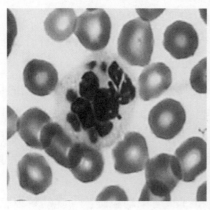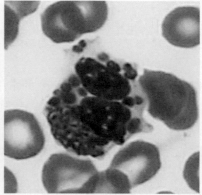

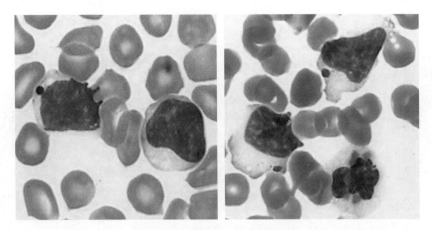

图 2-53　Chediak-Higashi 异常

血涂片中可见中性粒细胞胞质中含有大量异常灰褐色颗粒，淋巴细胞中含有 1 个巨大颗粒

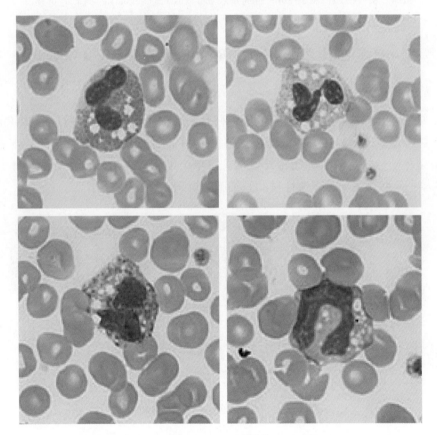

图 2-54　Jordan 异常

血涂片中可见中性粒细胞、嗜酸性粒细胞及单核细胞胞质内出现数量不等的空泡

[图片摘自：Pike GN，Jones S，Coassin S，et al. 2011. Jordan's anomaly in a case of Chanarin-Dorfman syndrome. Br J Haematol，155（4）：412.]

5. 奥 - 赖（Alder-Reilly）畸形　　奥 - 赖畸形是指中性粒细胞胞质中含粗大紫褐色颗粒，数量多，大小不等，形态不一，比中毒性颗粒粗，常覆盖于细胞核上（图 2-55）。嗜酸性粒细胞可见暗紫色大颗粒，淋巴细胞可见深紫色颗粒，嗜碱性粒细胞和单核细胞

也可见异常颗粒。

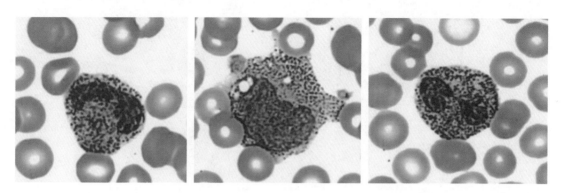

图2-55　奥-赖畸形
血涂片中可见中性粒细胞、单核细胞胞质中含密集、紫褐色的大颗粒
[图片摘自：Teixeiva C，Barbot J，Freitas MI. 2015. From blood film to the diagnosis of rare hereditary disorders. Br J Heamatol，
168（3）：315.]

奥-赖畸形属于常染色体隐性遗传性疾病，常见于黏多糖病Ⅰ型（Hunter）。

（四）奥氏小体

奥氏（Auer）小体是指边界清楚的红色杆状、针状或圆球样细胞质包涵体，由异常的
初级颗粒融合形成（图2-56），主要出现在白血病中的原始细胞或异常早幼粒细胞，髓过
氧化物酶染色阳性，是髓系肿瘤特异性标志。单个细胞内可出现数个奥氏小体，排列成
束，呈"柴捆"状，主要见于急性早幼粒细胞白血病。

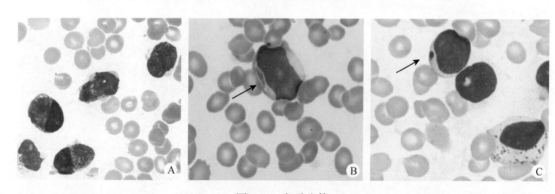

图2-56　奥氏小体
A."柴捆"状奥氏小体；B.针状奥氏小体；C.圆球样奥氏小体

（五）"异形"淋巴细胞与"异常"淋巴细胞

在炎症和感染性疾病（特别是病毒感染）及肿瘤性疾病（白血病和淋巴瘤）等各种免
疫刺激下，淋巴细胞形态具有很大的可变性，导致循环血液中出现各种形态异常的淋巴细
胞。而用于描述这些淋巴细胞的术语一直在发生变化，包括变异性、反应性、异常、活化
和不典型淋巴细胞，Downey细胞1～3型，免疫母细胞，单核细胞样淋巴细胞等，这些名

称与许多术语相混淆，给临床医生的诊疗工作带来了困惑。因此，对异常形态的淋巴细胞的不同术语有必要简化、统一，再认识。在《全国临床检验操作规程》第四版，采用的是"异型淋巴细胞"的命名，也是国内常使用的名称。2015年ICSH对外周血细胞形态的命名与定级报告标准化的推荐指南中建议使用"反应性"淋巴细胞（reactive lymphocyte）来描述良性病因引起的淋巴细胞变化，用"异常"淋巴细胞（abnormal lymphocyte）来描述疑似恶性或克隆性病因引起的淋巴细胞变化。2010年欧洲白血病网络（European Leukemia Net，ENL）形态学组在19条共识中对异常形态淋巴细胞的术语建议为非典型淋巴细胞（atypical lymphocyte），进一步细化分为：①非典型淋巴细胞，疑似反应性（atypical lymphocyte，suspect reactive）；②非典型淋巴细胞，疑似肿瘤性（atypical lymphocyte，suspect neoplastic）；③非典型淋巴细胞，特征不确定（atypical lymphocyte，uncertain nature）。由此看来，这两个国际学组织所使用的反应性淋巴细胞，以及非典型淋巴细胞，疑似反应性就是国内常使用的异型淋巴细胞。

从细胞本质来看，反应性淋巴细胞包括T或B淋巴细胞成熟或活化的形态，包括免疫母细胞、浆细胞样淋巴细胞及大颗粒淋巴细胞。记忆B和T细胞胞体小，具有小圆核，细胞质量少；免疫母细胞，胞体大，细胞核染色质细致，核仁明显，细胞质呈强嗜碱性；浆细胞样淋巴细胞，外形呈浆细胞样，细胞核染色质固缩，细胞核偏位，细胞质量中等，有或没有核周淡染区。国内将异型淋巴细胞形态描述为3个类型：Ⅰ型，空泡型，浆细胞型；Ⅱ型，不规则型，单核细胞型；Ⅲ型，幼稚型。临床上多以Ⅱ型不规则型最常见。

如何区分反应性淋巴细胞与肿瘤性淋巴细胞是明确疾病诊断的关键。反应性淋巴细胞的突出特点是"异型性"明显，这与细胞不同的成熟度和活化状态相关，可分为幼稚反应性淋巴细胞及成熟反应性淋巴细胞，而肿瘤性淋巴细胞的染色质及细胞质变化相对均一。

外周血中出现反应性淋巴细胞见于多种原因（表2-11），最常见于病毒感染诱导淋巴细胞反应性增生甚至母细胞化转变，由大小和形态不同的淋巴细胞的异质群体组成。也可见浆细胞和浆样淋巴细胞。其他原因有细菌感染、自身免疫性疾病、药物反应、毒素、应激和恶性肿瘤等。因此，血细胞形态学结果与临床病史，血常规和其他相关检查结果综合分析十分重要。例如，感染引起的反应淋巴细胞增多者可能伴有中性淋巴细胞增多，有或无毒性变化，以及血小板轻度增多；而急性白血病和淋巴瘤常与血细胞减少有关。

表2-11 反应性淋巴细胞增多常见原因

病毒感染
EB病毒、巨细胞病毒（CMV）、肝炎病毒、腺病毒、流感病毒、疱疹病毒、柯萨奇病毒
细菌感染
布鲁氏菌、结核分枝杆菌
其他感染
普氏立克次体、梅毒螺旋体、弓形虫、疟原虫、巴贝斯虫
药物超敏反应
自身免疫性疾病
吸烟

续表

脾增大
压力
心脏负荷大、创伤、极端运动
结节病
继发的恶性肿瘤
霍奇金淋巴瘤、非霍奇金淋巴瘤
内分泌障碍
甲状腺功能亢进、艾迪生（Addison）病，垂体功能减退

ICSH推荐指南中对出现反应性淋巴细胞的评估建议：如果大量存在，分类时应当作一个独立群体计数。用反应性淋巴细胞描述良性病因引起的淋巴细胞变化，用异常淋巴细胞描述怀疑恶性和单克隆性病因引起的淋巴细胞变化。

（1）传染性单核细胞增多症（infectious mononucleosis，IM）：传染性单核细胞增多症是EB病毒感染引起的呼吸道传染病，是反应性淋巴细胞增生性疾病中常见的类型。淋巴细胞增多和反应性淋巴细胞出现是机体对病毒等刺激产生的异常血细胞变化。本病好发于青少年及青壮年。患者有明显的发热和上呼吸道感染症状。全身可见浅表淋巴结肿大，以颈部淋巴结肿大最为突出。常见肝脾增大。血象表现为白细胞正常或轻度增多，多 $<20\times10^9/L$，发病早期常为中性粒细胞增多，随病情进展淋巴细胞逐渐增多，可达 $60\%\sim90\%$。外周血中反应性淋巴细胞 $>10\%$，形态多样（图2-57）。

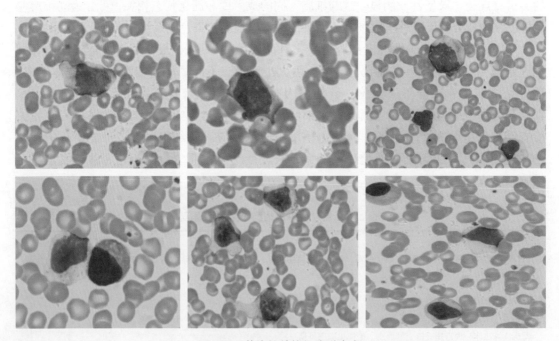

图2-57　传染性单核细胞增多症
同一血涂片可见各种形态、染色不同的反应性淋巴细胞，偶见浆细胞

（2）大颗粒淋巴细胞（large granular lymphocyte，LGL）：大颗粒淋巴细胞与大淋巴

细胞形态相同，只是细胞质中含有突出的紫红色小颗粒，是一种形态独特的淋巴亚组细胞（图2-58），占正常外周血淋巴细胞的10%～20%，通常不作为单独的淋巴细胞群计数。大颗粒淋巴细胞形态对特定谱系不是特异性的，主要起源于两大类细胞系：一类是CD3$^+$T细胞系，大约85%循环中的大颗粒淋巴细胞为CD3$^+$/CD57$^+$/CD56$^-$的T细胞；另一类为CD3$^-$自然杀伤（NK）细胞系，即CD3$^-$/CD56$^+$NK细胞。在某些因素如病毒感染、恶性肿瘤和骨髓移植等影响下，大颗粒淋巴细胞数量会增加。而肿瘤相关的大颗粒淋巴细胞，如T细胞大颗粒淋巴细胞白血病或侵袭性NK细胞白血病，需要特殊研究，包括流式细胞学、分子遗传学的检测方法评估克隆性T淋巴细胞受体基因重排等。

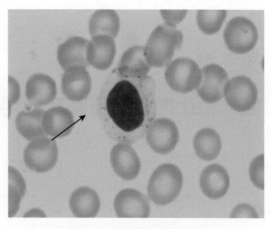

图2-58 外周血中大颗粒淋巴细胞

（乐家新 李绵阳 凌 励 杨 程 肖建萍）

第三章

血栓和止血检测与临床应用

第一节 概 述

血液在体内保持流动状态和生理止血是血管壁、血小板、凝血因子及抗凝血物质等多因素共同参与，通过凝血、抗凝和纤溶系统相互作用、相互制约，保持动态平衡的结果。如果有一个或多个因素发生改变，平衡被打破，就会导致机体出血或血栓形成。

凝血因子激活是机体止血的重要环节之一，是一系列凝血蛋白被水解的过程，按照进程可分成三个阶段：凝血酶原激活物（也叫凝血活酶）生成、凝血酶生成和纤维蛋白生成。

血液凝固的启动方式不同，凝血酶原激活物形成的途径也不同。通俗地讲，凡是由于血液接触异质表面，如血管内膜受损或血液采集后置于玻璃试管内，仅靠血浆中各种凝血因子的激活就可完成的血液凝固过程，称作内源性凝血途径。依靠血管外组织释放的组织因子（TF）启动的血液凝固过程，称作外源性凝血途径。事实上，内、外源两条凝血途径是不能截然分开的，两条途径的凝血因子存在交叉激活作用。从凝血酶原激活物形成到纤维蛋白形成的部分被称为共同凝血途径。

机体内除凝血系统外，还有完善的抗凝血系统。在正常状况下，凝血系统、抗凝血系统相互制约，处于动态平衡，从而保证了血流畅通。抗凝血系统中主要的组成成分是抗凝血酶、蛋白C系统和组织因子途径抑制物。

体内还存在纤维蛋白溶解系统，简称纤溶系统。其主要作用是将沉积在血管内的纤维蛋白溶解，防止血栓形成或将已形成的血栓溶解，维持血流通畅。

基于上述机制，临床就血栓和止血方面的检验主要包括以下方面（表3-1）。

表3-1 血栓与止血检验常用检验项目

检验类别	检验项目
血管壁和内皮细胞检验	出血时间测定、血管性血友病因子抗原测定、血栓调节蛋白测定等
血小板检验	血小板计数、血小板聚集试验、血小板第4因子测定、血小板膜糖蛋白测定、血小板寿命测定等
凝血因子检验	活化部分凝血活酶时间测定、凝血酶原时间测定、单个凝血因子活性测定、纤维蛋白原含量测定、凝血酶时间测定
抗凝血系统检验	抗凝血酶活性测定、组织因子途径抑制物测定、蛋白C测定、蛋白S测定等
纤溶系统检验	纤维蛋白（原）降解产物测定、D-二聚体测定、纤溶酶原测定、纤溶酶原激活抑制剂测定等

国家对医疗卫生行业以行政许可和产品注册的方式进行监管。上述血栓与止血检测项目涉及的试剂，现均有商品试剂盒供应。适用于人体血栓与止血检测的商品试剂盒属于体外诊断医疗器械，其研发、生产、使用过程受严格的法规监管。具体表现为生产行政许可、产品实行注册或备案管理。行业现状决定了体外诊断试剂的研发过程必须满足国家的监管要求，基本流程为产品研发、注册检验、临床试验、获证许可。

第二节　血栓与止血检测的基本原理和方法

目前血栓与止血功能的检测通常依靠凝血分析仪和试剂配合完成。血栓与止血检测试剂的研发与所运用的检测原理和方法密切相关。血栓与止血检测的基本原理和方法主要有三大类：凝固法、产色底物法、免疫学方法。

一、凝固法（生物物理法）

凝固法是通过检测血浆在凝血活酶作用下的一系列物理量（光、电、机械运动等）的变化，由检测系统分析得到数据，并将之换算成最终结果，所以凝固法也被称作生物物理法。

凝固法可分为电流法、光学法和双磁路磁珠法三类。由于光学法可检测与凝血功能有关的绝大多数项目，且制造工艺相对简单，为了降低仪器制造成本，全自动血凝仪的检测原理以光学法居多，也有少数全自动血凝仪采用受样本性状干扰较小的双磁路磁珠法。

1. 电流法（钩方法）　是利用血液凝固时形成的纤维蛋白丝具有导电性而能连通电路的特点，将待测样本作为电路的一部分，根据凝血全过程中电路电流的变化来判断纤维蛋白的形成。电流法灵敏度低，现已被更灵敏、更易推广的光学法所替代。

2. 光学法（比浊法）　是根据血浆凝固过程中浊度的变化来测定凝血时间。根据不同的光学测量原理，光学法又可分为散射比浊法和透射比浊法两种。

（1）散射比浊法：是根据待检样本在凝固过程中散射光的变化来确定检测终点。在该方法中检测通道的单色光源与光探测器呈90°，当样本中加入凝血激活剂后，随着样本中纤维蛋白凝块的形成，样本的散射光强度逐步增加，当样本完全凝固后，散射光的强度恒定。通常把凝固起始点散射光强度作为0，凝固终点散射光强度作为100%，把散射光强度50%处作为凝固时间。光探测器接收上述光学变化，将其转化为电信号，经处理，描绘成凝固曲线。当测定样本中含有干扰物，如高脂血症或低纤维蛋白原血症的样本，由于本底浊度的存在，作为起始点的0基线会随之上移或下移，仪器在数据处理过程中通过扣除本底的方法来减少此类因素对测定结果的影响。但是此方式是以牺牲有效信号的动态范围为代价的，对于高浊度样本并不能完全解决问题。

（2）透射比浊法：是根据待测样本在凝固过程中吸光度的变化来确定凝固终点。与散射比浊法不同的是，该方法的光路与一般比色法一样呈直线排列：来自光源的光线经过处理后变成平行光，透过待测样本后照射到光电管变成电信号。当向样本中加入凝血激活剂后，随着反应管中纤维蛋白凝块的形成，样本吸光度由弱逐渐增强，当凝块完全形成后，吸光度趋于恒定。血凝仪可以自动描记吸光度的变化并绘制曲线，设定其中某一点对应的时间为凝固时间。

就浊度检测原理而言，散射比浊法更为合理、准确。在这类仪器中，光源、样本、接收器呈直角排列，接收器得到的完全是浊度测量所需的散射光。而在透射比浊法中，光源、样本、接收器呈一直线排列，接收器得到的是很强的透射光和较弱的散射光，前者是有效成分，后者应扣除，所以要进行信号校正，并按经验公式换算成散射光浊度。这种方法虽仪器设计简单，但检测精密度较差。

光学法凝血检测的优点在于灵敏度高、仪器结构相对简单、易于自动化，缺点是样本的光学异常、测试杯的光洁度、加样中的气泡等都会成为测量的干扰因素。针对光学法凝血仪遇到初始高浊度样本，不同厂家的光学法凝血仪采取了不同的措施。例如，用本底扣除的百分浊度法，这对中、低初始浊度有补偿作用，但不能解决高浊度样本的测试。

3. 双磁路磁珠法（黏度法） 测试杯两侧有一组驱动线圈，通过其产生恒定的交替电磁场，使测试杯内特制的去磁小钢珠保持等幅振荡运动。凝血激活剂加入后，随纤维蛋白的生成增多，血浆的黏稠度增加，钢珠的运动振幅逐渐减弱，仪器根据另一组测量线圈感应钢珠运动的变化，通常当运动幅度衰减到50%时，确定为凝固终点。

用双磁路磁珠法进行凝血测试，可以克服高脂血造成的浊度影响，甚至加样时产生气泡也不会影响测试结果。

双磁路磁珠法中的测试杯和钢珠都有特殊要求，加工精度将直接影响测试结果的准确性。小钢珠经过多道工艺特殊处理，完全去掉磁性。在使用过程中，钢珠应远离磁场，避免磁化。为了保证测量的准确性，钢珠和测试杯均应避免重复使用。

二、产色底物法（生物化学法）

产色底物法是通过测定产色底物的吸光度变化来计算所测物质的含量或活性，该方法又称为生物化学法。检测通道以一个卤素灯为检测光源，波长一般为405nm。探测器与光源呈直线，与比色计相仿。

凝血仪采用产色底物法的原理：通过人工合成与天然凝血因子有相似的一段氨基酸排列顺序并具有特定作用位点的小肽，且将可水解产色的化学基团与作用位点的氨基酸相连。测定时由于凝血因子具有蛋白酶活性，它不仅作用于天然蛋白质肽链，也作用于人工合成的肽段底物，从而释放出产色基团，使溶液呈色，产生颜色的深浅与凝血因子活性成比例关系，故可进行精确的定量。目前人工合成的多肽底物有几十种，而最常用的产色基团是对硝基苯胺（PNA），呈黄色，可用405mm波长进行测定。产色底物法灵敏度高、精密度好，而且易于自动化，为血栓与止血检测开辟了新途径。

产色底物法通常使用以下3种形式：

（1）先将被检血浆中的某种酶激活，然后由此活化的凝血因子对人工合成的底物进行水解而呈色，如纤溶酶原（plasminogen，PLG）、蛋白C（protein C，PC）测定等。

（2）向被检血浆中加入过量的有关试剂，以中和相应的抗凝因子，然后加入特定的显色底物进行测定。以测定抗凝血酶Ⅲ（ATⅢ）为例，在反应体系中加入过量的凝血酶，后者与血浆中的抗凝血酶Ⅲ形成1∶1复合物而使活性受抑制，剩余凝血酶作用于合成的凝血酶底物，凝血酶底物被水解，释放出显色基团PNA，显色反应的深浅与剩余凝血酶的量呈正相关，而与抗凝血酶Ⅲ的活性呈负相关。

（3）直接测定被检血浆中某种蛋白酶如凝血酶、尿激酶等的活性。

三、免疫学方法

在免疫学方法中以纯化的被检物质为抗原，制备相应的抗体，然后用抗原-抗体反应对被检物进行定性和定量检测。常用方法有以下几种。

1. 酶联免疫吸附试验（ELISA）　用酶标抗原或抗体与被检物进行抗原-抗体结合反应，经过洗涤除去未结合的抗原或抗体及样本中的干扰物质，留下固定在管壁的抗原-抗体复合物，然后加入酶的底物和色原性物质，反应产生有色物质，用酶标仪进行测定，颜色的深浅与被检物浓度成比例关系。该法灵敏度高、特异性强，目前已用于多种止血、血栓成分的检测。

2. 免疫比浊法　将被检物与其相应抗体混合形成复合物，从而产生足够大的沉淀颗粒，通过透射比浊或散射比浊进行测定。此法操作简便，准确性高，便于自动化操作，是现代血凝仪常用方法。

免疫比浊法可分为直接浊度法和乳胶比浊法。直接浊度法既可通过透射比浊，也可通过散射比浊来实现。

（1）透射比浊法：指凝血仪光源的光线通过待检样本时，由于待检样本中的抗原与其对应的抗体反应形成抗原-抗体复合物，使透过的光强度减弱，其减弱程度与抗原量呈一定的数量关系，据此，可通过光强度的变化来计算得出抗原的含量。

（2）散射比浊法：指凝血仪光源的光通过待测样本时，由于抗原与特异的抗体形成抗原-抗体复合物，使溶质颗粒增大，光散射增强。散射光强度的变化与抗原含量呈一定的数量关系，据此，可通过散射光强度的变化来计算得出抗原含量。

（3）乳胶比浊法：将待检物质相对应的抗体包被在特定大小的胶乳颗粒上，待检样本中的抗原与标记在胶乳上的对应抗体通过抗原-抗体反应而结合，形成抗原-抗体复合物，从而使乳胶颗粒凝集，凝集物生成量的增加，使透射光和散射光的变化因为胶乳的存在而更加明显，进而提高检测灵敏度。目前，此法多用于纤维蛋白降解产物（FDP）和D-二聚体（D-dimer）的检测（表3-2）。

表3-2　血栓与止血项目及检测方法

测定项目	凝固法	产色底物法	乳胶比浊法
凝血酶原时间（PT）	√		
活化部分凝血活酶时间（APTT）	√		
凝血酶时间（TT）	√		
纤维蛋白原（FIB）	√		
外源性凝血因子Ⅱ、Ⅴ、Ⅶ、Ⅹ	√		

测定项目	凝固法	产色底物法	乳胶比浊法
内源性凝血因子IX、XI、XII	√		
凝血因子VIII	√	√	
肝素	√	√	
低分子量肝素	√	√	
抗凝血酶III（AT-III）		√	√
蛋白C（PC）	√	√	
蛋白S（PC）	√	√	
血栓调节蛋白		√	
活化蛋白C抵抗性（APC-R）	√		
纤溶酶原（PLG）		√	
α2-抗纤溶酶（α2-AP）		√	
补体1酯酶抑制物（CI）		√	
组织型纤溶酶原激活物（t-PA）		√	
纤溶酶原激活物抑制物（PAI）		√	
纤维蛋白单体			√
纤维蛋白降解产物（FDP）			√
D-二聚体			√

第三节　血栓与止血检测的临床应用

一、血栓与止血形成机制

　　血管发生损伤时，内皮细胞促进损伤局部的血液凝固，并将其局限在损伤部位。内皮细胞是血管性血友病因子（von Willebrand factor，vWF）的主要合成和储存部位。vWF从内皮细胞分泌进入血浆和内皮下基质，以多聚体蛋白形式发挥细胞间黏合剂作用。vWF可与血小板表面糖蛋白 I b/IX/V 受体结合，介导剪切力下血小板与血管壁的黏附，激活血小板，使血小板聚集形成血小板栓子，并为凝血因子激活提供磷脂界面。

　　在20世纪60年代早期，基于体外凝血酶原时间（prothrombin time，PT）和活化部分凝血活酶时间（activated partial thromboplastin，APTT）试验的构建，外源性凝血途径和内源性凝血途径学说发表，现今已有一些修改。因为很多证据显示内源性凝血途径和外源性凝血途径可能并没有正确代表体内的血液凝固过程。例如，患者缺乏凝血因子（F）XII、激肽释放酶原（prekallikrein）或高分子量激肽原（high molecular weight kininogen）并不会导致出血或血栓表型。所以，通常所说的内源性凝血途径和外源性凝血途径是体外试验中的凝血因子激活方式，可以筛查相关凝血因子的缺陷，但是体内的止血过程与之存在一定的差异。

新的血液凝固模型也有外源性途径和内源性途径两条。但是体内的止血过程，认为只从损伤部位表达组织因子的细胞启动。组织因子一般不存在于血浆中，只呈现在损伤部位细胞的表面。组织因子与FⅦa按1∶1结合成复合物，激活FX和FⅨ；但是该激活途径可迅速被内皮细胞释放的组织因子途径抑制物（tissue factor pathway inhibitor，TFPI）灭活。而新激活的FⅨa在磷脂界面上可与其辅因子FⅧa结合形成X酶复合物，激活FX。FXa与其辅因子FVa、钙离子在磷脂界面形成凝血酶原酶复合物，可将凝血酶原转变为凝血酶。

外源性途径启动产生的少量凝血酶足够启动凝血过程。因为已产生的少量凝血酶可激活FⅪ，继而通过FⅨa和FⅧa激活FX；还可激活两个重要辅因子FV和FⅧ，增加X酶和凝血酶原酶复合物形成；最终形成凝血酶级联放大产生的效应。

纤维蛋白原是凝血瀑布的最终底物。级联放大产生的凝血酶切掉纤维蛋白原的短肽（纤维蛋白肽A和B），形成纤维蛋白单体。这些单体组装成粗纤维蛋白丝形成纤维蛋白凝块。同时，凝血酶激活FⅩⅢ，在纤维蛋白单体γ链之间形成共价键，形成稳定的交联纤维蛋白凝块。

当凝块形成后，必须限制损伤部位凝块的形成和损伤修复后凝块最终的移除。调节凝血酶产生的抗凝蛋白主要包括TFPI、蛋白C、蛋白S和抗凝血酶（antithrombin，AT）。一旦凝血酶与凝血调节蛋白（thrombomodulin，TM）结合，即获得激活蛋白C为活化蛋白C（activated protein，APC）的能力。APC连同其辅因子蛋白S（PS）、磷脂界面和钙离子，可以裂解FVa和FⅧa为非活性形式。限制损伤部位凝块中FVa和FⅧa数量，实质是抑制凝血酶级联放大产生和形成凝血块的能力。

内皮表面存在的硫酸乙酰肝素（heparan sulfate，HS），通过蛋白质支柱黏附在管腔内皮细胞表面。其作为AT（丝氨酸蛋白酶抑制剂）的辅因子，可结合至AT的D-螺旋精氨酸残基，引起AT构象改变和反应中心暴露，可显著加速AT抑制凝血因子（凝血酶、FXa、FⅨa、FⅪa）的作用。

凝块移除系统，即纤溶系统，由纤溶酶原、纤溶酶原激活剂和多种抑制剂组成，主要的激活剂是内皮细胞产生的组织型纤溶酶原激活物（tissue plasminogen activator，t-PA）。纤溶酶原激活物抑制物（plasminogen activator inhibitor，PAI）发挥阻断t-PA激活纤溶酶的作用，而纤溶酶是主要的溶解纤维蛋白的酶。凝血酶激活的纤溶抑制物（thrombin activatable fibrinolytic inhibitor，TAFI），可催化剪切纤维蛋白凝块的赖氨酸残基，使之不能被纤溶酶识别，从而抑制纤溶活性。

总之，止血过程是内皮细胞、血小板、凝血因子、抗凝蛋白和纤溶系统之间复杂的相互作用，最终目的是阻止损伤部位血液丢失和修复损伤；而参与止血过程的各成分异常或调节失衡即可能导致出血或血栓形成（图3-1）。

二、出血与血栓性疾病的诊断和实验室检查

对机体是处于出血状态还是高凝状态的判断，必须建立在对促凝系统、抗凝系统和纤溶系统完整评价基础之上。三个系统相应的常见检测试验见表3-3。

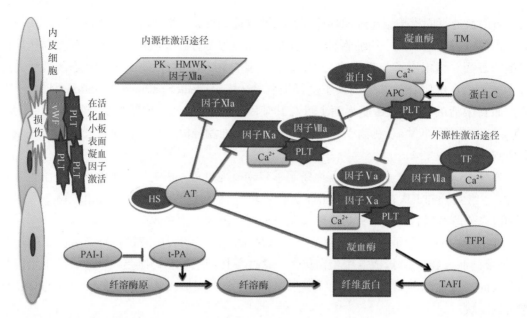

图3-1　止血过程

注：vWF. 血管性血友病因子；PLT. 血小板；PK. 激肽释放酶原；HMWK. 高分子量激肽原；Ca²⁺. 钙离子；TF. 组织因子；TFPI. 组织因子途径抑制物；TM. 凝血调节蛋白；APC. 活化蛋白C；AT. 抗凝血酶；HS. 硫酸乙酰肝素；t-PA. 组织型纤溶酶原激活物；PAI-1. 纤溶酶原激活物抑制物1；TAFI. 纤溶抑制物

表3-3　止血系统的检测内容或试验

系统	检测内容或试验
促凝系统	内皮细胞标志物（vWF、血栓调节蛋白）
	血小板计数和功能
	凝血因子筛查试验（PT、APTT）和确认试验（TT、纤维蛋白、单个凝血因子）
抗凝系统	抗凝血酶和TAT
	蛋白C系统（蛋白C、蛋白S、凝血调节蛋白）
	组织因子途径抑制物
纤溶系统	纤溶酶原
	纤溶酶原激活物
	纤溶酶原激活物抑制物–1/–2和t-PA-PAI.C
	纤溶酶抑制物（PIC）
	纤维蛋白降解产物（FM、FDP、D-二聚体）
全貌测定	血栓弹力图

注：vWF. 血管性血友病因子；PT. 凝血酶原时间；APTT. 活化部分凝血活酶时间；TT. 凝血酶时间；TAT. 凝血酶-抗凝血酶复合物测定；t-PA-PAI. C. 组织型纤溶酶原激活物-纤溶酶原激活物抑制物复合物；PIC. 纤溶酶-α2抗纤溶酶复合物；FM. 纤维蛋白单体；FDP. 纤维蛋白（原）降解产物。

（一）血管性血友病

1. 概述　血管性血友病（von Willebrand disease，vWD）是由于vWF质或量缺陷所引起的一种遗传性出血性疾病。本病与血友病的不同在于其具有常染色体显性或隐性遗传特征，男女均可发病。国际血栓与止血学会vWF委员会将本病分成三型（表3-4）：1型，主要是由于vWF量的合成减少所致，而vWF的多聚体结构基本正常，本型患者为常染色体显性遗传。2型，主要是由于vWF结构和功能缺陷所致。2型又分为：2A亚型，缺乏中间分子量和高分子量的多聚体；2B亚型，缺乏高分子量的多聚体，但与血小板膜受体糖蛋白（GP）Ⅰb结合增加；2M亚型，血小板黏附缺陷，不伴选择性高分子量多聚体缺失；2N亚型，多聚体正常但与FⅧ结合位点发生结构异常。2型除少数外，多数为常染色体显性遗传。3型，主要是由于vWF的抗原和活性均极度减低或缺如所致，3型为常染色体隐性遗传，临床出血严重。

表3-4　vWD的分型

试验	正常	分型					
		1型	2A型	2B型	2M型	2N型	3型
vWF抗原	N	L	L	L	L	N或L	缺如
vWF:RCo	N	L	L	L	L	N或L	缺如
FⅧ活性	N	N或L	N或L	N或L	N或L	显著L	重度L
RIPA	N	大多N	L	N或升高	L	N	不聚集
LD-RIPA	不聚集	不聚集	不聚集	明显聚集	不聚集	不聚集	不聚集
PLT	N	N	N	L或N	N	N	N
vWF多聚体	N	N	大中分子多聚体缺失	大分子多聚体缺失	N	N	缺如

注：N. 正常；L. 减低；vWF: RCo. vWF瑞斯托霉素辅因子活性；RIPA. 瑞斯托霉素诱导的血小板聚集；LD-RIPA. 低浓度瑞斯托霉素诱导的血小板聚集；PLT. 血小板计数。

2. 发病机制　vWF基因定位于12号染色体的短臂末端（12p12—pter），占12号染色体的1%，长178kb，包括52个外显子，51个内含子，转录9kb的mRNA。28号外显子最大，长达1.4kb，编码包括A1和A2两大重要功能区域。vWF的正常生理功能包括：①通过与血小板膜受体GPⅠb和GPⅡb/Ⅲa及内皮细胞胶原蛋白结合，在止血过程中起中间桥作用，协助血小板黏附并聚集于损伤血管处。这种功能需要有vWF多聚物的高分子结构存在。②作为FⅧ的载体，结合后能使FⅧ在血浆中保持稳定。

患者由于血浆中vWF含量减少或缺如（如1型和3型vWD），患者的初期止血功能发生障碍，主要表现为血小板黏附功能降低，同时由于FⅧ凝血活性（FⅧ：C）丧失，患者亦可出现二期止血功能障碍。部分vWD患者是由vWF质的异常（如2型vWD）而发生止血功能障碍。这类患者往往由于vWF基因的点突变而产生vWF蛋白的一级结构改变（某一个氨基酸被替代）。这类结构异常若发生在A1区（如2B亚型）会改变vWF与GPⅠb的结合能力，或发生在A2区而影响vWF多聚体的形成（如2A亚型），则患者的vWF初期止血功能也会发生障碍。若这类结构异常发生在D区影响了vWF与FⅧ的结合能力（如2N亚型），则患者主要表现为二期止血功能障碍。

3. 临床表现　出血症状：皮肤紫癜、黏膜出血特别是牙龈出血和鼻出血最为常见，有些患者外伤后出血不止，或因拔牙、扁桃体切除或外科手术后出血不止才发现本病。常有胃肠道出血，可无明显原因。女性患者常有月经过多，特别是月经初潮及青春期，也可发生分娩后大出血。不同类型的vWD出血症状轻重不一。1型较轻，3型（重型）及2N亚型患者可发生自发性关节和肌肉出血。

vWD预后一般较好，随着年龄增长，出血症状自行改善，vWF活性也有回升。即使重型患者，到了成年期出血倾向也较青少年期减轻。

4. 实验室诊断

（1）筛选试验

出血时间（BT）：本试验是诊断vWD的重要指标之一。在3型和大部分2型vWD患者中，BT均有明显延长，而在1型vWD患者中BT可正常或接近正常。阿司匹林耐量试验阳性为服药后2h BT较服药前延长超过2min。

APTT和F Ⅷ：C检测：vWD患者常有APTT延长和F Ⅷ：C降低，文献报道异常率可达70%左右。在重型vWD患者，F Ⅷ：C可减至3%～5%，而部分2型患者F Ⅷ：C可正常。

vWF：Ag含量检测：vWF：Ag在1型vWD患者多为中度降低，3型患者可以缺如或极度降低。

血小板黏附试验（PAdT）：由于vWF是连接血小板表面GP Ⅰb-Ⅸ与内皮下成分的桥梁，因此当vWF有质或量的缺陷时，可以导致血小板的黏附功能降低。

血小板功能初筛仪（PFA-100）：检测胶原/肾上腺素和胶原/ADP膜上小孔在全血流过后的关闭时间，对血小板功能性疾病和vWD的诊断有重要价值。

（2）确诊试验

vWF瑞斯托霉素辅因子检测（vWF：Rcof）：本试验是利用vWF与GP Ⅰb-Ⅸ相互作用后，加入瑞斯托霉素使血小板发生凝聚，从而检测vWF的功能。多数vWD患者的vWF：Rcof降低，异常率可达50%以上。

瑞斯托霉素诱导的血小板凝聚（RIPA）试验：vWD患者缺乏vWF：Rcof活性，瑞斯托霉素（1～1.2mg/mL）加入患者富含血小板血浆中，血小板可无凝聚反应。大部分vWD患者RIPA减少或缺如，但不少1型患者（约30%）RIPA可以正常。有人报道2B亚型vWD患者低浓度瑞斯托霉素（0.5mg/mL）可以引起血小板凝聚，故对疑有vWF质异常的2型vWD患者还应做低浓度的RIPA（0.2mg/mL起）检测。

交叉免疫电泳：vWF是由相对分子质量不等的多聚体组成的大分子物质。交叉免疫电泳的第一相为琼脂糖凝胶电泳，vWF分子按其相对分子质量大小泳动到相应位置；第二相为电泳后的vWF与抗体反应形成的可见沉淀线。以正常血浆为对照，观察待测者出现电泳峰的形态、时间，从而判断vWF多聚化的程度及用于vWD的分型。

多聚体分析：是vWD分型的主要依据。正常人及1型vWD患者的vWF多聚体结构为相对分子质量从大至小的序列，可多至15～17条区带；2型vWD患者的vWF大分子多聚体缺失，小分子多聚体部分正常或增多；3型vWD患者的vWF多聚体一般无区带显示。除此之外，若使用高分辨率技术，可以在2型vWD患者中区分2A、2B、2M、2N等亚型。

（3）排除试验

血小板形态及计数：单纯的vWD患者其血小板形态及计数一般正常。以此可以与各种原因引起的血小板形态异常症及数量减少症相鉴别。

血小板膜GP Ⅰb-Ⅸ、GP Ⅱb/Ⅲa检测：vWD是以vWF的质、量缺陷为特征，患者的GP Ⅰb-Ⅸ、GP Ⅱb/Ⅲa一般正常。据此可以与巨血小板综合征、血小板无力症等遗传性血小板功能障碍性疾病相鉴别。

（4）分型试验：除上述vWF：Rcof、RIPA、交叉免疫电泳、多聚体分析外，还可用vWF与FⅧ：C结合试验作为vWD的分型依据。vWF与FⅧ：C结合试验中2N亚型呈结合试验结果明显异常，由于其vWF与FⅧ：C结合部位的分子缺陷，造成二者不能结合从而使血浆中的FⅧ：C被大量降解，但其血浆vWF抗原（vWF：Ag）及功能均正常，临床表现类似血友病A。

（5）携带者检查和产前诊断

1）直接诊断：对于基因缺陷明确的家系，可以用缺陷基因直接进行诊断。

2）间接诊断：①可变数目串联重复序列（VNTR）。在内含子40中有一个最有用的标志，即（ATCT）$_n$可变数目的串联重复顺序，其在白种人群中的杂合子频率为98%。②限制性酶切片段长度多态性（RFLP）。目前在白种人群中已找到9种RFLP，中国人群中找到了3种，即BamHⅠ和两个XbaⅠ位点，等位基因频率为0.56/0.44、0.64/0.36、0.26/0.78。利用这些多态性标志，可对部分家系做携带者检查和产前诊断。

2014年英国血友病中心医师组织（United Kingdom Haemophilia Centre Doctors' Organisation，UKHCDO）发布的vWD诊断指南中关于怀疑vWD患者的诊断流程见图3-2。

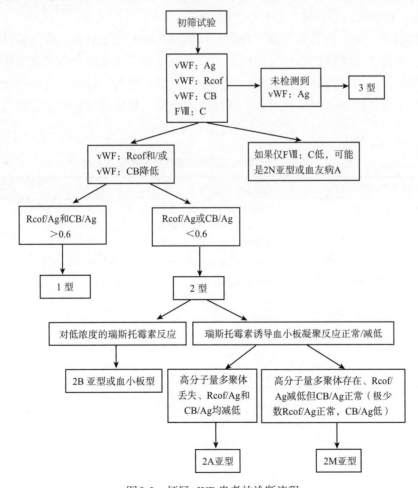

图3-2 怀疑vWD患者的诊断流程

注：vWF：Ag.vWF抗原；vWF：Rcof.瑞斯托霉素辅因子活性；vWF：CB.胶原结合活性

（二）遗传性血小板功能障碍性疾病

1. 概述 由血小板功能异常所致的出血性疾病称为血小板功能障碍性疾病，是一组因血小板黏附、聚集、释放、促凝功能及花生四烯酸代谢缺陷等导致的出血性疾病，包括遗传性和获得性两类。它们的共同特点是血小板数目多无明显减少，而血小板功能检查异常。常见的遗传性血小板功能障碍性疾病有巨血小板综合征、血小板无力症、贮存池病等。

血小板无力症也称为格兰茨曼（Glanzmann）血小板功能不全，系常染色体隐性遗传，它的基本缺陷是血小板膜GP Ⅱ b/Ⅲ a异常，伴*GP Ⅱ b/Ⅲ a*基因缺陷，患者的血小板对ADP、胶原、肾上腺素、凝血酶、花生四烯酸等诱导剂无聚集反应，但对瑞斯托霉素的凝集反应良好。

巨血小板综合征也称Bernard-Soulier综合征，系常染色体隐性遗传，它的基本缺陷是血小板膜GP Ⅰ b-Ⅸ或GP Ⅴ异常，也可以有*GP Ⅰ b-Ⅸ*或*GP Ⅴ*基因缺陷。患者的血小板膜不能结合vWF，使其不能黏附于内皮下组织，并对瑞斯托霉素不发生凝集反应。

贮存池病是指血小板缺乏贮存颗粒或某种内容物释放障碍，包括致密颗粒缺陷症、α-颗粒缺陷症，以及致密颗粒和α-颗粒联合缺陷症。

2. 发病机制 血小板具有黏附、聚集、释放等功能。当血管内皮细胞损伤时血小板迅速反应，首先黏附于损伤处，继而聚集，形成凝块并释放出多种促凝素或血管活性物质，使血栓形成，从而达到止血目的。当血小板黏附、聚集、释放、促凝功能及花生四烯酸代谢缺陷时，则引起出血性疾病。遗传性血小板功能障碍性疾病的分类及主要异常见表3-5。

表3-5 遗传性血小板功能障碍性疾病的分类及主要异常

主要缺陷性质	疾病
血小板血管壁作用缺陷	黏附病：巨血小板综合征，GP Ⅰ b、GP Ⅸ和GP Ⅴ异常
	血管性血友病：vWF异常
	血小板型血管性血友病：GP Ⅰ b异常
	对胶原反应缺陷：GP Ⅰ a/Ⅱ a、GP Ⅳ或GP Ⅵ异常
血小板-血小板作用缺陷	聚集疾病：血小板无力症，GP Ⅱ b/Ⅲ a异常
	无纤维蛋白原血症
血小板释放缺陷	贮存池病
	花生四烯酸代谢异常
	钙转运异常
血小板凝血活性异常	单纯血小板第3因子（PF_3）缺陷（极少见）

3. 临床表现 遗传性血小板功能障碍性疾病，多起病早，有些患者可自出生时即有出血倾向，临床表现一般为皮肤和黏膜轻至中度出血，瘀斑、瘀点、牙龈出血、鼻出血等，可有外伤后出血不止，程度不一，女性常常伴有月经量增多。手术、创伤或分娩时可出现严重出血，如果发生在组织，如脑组织，可引起颅内出血，造成严重的后果。一般不伴有肝脾增大。

4. 实验室诊断

（1）筛选试验

血小板计数：检测方法包括手工计数法、应用于血细胞自动分析仪的方法、显微镜数字化成像技术、流式细胞仪间接计数法和新型血小板检测技术。目前临床常用的是血细胞自动分析仪的荧光染色计数。血小板计数易受各种因素影响，如EDTA诱导的血小板卫星现象、采血不畅等，所以当出现血小板减少时，应排除假性血小板减少。通常血小板功能障碍性疾病患者的血小板计数正常或稍低。

外周血涂片：在计数血小板的同时可以直观地观察血小板的大小，也可以排除红细胞碎片对血小板的影响。巨血小板综合征患者外周血可见较大血小板。

出血时间：指皮肤受特定条件的外伤出血至出血自行停止所需的时间。该过程反映了皮肤毛细血管与血小板的相互作用，包括皮肤毛细血管的完整性与收缩功能、血管内皮细胞的功能、血小板数量与功能及血管周围结缔组织成分等。与这些反应相关的血管和血液成分，如vWF和纤维蛋白原含量等有缺陷时，也可能异常。通常用WHO推荐的模板法（template bleeding test，TBT）或出血时间测定器法测定。出血时间延长主要涉及血管壁和血小板的初期止血缺陷，常见于血小板数量异常，如各类血小板减少症；血小板质量缺陷，如先天性和获得性血小板病和血小板无力症等；某些凝血因子缺乏，如vWD和弥散性血管内凝血（DIC）等；血管疾病，如遗传性出血性毛细血管扩张症等。

血小板黏附试验：为血小板功能检测的基本试验之一，但不是十分敏感。血小板无力症、巨血小板综合征、贮存池病等血小板功能障碍性疾病患者可出现血小板黏附功能下降。

血小板聚集试验：本试验是目前临床上最常用的检测血小板聚集功能的试验，巨血小板综合征、血小板无力症、贮存池病等血小板功能障碍性疾病患者可出现血小板聚集功能减低。不同诱导剂通过不同途径诱导血小板聚集：花生四烯酸通过环氧化酶代谢生成血栓烷A_2（TXA_2）促使血小板聚集；ADP通过血小板表面ADP受体激活血小板；胶原通过GPⅠa/Ⅱ和GPⅥ/FcRγ诱导血小板活化；瑞斯托霉素通过诱导vWF变构与GPⅠb/Ⅸ/Ⅴ结合使血小板黏附在一起。

ADP和肾上腺素通常可以诱导出双相波聚集曲线。第一相波反映血小板膜受体GPⅡb/Ⅲa激活引起的聚集；第二相波反映血小板脱颗粒放大募集了更多血小板聚集。因此，缺少第二相波提示可能存在血小板贮存池病（血小板颗粒减少或释放缺陷）。但应注意，使用高浓度ADP或肾上腺素可能导致双相波聚集曲线融合在一起。此外，其他诱导剂如花生四烯酸、凝血酶和胶原，通常只能诱导出一个聚集波。

不同的诱导剂或同一诱导剂的不同浓度所引起的血小板聚集反应都存在差异。在检测血小板功能缺陷时，应同时使用多种诱导剂诱导血小板聚集，根据哪些出现聚集，哪些聚集减低或不聚集，可确定血小板功能缺陷的原因。血小板无力症是血小板表面GPⅡb/Ⅲa缺陷导致的常染色体隐性遗传出血性疾病。由于GPⅡb/Ⅲa缺陷，任何诱导剂都无法使血小板聚集；而瑞斯托霉素是通过使vWF变构并与血小板表面GPⅠb/Ⅸ/Ⅴ结合而使血小板黏附在一起，与GPⅡb/Ⅲa是否缺陷无关。巨血小板综合征是血小板表面GPⅠb/Ⅸ/Ⅴ缺陷导致的常染色体隐性遗传出血性疾病，GPⅡb/Ⅲa正常，所以不同诱导剂诱导的血小板聚集反应结构与血小板无力症恰好相反。

血块收缩试验：血块收缩不良或不收缩，可见于血小板无力症。

血小板表面α-颗粒膜蛋白140（GMP-140）检测：为检测血小板细胞黏附受体是否存在异常，在凝血酶、组胺、补体C5b-9等刺激下，α-颗粒体和棒状小体膜迅速与细胞膜融合而在细胞膜上表达，介导白细胞与内皮细胞的起始黏附，介导血小板与多种白细胞的结合，在炎症和血栓形成等方面起重要作用。血小板无力症、巨血小板合征等血小板功能障碍性疾病患者可出现GMP-140减少。

（2）确诊试验

血小板膜蛋白检测：GPⅠb-Ⅸ，GPⅠb-Ⅸ对血小板的黏附功能有着重要的作用，其缺乏见于巨血小板综合征；GPⅡb/Ⅲa，GPⅡb/Ⅲa与血小板的聚集功能有关，其缺乏见于血小板无力症；GPⅠa/Ⅱa、GPⅣ或GPⅥ，GPⅠa/Ⅱa、GPⅣ或GPⅥ缺乏的患者对胶原的反应有缺陷。

血浆β血小板球蛋白（β-TG）和血小板第4因子（PF_4）检测：β-TG和PF_4是血小板α颗粒中特有的蛋白质，其降低见于贮存池病。

vWF：vWF缺乏见于vWD患者。

血栓烷B_2（TXB_2）检测：TXB_2是血小板细胞膜磷脂释放的花生四烯酸经环氧化酶途径代谢的产物，其降低可见于先天性花生四烯酸代谢异常。

血小板第3因子a（PF_{3a}）有效性检测：PF_{3a}是血小板活化过程中形成的一种表面磷脂，是血小板参与凝血过程的重要因子。PF_{3a}有效性检测是检测血小板凝血活性最常用的方法。血小板无力症、巨血小板综合征等血小板功能障碍性疾病患者可出现PF_{3a}有效性降低。

凝血酶原消耗试验：检测血清中剩下凝血酶原时间，缩短可见于血小板无力症等。

（三）血友病

1. 概述　　血友病（hemophilia）是一组常见的遗传性出血性疾病，包括血友病A（FⅧ缺乏症）、血友病B（FⅨ缺乏症）。本病以X伴性隐性遗传为特征，男性发病，女性携带。在男性人群中血友病A的发病率为1/（5000～7000），血友病B的发病率为1/（25 000～30 000），血友病A占血友病的80%～85%，血友病B占血友病的15%～20%。

2. 发病机制

（1）凝血因子Ⅷ（FⅧ）属血浆球蛋白组分，以单链形式存在，分子量约330kDa，血浆含量约0.2mg/L，半衰期为8～12h，*F*Ⅷ基因位于X染色体（Xq28），基因全长186kb，由26个外显子和27个内含子组成，成熟的FⅧ由2332个氨基酸组成；*F*Ⅷ基因突变种类繁多，其中最常见的是*F*Ⅷ内含子22倒位和内含子1倒位突变，分别是45%～50%和2.3%重型血友病的发病机制；此外，几乎每个血友病A家系都有不同的突变，存在高度异质性，包括基因缺失、插入和点突变，如错义突变、无义突变、剪接突变等，其中65%是由单核苷酸突变所致。

（2）凝血因子Ⅸ（FⅨ）属血浆蛋白组分，以单链形式存在，分子量约57kDa，血浆含量5.1mg/L，半衰期为24h。*F*Ⅸ基因位于X染色体（Xq27），基因全长34kb，由8个外显子和7个内含子组成，成熟的FⅨ由415个氨基酸组成。*F*Ⅸ基因突变类型繁多，无明显的突变热点，也多见于错义突变、无义突变、剪接突变等。

FⅧ和FⅨ是内源凝血途径中两个重要的凝血因子。FⅧ被凝血酶激活后，作为FⅨa的辅因子参与凝血瀑布反应，FⅧ数量缺乏/结构缺陷导致血友病A。FⅨ被FⅪa和组织因子/FⅦa复合物激活成活化因子Ⅸ（FⅨa），与其辅因子（FⅧa）在磷脂表面共同激活FⅩ。FⅨ数量缺乏/结构缺陷导致血友病B。

3. 临床表现 患者终身有自发性或轻微损伤后出血难止倾向，皮肤、黏膜由于易受损伤，故是出血的多发部位；但负重深部肌肉和大关节出血是血友病的出血特点，晚期可以形成血友病血囊肿及大关节畸形；患者还可发生鼻出血、便血、血尿、咯血及致命的颅内出血。当患者的出血具有以上特点时，临床要考虑血友病出血的可能性。出血程度与患者的临床分型和损伤的严重性相关（表3-6）。

表3-6 血友病A/B临床的分型

临床分型	因子水平	出血表现
重型	1%（＜0.01U/ml）	肌肉或关节自发性出血
中间型	1%～5%（0.01～0.05U/ml）	小手术或外伤后可有严重出血，偶有自发性出血
轻型	5%～40%（0.05～0.40U/ml）	大手术或外伤可致严重出血，罕见自发性出血

4. 实验室诊断

（1）筛选试验

活化部分凝血活酶时间（APTT）测定：是内源性凝血系统较为敏感的筛选试验。血友病时APTT可延长。

凝血酶原时间（PT）测定：是外源性凝血系统较为敏感的筛选试验，血友病时PT正常。

凝血酶时间（TT）测定：是反映血浆纤维蛋白原异常的试验，血友病时TT正常。

（2）混合试验

混合试验主要原理：①所有凝血因子活性在50%以上足够获得一个正常的凝血时间（PT、APTT或TT）；②特异因子抑制剂（主要是FⅧ抑制剂）和15%的狼疮抗凝物具有时间和温度依赖性。

混合试验主要用于鉴别APTT或PT的延长是凝血因子缺乏还是存在抑制物导致。因子缺乏导致的APTT或PT延长，与等体积的正常人血浆（由至少20人以上的新鲜血浆混合制备，确保所有凝血因子的活性＞100%）混合后可被纠正为正常（因为等体积混合后的血浆所有凝血因子的活性都至少≥50%，约50%的凝血因子活性足够获得一个正常的凝血时间）。若是因存在抑制物导致的APTT或PT延长，与等体积的正常人血浆混合后不能被纠正为正常（因为抑制物通常是过量的，等体积混合后的血浆中仍有凝血因子的活性＜50%，或存在非特异的因子抑制物）。将混合血浆进一步温育后再次测定APTT，如果APTT进一步延长，提示存在特异的FⅧ抑制物（但应警惕也有15%的狼疮抗凝物具有时间和温度依赖性）。

混合试验操作时应注意：①正常人血浆必须是新鲜混合血浆（20人以上），使所有凝血因子的活性＞100%（不能使用干粉复溶的血浆）。这样的血浆与患者血浆等体积混合后，混合血浆中的所有凝血因子的活性至少＞50%。②2h温浴试验必须设对照（患者血浆和正常人血浆分别温育2h后再混合的血浆），因为 F Ⅴ和 F Ⅷ不稳定，容易降解。

注意：①混合血浆凝血时间落回参考区间，即可判断为混合试验被纠正；②混合血浆温浴前后凝血时间差值或温育2h后血浆与温育对照血浆凝血时间差值超过2s，即可判断为温育后凝血时间明显延长。

（3）确诊试验：根据F Ⅷ：C和F Ⅷ：Ag检测结果，可将血友病A分为交叉反应物质阳性（CRM+，即F Ⅷ：C降低，F Ⅷ：Ag正常或升高）和阴性（CRM–，即F Ⅷ：C、F Ⅷ：Ag均降低）两类。CRM+，表示患者可能是由于 F Ⅷ基因结构发生了点突变所致，而CRM–则可能是F Ⅷ的合成量减少所致。

根据F Ⅸ：C和F Ⅸ：Ag的检测结果，可将血友病B分为CRM+型和CRM–型。

（4）鉴别试验

出血时间（BT）、vWF抗原（vWF：Ag）检测：可以作为血友病与vWD的鉴别试验。vWD时BT延长，vWF：Ag降低。

血浆PT检测：可以初步鉴别血友病性出血与外源性凝血系统凝血因子缺乏所致的出血。前者PT正常，后者PT有不同程度的延长。

血浆F Ⅺ：C、F Ⅹ：C、F Ⅴ：C、F Ⅱ：C和纤维蛋白原含量检测可以用来进一步确定F Ⅺ、F Ⅹ、F Ⅴ、F Ⅱ及纤维蛋白原缺乏。

（5）排除试验：常用复钙交叉试验或APTT交叉试验作为排除获得性血友病的筛选试验。当延长的复钙时间或APTT不能被等量的正常人血浆（患者血浆：正常人血浆1：1）所纠正时，应考虑血友病患者血浆中有凝血因子抗体存在，必要时可以检测相应凝血因子的抗体滴度。获得性血友病相应抗体（抗F Ⅷ或F Ⅸ）的滴度升高。

（6）携带者诊断和产前诊断

血友病A：①直接诊断，可以检测 F Ⅷ基因内含子22倒位或内含子1倒位来诊断血友病A基因携带缺陷者或患病的胎儿；F Ⅷ基因测序直接发现突变也被临床应用。②间接诊断，采用RELP进行检测，所使用的遗传标志有外显子18外侧的 Bcl 1、内含子22中的 Xba 1，F Ⅷ基因外与其紧密连锁的DXS52（St 14）和内含子13及内含子22中的两个短串联重复序列（STR）等；结合 F Ⅷ基因外的DXS15、DXS 9901、G6PD、DXS 1073、DXS 1108等位点可以使血友病A的基因诊断率得到提高。

血友病B：①直接诊断，F Ⅸ基因小，可以通过直接测序进行诊断；②间接诊断，主要通过联合选用 F Ⅸ基因外的DXS1192、DXS1211、DXS 102、DXS 8013、DXS 1127、DXS 8094的遗传连锁分析进行。

（四）继发性凝血因子缺乏性疾病

1. 概述　凝血因子缺乏性疾病是指因血浆中某一或某些凝血因子缺乏造成凝血障碍并引起出血的疾病。其可分为两大类：遗传性凝血因子缺乏性疾病和继发性凝血因子缺乏性疾病，后者多为多因子缺乏并且有原发病，常见的疾病有维生素K缺乏症、严重肝病出血等。

2. 发病机制

（1）维生素K缺乏症：γ-羧基谷氨酸（Gla）结构是依赖维生素K凝血因子或抗凝蛋白所特有的分子结构，可称作γ-羧基谷氨酸结构区（Gla区）。Gla是唯一可以与钙离子结合的氨基酸，凝血因子的功能取决于这些Gla区与钙离子的结合能力，而钙离子在这些Gla残基与磷脂结合过程中起桥梁作用。凝血因子Ⅱ（FⅡ）、FⅦ、FⅨ、FX、PC、PS在肝脏合成时，均需要依赖维生素K的参与。引起维生素K缺乏的因素见表3-7。

表3-7　维生素K缺乏的因素

分类	相关因素
合成减少	严重肝病如重症肝炎、中毒性肝病、晚期肝癌等可引起凝血因子合成障碍，其中以FⅡ、FⅦ、FⅨ、FX缺乏最为常见
摄入不足或吸收减少	严格控制脂肪类食物摄入；进食量严重减少；长期口服抗生素；胆道疾病；慢性肠炎等
维生素K拮抗剂的应用	如香豆素类药物的使用；误服灭鼠药等

（2）严重肝病：肝细胞是合成与凝血系统有关因子的重要细胞，肝病引起的出血甚为复杂，主要与4个方面有关。①当肝细胞受损或坏死时，肝细胞合成凝血因子和抗凝蛋白质减少，导致凝血和抗凝机制紊乱。②肝病常并发原发性纤溶和DIC，此时血浆中的纤溶酶水平增高，纤溶酶不仅可以水解纤维蛋白（原），而且可以水解多个凝血因子（如FⅦ、FⅨ、FX、FⅪ等），同时消耗了大量的抗凝蛋白。③肝病时，肝细胞合成肝素酶的能力减低，使类肝素抗凝物不能及时被灭活而在循环血液中积累。此外，高纤溶酶血症致使纤维蛋白（原）降解，产生的FDP水平升高，FDP具有抗凝血作用。④在肝炎病毒损伤骨髓造血干/祖细胞、脾功能亢进和免疫复合物等因素作用下，血小板的生成以及血小板黏附、聚集和释放等功能受到抑制，致使患者血小板数量减少、寿命缩短、功能低下。主要肝脏疾病止血和凝血异常分类见表3-8。

表3-8　肝脏疾病止血和凝血异常分类

分类	相关因素
凝血因子和抗凝血因子合成减少	包括FⅠ、FⅡ、FV、FⅦ、FⅨ、FX、FⅫ、FⅩⅢ、前激肽释放酶、高分子量激肽原、抗纤溶酶、AT、肝素辅因子Ⅱ、蛋白C、蛋白S
生物合成异常	异常纤维蛋白原、FV、FⅧ；FⅡ、FⅦ、FⅨ、FX的异常抑制剂同系物
清除减少	纤维蛋白原单体、FDP、血小板第3因子、活化的因子Ⅸ、因子X、因子Ⅺ、纤溶酶原激活物
凝血因子破坏加速	DIC、异常纤溶、局限性血管内凝血
血小板减少	脾功能亢进、叶酸缺乏、慢性酒精中毒、DIC
血小板功能障碍	急性和慢性酒精中毒、FDP作用、尿毒症

3. 临床表现　临床可表现为皮肤瘀点、瘀斑，鼻出血、牙龈出血；手术或外伤后渗血不止；也可出现血尿、胃肠道出血。误服灭鼠剂或香豆素类药物过量患者，出血症状常较重，部位更为广泛。其中，胃肠道出血是严重肝病常见的出血表现，但几乎都与消化道的

局部损伤有关，如食管静脉曲张、消化性溃疡、胃炎等。肝门脉高压所致的脾功能亢进，可导致血小板计数减少。主要肝脏疾病血栓与止血改变特征见表3-9。

表3-9 主要肝脏疾病血栓与止血改变特征

项目	急性肝炎	慢性肝炎	重症肝炎	肝硬化	原发性肝癌	肝叶切除
凝血试验						
APTT	N/↑	↑	↑↑	↑/N	↑	↑
PT	N/↑	↑	↑↑	↑/N	↑	↑
TT	N/↑	↑	↑↑	↑/N	↑↑	↑
HPT	N/↓	↓	↓↓	↓	↓	↓
凝血因子						
FⅡ、FⅦ、FⅨ、FⅩ活性	N	↓/↓↓	↓↓	↓↓	↓/不定	↓
Fg和FⅤ:C	N/↑	N/↓	↓	↓/↓↓	↓/不定	↓
FⅧ:C	N/↑	↑/N	↑↑	↑↑	↑	↑
vWF:Ag	↑	↑	↑↑	↑↑	↑	↑↑
抗凝试验						
AT	N/↓	↓	↓↓	↓	↑/N	↓
蛋白C和蛋白S	N/↓	↓	↓↓	↓↓	↓/N	↓
类肝素物质	N	N/↑	↑↑	↑	↑	N/↑
HC-Ⅱ	N/↓	↓	↓↓	↓	↓	↓
纤溶试验						
ELT	N	N/↓	不定	↓	不定	↓
t-PA	↑	↑	↑↑	↑↑	↑	↑
PAI	↓	↓	↓↓	↓↓	↓	↓
PLG	N	↓	↓↓	↓	↓	↓
α_2-PI	N	↓	↓	↓	↓	↓
FDP	N/↑	N/↑	↑↑	↑↑	↑	↑
D-二聚体	N/↑	N/↑	↑	↑	↑	↑/N
血小板试验						
BPC	N	N/↓	↓	↓	不定	↓
血小板功能	N/↓	↓/N	↓	↓/N	↓/N	N
膜糖蛋白	N	↓	↓	↓	↓	↓
BT	N	N	↑	↑	N	N

注：↑为升高或延长；↑↑为明显升高或延长；↓为降低或缩短；↓↓为明显降低或缩短；N为正常；HPT.肝促凝血活酶试验；HC-Ⅱ.肝素辅因子Ⅱ；α_2-PI.α_2-纤溶酶抑制物活性；BPC.血小板计数。

4. 实验室诊断

（1）筛选试验

活化部分凝血活酶时间（APTT）测定：是反映内源性凝血系统功能的试验。凝血因子缺乏时可出现APTT延长。

凝血酶原时间（PT）测定：主要是反映外源性凝血系统功能的试验。凝血因子缺乏时可出现PT延长。

血小板计数：在肝病不同阶段可有不同程度的降低。

肝促凝血活酶试验（HPT）：是反映血浆中F II、F VII、F X水平的试验。肝病时HPT往往延长。

凝血酶时间（TT）和甲苯胺蓝纠正试验：是病理性抗凝物质的筛选试验，二者在肝病时可有不同程度的延长，以超过对照3s以上为延长。TT延长的患者，如果加入甲苯胺蓝后TT明显缩短，两者相差＞5s，则提示患者血浆中有肝素或肝素类物质增多。

血浆纤维蛋白原（Fg）检测：肝病时可有不同程度的降低。

优球蛋白溶解时间（ELT）测定：纤溶系统的筛选试验之一，主要反映纤溶系统活性。肝病时，由于有不同程度的纤溶活性增强，故55%的重症肝炎ELT＜90min，32%的患者ELT＜70min，42%的慢性肝炎患者ELT＜90min。

纤维蛋白（原）降解产物（FDP）：是纤溶蛋白原降解产物和纤维蛋白降解产物的总水平。肝病时FDP水平升高。

血浆硫酸鱼精蛋白副凝固试验（3P试验）：是反映纤维蛋白降解产物碎片X′和Y′的试验。

（2）分类试验

1）血小板检测

血小板黏附试验（检测PAdT）：肝病时2/3患者的PAdT水平下降。血小板聚集试验（检测PAgT）：

约有77.8%的肝病患者PAgT降低。

血小板第3因子有效性试验（检测PF_3T）：血小板第3因子在凝血过程中参与F IX a-VIII a-Ca^{2+}-PF_3及F X a- V a、Ca^{2+}-PF_3复合物的合成，肝病时65.7%的患者该项目检测值下降。

2）凝血系统检测

凝血因子促凝活性（F：C）和抗原含量（F：Ag）检测：肝病时，血浆F：C和F：Ag多呈平行性降低，即交叉反应物质（cross reactive material，CRM）阴性（CRM–）；少数患者呈F：C降低而F：Ag正常或升高，表现为CRM+。

异常凝血酶原抗原检测：异常凝血酶原是肝内凝血酶原前体不能转变为具有凝血活性的正常凝血酶原而释放入血所致，是原发性肝癌的标志物之一，但在其他肝病中也可出现程度不一的阳性率。各类肝病时，异常凝血酶原抗原含量增加。

凝血酶原片段$_{1+2}$（F_{1+2}）检测：是凝血酶原酶水解凝血酶原后产生的273个氨基酸的肽段，其含量增加代表F X a增加及F II被活化。肝病并发DIC时其血浆水平升高。

纤维蛋白肽A（FPA）检测：是反映凝血活性的分子标志物之一。肝病并发DIC时FPA升高。

可溶性纤维蛋白单体复合物（SFMC）检测：SFMC是凝血因子活化的分子标志物之一。SFMC水平升高特异性地反映凝血的活性增强。

3）抗凝和纤溶系统检测

抗凝血酶活性（AT：A）和抗原含量（AT：Ag）检测：AT是血浆生理性抑制物中最重

要的一种抗凝物质，对凝血酶的灭活56%～70%由它完成。肝病时两者呈平行性降低。

肝素辅因子Ⅱ活性（HC-Ⅱ：A）和抗原含量（HC-Ⅱ：Ag）检测：HC-Ⅱ属肝素辅因子，能抑制凝血酶和糜蛋白酶。HC-Ⅱ水平降低见于DIC和肝脏疾病，且与AT有平行关系。

蛋白C（PC：A和PC：Ag）和蛋白S（PS：Ag）检测：两者均属蛋白C系统，能灭活FⅤa和FⅧa。PC：Ag在急性肝炎时无变化，而在慢性肝炎和重症肝炎、失代偿性肝硬化时则明显降低。PS：Ag在急性肝炎时即有所降低，慢性肝病、重症肝病时则明显降低。

组织因子途径抑制物活性（TFPI：A）和抗原含量（TFPI：Ag）检测：TFPI是组织因子的主要拮抗物质，能抑制FⅤa及TF/Ⅶa、胰蛋白酶、纤溶酶和糜蛋白酶等。肝病并发DIC时，其水平降低。

α_2-巨球蛋白抗原（α_2-MG：Ag）检测：α_2-MG是生理性抗凝物质之一，与C1抑制物共同抑制90%的FⅫa和激肽释放酶活性。肝病时其血清水平升高。

α_1-抗胰蛋白酶抗原（α_1-AT：Ag）检测：α_1-AT：Ag是生理性抗凝物质之一，体外试验证明它对凝血酶有缓慢灭活作用，体内试验则显示其对FⅩa具有强大灭活作用，对激肽释放酶、纤溶酶也有抑制作用。肝病时其水平升高。

凝血酶-抗凝血酶复合物测定（TAT）：凝血酶与抗凝血酶以1：1结合形成凝血酶-抗凝血酶复合物，后者是凝血酶生成的分子标志物之一。肝病并发DIC时复合物含量升高。

组织型纤溶酶原激活物活性（t-PA：A）和抗原含量（t-PA：Ag）检测：t-PA由内皮细胞合成和分泌。在运动、血流受阻后可应激性地释放增加。肝病时，t-PA水平明显升高，在急性肝炎时是正常人的3～4倍，慢性肝炎时是正常人的5倍，重症肝炎和肝硬化时是正常人的8～9倍。

纤溶酶原活性（PLG：A）和抗原含量（PLG：Ag）检测：纤溶酶原主要通过结合在纤维蛋白上转变为纤溶酶而发挥纤溶作用。肝病时纤溶酶原水平降低。急性肝炎时PLG：A和PLG：Ag水平降低不明显，慢性肝炎、重症肝炎和肝硬化时则降低非常明显。

纤溶酶原激活物抑制物活性（PAI：A）和抗原含量（PAI：Ag）检测：PAI主要由内皮细胞产生。其作用是灭活t-PA和双链尿激酶型纤溶酶原激活物（u-PA）的活性。肝病时PAI水平明显降低，急、慢性肝炎时是正常人的2/3，重症肝炎时是正常人的1/2，失代偿性肝硬化则仅及正常人的1/5。

α_2-纤溶酶抑制物活性（α_2-PI：A）和抗原含量（α_2-PI：Ag）检测：α_2-PI属丝氨酸蛋白酶抑制物家族，主要抑制纤溶酶，也抑制胰蛋白酶、激肽释放酶及其他丝氨酸蛋白酶。肝病时其血浆水平降低。

D-二聚体（D-D）检测：肝病并发DIC时，D-二聚体水平明显升高。

血浆纤溶酶-抗纤溶酶复合物（PAP）检测：主要是检测纤溶酶与α_2-抗纤溶酶的复合物。严重病例PAP水平升高。

血浆维生素K浓度检测：维生素K缺乏症患者成年人<100ng/L，脐血<50ng/L，但由于技术和条件限制，目前少用；测定血浆非羧化的FⅡ水平和尿中Gla水平（非羧基化蛋白水平升高，24h尿Gla水平<25μmol/L）。

维生素K依赖的凝血因子活性检测：FⅡ：C、FⅦ：C、FⅨ：C、FⅩ：C均<50%，蛋白C和蛋白S活性均<40%。

（五）弥散性血管内凝血

1. 概况 弥散性血管内凝血（DIC）是由多种致病因素，如严重感染、恶性肿瘤、组织损伤、病理产科、肝脏疾病等引起，导致循环血液在全身小血管内广泛性凝固，形成以血小板和纤维蛋白为主要成分的微血栓。在此过程中，消耗了大量的血小板和凝血因子。临床上，除有基础疾病的表现外，尚有广泛性出血、不能用基础疾病解释的循环衰竭或休克、组织器官功能障碍疾病及微血管病性溶血性贫血等临床表现。易于发生DIC的基础疾病甚多，几乎遍及临床各科疾病，其中以感染性疾病最为常见，其次为恶性肿瘤、严重创伤及病理产科疾病，占DIC发病总数的80%以上。

2. 发病机制 DIC的发病机制甚为复杂，且可因基础疾病而异。

外源性凝血途径激活：人体许多组织、细胞如血管内皮细胞富含组织因子，当其受损时，组织因子释放入血液，通过激活外源凝血途径触发凝血反应，导致微血栓形成，在DIC发病过程中具有极其重要的作用。此外，人体许多组织、细胞在被损伤或破坏时释放的组织因子类物质，以及一些进入血流的外源物质，具有与组织因子相同的活性和作用，也可成为DIC始动因素。

内源凝血途径启动：多种致病因素如细菌、病毒、内毒素等激活FⅫ导致内源凝血途径激活，也是DIC发病机制中的重要一环。

血小板活化加速凝血反应：多种DIC致病因素可导致血小板损伤，使之在血管内皮处黏附、聚集并释放一系列内容物和代谢产物，加速DIC进程。

上述病理变化将导致体内凝血酶形成。凝血酶为DIC发病机制中的关键因素。它一方面直接使纤维蛋白原转化为纤维蛋白形成血栓，同时通过对凝血因子及血小板等强大的正反馈作用进一步加速凝血过程；另一方面可直接激活纤溶系统，加速凝血紊乱。

纤溶激活致凝血-抗凝血失调进一步加重：纤溶激活的始动因素可以是凝血激活的病理因素，而凝血启动后的连锁反应也可以是纤溶激活的重要原因。

3. 病理生理变化

微血管栓塞形成：是DIC的基本病理变化，亦为DIC的特征性改变。存在部位极为广泛，多见于肺、肾、脑、肝、心、肾上腺、胃肠道及皮肤黏膜等部位。伴随微血管栓塞而出现的继发性病理变化为血栓远端血管痉挛、间质水肿、灶状出血及缺血性坏死。因此，在有微血管栓塞形成的脏器，可出现一过性功能损害甚至不可逆的功能衰竭（图3-3）。

凝血功能异常：此为DIC最常见的病理变化，其检出率可高达90%～100%。其演变过程如下：①初发性高凝期，为DIC的早期变化；②消耗性低凝期，在高凝期进行的同时，由于血栓形成过程中凝血因子的消耗及纤溶酶对凝血因子的降解，血液凝固性降低；③继发性纤溶亢进期，可与低凝期同时存在，但易见于DIC后期，随着血管内血栓形成、大量血小板和凝血因子的消耗及代偿性抗凝增强，凝血过程渐趋减弱，纤溶过程则增强，且成为DIC生理过程中的主要矛盾。

微循环障碍：微循环衰竭或休克为DIC的重要发病诱因，亦是DIC中最常见的病理生理变化之一。

4. 临床表现 DIC的临床表现相当复杂、多样，但主要表现有：①出血。为大多数

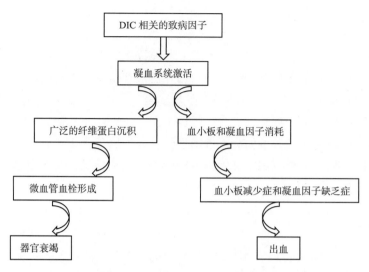

图 3-3　DIC 发生的病理生理进程

DIC 患者（70%～80%）的初发症状，且形式多样，涉及广泛，如皮肤瘀点、瘀斑和紫癜，以及呕血、黑便、咯血、血尿、牙龈出血、鼻出血等。出血程度轻者创口（手术创面或采血部位）渗血不止，重者多部位大量出血。②休克。常伴发于急性DIC。③多系统器官功能障碍。轻症者造成个别器官部分功能障碍，重症者则可引起多系统器官功能衰竭，甚至死亡。临床表现因受累的器官而异。肺小血栓形成，可损害呼吸膜，引发呼吸困难，甚至呼吸衰竭；在肾脏，可导致双侧肾皮质出血性坏死和急性肾衰竭，产生少尿、蛋白尿、血尿等症状；若在肝脏，则可致肝衰竭；若累及中枢神经系统，可出现神志模糊、昏睡、昏迷、惊厥等症状。上述器官衰竭在临床上通常以综合的形式存在。④贫血。DIC患者通常伴有微血管病性溶血性贫血。

5. 实验室检查

（1）筛选实验

1）血小板计数：DIC时血小板由于参与微血栓的形成而被消耗，故循环血液中血小板计数降低。常在20×10^9/L～100×10^9/L，其降低发生率通常为90%～95%；血小板计数动态性降低对诊断DIC更有价值。

2）血浆凝血酶原时间（prothrombin time，PT）检测：是外源凝血系统的筛选试验。PT延长或缩短分别反映FⅡ、FⅤ、FⅦ、FⅩ和纤维蛋白原血浆水平的降低或升高。DIC时，由于纤维蛋白原（Fg）减少，纤维蛋白（原）降解产物（FDP）、纤维蛋白单体（FM）及纤溶酶（PL）等的干扰，PT延长（占70%～90%）或缩短（10%～30%）。

3）血浆纤维蛋白原（fibrinogen，Fg）检测：Fg属于急性时相反应蛋白，DIC高凝血期可升高（＞4.0g/L），在消耗性低凝血期和继发性纤溶期常降低（＜2.0g/L）。Fg降低见于70%的病例。在诊断DIC中，其特异性为22%，敏感性为87%。

4）纤维蛋白（原）降解产物[fibrin（ogen）degradation products，FDP]检测：FDP是在纤溶酶作用下，Fg发生降解生成X、Y、D、E碎片（FgDP）和纤维蛋白发生降解产生X′、Y′、D、E′碎片（FDP）的总称。DIC时，由于纤维蛋白（原）被降解，故FDP升高，其阳性率可高达85%～100%，准确性达75%。参考值0～5mg/L，但FDP超过20mg/L（肝病大于60mg/L）才有诊断价值。

（2）分类试验

1）凝血和抗凝血检测

凝血酶原片段1+2（prothrombin fragment$_{1+2}$，F$_{1+2}$）：检测F$_{1+2}$是因为凝血酶原向凝血酶转化过程中所释放的片段，能敏感地反映FXa的活化和凝血酶的生成。在大多数DIC患者中，血浆浓度F$_{1+2}$显著升高，可高至正常值的3～5倍，其阳性率高达98%，准确性达93%。

纤维蛋白肽A（fibrinopeptide A，FPA）检测：FPA是凝血酶水解纤维蛋白原Aa链释放的多肽（FPA1～16），血中FPA升高，表明凝血酶活性增强。DIC时，患者血浆FPA含量升高，阳性率达89%～92%，准确率达88%。

组织因子（tissue factor，TF）检测：TF大量释放并进入血流是大多数DIC发生的直接原因。因此，血浆中TF水平升高是DIC存在的证据之一。TF不仅可以反映DIC的发生，而且可反映感染、炎症、休克、白血病等发生DIC的原因。DIC时，60%以上患者TF活性升高。

可溶性纤维蛋白单体复合物（soluble fibrin monomer complex，SFMC）检测：失去FPA和FPB的纤维蛋白可自行聚合成可溶解于5mol/L尿素的纤维蛋白单体复合物（SFMC）。血浆SFMC的升高反映凝血酶的活性增强和继发性纤溶的开始。DIC时，由于凝血酶生成增多，故患者血浆SFMC水平升高。与副凝固试验（3P试验）相比，本试验更为直接、敏感、特异。

凝血酶-抗凝血酶复合物测定（thrombin-antithrombin test，TAT）：体内凝血酶生成后可与抗凝血酶结合形成复合物，所以凝血酶-抗凝血酶复合物是反映凝血系统激活和凝血酶生成的敏感标志物。凝血酶-抗凝血酶复合物水平在DIC前3天显著升高。DIC时，凝血酶-抗凝血酶复合物的敏感度为88%，特异度为63%，阳性诊断率为79%，阴性诊断率为88%。

抗凝血酶（antithrombin，AT）检测：AT是体内最重要的抗凝蛋白，是凝血酶和凝血过程中许多丝氨酸蛋白酶（FIXa、FXa、FXIa、FXIIa等）的主要抑制物。DIC时由于凝血酶、FXa和FXIa等大量形成，并与AT结合，因此AT水平明显降低。DIC时，检测AT活性（AT：A）比检测AT抗原含量（AT：Ag）更为重要，80%～90%的DIC患者血浆AT：A水平降低。

2）纤溶系统检测

纤溶酶-抗纤溶酶复合物（plasmin-antiplasmin complex，PAP）检测：PAP是纤溶酶与α$_2$-抗纤溶酶（α$_2$-AP）形成的复合物，它反映纤溶酶的生成。DIC时，血浆PAP水平升高。PAP水平升高与DIC的发展相平行，PAP水平降低与DIC的缓解相关。PAP在DIC的诊断中有重要价值，因为它不仅反映纤溶系统被激活，而且反映纤溶抑制物被消耗。

D-二聚体检测：可溶性纤维蛋白单体经FXIIIa作用后，生成交联的纤维蛋白，纤维蛋白经过纤溶酶裂解生成特异性D-二聚体，DIC时患者血浆D-二聚体水平明显升高，是确诊DIC的特异性指标，准确率达93%。D-二聚体是区分DIC和原发性纤溶症的重要指标。

α$_2$-抗纤溶酶（α$_2$-antiplasmin，α$_2$-AP）检测：α$_2$-AP与纤溶酶形成复合物，从而灭活纤

溶酶。DIC病程中继发性纤溶亢进，生成大量纤溶酶，α_2-AP因被消耗而减少。

纤溶酶原（plasminogen，PLG）检测：DIC时，大量纤溶酶原被吸附在纤维蛋白血栓上，在纤溶酶原激活剂（PA）作用下转变为纤溶酶。因此，血中纤溶酶原含量明显降低，是反映纤溶酶活性增强的直接证据之一。

纤维蛋白肽Bβ1～42（Bβ1～42）和纤维蛋白肽Bβ15～42（Bβ15～42）检测：纤溶酶作用于纤维蛋白原，可以从纤维蛋白原Bβ链裂解出肽段Bβ1～42；纤溶酶作用于纤维蛋白单体或纤维蛋白，可从Bβ链裂解出肽段Bβ15～42。血液中这两种片段增加，表明纤溶酶活性增强。DIC时，Bβ1～42和Bβ15～42血浆水平升高；原发性纤溶时，仅Bβ1～42升高。

3）血小板检测

β-血小板球蛋白（β-thromboglobulin，β-TG）检测：β-TG是血小板被激活后由α颗粒释放的一种特异性蛋白质。DIC时，血小板被激活，患者血浆β-TG含量升高。

血小板第4因子（platelet factor 4，PF_4）检测：PF_4是血小板被激活后由α颗粒释放的另一种特异性蛋白质。DIC时，血小板被激活，患者血浆PF_4水平升高。

血小板P选择素（P-selection）检测：静息的血小板中P选择素仅分布于α颗粒膜上，血小板经凝血酶刺激后，α颗粒膜迅速与细胞膜融合而在表面表达，并进入血浆。DIC时，血小板膜表面和血浆中P选择素水平均升高。

6. DIC诊断标准

（1）2001年全国第七届血栓与止血学术会议修订的DIC诊断标准

一般诊断标准：存在易于引起DIC的基础疾病或情况，如感染、恶性肿瘤、病理产科、大型手术及创伤等。

有下列2项以上临床表现：①多发性出血倾向；②不易以原发病解释的微循环衰竭或休克；③多发性微血管栓塞症状、体征，如皮肤、皮下、黏膜栓塞坏死，以及早期出现的肾、肺、脑等脏器功能不全；④抗凝治疗有效。

实验室检查符合下列标准（同时有以下3项以上异常）：①血小板计数$<100\times10^9$/L或呈进行性下降；②血浆纤维蛋白原<1.5g/L或呈进行性下降，或>4.0g/L；③3P试验阳性或血浆FPD>20mg/L或D-二聚体水平升高（阳性）；④凝血酶原时间缩短或延长3s以上或呈动态变化或APTT延长10s以上；⑤疑难病或其他特殊患者，可考虑行抗凝血酶、FVIII：C及凝血、纤溶、血小板活化分子标志物测定。

（2）肝病合并DIC的实验室诊断标准：①血小板计数$<50\times10^9$/L或有2项以上血小板活化产物升高（β-TG、PF_4、TXB_2、P选择素）；②血浆纤维蛋白原<1.0g/L；③血浆FVIII：C活性$<50\%$；④凝血酶原时间延长5s以上或呈动态性变化；⑤3P试验阳性或血浆FDP>60mg/L或D-二聚体水平升高。

（3）白血病并发DIC的实验室诊断标准：①血小板计数$<50\times10^9$/L或呈进行性下降或血小板活化、代谢产物水平升高；②血浆纤维蛋白原<1.8g/L；③凝血酶原时间延长5s以上或呈动态性变化；④3P试验阳性或血浆FDP>60mg/L或D-二聚体水平升高。

（4）基层医院DIC实验室诊断参考标准（同时有下列3项以上异常）：①血小板计数$<100\times10^9$/L或进行性下降；②血浆纤维蛋白原<1.5g/L，或呈进行性下降；③3P试验阳性或血浆FDP>20mg/L；④凝血酶原时间缩短或延长3s以上或呈动态变化；⑤外周血破碎红细胞比例＞10%；⑥红细胞沉降率第1小时末低于10mm。

（5）2009年国际血栓与止血学会（ISTH）推荐了关于DIC诊断的评分系统，见表3-10。

表3-10　ISTH诊断DIC评分系统

风险评估

　患者是否有与DIC相关的基础疾病？

　是：继续进行评分

　否：不用此评分系统

实验室结果

　血小板计数（＞$100×10^9$/L计0分，＜$100×10^9$/L计1分，＜$50×10^9$/L计2分）

　纤维蛋白升高标志物（如D-二聚体、纤维蛋白降解产物）（轻度升高计0分，中度升高计2分，重度升高计3分）

　PT延长（＜3s计0分，＞3s且＜6s计1分，＞6s计2分）

　血浆纤维蛋白原（＞1g/L计0分，＜1g/L计1分）

计算得分

　＞5分符合DIC：每天重复评分

　＜5分提示不符合DIC：1～2天重复评分

（6）原发性纤溶症与DIC鉴别诊断：原发性纤溶症系某种原因导致纤维蛋白溶解系统功能亢进，此时的凝血系统未被激活。患者的出血表现与DIC在临床上较难鉴别，实验室检查可以提供诊断线索（表3-11）。

表3-11　原发性纤溶症的特殊试验与DIC的鉴别试验

项目	原发性纤溶	DIC
β-血小板球蛋白（β-TG）	N	↑
血小板第4因子（PF_4）	N	↑
P选择素	N	↑
凝血酶原片段$_{1+2}$（F_{1+2}）	N	↑
纤溶蛋白肽A（FPA）	N	↑
可溶性纤维蛋白单体复合物	N	↑
D-二聚体	N	↑
Bβ1～42肽	↑	N
Bβ15～42肽	↑	↑

注：N为正常；↑为升高。

（六）遗传性易栓症

1. 概述　血栓形成可以因血管壁、血液成分或血液流动异常所致。易栓症（thrombophilia）是指抗凝、纤溶和凝血因子缺陷所致的血栓形成性疾病。有遗传性与获得性两类。前者主要是指遗传性或先天性抗凝蛋白和纤溶系统成分的缺陷，包括量的减少和质的异常，临床上表现为容易发生血栓栓塞性疾病，尤其是下肢深静脉血栓形成等一类疾病。遗传性易栓症的病因很多，如抗凝作用缺陷、凝血因子异常、纤溶系统异常、代谢缺陷。通过家系调查、表型和基因检测，可以揭示一定的遗传规律。表3-12是不同病因导致的遗传性易栓症的流行病学及遗传方式。

2. 发病机制 体内的抗凝、凝血、纤维蛋白溶解系统的功能相互协调、制约，保证了在正常情况下机体血管内血液保持流动状态；若其中某一因素发生改变，可导致正常的动态平衡发生紊乱，血液溢出血管导致出血，或在血管内停止流动导致血栓形成。遗传性易栓症往往是其中的一个成分改变，导致相应蛋白质发生有利于血栓形成的结构和功能改变。若这种失衡超出机体的代偿能力，便会导致血栓形成。

3. 临床表现 遗传性易栓症有以下特点：①发病年龄小。据统计，血栓栓塞首次发病年龄为20～30岁，其中低于30岁患者占69%，40岁以前发病者占89%，少数甚至发生在新生儿期。②有反复发作的倾向。70%以上的患者有2次以上的血栓栓塞发作史。③血栓栓塞常发生于不常见的部位。80%以上为静脉血栓栓塞，最常发生于下肢，但也可发生于身体其他部位。下肢不对称肿胀、疼痛和浅静脉曲张是下肢深静脉血栓的三大症状。动脉血栓栓塞少见。④有的甚至在应用抗凝剂的情况下发生血栓栓塞现象。当临床上出现上述特点的血栓栓塞症时要考虑遗传性易栓症的可能性（表3-12和表3-13），可以选择下列试验加以诊断（表3-14）。同时当已知存在遗传性易栓症深静脉血栓患者的一级亲属在发生获得性易栓疾病或存在获得性易栓因素时建议进行相应遗传缺陷的检测。

表3-12 不同病因导致的遗传性易栓症的流行病学及遗传方式

病因	流行病学（%）*	遗传方式
抗凝作用缺陷		
抗凝血酶（AT）缺陷	2.6～8.3	AD
蛋白C（PC）缺陷	2～5	AD
蛋白S（PS）缺陷	5～21	AD
肝素辅因子Ⅱ（HC-Ⅱ）缺陷	<1	AD
组织因子途径抑制物（TFPI）缺陷	<1	
凝血因子异常		
异常纤维蛋白原血症	<1	AD
FⅡ 20210突变	1.4～5.6	AD
FV缺陷症（抗APC症）	20～60	AD
FⅫ缺陷症	2.3～10.6	AR
纤溶系统异常		
异常纤溶酶原血症	<1	AD
纤溶酶原缺乏症	1～2	AD/AR
组织型纤溶酶原激活物（t-PA）缺乏	<1	AD
纤溶酶原激活物抑制物（PAI）过多	<1	AD
代谢缺陷		
高同型半胱氨酸血症	2～3	AR
HRG血症	5～6	AD

注：*为血栓形成患者的百分比。AD.常染色体显性遗传；AR.常染色体隐性遗传；HRG.高组氨酸糖蛋白；APC.活化蛋白C。

表3-13 几种易栓症临床表现比较

项目	AT缺陷症	蛋白C缺陷症	蛋白S缺陷症	FV Leiden突变
静脉血栓栓塞（＞90%患者）				
下肢深静脉血栓	常见	常见	常见	常见
肺栓塞	常见	常见	常见	常见
浅表血栓性静脉炎	少见	多见	多见	多见
肠系膜静脉血栓形成	多见	多见	多见	少见
脑静脉血栓形成	多见	多见	多见	少见
动脉血栓形成	少见	少见	多见	少见
血栓形成家族史	50%～60%	50%～60%	50%～60%	23%～31%
40～45岁首次发生血栓形成	80%	80%	80%	30%
反复发作	是	是	是	是
新生儿暴发性紫癜	可见	可见	可见	未见

表3-14 遗传性易栓症的实验室特征和分型

易栓症	检验结果与分型			
	AT：A		AT：Ag	肝素结合活性
AT缺乏	Ⅰ型	↓	↓	N
	Ⅱ型 Ⅱa	↓	N	↓
	Ⅱb	↓	N	N
	Ⅱc	N	N	AN
	PC：A		PC：Ag	PC：A/PC：Ag
PC缺陷	Ⅰ型	↓	↓	＞0.75
	Ⅱ型 Ⅱa	↓	N	＜0.75
	Ⅱb	N	N	＜0.75
	PS：A		TPS：Ag	FPS：Ag
PS缺陷	Ⅰ型	↓	↓	↓
	Ⅱ型 Ⅱa	↓	N	N
	Ⅱb	↓	N	↓
	APC-SR		诊断值	参考值
抗APC FV缺陷	纯合子型	＜0.45	＜0.70	＞0.84
	杂合子型	0.45～0.70	＜0.70	＞0.84
	HC-Ⅱ：A		HC-Ⅱ：Ag	
HC-Ⅱ缺陷	Ⅰ型	↓	↓	
	Ⅱ型	↓	↓	
	TFPI：A		TFPI：Ag	
TFPI缺陷	↓		↓	

续表

易栓症	检验结果与分型			
PLG缺陷	PLG：A	PLG：Ag		
	Ⅰ型	↓	N	
	Ⅱ型	↓	↓	
PAI过多	束臂试验	PAI：A	PAI：Ag	t-PA
	前	↑	↑	N
	后	↑↑	↑↑	N/↑
t-PA缺乏	t-PA：A	t-PA：Ag		
	↓/0	↓/0		
Fg异常	Fg含量	APTT/PT	TT	
	纯合子	N	↑	↑↑
	杂合子	N	N	↑↑
高同型半胱氨酸血症	同型半胱氨酸含量	注射蛋氨酸后		
	纯合子	↑	↑	
	杂合子	↑/N	↑	
HRG血症	HRG：Ag	PAI：A	t-PA	
	↑	↑/N	↓/N	
FⅫ缺陷	FⅫ：C	FⅫ：Ag	APTT	CRM
	纯合子	<1%	0	>120s	Ⅰ型（−）
	杂合子	25%～50%	35%～65%	延长5%～20%	Ⅱ型（＋）
FⅡ20210突变	FⅡ：C	FⅡ：Ag		
	↑	↑		

注：↓为降低；↓↓为明显降低；↑为升高；↑↑为明显升高；N为正常；AN为异常。

4. 实验室诊断

（1）筛选试验

凝血酶原时间（PT）检测：主要反映外源性凝血系统中的凝血因子是否缺乏。遗传性易栓症时PT可以缩短，但在异常纤维蛋白原血症时可以延长。

活化部分凝血活酶时间（APTT）检测：是反映内源性凝血系统功能的试验。遗传性易栓症时APTT可以缩短，但在异常纤维蛋白原血症时可以延长。

纤维蛋白原（Fg）含量检测：遗传性易栓症时Fg可以升高，但在异常纤维蛋白原血症时用Clauss法检测的值可以降低。

凝血酶时间（TT）和爬虫酶时间检测：两者在异常纤维蛋白原血症时可以延长。

ProC Global试验：是一种蛋白C系统异常的筛选试验。异常可见于蛋白C系统的缺陷，如蛋白C、蛋白S缺乏，F V Leiden突变等。对蛋白C活性低于正常值70%的检出率为90%，蛋白S活性低于正常值60%的检出率为89%，F V Leiden突变的检出率为100%

（杂合子或纯合子），对检查FⅡ20110 G→A突变的敏感性为84%。本试验的检出特异性为79%，假阳性可见于FV、FⅧ的活性异常升高，以及口服双香豆素类抗凝药物或狼疮抗凝物质存在等情况。

（2）确诊试验

血浆AT检测：活性及抗原检测可以检出AT质、量的缺陷。交叉免疫电泳可见异常蛋白质条带或泳动迟缓。根据检测结果，可以将AT缺陷分为两型：Ⅰ型，抗原和活性平行下降；Ⅱ型，抗原正常，活性下降，包括Ⅱ-RS、Ⅱ-HRS、Ⅱ-PE 3个亚型。

蛋白C检测：活性及抗原检测可以检出蛋白C质、量的缺陷。根据抗原与活性的检测结果，可以将蛋白C缺陷分为两型：Ⅰ型，抗原和活性平行下降；Ⅱ型，抗原正常，活性下降。

总蛋白S（TPS）及游离蛋白S（FPS）抗原检测：可以检出因蛋白S缺陷导致的遗传性易栓症。交叉免疫电泳可见异常蛋白质条带或泳动迟缓。

抗活化蛋白C试验（APC-SR）检测：可以检出抗活化蛋白C（APCR）现象。

肝素辅因子-Ⅱ（HC-Ⅱ）抗原及活性检测：对HC-Ⅱ异常引起的血栓栓塞诊断有帮助。用含有肝素或硫酸皮肤素的凝胶进行交叉免疫电泳，可能出现异常峰型。

纤溶酶原（PLG）抗原及活性检测：有助于异常纤溶酶原血症的诊断。Ⅰ型为酶活性中心缺陷，Ⅱ型为酶原激活异常。表现为抗原正常，活性降低。

纤溶酶原活化抑制物-1抗原及活性检测：有助于判断纤溶酶原活化抑制物是否过多。

富含组氨酸糖蛋白抗原（HRG：A）检测：对家族性富含组氨酸糖蛋白增多症的诊断有意义。

同型半胱氨酸含量检测：可用于高同型半胱氨酸血症的诊断。

凝血酶原G20210A变异：可能是*PT*基因mRNA翻译蛋白增加，导致血浆FⅡ水平升高，使血栓形成的危险性增加。

（七）抗栓治疗监测

1. 抗血小板治疗监测　为了减少临床抗血小板药物低反应的发生率，抗血小板药物发展迅速，目前主要有六类。抗血小板药物种类和作用机制见表3-15和图3-4。

表3-15　抗血小板药物种类和作用机制

种类	药物	作用机制
环氧化酶抑制剂	阿司匹林	不可逆抑制环氧合酶Ⅰ型（COX-1）
P2Y12受体抑制剂	噻氯匹定、氯吡格雷、普拉格雷	不可逆抑制
	替格瑞洛	可逆抑制
GPⅡb/Ⅲa拮抗剂	阿昔单抗、依替巴肽、替罗非班	抑制聚集共同途径
直接凝血酶抑制剂	达比加群、阿加曲班、比伐卢定	抑制凝血酶
其他	西洛他唑、双嘧达莫	抑制磷酸二酯酶

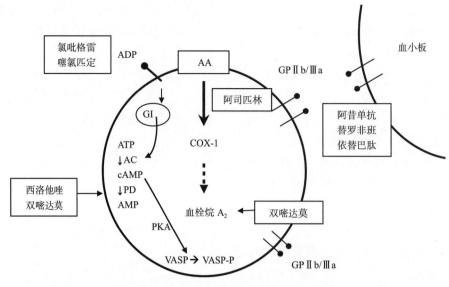

图 3-4 抗血小板药物的作用机制

注：AA. 花生四烯酸；ADP. 腺苷二磷酸；AMP. 腺苷一磷酸；ATP. 腺苷三磷酸；AC. 腺苷酸环化酶；cAMP. 环磷酸腺苷；GP. 糖蛋白；
PD. 磷酸二酯酶；GI. 抑制性 G 蛋白；VASP. 血管舒张剂刺激磷蛋白；VASP-P. 磷酸化的血管舒张剂刺激磷蛋白

　　血小板功能试验可以测定血小板激活的程度。可用于抗血小板药物治疗监测的试验见表 3-16，但目前并不推荐使用血小板功能试验常规监测抗血小板治疗，其价值有待进一步临床研究支持。

表 3-16　可用于抗血小板治疗监测的血小板功能试验

试验名称	检测	样本类型	优点	缺点
整体试验				
出血时间	血液凝固的时间	全血	真实反映体内凝血时间	不敏感，变异系数高
血栓弹力图	血栓块弹力	全血	止血过程全貌检测	仅检测凝块特性，除非使用血小板活化剂，否则主要与血小板无关
基于血小板活化的检测				
流式细胞仪	用免疫标记法测定血小板糖蛋白和活化标志物	全血	血量少，检查种类多	专业操作，费用高
VASP	VASP 磷酸化程度	全血	样本可长期保存，对 P2Y12 受体抑制剂最为特异	检测程序复杂
基于血小板聚集的检测				
LTA	经典激动剂对低剪切血小板-血小板聚集反应的影响	PRP	金标准	耗时，样本制备不规范
基于 96 孔板 PRP 试验	基于 LTA 原理，光透射增加程度	PRP	可使用多种诱导剂，应用广泛	标准化程度有限
VerifyNow	光透射增加程度	全血	检测程序标准化，操作简单	费用高

续表

试验名称	检测	样本类型	优点	缺点
WBA	检测受经典激动剂影响的阻抗变化	全血	多通道版本可供选择	老式仪器依赖于血小板计数,需要清洗和回收电极
基于剪切法的检测				
PFA-100/200	血小板封闭小孔时间	全血	检测程序标准化,操作简单	抗血小板治疗监测临床研究有限
微流体仪器	小型化多通道器件	全血	实时血栓形成	抗血小板治疗监测临床研究有限
检测血小板释放反应的试验				
腺嘌呤核苷酸	用发光或高效液相色谱法测定总核苷酸和释放核苷酸	全血	敏感	样本制备、检测校准、特殊设备
血小板释放标志物(如PF$_4$等)	通常采用ELISA法,但也有新的多路流式细胞仪测定方法	PRP	相对简单	在采血和处理过程中易发生人工误差
血栓素B$_2$	免疫分析	PRP	依赖于血小板COX-1活性	易产生假阳性

注:VASP. vasodilator stimulated phosphoprotein,舒血管剂激活的磷蛋白;LTA. light transmission aggregometry,光透射聚集度;PRP. platelet-rich plasma,富血小板血浆。

2. 抗凝治疗监测 从药效学特点和临床要求出发,抗凝药物需满足以下特点才能进行监测:①药物代谢个体间变异大,需在治疗初始时为患者确立理想的给药剂量;②药物作用在体内不稳定,会因药物与药物或药物与食物及未知因素作用而发生改变;③监测试验重复性好,其结果与药物浓度或效应有良好的关系;④药物浓度或效应与临床不良事件(血栓或出血)发生有关,可确定一个理想治疗区间(最小起效剂量和最大耐受剂量);⑤监测试验作为药物剂量增加或减少的基础,已被证明可以防止血栓或出血事件发生。从以上5点出发,目前各种抗凝药物监测的必要性如表3-17所示,而实验室对这些不同特点的抗凝药物进行监测时需要注意以下问题。

表3-17 各种抗凝药物监测的必要性

需监测的条件	VKA	UFH	LMWH	利伐沙班	达比加群
个体间变异大	√	√	×	×	×
个体内不稳定	√	√	×	×	×
监测方法重复性好,具备良好剂量效应关系	PT-INR	APTT(较差),抗FX a活性	抗FX a活性	改良抗FX a活性	dTT, ECT
药物浓度与临床事件发生相关,有理想治疗区间	2~3	APTT需校准,抗FX a活性:0.3~0.7U/ml	×	×	×
治疗区间经过验证可以防止临床不良事件发生	√	存在争议	×	×	×

注:VKA.维生素K拮抗剂;UFH.普通肝素;LMWH.低分子量肝素;PT-INR.凝血酶原时间国际标准化比值;APTT.部分活化凝血活酶时间;dTT.稀释的凝血酶时间;ECT.蛇毒凝固时间;√为满足;×为不满足。

（1）维生素K拮抗剂（VKA）的实验室监测：VKA抗凝效应受到年龄、性别、基因多态性（*CYP2C9*、*VKORC*等）、药物与药物、药物与食物及一些尚不能解释因素的影响；并且有研究报道，即使在被高度选择的人群中，患者维持在治疗区间的时间大约只有60%；所以患者在给药初始和在达到稳态后，都需要监测凝血酶原时间国际标准化比值（prothrombin time-international normalized ratio，PT-INR），以保证长期维持在治疗区间。很多研究都证实了在静脉血栓形成和非风湿性房颤中，出血与血栓事件的危险与VKA的给药强度有关；发现INR每增加1单位，出血风险增加3.5倍；而INR＜2的血栓风险是INR＞2的2.8倍。

因此，PT-INR[PT-INR=（患者PT）/（正常人平均PT的几何平均数）^{ISI}]是监测VKA治疗的良好指标。实验室为保证其能准确反映VKA抗凝效应，一方面应注意做好试剂批号更换时国际敏感指数（international sensitivity index，ISI）和正常人平均PT的几何平均数的管理；另一方面应注意对治疗前基线PT值高于参考区间患者的特殊处理。

（2）肝素监测：普通肝素（UFH）由于可与内皮细胞、单核细胞及一些血浆蛋白（玻连蛋白、富含组氨酸的糖蛋白、血小板第4因子）结合，所以存在巨大的个体间和个体内变异，一直被推荐需要监测。作为UFH的监测试验，APTT是反映内源性凝血途径因子活性的试验，其测定的重复性受到试剂、仪器及除FⅦ外几乎所有因子活性的影响；而抗Ⅹa活性测定虽然干扰因素少，但在一般实验室难以开展，所以APTT仍然是最主要的UFH监测指标。但是，目前有300多种APTT试剂在临床使用，不同试剂UFH治疗区间（抗Ⅹa因子：0.3～0.7U/mL）对应的APTT比值范围在1.6～2.7和3.7～6.2，显然采用APTT比值作为UFH治疗监测的可比性很差。因此，当采用APTT监测UFH治疗时，合理的办法是摒弃APTT比值，而采用UFH浓度标定的每个试剂特异的APTT区间。例如，抗Ⅹa因子活性测定（理想治疗区间：0.3～0.7U/mL）标定某APTT试剂对应的UFH的治疗区间为56～78s。

（3）低分子量肝素（LMWH）和直接口服抗凝药物监测：LMWH由于不与内皮细胞和血浆蛋白结合，皮下注射后有很高的生物利用度，所以LMWH监测主要是为了增强有效性和安全性。LMWH不延长APTT，只影响抗Ⅹa活性，但抗Ⅹa活性监测与LMWH治疗效应和安全性的关系也存在疑问。研究发现，在深静脉血栓形成和肺栓塞患者中，根据体重调整LMWH给药剂量与根据抗Ⅹa活性调整剂量相比，两组不良事件发生率没有显著差异。与LMWH类似，由于稳定的药效学特点，直接口服抗凝药物推荐固定剂量给药，不需要监测，并且直接口服抗凝药有更宽泛的治疗窗。

LMWH（抗Ⅹa活性测定）、利伐沙班（改良抗Ⅹa活性测定）、达比加群（dTT和ECT）虽然都有特异的、剂量效应关系良好的监测试验，但其监测价值有限。在更多临床情况下（表3-18），这些不需要监测的抗凝药物需要的是检测药物是否过量或是否正在服用某药物。评价这些抗凝药物对常规凝血试验的影响具有发现某药物过量或是否正在服用某药物的价值（表3-19）。一般而言，当对某抗凝药物敏感性低的试验检测时间明显延长或受到影响时，通常提示过量。例如，当PT正常，APTT轻度延长，TT超出检测范围时，通常提示该患者正在服用达比加群；而当PT明显延长（达比加群对PT不敏感）时，常常提示达比加群过量。

表3-18 临床对抗凝药物监测和检测的需求

目的	临床需求
监测（只测定并根据试验结果调整剂量）	肝肾功能轻度不全的患者起始给药
检测（只用于判断药物存在、过量）	药物过量（代谢异常药物堆积、企图自杀）
	急诊手术出血风险评价（外伤、昏迷）
	服药期间发生出血或血栓，依从性评价
	沟通不良患者依从性检测（患者说谎）
	抗凝药物之间桥接的时候
	超重、低体重
	合用药物的叠加效应

表3-19 直接口服抗凝药物对常规凝血试验的影响

项目	达比加群	利伐沙班
PT	不敏感	线性可，但低剂量反应差
APTT	中度敏感，高剂量线性差	不及PT敏感
TT	极度敏感	不受影响

（乔 蕊 崔婵娟 张云聪 王春艳 吴 俊）

第四节 质量管理

常规血浆凝固实验在各医疗机构广泛开展，为出凝血疾病诊治提供了最基本的信息。临床实践中，血凝学检测的质量保证相对其他实验较为复杂，因此存在的问题也较多。本节内容综合国内外标准、指南和研究报道，分别针对常规血浆凝固实验检验前、检验中、检验后各环节提出推荐意见，适用于指导和规范临床检验操作，以保证实验质量达到相关行业标准，是对行业标准实施条件的有益补充及说明。本节涉及的实验项目包括活化部分凝血活酶时间（activated partial thromboplastin time，APTT）、凝血酶原时间（prothrombin time，PT）、国际标准化比值（international normalized ratio，INR）、凝血酶时间（thrombin time，TT）、纤维蛋白原。

建议等级按照重要程度划分："应、必须"的建议是国内外文献和专家推荐必须执行；"宜"的建议指虽然不一定执行，但是执行操作对质量有益；"可、可以、推荐"的建议是各单位根据自身情况可以进行的操作；"不应、不可、禁止"的建议指对质量有负面影响的操作，不能执行。

一、实验前因素

正确的实验前准备是保证检验结果准确、可靠的前提，尤其是检验检测技术和方法高度自动化的今天，临床医生反馈的不满意检查结果原因分析有30%~75%可溯源至实验前，因此应重视实验前因素对检验结果可能产生的重要影响。

建议1 结果分析时应综合考虑患者生理状况、生活习惯及用药情况对血浆凝固实验结果的可能影响。

患者的生理情况如年龄、性别、肥胖、饮食、生理状态和血型等，生活习惯如吸烟、饮酒，用药情况如服用抗血小板药物、抗凝药、中药等都可能影响检验结果。由于肝脏发育相对较晚，所以新生儿的凝血因子水平较低，处于生理性低凝期，在6个月时婴儿大多数凝血因子可达成人水平。当年龄超过50岁后，纤维蛋白原和FⅧ随着年龄的增长而增加，FⅡ和FⅤ随着年龄的增长先增加后降低，FⅩ随着年龄的增长而降低，相应的凝血筛查实验随着年龄变化可能产生改变。女性的FⅡ、FⅦ、FⅨ、FⅩ、FⅪ和FⅫ水平高于男性。女性在月经、妊娠、绝经等不同状态下，凝血功能表现不一，如FⅧ和血小板功能在月经期和卵泡早期处于最低水平，妊娠期女性由于高凝状态会出现PT、APTT缩短，而纤维蛋白原水平和D-二聚体水平增加。肥胖可导致促凝因子活性增加、纤溶功能减弱、抗凝血酶和蛋白C活性升高。富含维生素K的食物对华法林有反作用，可导致INR下降。O型血个体由于vWF清除更快而使vWF水平降低，未与vWF结合的FⅧ可以很快被降解，从而导致FⅧ的半衰期较短，故vWF和FⅧ活性常低于非O型血人群。吸烟可造成FⅦ抗原和活性升高。饮酒能抑制血小板功能。阿司匹林、华法林、肝素等可影响血小板功能和凝血功能。一些脂糖肽类抗菌药（如替拉万星）也可能通过与检测试剂中磷脂的结合而干扰凝血分析。

建议2 在样本采集时要根据采血量、患者年龄、静脉粗细程度选用适宜型号的针头；采集多管血液样本时，应遵循正确的采血顺序依次采集。

推荐采用含有抗凝剂的真空采血装置。出凝血样本的采血针头一般成人为19G或21G，婴幼儿用22G或23G，过大或过小的针头易引起溶血。如果使用注射器，需要使用小容量的（≤20ml），推荐的材质为塑料或硅化玻璃。止血带使用时间不宜超过1min，即使特殊情况需要，国际血液学标准化协会（International Council for Standardisation in Haematology，ICSH）也强调止血带最长使用时间不应超过2min。不应反复拍打穿刺部位和反复穿刺。ICSH提出需同时采集多个类型的样本时，应遵循血培养管、柠檬酸钠抗凝管、血清管、肝素管、EDTA抗凝管、其他管的顺序。而如果无血培养管，且非通过蝴蝶针或留置导管采集血液，采集样本也不用于血小板功能研究时，可不丢弃采集的第一管柠檬酸钠抗凝血液样本。血液进入试管后，轻柔颠倒混匀3~4次，确保抗凝剂与血液充分混匀。

建议3 血浆凝固实验抗凝剂应使用109mmol/L（3.2%）柠檬酸三钠的水合物（$Na_3C_6H_5O_7 \cdot 2H_2O$）。

进行常规血浆凝固实验的样本建议使用浓度为109mmol/L、3.2%（g/100ml）柠檬酸三钠的水合物（$Na_3C_6H_5O_7 \cdot 2H_2O$）抗凝，不应使用其他抗凝剂（如草酸盐、肝素或EDTA）。ICSH不建议使用129mmol/L（3.8%）柠檬酸钠采集血液样本，主要是考虑到国际敏感指数（ISI）容易受到柠檬酸钠抗凝强度的影响，129mmol/L柠檬酸钠抗凝的样本中测定的INR可比结果正确值高20%。血液与柠檬酸钠抗凝剂的体积比为9：1。采集样本量不够时会降低该比例，可能导致检测结果假性延长；而采集样本量过多时会增加该比例，可能引起样本凝固、检测结果不正确，采集量偏离应小于10%~20%，具体偏离限值可由实验室自行验证而确定。必要时以注射器采血，拔掉采血针头及试管盖后，沿试管内壁缓缓注入，立即加盖轻柔颠倒混匀3~4次或以上。红细胞压积（HCT）≥55%（0.55L/L）时，应对患者血液中柠檬酸盐的终浓度进行调节。推荐按照下面公式进行调节：

$$X=（100–HCT）×样本量ml/（595–HCT）$$

式中：X 为每毫升血液样本所需的抗凝剂体积数；HCT 为红细胞压积，单位为%。

注：对于红细胞压积≤20%（0.20L/L）的，目前尚无足够数据用以确定柠檬酸盐浓度的调节。

建议4 分离血浆时，要在规定的速度和时间条件下离心，以得到乏血小板血浆（血小板计数<$10×10^9$/L）。

进行常规血浆凝固实验的样本均需要使用乏血小板血浆进行检测，推荐在室温下以1500g的离心力离心不少于15min。应使用水平式转子离心机，以减少血浆和血小板的重新混合。离心时不应使用紧急制动，不可加大转速缩短离心时间。离心结束后，离心桶应轻拿轻放，防止血小板重新被混悬。除乏血小板外，还应保证红细胞不被离心破坏，否则破坏的红细胞会释放某些活性物质而干扰检测。根据CLSI建议，不同项目对离心后血浆中残留的血小板要求不同，PT和APTT要求血浆中血小板计数<$200×10^9$/L即可，而某些特殊的项目，如蛋白S、狼疮抗凝物等，要求血小板计数必须<$10×10^9$/L，为保证检测质量，这些项目往往需要二次离心。离心条件的改变必须经过严格的实验室验证。

建议5 检验前样本应保持试管盖封闭，保存时间根据检测项目、保存温度确定。

（1）用于PT测定的未离心或离心后未分离血浆的样本，保存在18~24℃条件下未开盖的试管中，推荐在样本采集后24h内测定。保存在2~4℃条件下，可能会造成FⅦ的冷激活从而改变PT的结果。

（2）检测未使用肝素患者的APTT样本时，未分离血浆的样本（未离心或离心）在未开盖的试管中，保存在18~24℃条件下，推荐在样本采集后4h内测定。

（3）含有普通肝素（低分子量肝素）的样本用于APTT测定时，保存在18~24℃条件下，推荐在样本采集后1h内离心，推荐在样本采集后4h内进行血浆测定。

（4）无法立即检测的样本应低温保存，如用于PT测定的样本在24h内、用于APTT和其他项目测定的样本在4h内无法完成测定时，推荐分离血浆并将其冰冻保存。在–20℃条件下，推荐最多保存2周；在–70℃条件下，推荐最多保存6个月。

建议6 冰冻血浆样本检测前置于37℃水浴中迅速融化，轻轻混匀后立即测定。

融化后的样本如不能即刻测定，推荐置于4℃条件下暂存，并于2h内完成测定。当检测地点距离样本采集和离心地点较远时，血浆应在样本采集后2h内分离，在样本采集后4h内测定。如果不能在规定时间内运输到达目的地，推荐分离血浆并将其冰冻保存。在–20℃条件下，推荐最多保存2周；在–70℃条件下，推荐最多保存6个月。禁止使用自动除霜冰箱冻存样本。

二、实验中因素

随着各种指南、规范、室间质评等的应用和普及，实验中因素已经获得了越来越广泛的重视，但仍有部分重要细节容易被操作人员忽视，最终对检验结果产生重要影响。

建议7 建议使用Ⅰ级水进行血浆凝固实验。

商业化纯水无须检查电阻、微生物数量等。实验室净水机装机时需检查水质，应定期进行水压、电导率、电阻率等检测和微生物培养，确保符合要求。如试剂需手工溶解，需严格按照说明书要求操作，应固定专用加样枪或纯水储存容器，操作时防止交叉污染；如试剂为仪器自动复溶，则严格按照说明书要求操作。

建议8 需手工复溶的试剂从冰箱取出后，宜恢复至室温后再缓慢打开橡胶塞，确保试剂粉末不溢撒于瓶外。

干粉试剂加入指定体积的复溶剂后迅速盖上橡胶塞，轻柔颠倒混匀试剂瓶至试剂充分溶解，避免产生气泡。试剂配制完成并于室温静置20～30min后方可用于检测。应避免试剂瓶口长时间敞开导致干粉潮化产生凝块。不同试剂溶解方法和静置时间需按相应试剂说明书要求操作。对于仪器自动复溶的试剂，按仪器操作规范进行。

建议9 溶解后的试剂需注意有效期，应在有效期内使用。

每种试剂在溶解后的稳定性和保存温度可能稍有差异，具体推荐参考说明书。试剂不用于项目检测时，推荐将试剂瓶盖封闭，并置于2～8℃条件下保存。如试剂为闭盖穿刺，且仪器试剂仓冷藏温度可达到8℃以下，可直接将试剂置于仪器试剂仓，保存至在机有效期截止或试剂用尽。

建议10 建议充分考虑分析仪器因素对血浆凝固实验结果的影响。

仪器因素主要包括加样系统、温控系统、检测系统故障。加样针、试剂针或管路有气泡、针外壁污染、堵针、样本或试剂的注射器单元故障、混匀功能减弱、孵育时间和激活时间不正确、温度异常、试剂飞溅污染、电磁干扰等，可造成样本检测结果重复性差、结果不准确。因此，应严格按照说明书操作仪器，严格执行仪器的日常维护、保养与校准。

建议11 从冰箱取出的质控品需恢复至室温后再溶解，且需注意不同保存条件下的稳定期。

质控品恢复至室温后，缓慢打开橡胶塞，沿瓶内壁缓缓加入指定体积的实验用水，迅速盖上橡胶塞。轻轻摇晃使瓶壁周围和瓶盖上的干粉物溶解，溶解后需将质控品静置于室温15～25min后使用。未溶解的质控品在2～8℃条件下可稳定至有效期。

溶解后的质控品在18～24℃条件下未开盖的试剂瓶中可稳定4～6h；溶解后的质控品在−20℃条件下未开盖的试剂瓶中可稳定4周。不同质控品的储存方法和稳定时间可能不同，推荐参考说明书。另外，为避免质控品反复冻融，在溶解后可小量分装，并冻存于−20℃。冰冻质控品推荐在37℃水浴中迅速融化，轻轻混匀后使用。冻融后的质控品在18～24℃条件下未开盖的试剂瓶中可稳定2h。

建议12 每日至少进行一次室内质控，24h运行的仪器推荐每8h做一次质控检测。

室内质控应至少使用2个水平。除常规质控外，当更换新的试剂批号、更换新的校正曲线、更换相同批号但不同瓶试剂、仪器有任何波动等，应及时进行质控检测。可以使用第三方质控品或试剂盒配套的质控品。

建议13 推荐应用相应质控物至少检测10天，至少使用20个检测结果的均值作为质控图的中心线。

在更换新的试剂批号或仪器进行重要部件维修后，应重新确定质控物的均值。推荐使用Levey-Jennings质控图监测每日质控情况。推荐至少采用13s规则和22s规则判断是否失控。

建议14 INR必须进行校准。

INR是应用患者血浆与正常对照血浆的PT比值和所用试剂的ISI值计算而得，以使不同的凝血活酶试剂测得的结果具有可比性。必须使用试剂盒提供的与本实验室凝血仪型号所对应的ISI值、本实验室MNPT（mean normal prothrombin time）（选取至少20人份，男女比例近似1∶1）而计算INR。推荐建立实验室本地ISI值。具体方法：用水平1到水平6的INR赋值标准血浆（不同系统的定值不一样），使用本实验室的凝血活酶/联合试剂测定其PT值，将所得的结果和血浆INR赋值绘成对数图，曲线斜率的倒数为ISI值，曲线在Y轴的截距为MNPT值，在曲线上读取患者的INR值。也可以使用厂家试剂盒提供的条码直接录入INR校准曲线；或者手工输入MNPT和ISI值至仪器中，获得正确的INR计算公式。

试剂批号更换时必须重新确定本批次ISI值、MNPT，并进行参考区间和INR报告一致性（凝血仪报告的INR和根据公式计算的INR）验证。

建议15 了解本实验室所用试剂的主要成分，以便分析异常结果。

不同种类APTT试剂中磷脂和激活剂的成分存在差异，其对肝素、凝血因子和狼疮抗凝物的敏感性也可能不同。

TT检测试剂中凝血酶对样本的活化可能存在一定差异，其稳定性差，试剂失效时间较短。纤维蛋白原（Clauss法）检测试剂是通过凝血酶激活纤维蛋白原进行检测，其对异常纤维蛋白原血症的检出能力也存在差异，建议结合PT演算法得到的纤维蛋白原结果综合分析。

三、实验后因素

实验后因素主要涉及检验报告的形成和发布、检验样本的保存处理及检验结果解释三个方面。实验室应在排除影响因素后结合患者临床诊断、用药情况等综合分析形成报告并发送给临床医生和患者。医院信息系统（HIS）和实验室信息系统（LIS）的互通有助于报告审核人员了解患者的临床表现、临床用药、相关病史及患者其他实验室检查结果，是保证检验结果质量的重要因素。检测完毕后的样本根据类型和检测目的可做必要时间的备查性保留。

血浆凝固实验的质量保证涉及实验前、实验中和实验后三个方面，充分考虑各个过程中的影响因素并对其进行全面质量控制和质量管理，以保证检验结果的可靠性，使其助力正确诊断和治疗。

（吴　俊　章文洁　曹翔宇　董　峰　赵慧茹）

第四章

流式细胞术与临床应用

第一节 概　　述

一、流式细胞术简介

流式细胞术（flow cytometry，FCM）以流式细胞仪为主要设备，对细胞表面或内部靶标物质进行测定，能同时检测单个细胞的多个特征，是临床疾病诊断、实验室研究及药物开发等领域的重要检测工具。随着流式细胞分析技术的不断改进，流式细胞术在细胞学和临床免疫学领域的应用越来越广。现代流式细胞术集合了单克隆抗体、荧光化学、激光、光电检测、嵌入式系统、计算机技术、流体力学等多个领域的前沿技术，使其在临床医学、基础医学研究等领域的发展突飞猛进。

（一）流式细胞术发展简史

20世纪30年代，研究人员开始致力于细胞计数的研究。随后，流式细胞仪的先驱们引入灵敏的光学探测器以分离细胞和粒子，并尝试通过测量细胞吸光度或应用其他电子学手段评估细胞含量。50年代初，Wallace Coulter提出了基于阻抗测量的高精度细胞计数仪，开辟了细胞分析的新视野。在Wallace Coulter的研究基础上，1965年，Mack Fulwyler发明了细胞分选分析仪，这是第一台真正意义的流式细胞仪。1967年，Louis Kamentsky设计了快速细胞分光光度仪，可结合测量值对细胞进行分类。1972年斯坦福大学Len Herzenberg团队设计并获得了荧光激活细胞分选仪（fluorescence activated cell sorter，FACS）的专利。

1974年，美国碧迪（Becton Dickinson，BD）公司获斯坦福大学授权FACS技术，并引入第一个商业流式细胞仪，即FACS-1。紧随其后，1977年，Ortho Diagnostics公司开发系统50细胞荧光图像仪。20世纪70年代后期，Los Alamos National Laboratories（LANL）开发了流式细胞仪的多参数性能，该性能被并入贝克曼库尔特（Beckman Coulter Inc.）公司的商业流式细胞仪中，开始引入双参数分选仪。80年代早期，Joe Gray团队在LANL建立了高速流式细胞仪，并成功应用于人类染色体的分类，成为人类基因组计划的一部分。到80年代末，碧迪公司的FACScan和贝克曼库尔特公司的EPICS Profile流式细胞仪成为行业标准的商用细胞分析仪。

（二）流式细胞术的发展趋势

随着光电技术的高速发展，流式细胞仪已开始向模块化发展，即它的液流系统、光学系统和电子系统，可根据检测要求随意切换模块。目前，临床流式细胞术已成为医学检验发展的热点之一，其发展趋势主要为：①从相对细胞计数到绝对细胞计数；②从相对定量分析到绝对定量分析；③从单色荧光分析到多色荧光分析；④从细胞膜成分分析到细胞内部成分分析；⑤流式分子表型分析与免疫表型分析技术相结合；⑥液体中可溶性成分的分析；⑦传统流式细胞术与荧光显微镜结合的流式细胞成像分析；⑧与飞行质谱结合的质谱流式细胞术；⑨流式微珠矩阵分析术。

二、流式细胞分析仪简介

流式细胞仪（flow cytometer）是一种先进的细胞或微粒的定性和定量分析仪器，集合了单克隆抗体、荧光化学、激光、光电检测、嵌入式系统、计算机技术、流体力学等多个领域的前沿技术，可对单个细胞大小、表面分子、内部结构、核酸、蛋白质等进行多参数分析。目前市面上流式细胞仪按其功能主要分为分析型及分选型两种。分析型流式细胞仪具有操作简便、自动化程度高的特点，临床应用绝大多数为分析型流式细胞仪。分选型流式细胞仪在分析型的基础上还具备细胞分选的能力，能够按需求将样本中指定免疫特征的细胞进行分选以用于进一步的实验，常用于科研。

（一）流式细胞仪的性能特点

（1）单细胞检测。

（2）分析速度快，高通量检测，可达到10 000细胞/s的采集速度，分选的速度可达20 000细胞/s。

（3）采用单激光、双激光或三激光，甚至多达十激光配置而实现多色光分析。

（4）多参数同时检测。

（5）自动化程度高，配备一系列自动化的检测和分析软件。

（6）高灵敏度和准确度。

（二）流式细胞仪的商业化

全球范围内流式细胞仪的制造商有碧迪、贝克曼库尔特、默克、希森美康帕泰克、赛默飞世尔、路明克斯、美天旎生物技术、美国安捷伦、索尼生物技术、通用电气医疗、伯乐、生物梅里埃等公司。碧迪公司在中国的市场占有率较高，其中用于临床检测的机型主要有Calibur、Canto、Count、Lyric和Via等，而用于科研的机型主要有Influx、Aria Ⅲ等高端分选分析仪器，以及Melody、Accuri™ C6 Plus等台式仪器。贝克曼库尔特公司的主要临床机型为AQUIOS CL、FC500、Navios等分析型流式细胞仪，同时也具备科研机型CytoFLEX Platform、Gallios、MoFlo等。国内的流式细胞仪以迈瑞（Mindray）的BriCyte

E6临床型流式细胞仪为代表。迈瑞的新一代双激光十四色临床和科研流式细胞仪也即将面市。

三、流式细胞术原理

流式细胞术是应用流式细胞仪检测液体中悬浮颗粒特定理化特性（如大小、结构、核酸、蛋白质等）的一种细胞分析技术。其工作原理是在细胞分子水平上利用单克隆抗体对单个细胞或其他生物粒子进行快速、多参数的定量分析，从而获得单个细胞的高特异度信息。流式细胞术可以高速分析上万个细胞，并能同时从一个细胞中测得多个参数，具有速度快、精度高、准确性好的优点，是当代最先进的细胞定量分析技术之一。流式细胞术通常包含有液流、光学、电子、软件等几个主要模块，是目前临床检测的重要组成部分，包括外周血白细胞、骨髓细胞及肿瘤细胞等的检测。

（一）检测原理

流式细胞术的主要组成部分为液流系统、光学系统和电子系统（图4-1）。

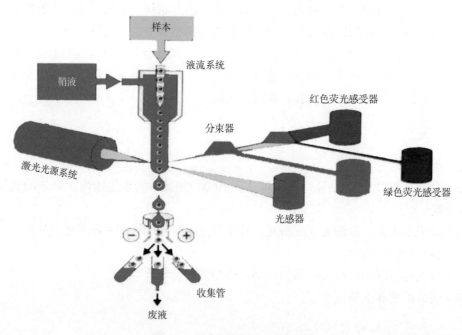

图4-1　流式细胞仪的工作原理

1. 液流系统　液流系统主要用于样本的运载，包括流动室和液流驱动系统。在实际操作过程中，待测样本经过处理使其颗粒上携带多种特异性结合的荧光染料。进行检测时，样本中的颗粒经鞘液（sheath fluid）包围，在仪器液流系统的作用下形成单细胞悬液，直线排列于流道的中心，并逐个高速通过仪器的检测区域。

2. 光学系统　光学系统是检测信号激发与获取的核心单元，包括激发光源和光束收集系统。激发光常用的是488nm的空冷式氩离子激光光源、633nm的氦氖激光光源及紫外光源。各种光学镜片包括分色反光镜、透镜、光束形成镜和滤光片（长通滤片、短通滤片和带通滤片）。当待测细胞经相应激光束照射时，会导致光发生散射，光散射的程度与细胞大小、形状、胞内颗粒折射等有关，主要分为前向散射（forward scatter，FSC）和侧向散射（side scatter，SSC）。其中FSC又称小角散射，是指激光束照射细胞时，光以相对轴较小角度（0.5°～10°）向前散射的信号，用于检测细胞等粒子的表面属性，信号强弱与细胞体积大小成正比。SSC是指激光束照射细胞时，光以90°散射的信号，用于检测细胞内部结构属性，信号强弱与细胞或颗粒的颗粒度成正比。与激发光波长不同，当待测细胞上标记的特异性荧光染料被激发后会发射荧光波长，每种荧光染料会产生特定的荧光和颜色，荧光（fluorescence，FL）检测主要反映颗粒被染上荧光的数量。波长选择性通透滤光片可将不同波长的散射光或荧光信号区分开，被不同的光电倍增管检测。

3. 电子系统 电子系统包括光电转换器和数据处理系统，光电转换器用于将获得的光信号转化为便于处理的数字信号，并对检测结果加以简单的处理，软件部分则用于数据的分析及显示。而用于检测散射光和荧光的设备是光电倍增管，同时可将光信号转换成电脉冲信号。软件系统对实验数据进行分析，根据散射光及不同波长荧光的强度对细胞的理化特性加以判断从而识别其所属类别。通过对样本中一定数量颗粒检测结果进行统计分析，获得该样本的整体特征，从而进行临床诊断或科研验证。

（二）参数设计与数据分析

完整的流式细胞分析程序通常需要设置阴性对照、阳性对照、空白对照和补偿对照等对照样本。进行流式细胞分析之前或者分析过程中，需要对相关的参数进行设置。

1. 参数 流式细胞仪的数据参数是指仪器采集的用于分析的信号：FSC（线性、对数），反映颗粒的大小；SSC（线性、对数），反映颗粒的内部结构复杂程度、表面的光滑程度；荧光（线性、对数、峰值），反映被染上荧光的颗粒数量。

2. 调节液流速度、光电倍增管电压及仪器补偿 可通过操作台数字显示监测、调节气体压力大小以获得稳定的液流速度。用未染色的细胞来调节光电倍增管电压，使得未染色细胞的荧光强度落在四次方对数坐标的第一次方内。而采用两种或两种以上荧光素标记时，由于荧光光谱的重叠现象，会影响探测器对相应荧光信号的采集，因此必须进行荧光补偿，目的在于消除各发射光之间的重叠信号，保证检测信号的准确性。

3. 设置FSC阈值 设定流式细胞分析仪对待分析细胞产生的FSC信号的阈值，即测定待测颗粒的最小体积，仪器便可对检测样本中不同体积的细胞或颗粒进行分选，从而挑选出体积大于该阈值的细胞或颗粒进行检测。此为仪器的噪声分辨阈值，可以有效避免样本中细胞碎片、小颗粒成分等的干扰。一般分析有核细胞时，FSC阈值设定为140；分析血小板时，则设定为40。

4. 设门 设门（gating）指在某一张选定参数的直方图上根据该图细胞群分布，选定其中想要分析的特定细胞群，并要求该样本所有其他参数组合的直方图只体现这群细胞的分布情况。即选定目的细胞群，其他参数针对该细胞群进行分析。设门的方式分为在线设门和离线设门，在线设门用于数据采集前的方案建立，而离线设门主要用于数据采集后的再分析。设门的依据可以是分析对象某一种特性数值的大小范围（如某种特征性的荧光信号值，此为"一维门"，或者线性门），也可以是分析对象两种特性数值的大小范围（如特征性SSC/FSC值，或者SSC和FSC中的某一种与某一种特征性荧光信号值，或者某两种特征性荧光信号值，均称为"二维门"）。二维门中，根据SSC/FSC值设门为正向设门，根据散射光-荧光、荧光-荧光设门则为反向设门。二维门又包括多边形门、矩形门和"十"字门等。

5. 数据分析　流式细胞分析数据显示方式有单参数直方图、双参数直方图、三参数直方图和多参数分析等。单参数直方图由一维参数与颗粒计数构成，实为X-Y二维坐标图，横坐标为散射光或测得荧光的强度，纵坐标为具有某一特定荧光（散射光）强度的细胞频数，总体反映同样散射光或荧光强度的颗粒数量，可用于定性或定量资料分析。双参数直方图是一种细胞数与双测量参数构成的图形，纵坐标和横坐标分别代表被测细胞的两个测量参数，直方图中点颗粒的密度反映具有同样荧光特性的颗粒数量。随着流式细胞仪软件技术的发展，不少商品化软件提供三参数直方图功能，即三维坐标均为参数，这一立体图以点图为显示方式，同样可以做全方位旋转以便仔细观察。多色荧光标记的细胞被激光激发后，所得到的散射光信号和荧光信号可根据分析目的进行组合分析以获得所需的信息，即为多参数分析。设门技术是多参数分析的基础。

（三）临床流式细胞分析对样本的要求

用于流式细胞分析的样本种类很多，主要包括外周血、骨髓、淋巴器官或组织等。样本的条件控制可能是免疫表型分析质控最困难的环节之一。流式细胞仪的测定样本必须是单细胞悬液，不同来源的细胞制备成单细胞悬液的处理程序不同，而样本的采集、保存、运输和制备对实验结果有很大的影响。

1. 单细胞悬液的制备　外周血和骨髓穿刺液为天然单细胞悬液；胸腔积液、腹水等样本通常通过低速离心去掉存在于上清液中的肺细胞成分，将细胞沉淀洗涤后经300目滤网过滤后即得单细胞悬液；实体组织需应用机械法、酶消化法或者低渗组织液处理法及随后的离心过滤等程序制备单细胞悬液。不同的制备方法适用于不同的实验要求。对于需要进行膜抗原标记的样本，除获得足够的单细胞悬液外，还要尽量保证细胞结构的完整性和抗原性。而只需进行细胞周期或DNA倍体分析的样本，在机械法的基础上加酶消化法（如胰蛋白酶、胃蛋白酶等）更适用。

2. 抗凝剂的选择　根据临床样本及检测目的不同，所选用抗凝剂有所不同。乙二胺四乙酸（EDTA）抗凝用于外周血T细胞及其亚群分析、NK细胞分析、Th1/Th2细胞和外周血干细胞分析，骨髓样本的白血病细胞免疫分型和白血病残留监测。肝素抗凝用于活化的T、B细胞亚群分析。EDTA-K_2或肝素抗凝用于外周血人白细胞抗原CD27和红细胞CD55/CD59表达分析，外周血、胸腔积液或腹水的血液系统疾病分析，胸腔脱落细胞或腹水脱落细胞相关的细胞凋亡、细胞周期分析和DNA倍体分析。柠檬酸抗凝用于血小板相关的分析。不抗凝静脉血用于过敏毒素组分析、变态反应介质组分析和Th1/Th2细胞因子组分析。

3. 样本的保存　临床采集的样本可以根据需要进行保存，理想状态下，样本应在采集后立刻进行处理和染色。根据样本来源和检测目标不同可分为室温储藏、冷藏法（4℃）、低温冻存法（-20℃）和超低温保存法（-70℃冰箱或者-196℃的液氮中）。一般而言，温度越低，保存的时间越长，但需要通过添加样本冻存液等方法避免冻存时对样本中细胞成分的破坏。

（黄华艺）

第二节　流式细胞术在淋巴和造血系统疾病中的应用

人类正常造血细胞不同阶段的抗原表达是受到一系列基因严密调控的，在一定的分化阶段，抗原表达的上调或下调，以及抗原的表达量都存在着明显的规律性。掌握了正常造血细胞分化抗原的表达模式，就可以利用不同单克隆抗体结合白血病细胞的细胞膜和细胞质抗原，通过流式细胞术分析其表型，实现对白血病细胞系列来源及其分化程度的诊断，为治疗和预后提供重要信息。白血病免疫分型是细胞形态学分型的重要补充和进一步深化，具有准确、快速、客观、重复性好、特异性强等特点。

一、正常髓细胞系抗原的表达规律

（一）正常粒系和单核细胞系抗原的表达规律

粒系和单核细胞系起源于共同的祖细胞，其抗原表达是相同的，之后细胞进一步分化为髓系祖细胞及单核细胞系祖细胞。

1. 粒系抗原的表达规律　2016版世界卫生组织（WHO）造血和淋巴组织肿瘤分类将粒细胞抗原分化发育分为5期（表4-1）。

表4-1　正常粒系细胞的分化分期和抗原表达特点

抗原	原粒细胞	早幼粒细胞	中幼粒细胞	晚幼粒细胞	分叶细胞
CD34	++				
HLA-DR	++				
CD117	+	+/-			
CD13	+	+	dim	+	++
CD33	dim	+	+	+	+
MPO	-	+	+	+	+
CD65		+	+	+	+
CD15		+/-	+	+	+
CD11b			+/-	+	++
CD16				+	++
CD35				dim	+
CD10					+

注：dim，弱阳性；+，阳性；-，阴性。

2. 单核细胞系抗原的表达规律 参考2016版WHO分类的单核细胞发育、2016年WHO髓系肿瘤新分类，最早期的原始单核细胞$CD34^+CD117^+$，与正常原始粒细胞无法区分，但分化至幼单核细胞阶段，CD34和CD117均消失。CD14在成熟单核细胞中高表达。因此，结合CD4、CD64、CD14可有效区分成熟单核细胞。CD15在中性粒细胞和单核细胞上均有表达。

（二）正常红系细胞的分化规律

原始红细胞与原始粒细胞的免疫表型类似，即$CD34^+CD117^+CD45^{dim}CD38^+$，从早幼红细胞开始，上述原始标志物逐步减弱，至中幼红细胞阶段完全消失。CD71和CD235a（GlyA）逐渐表达并增强，CD36亦开始表达而CD45逐渐消失。需注意的是，CD71（转铁蛋白受体）并非红细胞系列特异性标志物，可能与红细胞合成血红蛋白需要大量铁有关。网织红细胞和终末成熟阶段的红细胞，CD71则完全消失。红系的检测主要应用CD71和CD235a抗体。CD71和CD235a双阳细胞为有核红细胞。部分患者，尤其是MDS患者，可能存在少量$CD117^+CD71^+$的幼红细胞。

（三）正常巨核细胞分化规律

巨核细胞是一种可产生血小板的细胞，当分化到原巨核细胞阶段时，细胞就失去继续分裂的能力，但其仍可以继续复制DNA变成多倍体（最多可达$64n$）。巨核细胞的主要标志物为CD9、CD41、CD31、CD42b、CD51、CD61和CD62。

二、正常淋巴细胞分化发育抗原的表达规律

（一）正常B细胞抗原的表达规律

早期B细胞从骨髓中产生，历经4个阶段的分化成熟后进入淋巴系统。最早期的B细胞表型为$CD34^+$、TdT^+、$CD10^{bright}$、$CD19^{dim}$、$CD22^{dim}$、$CD79b^+$和$CD20^-$，不表达细胞内和细胞膜免疫球蛋白。随着分化成熟，CD22和CD20逐渐变强，原始细胞和幼稚细胞标志物CD34、TdT和CD10逐渐丢失，开始表达表面免疫球蛋白（包括重链和轻链）。正常B细胞分化会出现一些成熟抗原的逐步增高和原始标志物的逐步降低，呈现一有规律的曲线，而异常的原始幼稚B细胞分化则偏离了曲线，会出现突然的抗原丢失或获得，且可能有跨系抗原表达，如髓系抗原的表达（表4-2）。

表4-2　正常B系细胞的分化分期和抗原表达特点

抗原	早前B细胞	前B细胞	过渡期细胞	成熟期细胞
CD34	+	−		
CD19	dim	+	+	+
CD79a	+	+		+
CD22	+	+	+	高

续表

抗原	早前B细胞	前B细胞	过渡期细胞	成熟期细胞
CD10	高	+	+/–	
CD20		+/–	+	高
cμ		+/–	+	+/–
sIg			+/–	+
CD5			+	

（二）正常T细胞抗原的表达规律

T细胞起源自骨髓（bone marrow，BM）祖细胞，最早期的前体T细胞是三阴性的（CD3、CD4和CD8均阴性），但表达CD34和核末端脱氧核苷酸转移酶（核nTdT），高表达CD7。皮质胸腺细胞的CD34丢失，开始表达CD1a，成为双阳性（CD4$^+$、CD8$^+$）T细胞，并开始表达表面CD3。T细胞的最后一个阶段在胸腺髓质中进行，主要是进行CD4和CD8的选择，分化成CD4单阳性的辅助性T细胞（Th cell）和CD8单阳性的细胞毒性/抑制性T细胞（表4-3）。高于95%的T细胞表达T细胞受体（TCR）α/β，剩余的T细胞表达TCR γ/δ，这两类细胞在胸腺发育早期就开始各自发育，最后的组织分布、功能及在免疫功能中的角色均不相同。这两者发生限制性表达，提示T细胞可能呈肿瘤性增殖。另外，调节性T细胞（Treg cell）表达转录因子FoxP3，并表达CD4和CD25，对调节机体免疫反应十分重要。

表4-3　正常T系细胞的分化分期和抗原表达特点

抗原	T祖细胞	背膜下T细胞	皮质T细胞	髓质T细胞
TdT	+	+	+	
CyCD3	–	+	+	+
CD7	+	+	+	+
CD2		+	+	+
CD5		+	+	+
CD20		+/–	+	高
CD4/CD8		双+	双+	单+
CD3			+/–	+
CD1a			+	

三、急性白血病的免疫表型分析

在正常BM中同时存在几种不同系列、不同分化程度的细胞群。发生白血病时，由于原始及幼稚的髓细胞异常增多，急性髓系白血病（AML）的CD45/SSC图形与正常BM的图形明显不同。一般利用CD45设门，首先分析CD45/SSC图，划分出不同的细胞群体，观察其与正常BM的差别，圈定异常细胞群，再进一步分析不同群细胞的免疫表型特征，确定白血病细胞的性质，从而做出不同的免疫分型诊断。

2016年WHO将AML分为4类：AML伴重现性遗传学异常、AML伴骨髓增生异常相关改变、治疗相关髓系肿瘤和AML非特定类型（AML，NOS）。本书结合1999版、2008版和2016版WHO分类中对AML的免疫表型描述（这些描述均为长期多中心研究的结果，具有代表性且具有参考价值），以《四色流式细胞术用于急性白血病免疫分型的中国专家共识（2015年版）》作为补充进行介绍。

（一）AML伴重现性遗传学异常

1. AML伴t（8；21）（q22；q22）；*RUNX1-RUNX1T1* 此类AML经常伴有粒系成熟，免疫表型：部分原始细胞强表达CD34、HLA-DR、MPO和CD13，弱表达CD33。在部分细胞中可见粒系成熟的标志，如表达CD15和/或CD65。部分原始细胞可同时表达CD34和CD15。经常表达淋系免疫标志物CD19、PAX5和CD56，也可以表达胞内CD79a。可弱表达TdT，表达CD56者可能提示预后较差。伴t（8；21）的AML其抗原表达一般是：髓系抗原阳性、CD15$^+$、CD19$^+$、CD34^{++}、CD56$^+$、CD117$^+$和MPO$^+$，一般提示预后良好。在伴CD56表达和t（8；21）的AML-M2中，小部分CD19$^+$原始细胞与*KIT*基因突变相关。因为CD19$^+$CD34$^+$CD56$^+$的表型在正常骨髓中的表达率不超过0.01%，故可作为肿瘤特异性表型，有助于残留病灶检测。值得注意的是，除了伴t（8；21）AML-M2可共表达上述抗原，一些急性淋巴细胞白血病（ALL）也可共表达，此时，这三个抗原就不能提示t（8；21）异常，但可作为微小残留病灶（minimal residue disease，MRD）监测的指标。伴t（8；21）的AML-M2也可出现CD13$^-$CD33$^-$双阴性表型。

2. AML伴inv（16）（p13；q22）或t（16；16）（p13；q22）；*CBFβ-MYH11* 该类型AML伴inv（16）（p13；q22）或t（16；16）（p13；q22）易位，从而产生融合基因*CBFB-MYH11*，即*PEBP2B-MYH11*。几乎每一病例都属于FAB分类的AML-M4 E0亚型，以骨髓嗜酸性粒细胞增多为特征。该类型的白血病细胞在CD45/SSC散点图上显示为两群，一群CD45和SSC低，属于原始粒细胞群；另一群CD45和SSC高，属于单核细胞群。粒细胞、单核细胞均可表达CD2，并且CD11b可发生异常表达。该类AML的表型如下：原始粒细胞SSC$^±$、CD45$^±$、MyAg$^+$、CD34$^+$和CD117$^+$；单核系SSC$^+$、CD45$^+$、M0Ag$^+$、CD34$^-$和CD117$^-$。与不伴16号染色体异常的AML-M4相比，伴inv（16）或t（16；16）的AML-M4的CD2表达更常见，并且高表达CD34和CD117。

3. AML伴t（15；17）（q22；q12）；*PML-RARα* t（15；17）（q22；q12）易位的AML对应FAB分类中的急性早幼粒细胞白血病（APL），特征是15q22和17q12易位，导致*PML-RARα*融合基因产生。其免疫表型，除了t（5；17）出现CD13缺失，其他变异型与经典型无明显区别。经典型AML-M3的免疫表型特点为CD11b$^-$、CD13$^+$、CD15$^-$、CD33$^+$、CD34$^-$、CD45RA$^+$、CD117$^-$、HLA-DR$^-$和MPO$^+$。

在APL中，粒系相关抗原的表达模式存在一定的特异性，CD11a、CD11b、CD11c、CD14、CD15和CD64通常缺失或弱表达，CD13和CD33在散点图上呈现特殊的表达形态（即CD33表达较高而CD13呈不均一表达）。正常早幼粒细胞中应存在高表达的CD66c抗原，在APL中表达缺失，但在体外维甲酸处理后又会出现。CD11b抗原表达则与预后差相关。至于原始标志物，白血病早幼粒细胞则通常TdT、HLA-DR、CD34、CD38和CD117

表达阴性，少数病例偶可表达CD34、CD117和HLA-DR，与白细胞增多、颗粒减少、预后差相关。白血病早幼粒细胞可表达淋系相关抗原如CD2、胞内CD3和CD7，CD2表达往往与少颗粒型、5′PML-RARα融合基因相关。

至于B淋系相关抗原，CD19表达偶可见。至于其他抗原，早幼粒白血病细胞通常表达CD9⁺并表达CD56，可在t(11；17)(PLZF/RARα)的AML-M3或经典t(15；17)AML-M3中出现，其中经典型出现CD9和CD56往往与预后差、骨髓外侵犯有关。至于CD45及其异构体，早幼粒白血病细胞表达CD45通常比淋巴细胞弱，与分叶核粒细胞类似。正常早幼粒细胞表达CD45RO，但M3的异常早幼粒细胞则表达CD45RA，体外使用维甲酸处理后，可使表达CD45RA切换为表达CD45R0。少颗粒型表型与经典型类似，不过更容易表达HLA-DR、CD34、CD2、CD45RA和CD117等。

4. AML伴t(9；11)(p22；q23)；MLLT3-MLL　此类AML常伴有单核细胞特征，CD33、CD65、CD4和HLA-DR强表达，而CD13、CD34和CD14常为低表达。AML伴11q23异常表达NG2同源物（硫酸软骨素分子）与抗7.1抗体反应。大多数成人AML伴11q23表达单核细胞免疫标志物CD14、CD4、CD11b、CD11c、CD64、CD36和溶菌酶，不同程度表达CD34和CD117。

5. AML伴t(6；9)(p23；q34)；DEK-NUP214　此类AML在青年中非常少见，预后差，以FLT3高频突变为特点，常伴有骨髓嗜碱性粒细胞增多。免疫表型上，多数病例表达CD9、CD13、CD33、CD38、CD117、HLA-DR、CD15、CD34、CD52和TdT，还可见到少量病例初发时CD34⁻而复发时CD34⁺。

6. AML伴inv(3)(q21.3；q26.2)或t(3；3)(q21.3；q26.2)；RPN1-EV11　其特点是骨髓增生异常，常伴血小板增多和骨髓少分叶巨核细胞。形态上与M7不易鉴别。免疫表型特点为CD7⁺CD34⁺HLA-DR⁺CD38⁺CD13⁺CD33⁺CD56⁺CD65⁺CD11b⁻。

7. AML(原始巨核细胞性)L伴t(1；22)(p13；q13)；RBM15-MKL1　此类型非常少见，主要发生于婴儿，形态学和免疫学特征为巨核细胞白血病，但原始细胞比例很低，且存在微巨核细胞增生异常。髓系相关标志物CD33和CD13可能阳性。CD34、白细胞标志物CD45和HLA-DR经常阴性。CD36特征性阳性。MPO、淋系标志物和TdT阴性。胞内CD41和CD61比细胞表面更特异和敏感。

8. AML伴NPM1突变　NPM1突变常累及NPM1基因的外显子12，往往伴FLT3-ITD突变，一般提示预后良好。形态学和细胞化学特征通常表现为AML-M4和AML-M5。这类AML常伴随粒-单核细胞或单核细胞特征，是最常见的重现性遗传学异常的AML。免疫表型上，往往伴CD34和CD133缺失，表达单核细胞标志物，常为CD13⁺CD33⁺CD10⁺CD117⁺CD123⁺，也表达巨噬细胞限制性CD68。

9. AML伴CEBPA　伴有CEBPA基因突变的AML占正常核型的AML不足1/5，预后好。该类AML的形态学和细胞组织化学结果往往为AML-M1、AML-M2和AML-M4，免疫表型往往CD7与其他髓系抗原共表达，最常见的是MyAg⁺、CD7⁺、CD15⁺、CD34⁺和HLA-DR⁺。

（二）AML伴骨髓增生异常相关改变

AML伴骨髓增生异常相关改变称为"AML，骨髓增生异常相关（AML-MR）"。这一

AML类型被定义为表达髓系免疫表型的原始细胞≥20%并具有与MDS相关的特定细胞遗传学和分子异常的肿瘤，新发或继发于MDS或MDS/骨髓增殖性肿瘤（MPN）之后，常表现为后者的临床亚型。

（三）治疗相关髓系肿瘤

治疗相关髓系肿瘤（t-MN）作为独立类别，包括那些在细胞毒性药物治疗后发生的髓系肿瘤。t-MN可以分为t-MDS、t-AML和t-MDS-MPN，但是伴随的细胞遗传学异常、免疫分型表型为各类系的免疫标志物，无明显特异性。

（四）AML非特定类型（AML，NOS）

原始粒细胞数占总髓细胞的比例，原始粒细胞≥20%，但不符合AML伴骨髓增生异常相关改变或AML伴重现性遗传学异常的诊断标准，诊断为AML非特定类型的其他亚型。

1. AML微分化型 AML-M0表达早期髓系抗原，常见$CD33^+CD13^-$和$CD34^+CD38^-$。CD34和CD117的表达很常见。尽管CD65与细胞分化成熟度高有关，但在M0中，还是可见到CD65的弱表达，往往与发病年龄高有关。TdT的表达相对频率较高，而其他淋系标志物如CD2和CD19的表达也可见到。在M0中也可见MPO阳性，但不如AML-M1和AML-M2常见。最近关于基因的研究发现，AML-M0通常呈CEBPA、CEBPD和ETV6转录因子下调，如出现*RUNX1*基因突变提示要注意淋系标志物的表达。一些微分化AML共表达CD7和CD56，在表型上可能与所谓的"急性NK/髓系前体白血病"类似。

2. AML未分化型 原FAB分类中的AML-M1，从免疫表型看，与AML-M0在很多方面很相似。髓系抗原CD33和CD13均高表达，早期抗原HLA-DR也高表达，其中CD33具有高灵敏性，阳性率可达100%。髓系抗原CD11b、CD15、MPO和CD117表达均明显低于AML部分分化型，提示该类型成熟度较低于后者。T系抗原CD4和CD7也可高表达。

3. AML部分分化型 从免疫表型看，AML-M2原始细胞TdT阴性表达，并开始表达髓系抗原CD13、CD15和CD33，同时也伴CD34和CD117表达。与t（8；21）阳性的AML相比，t（8；21）阴性的病例表达CD13和CD33更多见，但表达MPO、CD15、CD65s和CD34的概率偏低。

四、急性淋巴细胞白血病的免疫分型

根据《中国成人急性淋巴细胞白血病诊断与治疗指南（2016年版）》，ALL的诊断仍采用形态学、免疫学、细胞遗传学和分子学（MICM）诊断模式，诊断分型采用WHO 2016标准。最低标准应进行细胞形态学、免疫表型检查，以保证诊断的可靠性；骨髓中原始/幼稚淋巴细胞比例≥20%才可以诊断ALL；免疫分型应采用多参数流式细胞术，最低诊断分型可以参考1995年欧洲白血病免疫学分型协作组（EGIL）标准，疾病分型参照2016版WHO分类标准。虽然免疫分型区分AML和ALL的准确性可达98%，但不能根据单个表面标志物区分AML或ALL，单个免疫标志物没有任何价值。必须检测多种抗体，通过分析每位患者的抗原表达总体模式确定其分类。例如，髓系标志物CD13和CD33可见于25%的ALL患者，T系标志物CD7见于30%的AML患者。这些标志物均为系列相关标志物，但其系列特异性不强，2008年WHO分类认为T系m/cCD3、髓系MPO为T系和髓系系列特异性最强的标志物。目前对B系细胞质的CD22（cCD22）和CD79a有新的认识，不再认为它们是系列最强的标志物，而是与CD19和CD10一起判断。

（一）原始B淋巴细胞白血病/淋巴瘤（NOS，非特指型）

B-ALL/LBL，NOS是B系定向前体细胞肿瘤，WHO介绍的免疫表型：原始细胞几乎全部表达CD19、cCD79a和cCD22。但它们均不是B系特异性的，高强度的表达或几种抗原表达的组合高度支持B系。多数病例的原始细胞表达CD10，以及表面CD22、CD24、PAX5和TdT。CD20和CD34的表达是可变的，CD45可以阴性。髓系相关的抗原CD13和CD33为阳性，但这些抗原的表达并不能除外B淋巴母细胞白血病（B-ALL）的诊断。在组织切片中，CD79a和PAX5是最常用的证明B系分化的标志物，但CD79a在部分T淋巴细胞白血病（T-ALL）中为阳性，因此为非特异性的。PAX5一般来讲被认为是组织切片中最敏感和特异性的B系标志物，但在部分t（8；21）AML和少数AML中可以阳性。但MPO阳性则可除外B-ALL的诊断，或诊断为AML或B-ALL和髓白血病混合型。

根据CD10、TdT、是否存在免疫球蛋白（Ig）、胞质免疫球蛋白（cIg）、细胞膜表面免疫球蛋白（sIg），ALL分为4类：早B前体-ALL（early precursor B-ALL或Pro-B-ALL）、普通B-ALL（common B-ALL）、前体B-ALL（Pre-B ALL）和成熟B细胞-ALL。2008版WHO分类将成熟型B-ALL归入周围型白血病/淋巴瘤中。

流式细胞术免疫表型上，在CD45/SSC图中，异常细胞的SSC值与正常淋巴细胞相同，如果以正常淋巴细胞的最大SSC值为界，ALL细胞的SSC基本在此界限内，很少超过此界限。CD45强度变化非常大，可比正常淋巴细胞弱，或完全阴性，或CD45荧光强度呈由弱到阴性的连续分布。CD45荧光强度的变化是B-ALL的一大特点。

1. 早期前体B-ALL　早期前体B细胞表达干/祖细胞标志物CD34及不成熟标志物TdT，CD19阳性，而CD10为阴性，其他标志物有HLA-DR、CD9、CD22和CD24。CD20不常见。在正常B系祖细胞中，CD10呈强阳性，但此型白血病细胞为CD10阴性。细胞常出现异常的分化模式，如早期标志物（CD34）与晚期标志物（CD24）同时出现，表达CD34伴强荧光强度的CD22等。

2. 普通B-ALL　表达干/祖细胞标志物CD34及不成熟标志物TdT和CD10，CD19阳性，其他标志物有HLA-DR、CD9、CD22和CD24。普通B-ALL与B系细胞发育的第1期相似，但白血病细胞常出现异常的分化模式，如早期标志物（CD34）与晚期标志物（CD24）同时出现。具有t（9；22）和t（12；21）易位的ALL患者，其免疫表型经常表现为普通B-ALL，因此当出现这类ALL表型时，应注意进行基因或染色体检测以确定诊断。

3. 前体B-ALL　特征性表达cμ，而sIg阴性。占儿童ALL的25%，成人ALL少见。细胞表达强的CD19、CD24、HLA-DR、CD10和CD22。TdT和CD20表达不定，CD34一般为阴性，患者预后比早B前体-ALL差。

4. 成熟B-ALL　一般表达cCD79a$^+$、CD22$^+$、CD19$^+$、CD34$^-$、TdT$^-$、CD10$^{+/-}$、Cyμ$^+$和Ig$^+$。

（二）伴重现性遗传学异常的原始B淋巴细胞白血病/淋巴瘤

1. 伴t（9；22）（q34.1；q11.2）/BCR/ABL 的原始B淋巴细胞白血病/淋巴瘤 此类B-ALL患者表达CD19、CD10和TdT。经常表达髓系抗原CD13和CD33。典型患者不表达CD117。但CD25的表达至少在成人与此类ALL高度相关。t（9；22）ALL很少为T-ALL。具有t（9；22）易位患者的生存期明显短于无此易位的患者。在儿童和成人中如果为t（9；22）易位阳性，应采取积极的治疗措施，如干细胞移植。CD38弱表达也是Ph⁺ ALL的特征之一。但髓系标志物表达率并无明显增高。

2. 伴t（v；11q23.3）/KMT2A重排的原始B淋巴细胞白血病/淋巴瘤 免疫表型：伴MLL易位的ALL，特别是t（4；11）的ALL表型为CD19⁺CD10⁻CD24⁻，符合Pro-B-ALL的表型，表达CD15和NG2，后者是MLL重排的相对特异性标志物。

3. 伴t（12；21）（p13.2；q22.1）/ETV6/RUNX1的原始B淋巴细胞白血病/淋巴瘤 免疫表型：原始细胞表达CD19、CD10及CD34，几乎不表达CD9、CD20和CD66c，这是相对特异性，虽然经常表达髓系标志物CD13，但不意味着是混合白血病。

4. 伴超二倍体的原始B淋巴细胞白血病/淋巴瘤 免疫表型：原始细胞表达CD19、CD10和其他B-ALL常见标志物，经常表达CD34，而CD45经常为阴性。

5. 伴亚二倍体的原始B淋巴细胞白血病/淋巴瘤 免疫表型：原始细胞表达CD19和CD10，无其他特殊免疫标志物。

6. 伴t（5；14）（q31.1；q32.3）/IL3-IGHD的原始B淋巴细胞白血病/淋巴瘤 免疫表型：原始细胞表达CD19和CD10，有不同水平的嗜酸性粒细胞增多。

7. 伴t（1；19）（q23；p13.3）/TCF3-PBX1的原始B淋巴细胞白血病/淋巴瘤 免疫表型：典型的表达为CD9和CD34阴性，或少数细胞表达低水平的CD34。具有CD19⁺CD10⁺CD9⁺CD34⁻及不同程度表达CD20，对预测t（1；19）有较高的准确性。

（三）原始T淋巴细胞白血病/淋巴瘤

免疫分型上，原始细胞表达TdT，不定表达CD1a、CD2、CD3、CD4、CD5和CD8。上述抗原中，CD7和胞内CD3是阳性率最高的，但只有cCD3是系列特异性的。CD4和CD8经常双阳性，CD10也可能阳性，但也不是T-ALL特异性的，CD4和CD8双阳性可见于T细胞幼淋巴细胞白血病（T-PLL），CD10阳性见于周围型的血管免疫母细胞T细胞淋巴瘤。除TdT外，T淋巴母细胞白血病最特异性的标志物是CD99、CD34和CD1a，CD99是最具特异性的。

T-ALL中约10%表达cCD79a，19%～32%表达CD13和CD33。CD117偶尔阳性，CD117的表达与FLT3的激活突变相关。存在髓系标志物并不能除外T-ALL的诊断或诊断为T、髓混合白血病。许多标志物是幼稚T细胞的特征，如CD7、CD2、CD5和cCD3，这些标志物也可见于NK前体细胞。虽然CD56是NK细胞的特征性标志物，但表达CD56并不能排除T-ALL的诊断。WHO根据T细胞在胸腺内的分化阶段和抗原表达将T-ALL划分为不同的阶段：早期前体T细胞、前体T细胞、皮质T细胞和髓质T细胞（表4-4）。建议分类：早期前体T细胞白血病（early T-cell precursor lymphoblastic leukemia，ETP）。

表4-4   T-ALL各亚型的T细胞CD抗原表达

亚型	CyCD3	CD7	CD5	CD2	CD1a	sCD3	CD34
早期前体T细胞	+	+	−	−	−	−	+/−
前体T细胞	+	+	+	+	−	−	+/−
皮质T细胞	+	+	+/−	+/−	+	+/−	−
骨髓T细胞	+	+	+/−	+	−	+	−

（四）几种特殊类型ALL的免疫表型特点

1. BCR-ABL1样ALL（BCR-ABL1-like ALL）   和BCR-ABL1阳性ALL患者具有相似的免疫分型。共同特征是涉及其他酪氨酸激酶的易位和 *CRLF2* 易位，还包括红细胞生成素受体（EPOR）截短重排、激活等少见情况。

2. 伴iAMP21的原始B细胞白血病/淋巴瘤   伴21号染色体内部扩增（with intrachromosomal amplification of chromosome 21，iAMP21）的B-ALL：21号染色体部分扩增，为B-ALL常规免疫表型，预后差，建议强化疗。

3. ETP-ALL   ETP-ALL的免疫表型较复杂，常伴有基因突变的免疫分型表示。

（1）CD7阳性，CD1a和CD8阴性。CD2、细胞质CD3阳性，CD4可以阳性。

（2）CD5一般阴性，或阳性率<75%。

（3）髓系/干细胞抗原CD34、CD117、HLA-DR、CD13、CD33、CD11b或CD65一个或多个阳性。

（4）常伴髓系基因突变：*FLT3*、*NRAS/KRAS*、*DNMT3A*、*IDH1* 和 *IDH2* 等。

（5）T-ALL常见的突变，如 *NOTCH1*、*CDKN1/2* 不常见。

（五）伯基特淋巴瘤/白血病

WHO造血及淋巴组织肿瘤分类将伯基特淋巴瘤（Burkitt lymphoma，BL）/白血病归入成熟B细胞肿瘤，该疾病具有高度侵袭性、多以骨髓受累起病、治疗较为特殊等特点。其免疫表型：细胞表达轻链限制性膜IgM和B细胞相关抗原CD19、CD20、CD22及CD10、Bcl-6。CD5、CD23和TdT阴性，Bcl-2阴性。浆细胞样变异型细胞内可检测到单一的胞质内免疫球蛋白，几乎100%的细胞Ki-67阳性。

在1980～1994年，ALL的免疫学分型可分成3个阶段：1986年以前的五分法，1986～1994年的两大类七分法，1994年在法国召开的国际白血病欧洲协作组提出四型21类法。

1. 五分法   依据HLA-DR、CD9、CD10、SmIg、Cyμ、CD2、CD5、CD3等表面抗原的表达，将ALL分为5个亚型：普通、未分化、T细胞、前B细胞及B细胞等型。

2. 两大类七分法   由于新单克隆抗体的发现及对临床大量病例的检测，使ALL的免疫学分型更为精细。ALL分为非T-ALL及T-ALL两大类，前者为HLA-DR[+]、CD19[+]、CD10[+]和CD20[+]；后者为CD7[+]、CD5[+]、CD2[+]、CD3[+]、CD4[+]、CD8[+]和CD1a[+]（表4-5和表4-6）。目前国内大多数沿用此标准分型。

表4-5 非T-ALL的免疫分型

亚型	HLA-DR	CD19	CD10	CD20	Cyμ	SmIg
I	+	−	−	−	−	−
II	+	+	−	−	−	−
III	+	+	+	−	−	−
IV	+	+	+	+	−	−
V	+	+	+	+	+	−
VI	+	+	+	+	−	+

注：+为阳性，−为阴性。

表4-6 T-ALL的分期与免疫分型

分期	CD7	CD5	CD2	CD3	CD4	CD8	CD1a
I	+	+	+	−	−	−	−
II	+	+	+	+	+	+	+
III	+	+	+	+	+/−	+/−	−

注：+为阳性，−为阴性，+/−为弱阳性。

3. 四型21类法 国际白血病欧洲协作组（EGIL，1995）的抗原积分系统见表4-7。

表4-7 T、B细胞系统及髓细胞系抗原积分系统

积分	T细胞系	B细胞系	髓细胞系
1.5	cCD3、sCD3、TCR	cCD22、sCD22、cIg、sIg、CD19	MPO（组织化学）、抗MPO单核
1.0	CD8	CD20、CD24	CD13、CD14、CD33、CD65
0.5	CD1、CD2、CD4、CD5、CD6、CD7	CD10、CD21、CD37	CD16、CD15、CD35、CD36

注：+为阳性，−为阴性。

（六）急性系列不明型白血病的免疫分型

混合表型急性白血病（mixed phenotype acute leukemia，MPAL）：多参数流式细胞术是用于识别MPAL的首选方法；当没有两个明显分开的细胞群时，大多数MPAL病例会显示异质性表达一些抗原，以至MPO表达在一些髓系标志物相对较强表达而B细胞相关标志物低强度表达的原始细胞亚群（表4-8）。

表4-8 MPAL的谱系诊断标准

细胞系	标志物
髓细胞系	MPO（流式细胞术、免疫组织化学、细胞化学）或单核细胞分化标志物（至少包括两种相关标志物）：非特异性酯酶细胞化学、CD11c、CD14、CD64、溶酶菌
T细胞系	细胞质CD3（CD3ε链的抗体）或膜表面CD3强阳性
B细胞系	CD19强阳性伴至少下列中一项标志物强表达：CD79a、细胞质CD22或CD10；或CD19弱表达伴至少下列中两项标志物强表达：CD79a、细胞质CD22或CD10

表4-9~表4-13汇总了本章常见恶性血液病的免疫表型或必选抗体，以供临床流式细胞术操作时参考。

表4-9　未成熟髓系细胞免疫表型特征*

细胞类型	特征性免疫表型
原始粒细胞	CD34、HLA-DR、CD13、CD33、CD15、MPO、vCD11c、CD4、wCD45、vCD117阳性
早幼粒细胞	CD13、CD33、CD15、CD11c、MPO、CD45阳性；CD34通常阴性；随着细胞成熟，HLA-DR转为阴性而CD15和CD11c显示强阳性
原始单核细胞	vCD34、HLA-DR、CD13、CD33、CD36、CD64阳性
幼单核细胞	HLA-DR、CD13、CD33、CD36、CD64阳性
原始红细胞	CD71、血型糖蛋白A、血红蛋白阳性；通常CD45、CD117阴性
原始巨核细胞†	HLA-DR、vCD34、CD41+、CD13、vCD33、CD61、vCD45CD31阳性；CD45不定

注：v为抗原表达不定，w为抗原弱表达。

*原始细胞鉴定最佳方法是弱CD45/侧向散射分析。

†血小板黏附到原始细胞可导致流式细胞术CD41表达假阳性。

表4-10　急性淋巴细胞白血病（ALL）免疫表型必选抗体

亚型	必选抗体
B-ALL	CD19、CD10、CD34、cCD79a、CD22、nTdT和CD58、CD123、Ig或κ和λ轻链
T-ALL	cCD3、nTdT、CD34、CD7、CD5、CD2、CD3、CD4、CD8、CD1a

表4-11　急性髓系白血病（AML）和混合表型急性白血病（MPAL）必选抗体

细胞系列	必选抗体	使用说明
干/祖和嗜碱性粒细胞	CD34、CD117、HLA-DR、CD123	全部AML必选
粒/单核系	CD13、CD33、CD15、CD64、CD14、CD11c、CD300e	AML-M0-5必选
红系	CD71、CD235a	AML-M6必选
巨核系	CD41、CD61、CD42b	AML-M7必选
肥大细胞	CD22、CD25	肥大细胞白血病必选
树突状细胞	CD303、CD304	树突状细胞白血病必选
淋系	CD7、CD19、CD56	全部AML必选
MPAL	cMPO、cCD3、Ccd79a、cCD22	MPAL必选

表4-12　急性B细胞白血病（B-ALL）亚型分类

B-ALL亚型	cCD79a	CD22	CD19	CD34	nTdT	CD10	cμ	Ig或κ、λ轻链
早期前体B-ALL	+	+	+	+/-	+	-	-	-
普通型B-ALL	+	+	+	+	+	+	-	-
前体B-ALL	+	+	+	+/-	+	+	+	-

表4-13 急性T细胞白血病（T-ALL）亚型分类

T-ALL亚型	cCD3	CD7	nTdT	CD34	CD2	CD1a	CD3	CD4/CD8
早期前体T-ALL	+	+	+	+/−	−	−	−	−/−
前体T-ALL	+	+	+	+/−	+	−	−	−/−
皮质T-ALL	+	+	+	−	+	+	−	+/+
髓质T-ALL	+	+	+/−	−	+	−	+	+/−或−/+

（张晓梅）

第三节 髓细胞增殖性疾病的免疫分型

WHO 2016年定义的骨髓增殖性肿瘤（myeloproliferative neoplasm，MPN）包括慢性髓细胞性白血病（chronic myelocytic leukemia，CML）、真性红细胞增多症（polycythemia vera，PV）、原发性骨髓纤维化（primary myelofibrosis，PMF）、原发性血小板增多症（essential thrombocythemia，ET）、慢性嗜酸性粒细胞白血病（chronic eosinophilic leukemia，CEL）、慢性中性粒细胞白血病（chronic neutrophilic leukemia，CNL）和肥大细胞增多症（mastocytosis）。

一、骨髓增殖性肿瘤大类

（一）慢性粒细胞白血病 BCR-ABL1 阳性

慢性粒细胞白血病是骨髓增殖性肿瘤，起源于异常多能的骨髓干细胞，并与Ph染色体的BCR-ABL1融合基因相关。自然病程起始为惰性的慢性期（chronic phase，CP），随之是加速期（accelerated phase，AP）和急变期（blast phase，BP），或者AP/BP。BP，原始细胞表达强、弱或不表达MPO，但是表达粒细胞、单核细胞、巨核细胞和红系相关性抗原。多数病例髓系原始细胞可表达1个或多个淋系标志物。淋系的BP，原始细胞来源于B系，但T系BP也可以发生。25%的BP符合MPAL的诊断标准，但也应诊断为CML-BP，而不是MPAL。CML-BP的免疫表型与AML或ALL无明显区别，需结合临床病史才能做出诊断。

CML-CP患者的主要表现是幼稚细胞比例不高，髓细胞比例明显增加，CD10+细胞比例减少，可以出现CD13/CD16和CD13/CD11b图形异常。有些患者髓细胞表达CD56。同时可见嗜酸性粒细胞和嗜碱性粒细胞，结合临床白细胞增加和脾大等表现，高度怀疑为CML，但其确诊需要进行染色体和基因检测。

CML-AP患者主要表现为幼稚细胞比例增加，但<20%。多数患者检测骨髓样本，骨髓样本中嗜碱性粒细胞比例增加时，要检测PB样本。此时需要注意的是，幼稚细胞的比例只是参考的依据。

（二）*BCR-ABL1*阴性MPN

BCR-ABL1阴性MPN包括慢性中性粒细胞白血病（CNL，*CSF3R*阳性）、真性红细胞增多症、原发性骨髓纤维化、特发性血小板增多症、慢性嗜酸性粒细胞白血病（非特定类型）、骨髓增殖性肿瘤、不能分类型（MPN-U）和肥大细胞增多症，除了肥大细胞增多症，前几个病种无明显特异性免疫学标志物。肥大细胞表达CD9、CD33、CD45、CD68和CD117，但缺乏粒细胞、单核细胞抗原，如CD14、CD15、CD16及许多T、B细胞抗原。肿瘤性肥大细胞经常表达CD2或CD2/CD25。后者对诊断和鉴别肥大细胞增多症具有较高价值。

二、伴嗜酸性粒细胞增多和*PDGFRA*、*PDGFRB*、*FGFR1*或*PCM1-JAK2*重排的髓系或淋系肿瘤

此类疾病为髓系或淋系肿瘤伴嗜酸性粒细胞增多、酪氨酸激酶基因融合，往往伴随*PDGFRA*、*PDGFRB*、*FGFR1*、*JAK2*、*FLT3*重排，*ETV-ABL1*、*ETV6-JAK2*或*BCR-JAK2*融合基因。WHO分类中无明显特异性免疫学标志物。

三、骨髓增生异常-骨髓增殖性肿瘤（MDS-MPN）

此类疾病包括慢性粒-单核细胞白血病（chronic myelomonocytic leukemia，CMML）、非典型慢性髓细胞性白血病（atypical chronic myelogenous leukemia，aCML）、骨髓增生异常综合征/不能分类的骨髓增殖性疾病（myelodysplastic syndrome/myeloproliferative neoplasm-unclassifiable，MDS/MPN-U）、MDS/MPN伴环状铁粒幼红细胞伴血小板增多（MDS/MPN with ring sideroblasts and thrombocytosis，MDS/MPN-RS-T）、幼年型粒-单核细胞白血病（juvenile myelomonocytic leukemia，JMML）等。

（一）慢性粒-单核细胞白血病

免疫表型：表达单核细胞抗原，如CD33、CD13及不同程度的CD14、CD68和CD64。利用流式细胞术检测PB或BM的单核细胞经常表达2个或更多的异常特性，如CD14表达减低、强表达CD56、异常表达CD2或HLA-DR，CD13、CD15、CD64或CD36表达减低。成熟粒细胞可以出现异常表型特征，当出现CD34$^+$细胞增加或出现原始细胞伴异常免疫表型时与早期向急性白血病转化相关。

（二）非典型慢性髓细胞性白血病，*BCR-ABL*阴性

WHO的定义：非典型慢性髓细胞性白血病（aCML）是一种白细胞失调，伴有MDS和骨髓增殖性特征，主要涉及中性粒细胞系列。血细胞的增多是源于病态的粒细胞和祖细胞。然而多系病态造血常见，反映了干细胞的起源特征，但不存在*BCR-ABL1*融合基因。免疫表型与CML、AML或ALL无明显区别。

（三）幼年型粒-单核细胞白血病

幼年型粒-单核细胞白血病（JMML）是见于儿童的克隆性造血细胞疾病，主要是粒细胞和单核细胞增生。PB或BM中原始细胞加幼稚单核细胞的比例＜20%。经常出现红系和巨核细胞系异常。*BCR-ABLI*阴性，但以出现*RAS/MARK*突变为特征。

（四）骨髓增生异常/骨髓增殖性疾病，未分类

具有髓系、巨核系或混合MDS与MPN的免疫学特征，无明显特异性。

四、骨髓增生异常综合征

骨髓增生异常综合征（myelodysplastic syndrome，MDS）是一组源于造血干/祖细胞（hematopoietic stem and/or progenitor cell，HSPC）的克隆性疾病，以难治性血细胞减少、一系或多系髓系细胞病态造血、无效造血，伴重现性基因异常，并高风险向急性髓系白血病转化为特征，临床表现为难治性血细胞质和量异常的异质性造血功能衰竭。流式细胞术细胞免疫表型能显示不同系列细胞的未成熟/成熟的发育模式，形态学上单系异常而表型多系表达异常[如类风湿关节炎（rheumatoid arthritis，RA）成为难治性血细胞减少伴多系发育异常（refractory cytopenia with multilineage dysplasia，RCMD）]，甚至有助于对无显著病态造血、原始细胞增多和特征染色体改变者的诊断。

（一）CD45与SSC双参数分析

1. 原始细胞群CD45表达强度减弱　CD45与SSC双参数分析可以将正常骨髓细胞区分为5个细胞群体：①淋巴细胞群，CD45表达最强，细胞的颗粒度最低，所以SSC较小；②原始细胞群，CD45的表达弱于淋巴细胞群，因细胞质中颗粒少，因而SSC也较小；③成熟粒细胞群，随着细胞的成熟，细胞核出现分叶，并伴有细胞质的颗粒增多，导致SSC最大；④单核细胞群，CD45的表达和细胞的颗粒度均位于淋巴细胞和成熟粒细胞之间；⑤有核红细胞群，主要特征是CD45低表达。5个细胞群在CD45/SSC取参数分析中具有规律性。

2. 成熟粒细胞群SSC减小　病态造血导致细胞核低分叶状态和细胞质颗粒减少，粒细胞颗粒度减少，SSC减小。

（二）异常原始细胞数量及抗原表达

正常情况下，原始细胞数量少（＜5%），散在分布，CD34的表达呈非聚集性。MDS因造血干细胞、祖细胞分化障碍，从而导致原始细胞的数量和CD34$^+$细胞的表达分布异常。

1. 异常原始细胞数量的判断　首先通过CD45/SSC设门，确定原始细胞群，在确定异常原始细胞时需要去除正常的B祖细胞、成熟粒细胞和单核细胞。正常情况下原始细胞孔中的细胞散在分布，CD34表达强弱不等，而MDS患者的原始细胞分布和CD34抗原表达

呈聚集性。

2. 异常原始细胞抗原混杂表达　MDS患者无论原始细胞数量有多少（即使细胞形态学分类原始细胞＜5%），通常可以发现细胞表面标志物表达异常，如CD34与CD5共表达或CD34与CD7共表达。

（三）粒细胞群的抗原表达异常

正常情况下，随着粒细胞的分化与成熟，逐渐出现CD13和CD11b共表达和CD13与CD16共表达，而丢失CD34和HLA-DR抗原表达。MDS患者细胞成熟与分化障碍，出现早期与晚期抗原的共表达、髓细胞系抗原与淋巴细胞系抗原共表达和分化抗原表达失去规律性。

（四）单核细胞群的抗原表达异常

MDS患者出现抗原的混杂表达，除髓系表达外，可出现淋系表达。总之，多参数流式细胞术可以对MDS患者骨髓细胞分别进行原始细胞群、成熟粒细胞群、单核细胞群的分析，补充了细胞形态学对单核细胞评估的局限性。在诸多异常表型改变中，原始细胞CD45表达减弱、CD34阳性细胞数量增多及表达呈聚集性、成熟粒细胞和单核细胞表达CD34或CD117，以及在原始细胞群、成熟粒细胞群及单核细胞群三个细胞群体中出现≥2个细胞群体的异常具有较高的诊断特异性，而单一出现如下异常仅有较低的诊断特异性：成熟粒细胞SSC减小、成熟粒细胞或单核细胞分化抗原异常、成熟粒细胞表达CD56。

（张晓梅）

第四节　流式细胞术在淋巴增殖性肿瘤中的应用

淋巴瘤是一组起源于淋巴细胞、主要发生于淋巴结及其他淋巴组织的血液系统恶性肿瘤，其种类繁多，且形态、生物学行为及临床特点、病理特征等方面多具异质性，所以正确诊断需要精准的检验方法。淋巴瘤从早期分类到2016版WHO分类经历了一系列变化。2008版WHO淋巴瘤分类的主要原则是在REAL分类的基础上，综合细胞起源、形态学、免疫表型、遗传特征及临床特征，将恶性淋巴瘤分为前驱细胞淋巴瘤和成熟细胞淋巴瘤。成熟淋巴细胞淋巴瘤主要分为霍奇金淋巴瘤、B细胞非霍奇金淋巴瘤、T/NK细胞非霍奇金淋巴瘤。霍奇金淋巴瘤主要分为结节性淋巴细胞为主型和经典型。

一、成熟B细胞肿瘤进展

1. 慢性淋巴细胞白血病/小淋巴细胞淋巴瘤（chronic lymphocytic leukemia/small lymphocytic lymphoma，CLL/SLL）　CLL/SLL多以白血病形式出现，多参数流式细胞术对诊

断CLL、单克隆B淋巴细胞增多症（monoclonal B lymphocytosis，MBL），以及排除反应性淋巴细胞增多、其他B或T淋巴增殖性疾病（lymphoproliferative disease，LPD）具有特殊价值。CLL的免疫表型特点为表达成熟B细胞标志物（如CD19、CD20和CD23），表面免疫球蛋白（sIg）（IgM或IgM和IgD）弱阳性，具有单克隆性，即轻链只有κ链或者λ链的一种（提示为成熟B-LPD），最具特征性的是CLL细胞同时表达T细胞相关抗原CD5。CD43和CD79a阳性，CD11c、CD20和CD22弱阳性，FMC7和CD79b阴性或者弱阳性，CD10和周期蛋白D1阴性，不表达早期造血细胞标志物如CD34和TdT。但仍有少部分CLL患者的免疫表型不典型，如轻链表达强阳性，CD5或CD23阴性或弱表达等。

根据CLL免疫表型积分系统（$CD5^+$、$CD23^+$、$FMC7^-$、sIg^{dim}、$CD22/CD79\beta^{dim/-}$各积1分；$CD5^-$、$CD23^-$、$FMC7^+$、$sIg^{moderate/bright}$、$CD22/CD79\beta^{moderate/bright}$各积0分），CLL的积分为4～5分，其他B-CLPD为0～2分。积分<4分的患者特别需要结合淋巴结、脾脏、骨髓组织细胞学及遗传学检查等进行鉴别诊断。

2. 毛细胞白血病（hairy cell leukemia，HCL） 毛细胞白血病是一种惰性表现的成熟小B细胞恶性疾病，通常伴毛样突起弥漫性渗透骨髓、脾脏红髓及外周血，但一般不出现在脾脏白髓及淋巴结。其骨髓石蜡切片免疫表型一般为$CD20^+$、$CD103^+$、$CD25^+$、周期蛋白$D1^{+/-}$、$T-bet^+$、$CD23^-$、$CD5^-$。

3. 淋巴浆细胞淋巴瘤（lymphoplasmacytic lymphoma，LPL）/**瓦尔登斯特伦巨球蛋白血症**（Waldenström macroglobulinemia，WM） LPL是由小B细胞、浆细胞样淋巴细胞和浆细胞混合组成的肿瘤，它缺乏任何一种其他小B细胞淋巴瘤的诊断标准。WM被界定为骨髓受累并出现任何浓度单克隆丙种球蛋白的LPL。*MYD88* L265P突变可以作为对LPL/WM诊断具有重要参考价值的标志物。免疫表型特征为表达B细胞抗原的同时表达$CD138$、κ^+/λ^-或κ^-/λ^+，即B细胞抗原与浆细胞抗原同时存在，可与多发性骨髓瘤等浆细胞疾病区别。cIg阳性。

4. 边缘区淋巴瘤（marginal zone lymphoma，MZL） 对结内及结外边缘区淋巴瘤的诊断应基于形态标准及缺乏其他B细胞非霍奇金淋巴瘤的特征性标志物。IRTA1和T-bet是MZL比较特异的标志物。T-bet是Th1细胞特异性t-box转录因子，它可以作为HCL和MZL鉴别的良好标志物。结内边缘区淋巴瘤常伴广泛的滤泡植入，免疫表型为$IRTA1^+$、$T-bet^+$、$CD10^-$和$BCL-6^-$。

5. 滤泡性淋巴瘤（follicular lymphoma，FL） 原位FL更名为原位滤泡性瘤变，反映了其进展为淋巴瘤的低风险性。常见于儿童及年轻人，预后较好。淋巴滤泡生发中心BCL-2 100%阳性表达，肿瘤性滤泡强表达CD10。增殖细胞核抗原（PCNA）的高表达虽对分型无特异性，但可提示预后差。FL不表达CD43，可与伯基特淋巴瘤区别。目前认为BCL-6是生发中心B细胞特异性标志物。但也有研究认为，FL中BCL-6无过度表达，FL发生恶性转化可能与*P53*突变有关，与BCL-6无明显的相关性。

6. 套细胞淋巴瘤（mantle cell lymphoma，MCL） MCL为低风险性的淋巴瘤。免疫表型同时表达细胞周期蛋白CD5和B细胞相关抗原，但细胞周期蛋白敏感性较差，组织固定和抗原修复方式是染色的关键。KI-67的高表达与不良预后有关。此型不表达CD10和CD23，可与CLL/SLL、FL鉴别。

7. 弥漫大B细胞淋巴瘤（diffuse large B cell lymphoma，DLBCL） DLBCL通过基因表达谱（GEP）根据细胞起源可以分为生发中心型与活化细胞型，此分型可能会影响治疗方案的选择。*myc*与*bcl-2*共表达被认为是新的不良预后标志物（双表达DLBCL）。伴*myc*和*bcl-2*或*bcl-6*易位的高度恶性B细胞淋巴瘤被从DLBCL非特指型分出来，作为一种新的类型，也称为双重打击或三重打击淋巴瘤。肿瘤性大细胞多表达B细胞相关抗原，但可能丢失部分全B细胞标志物，大部分病例还表达CD10和Ki-67。当间变性大细胞变型时也可表达CD30，但不表达CD15、ALK和EMA，可与HL和ALCL区别。有报道认为，BCL-6在DLBCL中阳性率可达95%，提示DLBCL中BCL-6过表达。

二、成熟T和NK细胞肿瘤进展

1. 肠病相关性T细胞淋巴瘤（enteropathy associated T-cell lymphoma，EATL） EATL是一类上皮内（intraepithelia，IE）T细胞肿瘤，免疫表型通常为CD3$^+$、CD4$^-$、CD8$^-$和CD56$^-$。2016版WHO淋巴瘤分类将以前的EATL Ⅰ型和Ⅱ型确定为两种不同类型的疾病。肿瘤中包含具有多形性的小到中等大小的IE-T细胞，其免疫表型为CD3$^+$、CD4$^-$、CD8$^+$和CD56$^+$。Ⅱ型EATL究竟是经典EATL的变异型还是一种独特类型淋巴瘤有过争论。Chan等提供了有力证据，认为Ⅱ型EATL是独立的疾病类型，该研究发现18例中国患者均为CD3$^+$、CD4$^-$、CD8$^+$、CD56$^+$和TIA$^+$，78%病例存在γδ T细胞受体（γδTCR），33%为αβ T细胞受体（αβ TCR）。

2. 原发皮肤γδT细胞淋巴瘤（primary cutaneous gamma-delta T cell lymphoma，PCGD-TCL） 除外其他发生于皮肤且可能起源于γδ T细胞的淋巴瘤或淋巴增生性异常非常重要。

3. 原发肢端皮肤CD8$^+$ T细胞淋巴瘤（primary cutaneous acral CD8-positive T-cell lymphoma） 这是一类新的暂定类型，为CD8$^+$的淋巴组织增生性病变，呈惰性经过。免疫表型通常为CD3$^+$、CD4$^-$、CD8$^+$、CD56$^-$、EBV$^-$和Ki-67$^+$。

4. 原发皮肤CD4$^+$小到中等大小T细胞淋巴组织增生性疾病（primary cutaneous CD4$^+$ small/medium-sized pleomorphic T-cell lymphoma，provisional entity） 该病由于预后较好且为局限性疾病及对克隆性药物反应相似，由原淋巴瘤更名为增生性疾病，仍为暂定类型。免疫表型通常为CD4$^+$、CD8$^-$、CD56$^-$、PD1$^+$和CXCL13$^+$。

5. 滤泡辅助性T细胞表型的结内T细胞淋巴瘤（follicular helper T cell lymphoma） 以滤泡辅助T细胞表型为特征的一系列结内淋巴瘤，包括血管免疫母T细胞淋巴瘤、滤泡T细胞淋巴瘤及伴TFH表型的淋巴结外周T细胞淋巴瘤，除T细胞系免疫表型外，差异在病理学表现上。

6. ALK$^-$间变性大细胞淋巴瘤（ALK$^-$ anaplastic large cell lymphoma） 在多数情况下仅表达少数T细胞相关抗原，通常CD45R0、CD2和CD4阳性，而CD3、CD5和CD7常不表达。

7. 乳腺假体植入相关间变性大细胞淋巴瘤（breast implant-associated anaplastic large cell lymphoma，BI-LCL） 该病是一种发生于乳腺假体植入后，在0.9% NaCl溶液或硅胶周围形成纤维包膜内的淋巴瘤，预后良好，免疫表型通常CD30$^+$和ALK$^-$。

总之，2016版WHO淋巴瘤分类为临床提供了最新的淋巴瘤诊断类型、更为准确的诊断标准及生物学与临床的相关性，且免疫表型的描述较前更为精准。

（王重伍　张晓梅）

第五节　流式细胞术在中枢神经系统白血病脑脊液检测中的应用

白血病神经系统侵犯[中枢神经系统白血病（central nervous system leukemia，CNSL），或淋巴系统肿瘤的颅脑浸润]是白血病患者常见且严重的并发症之一。虽然脑脊液（CSF）细胞学被认为是目前诊断的金标准，然而细胞学因存在各种技术上的限制影响了其检测阳性率。CSF流式细胞术分析被认为是诊断白血病神经系统侵犯的有效方法。而准确地检测白血病、淋巴系统肿瘤患者CSF中的残留细胞对提高白血病患者的生存率、治愈率及预后判断具有重要意义。细胞学方法是对CSF进行细胞形态学检测，查看CSF中是否存在异常细胞。然而实际工作中发现，CSF样本制备过程中会因离心速度、保存时间或染色过程中的环节而导致细胞形态发生变化，影响检测结果的准确性，细胞学方法的灵敏度和重复性都是一个挑战。而且，部分病例仅通过细胞形态学来确定其细胞的系列也存在一定的难度。

临床研究结果显示，CSF流式细胞术在诊断儿童急性淋巴细胞白血病（ALL）时中枢神经系统受累率比传统细胞离心涂片高2~3倍，尤其在检测低水平中枢神经系统疾病方面表现出卓越的灵敏度。实验证明，流式细胞术可以高灵敏度和可重复地检测CSF中的恶性细胞。

随着单克隆抗体和荧光素的研发，流式细胞术分析技术得到了进一步发展。2015年的《欧洲神经肿瘤协会指南：原发中枢神经系统淋巴瘤的诊断和治疗》也认为多参数流式细胞术检测可以从CSF中收集细胞免疫表型，并迅速进行分析，可能会增加诊断灵敏性。对于有着较高发病率的儿童中枢神经系统白血病，流式细胞术对患儿CSF的定性、定量检测有助于早期诊断和监测其复发的信号。正常CSF中的淋巴细胞来源于外周血，其表达强阳性CD45，因此可作为内参照将表达CD45弱阳性的各系早期前体细胞群区分出来，可辅以CD34$^+$共同表达作为急性白血病患者CSF是否受浸润的证据之一。也可采用CD45/SSC设门策略的方法，根据CD45在淋巴细胞、单核细胞、粒细胞上的表达强度逐渐减弱，而SSC在粒细胞最大，单核细胞次之，淋巴细胞最小的特性，可准确地将淋巴细胞群、原始细胞群、单核细胞群及粒细胞群区分开。也可根据患者初诊时白血病细胞表达最强的2个抗原作为筛选标志物，结合CD45/SSC、CD34$^+$，从而提高检测的敏感性和特异性。

CSF流式细胞术的基本方法还是细胞表面的免疫表型分析。用针对多种标志物的荧光染料偶联抗体对细胞进行染色，并用流式细胞仪测定每个细胞的荧光特性。恶性细胞是根据非恶性细胞中未观察到的异常表达模式来识别的，因此流式细胞术对恶性细胞的识别是有高度特异性的。流式细胞术可以快速、精确地定量多种细胞表面分子的表达。此外，

CSF流式细胞术分析同一样本中恶性细胞的实验室之间的一致性超过90%。近10多年来，用于CSF流式细胞术的标记颜色数量已达8种之多。对于儿童ALL一般至少使用6种颜色标记来检测，以确保正确识别儿童ALL中的白血病细胞。此外，B谱系组中应包含T细胞标志物，如CD3、CD7和/或CD8，以排除所识别的母细胞是正常T细胞的可能性，而正常T细胞在CSF中的数量很少。

CSF流式细胞术的挑战之一与细胞形态学一样，即CSF中恶性细胞的数量很少，因此认为，CSF流式细胞术样本中，表型异常细胞的最小数量应达到5～30个。CSF样本的体积也是一个因素，最小样本量为1～3ml，普遍建议对ALL的CSF流式细胞术使用最小体积为1～2ml，但分析更大的样本体积将进一步提高灵敏度。

流式细胞术分析需要完整的细胞，因此分析的灵敏度也会随着CSF中淋巴细胞的降解而降低。研究者发明了一个方法，即在流式细胞术分析前先固定细胞以维持CSF中淋巴细胞的完整性。研究发现，保存后的CSF细胞可延迟长达48～72h的有效性，此后由于最常用标志物的信号减弱，灵敏度会降低。还有一种做法是在CSF中添加含血清培养基以保存白细胞，这种方法也可使细胞稳定达5h。而不做稳定性处理的CSF其细胞完整性和稳定性只能维持2～24h（从采样到处理或分析的时间）。尽管如此，但很多情况下，即使在几小时内，很大一部分淋巴细胞也会被降解，因而降低了分析的灵敏度。因此，CSF样本采集后应尽快进行流式细胞术分析。

CSF流式细胞术的具体检测步骤与血液或骨髓细胞样本流式细胞术相似，在此不再赘述。

（黄华艺）

第六节　流式细胞术在细胞周期和肿瘤化疗中的应用

流式细胞术通过测定细胞悬液中细胞内DNA含量来进行细胞周期及DNA倍体分析，解析细胞周期，通过细胞异倍体测定预测各种肿瘤的预后，并能在化疗中对药物的选择和放疗中强度、时间的决定等起指导作用，解析抗癌药物作用机制，对癌症进行早期诊断及鉴别良恶性有一定的参考价值。流式细胞术分析细胞周期常有三种方法：第一种揭示了细胞周期四个阶段的分布，G_0/G_1期、S期、G_2期和M期，从而能检测到凋亡细胞DNA含量的百分数。第二种是基于双变量分析DNA含量和增殖相关的蛋白质，以细胞周期蛋白D、细胞周期蛋白E、细胞周期蛋白B1和DNA含量的表达作为参考。这种方法能有效区分G_1、G_0期细胞，识别有丝分裂细胞，或者细胞内的其他蛋白质在细胞周期相对表达的位置。第三种依靠检测5-溴脱氧尿嘧啶核苷（BrdU）的渗入以标记DNA复制时的细胞。下文主要介绍第一种方法。

一、流式细胞术检测细胞周期与DNA倍体分析的原理

流式细胞术分析细胞周期与DNA倍体时，需对DNA进行染色。采用与DNA或RNA

的碱基特异性结合的荧光染料如碘化丙啶（propidium iodide，PI）、溴化乙锭（ethidium bromide，EB）。荧光染料如碘化丙啶与细胞DNA分子特异性结合，而且有一定的量效关系，即DNA含量与碘化丙啶结合量成正比，荧光强度与DNA吸收荧光分子量成正比。荧光强度与荧光直方图的通道数成正比。因此，流式细胞术分析一个群体细胞的细胞周期与DNA倍体时，将DNA含量直方图分为三部分，即G_0/G_1、S、G_2/M三个细胞峰。G_0/G_1期和G_2/M期细胞峰DNA含量呈正态分布，S期细胞峰是一个加宽的正态分布。细胞周期的DNA含量在流式细胞术分析中一般以DNA指数（DNA index，DI）表示其相对含量。一个正常的二倍体细胞峰，其G_0/G_1期细胞DNA含量为2C，DI值为1.0。

$$DI= \frac{样本G_0/G_1期细胞峰平均荧光道数}{正常二倍体标准细胞G_0/G_1期细胞峰平均荧光道数}$$

理论二倍体的DI为1.0，四倍体的DI为2.0。

由于测定过程中存在一定的漂移，实际上所测DNA含量直方图的G_0/G_1期细胞峰为正态分布，因此流式细胞术定量分析用变异系数（CV）来解释这种实测过程的漂移现象。实测过程的CV一般包括两部分，即仪器测定的CV和实验样本的CV。一般标准细胞CV＜3%，新鲜组织样本细胞CV＜5%。

DNA倍体判定标准，DNA非整倍体具有2个分离的G_0/G_1期细胞峰，并根据DI值判断DNA倍体。

对于一个正常人体的细胞群，G_0/G_1期细胞占85%～90%，$S+G_2M$期细胞占10%～15%。

二、流式细胞周期与DNA倍体的分析方法

（一）单细胞悬液制备

由于各种实体组织成分、特性各不相同，对不同的实体组织必须采用不同的单细胞分散方法，才能使单细胞产量高，细胞损伤小。

（1）骨髓、血液及体液（如胸腹水、脑脊液、尿液）等悬浮细胞或培养细胞样本已经是单细胞悬液，样本制备的目的主要是去除红细胞及浓缩有核细胞。①骨髓及血液：用淋巴细胞分离液分离目的细胞。②体液：一般需经300g离心5min，生理盐水洗涤两次。如体液中红细胞太多，可用溶血素去除红细胞。

注意事项：①每次同时制备对照血液淋巴细胞样本，作为二倍体细胞外参标准。②视样本中有核细胞浓度进行调整，一般细胞浓度调至$5×10^9/L$～$10×10^9/L$。

（2）新鲜或冰冻实体组织的处理：常见的是酶消化法、机械法、化学试剂处理法等。目前最常用的方法为机械法，包括剪碎法、半自动机械法。

剪碎法简单易行：取新鲜或冰冻（浸泡于生理盐水中）实体组织$0.5cm^3$，用眼科手术剪剪碎，加入生理盐水，300目尼龙膜过滤，200g离心5min，生理盐水洗涤两次。

半自动机械法单细胞制备系统：是目前较为理想的方法，简便、实用，单细胞获取率较高，受临床欢迎。

新鲜组织单细胞悬液制备注意事项：①手术或活检的新鲜组织及时浸泡于生理盐水。②立即送检。③冷冻或冷藏（室温过高、放置时间过长会造成组织溶解，影响检测结果）。

（3）石蜡包埋组织：扩大了流式细胞术分析应用范围，并可以对大量临床随访病例资料进行重新研究与利用。根据组织块的大小，酌情切取组织片。用石蜡包埋组织在切片机上切取40～50μm厚的组织片3～5片。具体制备方法：①二甲苯脱蜡法。将切取的组织片放入试管中，加入二甲苯5～8ml于室温下脱蜡，一般需1～2d，视石蜡脱净与否，可换一次二甲苯，蜡脱净后弃去二甲苯。依次加入100%、95%、70%、50%梯度乙醇5ml，每个步骤10min，去乙醇，加入蒸馏水3～5ml，10min后弃之。加入2ml 0.5%胃蛋白酶（pH 1.5～2.0）消化液，置于37℃恒温水浴中消化30min，消化期间每隔10min振荡一次。消化30min后，立即加入生理盐水终止消化。经300目尼龙网过滤，未消化的组织片可作二次消化。收集细胞悬液，300g离心5min，再以生理盐水漂洗1～2次，300g离心5min，再以生理盐水漂洗1～2次，200g离心5min去碎片。用制备好的单细胞悬液涂片，吖啶橙（acridine orange，AO）染色，在荧光显微镜下观察，细胞核应完整，核发出黄绿色荧光。将制备好的单细胞进行荧光染色或70%乙醇固定，置0～4℃冷藏箱中保存备用。②组织清洁剂脱蜡法。石蜡组织切片厚度及数量同前述方法，采用组织清洁剂进行脱蜡处理，即在有组织片的试管内加入10ml组织清洁剂，置于37℃水浴1h，弃去清洁剂，重复一次或至脱蜡干净为止。梯度乙醇水化（100%、95%、70%、50%乙醇和蒸馏水），切片组织充分在蒸馏水中浸泡18～24h。加入0.25%胰酶消化液2ml[胰酶配制方法是将胰酶溶于柠檬酸钠缓冲液中。浓度为0.25%的柠檬酸缓冲液，由3mmol/L柠檬酸钠、0.1%NP-40、1.5mmol/L四氯精胺、0.5mmol/L三羟甲基氨基甲烷（Tris）组成，pH为7.6]，置于37℃水浴中30min，并间断振荡。加入10ml冷生理盐水终止消化。300目铜网过滤去除大的组织块。200g离心5min以去除碎片。弃上清液后加入70%冷乙醇固定细胞，然后置于2～8℃冰箱中备检。③甲酸-双氧水处理法。组织切片、脱蜡、水化同前述两种方法。水化后的组织片加入80%甲酸、3%过氧化氢于–18℃处理30min。在室温下用Tris液洗3次，弃洗液。用0.1%枯草菌溶素蛋白酶在37℃水浴中消化40min，振荡一次后加入冷生理盐水液，轻轻混匀后用300目铜网过滤，200g离心5min以去除碎片。制备后的单细胞悬液加1ml 4′,6-二脒基-2-苯基吲哚（4′,6-diamidino-2-phenylindole，DAPI）柠檬酸（10μg DAPI，800mmol/L柠檬酸钠），室温放置1h后备用。

注意事项：①脱蜡要完全。检验方法：加入100%乙醇，如果无絮状物浮起，即可视为脱净，反之则没有脱净。②掌握消化时间，避免细胞核被消化。③切片薄厚适宜，过薄碎片太多，过厚不易脱蜡。

（二）DNA染色及流式细胞分析

1. DNA染色 采用PI染色法，使用Cycle TEST IMK试剂盒（含A、B、C液）。
（1）取制备好的单细胞悬液5×10⁹/L～10×10⁹/L 20μl。
（2）加入A液250μl，放置10min。
（3）加入B液200μl，放置10min。

（4）加入冷C液200μl，避光放入2～8℃冰箱10min。4h内流式细胞术检测。

（5）流式细胞分析：流式细胞仪校准与设置、数据获取和分析采用Flow JO分析软件，SSC/FSC、FL2设置为线性放大，阈值设为FL2。收集FSC/SSC和FL2W/FL2A散点图、FL2-H或FL2-A荧光直方图。

2. 细胞周期动力学分析——BrdU掺入法 应用单一荧光染料（如PI）进行细胞周期分析的局限性在于它无法得到细胞周期中S期细胞的实际数量。应用5-溴脱氧尿嘧啶核苷（BrdU）掺入技术可以解决这个问题。BrdU是一种胸腺嘧啶脱氧核苷的类似物，它可以在细胞周期循环中结合到细胞DNA中，通过打开DNA（用酸、碱或酶）双链，用抗BrdU单克隆抗体检测BrdU。采用FITC-BrdU与PI双染方法进行流式细胞术分析，可以分离G_1期、S期和G_2期细胞。

三、流式细胞周期与DNA倍体分析在临床肿瘤学中应用

（一）流式细胞术分析在肿瘤早期诊断和鉴别诊断中的作用

恶性肿瘤的早期诊断是提高治愈率和生存率的关键，良恶性肿瘤的鉴别诊断对于确定临床治疗方案起决定性作用。病理形态学检查是肿瘤诊断的主要方法，但由于某些肿瘤，尤其是早期肿瘤缺乏客观明确的形态学改变而使病理诊断困难，易引起误诊而影响治疗。流式细胞术的出现给肿瘤诊断带来了飞跃。用流式细胞术检测细胞的DNA含量，尤其是DNA异倍体，可为肿瘤的生物学行为判断提供客观而准确的依据，辅助肿瘤的早期诊断和鉴别诊断。

1. DNA非整倍体的出现可能是癌前病变的一个重要指标 对食管、胃、宫颈、结肠、鼻咽、口腔黏膜、子宫内膜等部位癌前病变的研究结果表明，DNA倍体分析中的异倍体细胞数量越多，其DI值越大。DI值和非整倍体出现率随上皮增生程度增高而增高，非整倍体的癌前病变经随访发现近半数发生癌变。DNA非整倍体的出现率与癌变率及不典型增生的程度密切相关。癌前病变增生程度越重，出现DNA非整倍体率越高。因此，DNA非整倍体的出现可能是癌前病变发生癌变的一个重要标志。检测癌前细胞DNA含量变化规律，可以对其癌变的发生进行预测，及时做出早期诊断。

2. 淋巴瘤在病理形态学还不能做出诊断之前，流式细胞术可以提供准确的诊断信息 淋巴瘤的早期阶段不像上皮性肿瘤的癌前病变或癌变早期具有一定的组织学特征。由于某些淋巴瘤（如皮肤T细胞淋巴瘤）早期病理形态常难确定，但其DNA倍体多为非整倍体，因此应用流式细胞术分析细胞DNA含量的异常变化，使得淋巴瘤的早期诊断成为可能。流式细胞术对于淋巴瘤的早期诊断具有比形态学更为敏感、客观的优点，它可测出正常细胞和异常细胞DNA含量的微小差别，在形态学还不能做出诊断之前，流式细胞术就可提供确切的诊断信息。

3. DNA非整倍体的交界瘤应按恶性肿瘤对待 属于交界瘤的这组肿瘤形态学介于良、恶性之间而难以鉴别，而其生物学行为有的是恶性，有的是良性。临床医生常难以决定采取何种治疗措施。研究表明，流式细胞术分析肿瘤细胞DNA含量可作为一种辅助诊断手段，

并能指导临床治疗。浆液性交界瘤DNA异倍体出现率明显高于黏液性交界瘤，这可能是浆液性交界瘤的恶变率高于黏液性交界瘤的原因。通过随访发现，DNA二倍体的交界瘤生存期明显长于DNA异倍体的交界瘤。DNA异倍体的卵巢交界瘤预后差，提示交界瘤出现异倍体即已具备恶性肿瘤特征。尽管病理形态学上尚不能证实为恶性，也应视为恶性。

4. 形态学表现为良性的肿瘤出现非整倍体提示有恶性转变的可能　某些肿瘤形态学表现和生物学行为不完全一致。例如，有些甲状腺肿瘤，其形态学表现似为良性，而术后可发生复发甚至转移。对于这部分肿瘤临床上常遇到诊断不一致的问题，造成治疗延误。因此，寻找比形态学更能客观反映其生物学行为的标志对这部分肿瘤的诊断就显得尤为重要。有学者对原病理诊断为良性的甲状腺肿瘤进行了流式细胞术分析，并对DNA非整倍体的病例复查组织切片，结果发现其中相当一部分为低度恶性而非良性，因此认为病理形态学表现为良性的甲状腺肿瘤，如DNA含量出现异常，提示正在向恶性转变，应按恶性肿瘤处理。有人用流式细胞术分析DNA含量预测葡萄胎恶变，提示DNA非整倍体可作为一项指标预测葡萄胎恶变，其符合率为59.4%，其准确性明显超过了用滋养细胞增生和分化程度预测恶变的指标。

5. DI可作为判断间叶组织肿瘤良恶性的辅助指标　某些间叶组织来源肿瘤的良恶性判断是病理学的难题之一，尤其是那些分化较好的恶性肿瘤与良性肿瘤的鉴别有时非常困难。常用病理组织学方法是以有无细胞核分裂象和细胞核分裂象的多少作为诊断指标，但其标准很不统一。近年的流式细胞术分析研究表明，DNA倍体为二倍体的间叶组织来源肿瘤的预后明显好于异倍体的肿瘤，因而提出间叶组织来源的肿瘤如DNA含量高，出现异倍体，则提示为恶性。流式细胞术分析细胞DNA含量可作为判断间叶组织肿瘤良恶性的一个客观指标。

（二）流式细胞术分析DNA含量和DNA倍体对肿瘤预后判断的意义

恶性肿瘤患者的预后受多种因素的影响。临床上预测恶性肿瘤患者的预后主要根据组织学分级和临床分级等指标。这些指标多为非定量指标，受主观因素影响较大从而影响预后判断的准确性。对肿瘤细胞进行DNA倍体及S期细胞分析并与肿瘤患者的预后相联系是流式细胞术用于临床的另一个重要手段。许多学者对流式参数与其他因素及预后的关系进行了大量研究，通常认为DNA含量高，非整倍体的肿瘤恶性程度高、预后差；一倍体或近二倍体肿瘤预后较好。有学者分析了肾癌细胞的DNA倍体，并与组织学分级进行了对比分析，结果发现，DNA倍体是极好的预后指标，二倍体肿瘤占49%，这些肿瘤的DNA分布直方图几乎与正常肾组织没有差别，二倍体肿瘤患者仅21%出现转移灶。非整倍体或多倍体肿瘤占51%，这些患者90%出现转移灶。研究结束时，整倍体肿瘤患者85%存活，而非整倍体肿瘤患者仅15%存活。组织学分级为Ⅲ、Ⅳ级的肿瘤几乎都是非整倍体。有人采用流式细胞术检测378例乳腺肿瘤细胞DNA含量和细胞周期，结果发现，乳腺癌的异倍体率高达76.49%，异倍体率乳腺癌细胞DNA倍体水平与区域淋巴结转移及其病理类型有明显相关关系。转移淋巴结数目越多、病理分化程度越差，异倍体率越高。异倍体率在乳腺癌组与癌旁组织组间比较差异明显，乳腺癌组远高于癌旁组织组。转移淋巴结数目越多、病理分化程度越差，S期细胞百分比（SPF）越高。SPF在乳腺癌组与癌旁组织组间比较差异明显，乳腺癌组远高于癌旁组织组。当区域淋巴结转移数目超过10个时，SPF大多大于10%，明显增高。DNA指数（DI）值并不随病理学级别的增高而明显增加，但在区域淋巴结转移数目超过10个时明显增高，其中24例为多峰异倍体，其DI值最高者达4.17。纤维腺瘤均为二倍体，乳腺癌细胞的DI与纤维腺瘤的DI有显著差异；细胞周期分析发现，乳腺癌的增殖活性[SPF或增殖指数（PI）]明显高于纤维腺瘤，认为异倍体及高增殖活性在乳腺的良恶性肿瘤鉴别诊断中具有重要意义。

膀胱癌、前列腺癌、卵巢癌及子宫内膜癌的癌细胞DNA倍体与预后密切相关。组织学分级为Ⅰ级的膀胱癌多为二倍体，预后好；Ⅲ级的膀胱癌多为非整倍体或多倍体，预后差。前列腺癌的DNA倍体与临床分期密切相关。Ⅰ期多为二倍体，Ⅲ、Ⅳ期多为异倍体，Ⅱ期介于两者之间。即使同为Ⅲ、Ⅳ期，倍体肿瘤较异倍体肿瘤进展慢。二倍体肿瘤仅15%发生局部浸润或转移，而在异倍体肿瘤，75%发生局部浸润和转移。二倍体或近二倍体的卵巢癌患者生存率远远高于异倍体卵巢癌患者，且卵巢癌DNA倍体与临床分期也有相关关系。研究发现，晚期卵巢癌均为异倍体，而早期卵巢癌仅40%为异倍体。有研究者进行多因素回归分析发现，倍体状态是卵巢癌最主要的预后参数。二倍体或近二倍体子宫内膜癌的预后好于异倍体肿瘤。高分化及中分化的肿瘤多为二倍体，异倍体主要见于低分化肿瘤。此外，Ⅲ、Ⅳ期肿瘤异倍体多，Ⅰ、Ⅱ期肿瘤二倍体多，肿瘤中DNA倍体状况与预后密切相关。

综合文献中的观点，细胞周期及DNA倍体分析对某些肿瘤的预后判断有价值，在某些肿瘤则无预后判断价值，而在一些肿瘤中其预后判断价值有待进一步阐明。

除DI及倍体外，反映肿瘤增殖状态的S期细胞比例也被作为判断患者预后的指标。S期细胞比例与肿瘤组织学分级密切相关，随组织学分级增高而增高，与肿瘤的组织学类型无关。

四、流式细胞周期分析在凋亡研究中的应用

细胞凋亡（apoptosis）或程序性细胞死亡（programmed cell death，PCD）是指有核细胞在一定条件下通过启动自身内部机制，主要是通过内源性DNA核酸内切酶的激活而发生的细胞死亡过程。通过细胞DNA含量的检测——A0峰，是由于凋亡细胞DNA被降解后，小分子DNA可通过细胞膜渗透到细胞外，另外，凋亡小体也可带走部分DNA，造成凋亡细胞DNA含量下降，表现为在G_0/G_1期细胞峰前出现一个亚二倍体峰，也称为亚G_1期细胞峰。常用染料为PI。其检测方法简要描述如下。

（一）膜联蛋白V检测凋亡细胞

1992年Fadok报道在细胞凋亡早期位于细胞膜内侧的磷脂酰丝氨酸（phosphatidylserine，PS）迁移至细胞外侧。

1995年Vermes利用对PS有高度亲合力的磷脂结合蛋白膜联蛋白V检测凋亡细胞。由于坏死细胞PS易暴露于外表使膜联蛋白V结合阳性，因此必须同时采用PI这一坏死细胞染色阳性的DNA染料将坏死细胞区分出来。与PI法检测凋亡细胞不同的是该法不需要固

定细胞，因此凋亡细胞PI低染。

（二）膜联蛋白V/PI（ADD）双参数法

使用膜联蛋白V/PI（7-ADD）双参数法可将正常细胞、凋亡细胞、死亡细胞区分开来，其凋亡检出率更有特异性。细胞发生凋亡时膜上PS外露早于DNA断裂发生，因此该法检测早期凋亡优于原位末端转移酶标记（TUNEL）法及PI法。本方法不需要固定，省时省力，是目前流式细胞仪定量检测凋亡细胞的首选方法。

（马　莉）

第七节　流式细胞术在血栓、凝血因子功能检测中的应用

血小板是由巨核细胞产生的，每个巨核细胞可产生1000～6000个血小板。正常成年人的血小板数量是$100×10^9/L～300×10^9/L$，血小板的平均寿命是7～10天。血小板是循环血液中最小的细胞，也称为血栓细胞，在生理止血与血栓形成中起着重要的作用。

血小板的基本功能是黏附、聚集、分泌、促凝血、血块回缩。血小板参与生理止血过程分两个阶段：第一阶段主要是创伤发生后，血小板迅速黏附于创伤处，并聚集成团，形成较松软的止血栓子；第二阶段主要是促进血凝并形成坚实的止血栓子。

流式细胞术作为一种高精度、高速度、多参数的现代细胞技术，可对细胞膜与颗粒膜上的各种抗原或受体、血小板的活化状态、血小板对刺激物的反应、血小板的促凝活性等功能和血小板的数量、自身抗体及核酸含量进行检测。流式细胞术已经成为当前临床与基础医学中研究血小板不可或缺的工具，对临床遗传性与获得性血小板功能缺陷性疾病的诊断与治疗，血小板减少性紫癜、血小板输血、血栓前状态，以及血栓性疾病的诊断、治疗和疗效观察，抗血小板活性药物疗效的监测、评估有重要的临床意义和研究价值。

一、血小板膜糖蛋白的组成

按糖蛋白在血小板的分布部位不同，将其分为细胞膜糖蛋白和颗粒膜糖蛋白。细胞膜糖蛋白主要存在于静止血小板细胞膜表面，而颗粒膜糖蛋白则主要存在于血小板细胞质内的α颗粒、β颗粒和溶酶体膜。

（一）细胞膜糖蛋白

1. GPⅠb/Ⅸ/Ⅴ复合物（CD42b/CD42a/CD42d）　GPⅠb由GPⅠbα和GPⅠbβ两个亚单位组成，并与GPⅨ以1∶1的比例形成GPⅠb/Ⅸ复合物，GPⅠb/Ⅸ复合物与GPⅤ之间则形成一种非共价复合物，故GPⅠb/Ⅸ/Ⅴ由四种成分组成。在每个静止血小板表面有20 000～30 000个GPⅠb/Ⅸ分子、12 000个GPV分子，按国际人类白细胞分化抗

原（HLDA）分类原则，GPⅨ、GPⅠba、GPⅠb和GPV分别被命名为CD42a、CD42b、CD42c和CD42d。GPⅠb/Ⅸ/Ⅴ复合物是一种跨膜糖蛋白，大部分肽链位于血小板细胞膜外作为vWF的受体介导血小板黏附到受损的血管内皮下胶原，同时也是凝血酶诱导血小板活化的受体。此外，GPⅠb/Ⅸ/Ⅴ复合物还与血小板骨架蛋白相连，对维持血小板的形态结构有重要作用，若血小板GPⅠb/Ⅸ/Ⅴ复合物缺陷，可导致血小板体积增大，甚至形成异常巨大的血小板。

2. GPⅡb/Ⅲa复合物（CD4l/CD61） 由GPⅡb和GPⅢa组成的Ca^{2+}依赖性异二聚体复合物，属于整合素（integrin）家族的成分，按HLDA分类原则，GPⅡb和GPⅢa分别被命名为CD41和CD61。GPⅡb/Ⅲa复合物是血小板表面最多的一种糖蛋白，占血小板总蛋白质的1%～2%，正常静止血小板表面约有50 000个分子，在血小板活化时表达纤维蛋白原等黏附蛋白的受体并与之结合，并介导血小板聚集。此外，GPⅡb/Ⅲa复合物还能与纤连蛋白（FN）、vWF、玻连蛋白（GP: vitronectin，VN）等结合，参与血小板的伸展、黏附和释放等功能。GPⅡb由α、β两个亚单位构成，GPⅢa为一条单链多肽。

3. GPⅠa/Ⅱa复合物 属于整合素家族成员，由GPⅠa与GPⅡa两个亚单位组成，分子量分别为165kDa和130kDa。按HLDA的分类原则，GPⅠa和GPⅡa分别被命名为CD49b和CD29。GPⅠa/Ⅱa复合物是较早被认识的血小板胶原受体，它主要涉及Ⅰ型胶原诱导的血小板伸展和聚集，正常人血小板表面的分子数变异较大。

4. GFⅠc/Ⅱa复合物（CD49e/CD49f/CD29） 属于整合素家族成员，是两种亚单位（α5、α6）与β1构成的复合物，α5b1复合物是纤维连接蛋白的受体，α6b1是层粘连蛋白的受体。按HLDA的分类原则，GPⅠc的α5、α6亚单位分别被命名为CD49e和CD49f。

5. GPⅣ（CD36） GPⅣ（又称为GPⅢb）是一种分子量为88kDa的细胞黏附分子，存在于血小板细胞膜和单核细胞、幼红细胞、微血管内皮细胞等。按HLDA的分类原则，GPⅣ被命名为CD36，在正常血小板表面约有20 000个分子。GPⅣ作为血小板应答蛋白（TSP）的受体参与血小板聚集，还可能涉及血小板早期黏附到胶原，尤其是血小板与Ⅴ型胶原的相互作用。

6. GPⅥ GPⅥ的分子量为62kDa，属于免疫球蛋白超家族成员，与FcRg链组成胶原受体复合物共表达在血小板表面，具有信号转导分子的特征。GPⅥ与胶原诱导的血小板黏附及活化功能有关，也涉及血小板的促凝血功能。

（二）颗粒膜糖蛋白

1. α颗粒膜蛋白（α-granule membrane protein，GMP；CD62P） GMP存在于静止血小板α颗粒膜上，细胞膜上含量极少，其分子量为140kDa，故称为GMP-140。由于GMP-140属于选择素家族成员，又称为P选择素（P-selectin）。按HLDA的分类原则，P选择素被命名为CD62P。P选择素主要参与活化血小板与白细胞的黏附。P选择素除存在于血小板α颗粒外，也存在于巨核细胞和血管内皮细胞内的怀布尔-帕拉德（Weibel-Palade）小体。

2. 溶酶体膜蛋白 溶酶体膜上有3种糖蛋白，包括溶酶体完整膜糖蛋白（lysosomal integral membrane glycoprotein，LIMP）、溶酶体相关膜蛋白-1（lysosome associated membrane protein-1，LAMP-1）和溶酶体相关膜蛋白-2（lysosome associated membrane protein-2，

LAMP-2）。按HLDA的分类原则，分别被命名为CD63、CD107a和CD107b。溶酶体膜蛋白可能与细胞的黏附功能有关。

二、膜糖蛋白的检测

一般用荧光素标记的血小板膜糖蛋白特异性单克隆抗体进行直接免疫荧光染色。常用2种以上单克隆抗体进行双色流式细胞分析。一种抗体作为血小板标志抗体设定阈值（鉴别血小板），另一种抗体作为检测抗体。例如，测定CD42b时，选用CD41设定阈值，可避免非血小板颗粒，如红细胞碎片的干扰。

（一）试剂

（1）PBS缓冲液，pH7.4。溶液配好后用0.2μm滤膜过滤。2～8℃储存，使用前恢复至室温。

（2）FITC或PE标记的抗GPⅡb/Ⅲa复合物（CD41/CD61）、GPⅠb/Ⅸ/Ⅴ复合物（CD42b/CD42a/CD42d）、GPⅠa/Ⅱa复合物（CD49b/CD29）、GPⅠc/Ⅱa复合体（CD49e/CD49f/CD29）、GPⅣ（CD36）单克隆抗体。

（3）阴性对照试剂：鼠免疫球蛋白（mIgG），其IgG亚型、蛋白质浓度、标记的荧光色素和荧光素/蛋白质分子值（F∶P）应与荧光素标记的单克隆抗体匹配，一般用同一生产厂商的试剂匹配较好。

（4）固定剂：1%多聚甲醛磷酸盐缓冲液，0.2μm滤膜过滤。

（二）样本采集

空腹静脉采血，柠檬酸钠抗凝。一般在30min内处理样本。若用于诊断血小板功能异常，常需要采集健康人血液作阳性对照。

（三）方法

1. 血液样本（包括测定样本和对照样本） 用PBS缓冲液1∶10稀释。有时也可不稀释血液。

2. 免疫荧光染色

（1）测定样本：取2支2ml塑料离心管标记为T，T1为抗原测定管，T2为阴性对照管。

（2）正常对照：取2支2ml塑料离心管标记为C，C1为抗原测定管，C2为阴性对照管。

在T1和C1管中分别加入2种各10μl荧光素标记的单克隆抗体（如CD42 FITC和CD61 PE），在T2和C2管中分别加入2种各10μl荧光素标记的mIgG（如mIgG FITC和mIgG PE）；在T管中均加入患者样本5μl或10μl（未稀释或稀释）全血混匀，在C管中均加入5μl或10μl（未稀释测或稀释）全血混匀。避光、室温染色20min。

3. 洗涤与固定 加入1.5ml PBS缓冲液，混匀血液样本，300g离心5min，弃上清液，加1ml 4～8℃预冷的1%多聚甲醛，涡流混匀、固定15min后流式细胞仪检测。也可直接加入2ml 4～8℃预冷的1%多聚甲醛，涡流混匀，固定15min后待测。若不能及时测定，置于4～8℃冰箱内保存，24～48h内测定。

4. 流式细胞分析

（1）流式细胞仪准备：按仪器操作规程开机，开启自动校准软件，用校准荧光微粒（或称微球，如CaliBRITE™ 2微球）调试与校准仪器，包括光电倍增管（photomultiplier，PMT）的电压值（FSC和SSC电压）及荧光分析灵敏度和双色荧光补偿等。

（2）开启流式细胞数据获取与分析软件，点击仪器设置菜单，FSC、SSC、FL1和FL2均设为对数方式。设阈值为FL2（如CD61 PE作为血小板标志物，CD42b FITC作为测定物），避免细胞碎片和仪器背景噪声的影响。流速设为低速，以减少细胞粘连。

（3）试用对照管（C2管）调取数据（不存储数据），在CD61 PE/SSC散点图中画出血小板门，观察CD42b FITC/CD61 PE散点图中FL1和FL2的基线信号，调整流式细胞仪的FL1和FL2 PMT电压值，使其信号处于左下角（荧光强度在10以内）。再用对照管（C1管）观察CD42b FITC/CD61 PE散点图中FL1和FL2的测定信号，健康人血小板的CD42b FITC/CD61 PE荧光信号较强，并根据散点图分布特点适当调节FL1和FL2的补偿。

（4）数据获取：获取C1、C2、T1、T2管中5000～10 000个血小板数据，也可同时获取血小板和红细胞的数据，但应保证血小板数据为5 000～10 000个或更高。数据存储于计算机硬盘中。

（5）数据分析：在Cellquest软件中显示FSC/SSC、FL1/FL2、CD61 PE/SSC、CD42b FITC/CD61PE四幅散点图，分别将对照管和测定管数据调出。

（四）流式细胞术血小板膜糖蛋白分析的临床应用

（1）血小板活化导致的血栓前综合征：如糖尿病、非免疫性血小板活化。

（2）血管缺陷导致的血小板活化：如动脉粥样硬化、急性心梗、血管成形术、心脏移植。

（3）血小板糖蛋白的基因缺失，或血小板贮存缺陷导致的出血性疾病。

（4）骨髓异常增生或骨髓发育不良、肾衰末期、血小板输血或药物副作用引起的血小板止血功能障碍。

（5）血小板相关的抗凝治疗的诊断监测。

（6）由特发性血小板减少或药物引发的血小板减少、恶性肿瘤骨髓转移导致的血小板生成减少。

（7）免疫性血小板减少、先兆子痫或脓毒症造成的血小板生成增加；生长因子治疗的骨髓反应状况监测。

（8）自身免疫和同种免疫造成的血小板减少症。

（蓝 娇）

第八节 流式细胞术在艾滋病诊疗中的应用

艾滋病，即获得性免疫缺陷综合征（acquired immunodeficiency syndrome，AIDS），其

病原体为人类免疫缺陷病毒（human immunodeficiency virus，HIV），亦称艾滋病病毒。近年来，我国艾滋病患者数持续增长，艾滋病已成为严重威胁我国公众健康的重要公共卫生问题。

CD4$^+$T细胞是人体免疫系统中一种重要的免疫细胞，参与人体对抗病原微生物，保护机体不受病原体侵害，但CD4也是HIV的第一受体，HIV借助易感细胞表面的受体进入细胞，故CD4$^+$T细胞是HIV最主要的靶细胞，被HIV感染的CD4$^+$T细胞可因多种机制破坏而死亡。人体感染HIV后的典型特征为CD4$^+$T细胞的绝对数量进行性减少，CD4$^+$T细胞和CD8$^+$T细胞比例倒置，T细胞功能受损和机体免疫功能缺陷，从而出现一系列艾滋病相关症状。运用流式细胞术检测患者外周血中的T细胞亚群对艾滋病的诊疗具有十分重要的意义。

一、T细胞检测方法

T细胞亚群的检测指标包括CD3$^+$、CD4$^+$和CD8$^+$T细胞的相对计数（%）和绝对计数（个/μl）。目前最常用的检测试剂是CD4-FITC/CD8-PE/CD3-PERCP三色荧光标记抗体和CD3-FITC/CD8-PE/CD45-PERCP/CD4-APC四色荧光标记抗体。

1. T细胞亚群相对计数（%）　在流式测定管中加入一定量的样本和荧光单克隆抗体，孵育20min裂解、洗涤，加入固定液后用流式细胞仪检测，专用软件分析数据，得到CD3$^+$、CD4$^+$和CD8$^+$T细胞在淋巴细胞中的百分比。

2. T细胞亚群绝对计数（个/μl）　绝对计数检测可采用双平台法和单平台法。双平台法的基本原理是使用血液分析仪检测淋巴细胞总数，使用流式细胞仪检测CD3$^+$、CD4$^+$和CD8$^+$T细胞所占百分比，由此计算CD3$^+$、CD4$^+$和CD8$^+$T细胞的数量。单平台法是指通过一台流式细胞仪直接检测淋巴细胞亚群绝对数量，计数原理包括直接体积计数、内参照微球计数等。内参照微球计数的基本原理和操作如下：在已知定量标准荧光微球，如Tru-COUNT^{TM}管中加入多色荧光标记抗体和定量体积的血液样本，孵育裂解后用流式细胞仪检测，同时获取CD3$^+$、CD4$^+$和CD8$^+$T细胞和荧光微球，获取的CD3$^+$、CD4$^+$和CD8$^+$T细胞数和荧光微球数的比值，乘上TruCOUNT^{TM}管中总的荧光微球数，除以加入的样本量，即可得到CD3$^+$、CD4$^+$和CD8$^+$T细胞的绝对数（个/μl）。相较于双平台而言，单平台法操作更加简便，结果更加准确一致，技术上具有取代双平台法的优势。

二、T细胞检测的临床意义

临床上，通过观察T细胞亚群尤其是CD4$^+$T细胞数量的变化可了解机体的免疫状态和病程进展、确定疾病分期，从而为HIV感染者/AIDS患者的治疗用药提供信息和依据；帮助确定高效抗逆转录病毒治疗（highly active anti-retroviral therapy，HAART）及机会性感染预防性治疗的适应证；判断治疗效果。

1. HIV感染者的疾病分期　凡CD4$^+$T细胞＜350/μl或CD4$^+$T细胞百分比＜14%的HIV感染者可归为艾滋病。

2. 确定HIV药物治疗适应证　患者出现严重或晚期症状（WHO临床三期或四期），不考虑CD4$^+$ T细胞计数，优先启动ART；或者CD4$^+$ T细胞计数<350/μl，不考虑临床症状，优先启动ART。

3. 评估HIV感染者各种机会性感染的风险，指导临床启动预防性治疗　当CD4$^+$ T细胞<200/μl时，应给予抗卡氏肺囊虫肺炎的预防性治疗；当CD4$^+$ T细胞<50/μl时，应给予抗鸟分枝杆菌感染的预防性治疗；对无弓形虫脑病病史但CD4$^+$ T细胞数<100/μl，且弓形虫抗体IgG阳性的患者也应给予预防性用药。

4. 抗HIV治疗的疗效评估　在HAART后3个月，CD4$^+$ T细胞数与治疗前相比增加了30%或在治疗后1年CD4$^+$ T细胞数增长100个/μl，提示治疗有效，反之提示药物疗效不佳。

（周茂华）

第九节　流式细胞术在自身免疫性疾病诊断中的应用

自身免疫性疾病是指机体针对自身抗原产生免疫应答而导致自身正常组织损害所引起的疾病。其主要病因包括：①遗传因素。②自身抗原的出现，如隐蔽抗原的释放；自身抗原的改变。③免疫调节异常，如淋巴细胞旁路活化；抑制性免疫调节作用减弱；Th细胞亚群功能失衡。④交叉反应，如甲型溶血性链球菌感染导致风湿性心脏病和急性肾小球肾炎；大肠杆菌O14感染导致溃疡性结肠炎。

按照致病自身抗原的分布范围，自身免疫性疾病可分为器官特异性自身免疫病和系统性自身免疫病两类。器官特异性自身免疫病是指致病自身抗原为某一器官特定成分，病变严格局限在该器官。该类疾病主要有慢性淋巴细胞性甲状腺炎、甲状腺功能亢进、胰岛素依赖型糖尿病、重症肌无力、溃疡性结肠炎、恶性贫血伴慢性萎缩性胃炎、肺出血肾炎综合征、寻常天疱疮、类天疱疮、原发性胆汁性肝硬化、多发性脑脊髓硬化症、急性特发性多神经炎等。系统性自身免疫病是指自身抗原为细胞核成分或线粒体等，病变遍及全身各器官系统。该类疾病主要有系统性红斑狼疮、类风湿关节炎、系统性血管炎、硬皮病、天疱疮、皮肌炎、混合性结缔组织病、自身免疫性溶血性贫血、溃疡性结肠炎等。

临床上，自身免疫性疾病的诊断主要根据临床表现、实验室检查及影像学检查。已证明，所有自身免疫性疾病患者体内均存在针对自身抗原的自身抗体和（或）自身反应性T/B细胞，因此自身免疫性抗体的检测对自身免疫性疾病的诊断尤为重要，特异性致敏淋巴细胞的检测对炎症性肠病、外周性神经炎等自身免疫性疾病的诊断也有提示作用。

免疫失调等免疫系统功能障碍是自身免疫系统疾病的一大病因，鉴于此，实验室可用流式细胞术检测患者外周血淋巴细胞中T细胞、B细胞、CD4/CD8亚群值、Treg细胞、Th1细胞、Th2细胞、Th17细胞及血清中各种细胞因子等评估患者免疫系统状况，从而对疾病的诊断和鉴别诊断提供一定的帮助，为临床确定治疗方案提供参考，也可辅助评价治疗效果，了解疾病分期，进行预后评估。

一、淋巴细胞亚群

（一）淋巴细胞亚群分类

淋巴细胞是一群功能异质性的细胞，主要包括T细胞、B细胞和NK细胞。成熟T细胞表达CD3，无论在表型上还是功能上T细胞都是一个相当复杂的不均一性群体，根据细胞表面分化抗原、T细胞受体（TCR）和对抗原应答等的不同分为多个亚群，不同的分类方法之间会有重叠。临床上最常用的T细胞亚群的分类是按其表面是否表达CD4和CD8。CD4和CD8均为阴性的T细胞称为$CD4^- C8^-$T细胞，简称双阴性T细胞；CD4和CD8均为阳性的T细胞称为$CD4^+ C8^+$T细胞，简称双阳性T细胞；CD4阳性而CD8阴性的T细胞称为$CD4^+ C8^-$T细胞或$CD4^+$T细胞；CD4阴性而CD8阳性的T细胞称为$CD4^- C8^+$T细胞或$CD8^+$T细胞。B细胞表达CD19，根据表型的不同分为两个亚群，即B1细胞（$CD5^+$B细胞）及B2细胞（$CD5^-$B细胞），B1细胞和B2细胞无论在起源、表型、生物学特性等方面均有所不同。NK细胞表达CD16和/或CD56，不表达CD3，即$CD3^- CD16^+ CD56^+$。

（二）流式细胞仪检测

近年来，随着国内流式细胞仪的日益普及，淋巴细胞亚群检测已成为临床实验室的常规检测项目，多家公司拥有商品化的三色、四色及六色淋巴细胞亚群多标试剂出售，且仪器多有配套的分析软件。样本的处理按常规的细胞膜表面标志物进行，即在流式测定管中加入一定量的样本和荧光单克隆抗体，孵育20min裂解、洗涤，加入固定液后用流式细胞仪检测，一般获取2000个淋巴细胞，通过专用软件分析数据，得到淋巴细胞中各亚群的比例。如果标记是在已知定量标准荧光微球的TruCOUNT管中进行，则还可检测到样本中淋巴细胞亚群的绝对数量。

（三）临床意义

1. T细胞

（1）总T细胞（$CD3^+$T细胞）数：①升高，提示体内T细胞免疫功能增强，常见于淋巴细胞性甲状腺炎、重症肌无力、甲状腺功能亢进。②降低，提示体内的T细胞免疫功能减弱，可见于系统性红斑狼疮。

（2）$CD4^+$T细胞：是免疫应答的核心细胞，可辅助B细胞活化和产生抗体，激活巨噬细胞，增强其杀伤胞内病原体和提呈抗原的能力；辅助$CD8^+$T细胞的活化。$CD4^+$T细胞计数能够直接反映人体免疫功能。①升高，常见于类风湿关节炎活动期。②降低，常见于自身免疫性疾病使用免疫抑制剂后。

（3）$CD8^+$T细胞：①升高，常见于系统性红斑狼疮。②降低，常见于类风湿关节炎、干燥综合征、重症肌无力、胰岛素依赖型糖尿病及膜型肾小球肾炎等。

（4）$CD4^+/CD8^+$细胞值：更能反映免疫调节变化。①升高，可见于自身免疫性疾病如类风湿关节炎活动期、多发性硬皮症、干燥综合征、重症肌无力、膜型肾小球肾炎等。②降低，常见于自身免疫性疾病使用免疫抑制剂后，可见于系统性红斑狼疮。

2. B 细胞　B 细胞升高常见于各种自身免疫性疾病如类风湿关节炎活动期、系统性红斑狼疮活动期等。

3. NK 细胞　NK 细胞是机体重要的免疫细胞，不仅可非特异性杀伤肿瘤细胞和病毒感染细胞，与抗肿瘤、抗病毒感染和免疫调节有关，而且在某些情况下参与超敏反应和自身免疫性疾病的发生。系统性红斑狼疮、类风湿关节炎、自身免疫性溶血性贫血、重症肌无力等自身免疫性疾病患者外周血中 NK 细胞比例常常降低。

二、调节性 T 细胞

（一）调节性 T 细胞的分类和表型特征

调节性 T 细胞（regulatory T cell，Treg cell）是 T 细胞中的一类重要亚群，具有免疫无能性和免疫抑制性两大功能特征。依据其发育、特异性及作用机制分为胸腺来源的天然 Treg 和外周诱导的获得性 Treg 细胞。

天然 Treg（$CD4^+CD25^+$ Treg）细胞是由胸腺 T 细胞自然分化发育而来的主要 Treg 细胞亚群，存在于外周血中，占外周 $CD4^+$ T 细胞数的 5%～10%，高表达 CD25、细胞毒性 T 细胞相关抗原 4（cytotoxic T lymphocyte-associated antigen 4，CTLA-4）、糖皮质类固醇诱导的肿瘤坏死因子受体（glucocorticoid-induced TNF receptor，GITR）、叉头状/翼状螺旋转录因子 3（forkhead or winged helix transcription，Foxp3）等。

（二）流式细胞术分析

Foxp3 是天然 Treg 细胞最特异的标志物，但 Foxp3 是细胞内抗原，检测时需要对细胞进行固定、破膜打孔，操作较烦琐，在临床工作中人们通常不选择检测 Foxp3 而选择检测 CD4、CD25 和 CD127 这三个参数来分析 Treg 细胞，Treg 细胞 CD127 阴性或弱表达，故 $CD4^+CD25^{high}CD127^{dim}$ 即为 Treg 细胞。其标志物与普通细胞膜表面标志物无异，但因 Treg 细胞比例较低，检测时需获取尽量多的 $CD4^+$ 细胞，一般获取 5000 个 $CD4^+$ 细胞，分析 $CD4^+CD25^{high}CD127^{dim}$ 细胞在 $CD4^+$ 细胞中的百分比。

（三）临床意义

Treg 细胞的免疫抑制作用在保持机体的自身耐受性中发挥着决定性作用，其数量、定位及功能的异常与机体的自身免疫性疾病、慢性炎性反应及肿瘤的发生有着密切的关系。去除 Treg 细胞或 Treg 细胞功能丧失都可导致无法控制的多器官自身免疫性疾病，如多发性硬化症、活动期皮肌炎、1 型糖尿病、风湿性关节炎等。

三、Th 细胞亚群

（一）Th 细胞亚群分类

辅助性 T 细胞（helper T cell，Th cell）是 $CD4^+$ T 细胞的一个亚群，根据其分泌细胞因子和功能的不同，Th细胞可分为Th0、Th1、Th2、Th3、Th17和Th22等功能亚群。Th0细胞：一类未完全分化的Th细胞，Th1/Th2细胞的前体或多种不同细胞（Th1和Th2细胞）的混合体，能产生IL-4和IFN-γ；Th1细胞：主要分泌IFN-γ、IL-2和TNF-α等，参与细胞免疫及迟发型超敏反应，在抗胞内病原体感染中发挥重要作用；Th2细胞：主要分泌IL-4、IL-5、IL-6和IL-10等，其主要功能是刺激B细胞增殖并产生抗体，与体液免疫有关；Th3细胞：不同于Th1和Th2的一类Treg细胞亚群，主要功能为抑制Th1和Th2细胞的活性，具有免疫抑制调节功能，高分泌TGF-β1和IL-1受体拮抗剂；Th17细胞：产生IL-17A、IL-17F和IL-22等，促进宿主抗菌应答的炎症反应并参与一些自身免疫性疾病的发生；Th22细胞：诱导T细胞产生IL-7和IL-15，分泌IL-22、IL-10和TNF-α等细胞因子，当发生炎症或感染时，IL-22对组织发出预警，使组织做好识别和攻击病原体的准备。

（二）流式细胞术分析

Th0、Th1、Th2、Th17、Th22等Th细胞亚群的分类是以其分泌的细胞因子和功能来区分的，因此运用流式细胞术检测Th细胞亚群是通过检测CD4⁺T细胞内的细胞因子来实现的。

细胞内细胞因子检测的基本原理：全血或外周血单个核细胞（PBMC）进行体外培养，培养体系中加入特异性抗原或多克隆激活剂，细胞刺激后迅速被激活，快速合成细胞因子。培养体系中加入的蛋白质转运抑制剂打乱了细胞内蛋白质的转运方式，使细胞因子聚集于高尔基体和粗面内质网，增强的细胞因子信号可通过流式细胞仪检测。荧光素标记的抗人CD4单克隆抗体与样本中单个细胞膜表面相应的CD4抗原结合，再将细胞固定穿透，使荧光素标记的抗细胞因子单克隆抗体进入细胞内与细胞内细胞因子抗原结合，标记完成的样本在流式细胞仪激光的激发下，检测结合在细胞膜表面及细胞内的荧光参数，分析CD4⁺细胞内各种细胞因子的表达，得到Th细胞各亚群的比例。

（三）临床意义

机体在正常情况下，Th细胞亚群保持着一定的平衡，但在某些病理情况下，这种平衡被打破。平衡偏移多见于感染、自身免疫性疾病、过敏症、排斥反应、免疫缺陷及肿瘤恶化等。一般而言，Th1功能亢进将导致炎症慢性迁延、器官特异性自身免疫性疾病、急性排异反应和接触性皮炎等的发病及免疫病理损伤；Th2功能亢进将导致特异性过敏反应，参与高IgE综合征和嗜酸性粒细胞增多症；Th17细胞也参与某些自身免疫性疾病、移植排斥反应等免疫病理过程的发生、发展；Th22细胞能控制慢性炎症性疾病发展，在某些慢性炎症性疾病中（如银屑病、变应性湿疹及哮喘等），如果Th22细胞失去控制，将使这些慢性疾病的症状恶化。

Th细胞亚群在几种常见的自身免疫性疾病患者外周血中的表达情况：1型糖尿病患者Th1细胞表达升高；实验性自身免疫性脑炎患者Th17细胞表达升高；系统性红斑狼疮、活动期皮肌炎及天疱疮患者Th17和Th2细胞表达升高，Th1细胞表达降低；类风湿关节炎、溃疡性结肠炎患者中Th17和Th1细胞表达升高，Th2细胞表达降低。

四、细胞因子

（一）基本概念

细胞因子是免疫细胞（如T细胞、B细胞、NK细胞及单核/巨噬细胞等）和某些非免疫细胞（如内皮细胞、表皮细胞、成纤维细胞等）经刺激而合成分泌的具有多种生物活性的低分子量的多肽或蛋白质。细胞因子的合成具有多源性，其作用具有多向性。

根据功能不同，细胞因子通常可分为以下六大类：白细胞介素（IL）、干扰素（IFN）、肿瘤坏死因子（TNF）、集落刺激因子（CSF）、趋化因子和生长因子（GF）。

（二）流式细胞术分析

检测血清中细胞因子最经典的方法是酶联免疫吸附试验（enzyme linked immunosorbent assay，ELISA），近年来，随着液相芯片技术的发展，采用流式微球阵列分析（cytometric beads array，CBA）检测血清中的细胞因子成为可能。

CBA的基本原理是利用人工合成的微球（如直径为7.5μm的聚苯乙烯微球）代替细胞，在微球上包被有细胞因子的抗体，同时还偶联有荧光素[一般偶联能被偶联染料PE-Cy5（R-phycoerythrin-cyanine 5）通道检测到的荧光素]，当待测样本中含有相应的细胞因子时，人工微球上的抗体就能与细胞因子结合，然后再加入偶联PE的抗细胞因子的抗体，该PE偶联抗体可以与微球上的细胞因子结合，形成"三明治夹心"结构，运用流式细胞仪检测，通过分析微球上荧光信号的强弱对细胞因子进行定量。

当多种微球存在一个试剂盒时，每种微球偶联的PE-Cy5的荧光素量不同，在通道上的荧光强弱也有所不同，从而可明显区分不同的人工微球，实现一次能同时检测多个细胞因子的目的。

目前，国内已有具有商品注册证的CBA试剂盒，这为临床上开展细胞因子检测提供了先决条件。

（三）临床意义

细胞因子在体内广泛参与免疫应答及调节，促进组织修复，刺激造血功能，刺激细胞的增殖与分化，参与细胞凋亡等重要生理活动。某些因素可导致一些细胞因子异常表达或功能异常，从而参与炎症反应、免疫性疾病、肿瘤性疾病等病理过程的发生与发展。

1. 类风湿关节炎（RA） RA的发病有大量细胞因子参与，RA患者血清IL-17、IL-6/sIL-6R、IL-10及TNF-α显著升高，与疾病发病密切相关，与关节损坏和疾病进展有关。IL-6水平与C-反应蛋白（CRP）有直接相关性，可作为炎症和疾病活动性的生物标志物。IL-10、IL-6和IL-17可随治疗降低。

目前，针对细胞因子的靶向治疗已是RA治疗的一项基本策略，除TNF抑制剂外，还有针对IL-6、IL-15、IL-17和IL-23等的靶向药物。

2. 系统性红斑狼疮（SLE） SLE患者血清IL-6升高，IL-6的水平与红细胞沉降率（ESR）、抗-双链DNA抗体和血红蛋白有相关性，应用IL-6R阻断剂可降低B细胞和T细胞的活化，有助于恢复正常淋巴细胞稳态。

SLE患者血清IL-17升高，IL-17参与SLE发病及病情进展，与疾病活动性呈相关性。

IL-8、IL-10水平与SLE密切相关，可作为SLE诊断和肾脏功能损伤检测的重要参考指标。

SLE患者血清IL-1β、IL-18水平升高，且与疾病活动度及其他能反映SLE病情的多个临床实验室指标相关。

3. 银屑病 银屑病患者的血清、皮损及滑液中均可检测到IL-17及可生成IL-17的细胞，与疾病活动性相关。目前，临床上已有使用以IL-17和TNF为靶点的抗银屑病药物。

4. 变应性鼻炎 又称过敏性鼻炎，患者血中IL-4和IL-13含量明显升高。

5. 特应性皮炎 特应性皮炎也称湿疹，患者血中IL-22含量明显升高。

6. 多发性硬化及哮喘 这类患者的血清及组织中都可检测到IL-17的高表达，且与疾病的活动性有关。

五、HLA-B27

HLA-B27是主要组织相容性复合体（MHC）Ⅰ类抗原，在有核细胞上广泛表达，其表达与强直性脊柱炎高度相关，超过90%的强直性脊柱炎患者HLA-B27阳性；HLA-B27在其他骨关节病中也有明显表达，70%～90%的赖特（Reiter）综合征、50%～70%的银屑病性关节炎及40%～50%的葡萄膜炎患者HLA-B27阳性。

目前，因为各种原因，国内流式细胞室常规开展的一些与自身免疫性疾病相关的检测项目并不多。事实上，可以运用流式细胞术检测更多的指标，如检测SLE患者外周血T细胞亚群上的程序性死亡受体1（programmed death-1，PD-1）、诱导性协同共刺激分子（inducible costimulator，ICOS）评估患者的免疫紊乱状况及疾病进展，检测血小板上的CD62p和CD63等活化分子判断SLE和多发性硬化患者的病情轻重等。随着技术的发展，相信会有更多的检测指标用于自身免疫性疾病的诊疗。

（周茂华）

第十节 流式细胞术在遗传性疾病检测中的应用

流式细胞术除了在常见病中的广泛应用之外，近年来也应用到遗传性疾病的诊断上。检测的方法学也多样化，包括用细胞内蛋白质标志物的检测、DNA的检测及蛋白质磷酸化的检测等手段来鉴别遗传性疾病的特征性改变。

一、流式细胞术在血红蛋白病中的应用

人的珠蛋白肽链共有4种，即α、β、γ、δ。成人的血红蛋白包括Hb A（$\alpha_2\beta_2$）、

HbA2（$\alpha_2\delta_2$）和 Hb F（$\alpha_2\gamma_2$）3 种，其相对百分含量：HbA 约占 97%，HbA2 占 1.5%～3%，HbF 占 0.5%～0.8%（最高值不超过 2%）。血红蛋白病的诊断主要基于异常红细胞指数、HbA2、HbF 水平升高或用高效液相色谱法（HPLC）检测到其他的血红蛋白，以及分子诊断的方法确认。

用流式细胞仪检测镰状细胞贫血和地中海贫血患者含 HbF 的 F 细胞，是一种简单、快速、方便、可复制、有效的方法。用双色染色流式细胞法同时分析 F 细胞、网织红细胞和 HbF 网织红细胞这三个参数可以在 2h 内获得结果。细胞经戊二醛固定、Triton X-100 通透作用后，先用单克隆抗体与 Hb F 及三色偶联物（tri-colour conjugate，TC）结合，形成深红色荧光复合物（mAb-Hb F-TC），再与绿色荧光噻唑橙（thiazole orange，TO）免疫染色。红细胞门被设置在前向散射光（FSC）和对侧散射光（logSSC）上，在流式细胞仪上分析 50 000 个细胞。再通过 FITC 荧光直方图分析含 HbF 红细胞的表达。

（一）地中海贫血

地中海贫血是由于遗传基因缺陷致使正常珠蛋白链合成减少或完全消失，结果造成红细胞膜内血红蛋白含量降低，红细胞比正常小。此外，无关的珠蛋白链合成正常，因此相对过剩。这种珠蛋白链单独存在（未与其他珠蛋白链结合）并不稳定，容易在红细胞内聚集沉淀。沉淀物对细胞膜有损害，使红细胞在末梢循环中或在更早阶段骨髓中过早被破坏，α 地中海贫血出现 α 链的合成减少或消失，而 β 地中海贫血则出现 β 链的合成减少或消失。其中，β 珠蛋白生成障碍性贫血患者通常伴有 HbF 升高，因此 F 细胞含量升高可作为该病的一个诊断指标。

（二）镰状细胞贫血

镰状细胞贫血（sickle cell anaemia）又称血红蛋白 S（Hb S）病。本病患者的血红蛋白 β 链第 6 位上的极性谷氨酸被非极性的缬氨酸替代。当血红蛋白分子与氧分解时，血红蛋白病分子连接起来，形成血红蛋白多聚体，在脱氧的情况下，血红蛋白的溶解度比 Hb A 明显降低。于是在氧张力低的毛细血管中，溶解度低的血红蛋白发生凝胶化，使红细胞呈镰刀状（简称镰变）。镰变的红细胞使血液黏滞性增强，造成小血管栓塞，严重者可造成局部组织缺血、缺氧，从而导致红细胞进一步镰变，形成恶性循环。其中，Hb F 不含 β 链，可抑制 Hb S 的多聚化，故不含 Hb F 的红细胞容易镰变，而增加 Hb F 含量可抑制镰变。据此，含 Hb F 的 F 细胞的数量可作为镰状细胞贫血患者接受 Hb F 调节药物治疗的监测参数（包括羟基脲）。

（三）不稳定血红蛋白病

不稳定血红蛋白病（unstable hemoglobinopathy）是一类以血红蛋白空间构象改变及分子不稳定性为特征的血红蛋白病，呈常染色体显性遗传。分子病理学基础是基因突变。已知下列突变可造成不稳定血红蛋白：涉及血红素囊构象的突变、αβ 二聚体结合部位的氨基酸替代、妨碍珠蛋白 α 螺旋化的氨基酸替代及血红蛋白内部的极性氨基酸插入。上述任一种突变的最终结果是受累肽链不能折叠，导致发生珠蛋白变性和沉淀，形成胞内包涵体，称为海因茨小体。海因茨小体附着于细胞膜，造成红细胞变形性降低和膜通透性增加，当红细胞通过微循环时，红细胞被阻留破坏，导致血管内、外溶血，临床表现与Hb不稳定程度、产生高铁血红蛋白的多少及不稳定Hb的氧亲和力大小有关。显微镜检查海因茨小体较烦琐，使用流式细胞仪检测海因茨小体更方便快捷。用乙酰苯肼可诱导血红细胞形成海因茨小体并发出广泛的荧光光谱，可以通过流式细胞仪检测到。

二、遗传性球形红细胞增多症

遗传性球形红细胞增多症（hereditary spherocytosis，HS）是遗传性溶血性贫血最常见的原因之一，其特征是由红细胞膜蛋白缺陷引起的轻度到中度溶血。红细胞膜由双层磷脂组成，外层主要为胆碱磷脂，内层主要为氨基磷脂，呈不对称性，有一类蛋白质可以与内在膜蛋白和双脂层结合，形成红细胞膜的骨架，这是红细胞维持双凹圆盘构形、膜的可变性和完整性的分子基础。构成红细胞膜骨架蛋白编码基因的突变导致该蛋白质缺乏或功能缺陷是本病发生的分子遗传学基础。这些膜蛋白缺乏或功能缺陷致使红细胞膜骨架形成障碍，红细胞不但不能维持正常的双凹圆盘外形，而且变形性大大降低，经脾窦等网状内皮系统时极易被清除，致使红细胞寿命缩短，临床上表现为慢性溶血性贫血，脾、肝可增大。外周血可见胞体小、染色深、中心淡染区消失的小球形红细胞。实验室可结合红细胞形态、渗透脆性试验、自溶试验、酸化甘油溶血试验、聚丙烯酰胺凝胶电泳进行红细胞膜蛋白分析及缺乏或缺陷蛋白质编码基因突变分析。球形红细胞的高色素性具有多向散射光，可通过流式细胞仪识别和计数，用于HS的筛查。流式细胞仪EMA测试（eosin-5'-maleimide test）是高度敏感的，对HS来说是一种确诊方法。文献报道浓度为4.9%的高色素性红细胞检测HS的灵敏度为96.4%，特异性为99.1%。

三、血管性血友病

血管性血友病（vWD）是一种以常染色体显性或隐性遗传的出血性疾病，是血管性血友病因子（vWF）质和量的异常，同时伴有血浆因子Ⅷ促凝活性（FⅧ：C）水平降低，导致临床上以皮肤、黏膜出血为特征的出血性疾病。血管性血友病患者可能有正常水平的vWF抗原。因此，不仅要检测抗原浓度，还要测量vWF活性。测定vWF活性最广泛使用的方法是瑞斯托霉素诱导的血小板聚集反应（vWF：RCo），这对血管性血友病的实验室诊断仍然至关重要。然而，vWF：RCo的精度低，实验室重现性差，用流式细胞术可简单、精确、快速地检测vWF活性。采用福尔马林固定血小板，荧光素异硫氰酸酯偶联的鸡抗vWF抗体（Fab片段）和藻红素偶联的抗GPⅡb/Ⅲa抗体测定vWF活性，可以提高对vWF活性测定的准确性。

四、巨血小板综合征

巨血小板综合征（Bernard-Soulier syndrome，BSS）是一种常染色体隐性遗传的出血性疾病。患者出血时间延长，血小板巨大而数量少。这种巨大血小板不能被牛纤维蛋白原或瑞斯托霉素聚集，不能很好地黏附于内皮下层。在形态上除了比正常血小板大几倍外，内部结构几乎完全正常。目前认为BSS的血小板细胞膜有缺陷，它缺乏一种特异性糖蛋白PG1，导致血小板黏附功能减低、血小板对瑞斯托霉素诱导的凝集反应降低、血小板体积增大或呈巨大血小板的出血性疾病。

流式细胞仪是研究血小板表面表型正常和异常的一种有用而精确的方法。Cohn报道使用流式细胞仪对血小板糖蛋白Ⅰbα（CD42b）和糖蛋白Ⅲα（CD61）的表达情况进行了研究，BSS患者均显示糖蛋白Ⅰb缺乏，在格兰茨曼血小板功能不全患者中没有出现糖蛋白Ⅲα。正常血小板形态和血小板计数的对照者及特发性血小板减少性紫癜（ITP）患者两种糖蛋白均为正常表达。使用流式细胞术检测血小板膜糖蛋白的异常可以证实BSS。这种方法具有快速的优点，并适用于儿童少量血液的检测。

五、戈谢病

戈谢病（Gaucher disease）又名葡糖脑苷脂沉积病，为常染色体隐性遗传病。本病的发病原因是缺乏葡糖神经酰胺酶（或葡糖脑苷脂酶），不能裂解葡糖脑苷脂，导致葡糖脑苷脂在网状内皮系统和中枢神经系统累积。主要侵犯大脑皮层、基底节、脑干及小脑齿状核和肝、脾、骨髓及淋巴细胞。实验室检查可在血涂片、骨髓涂片中找到戈谢细胞，葡糖脑苷脂酶活性降低等。

van Es介绍了一种利用荧光素二-葡糖苷（fluorescein di-β-D-glucuronide，FDGlcU）测定葡糖苷酶（glucosidases，GC）活性的流式细胞测定法。荧光产物是FDGlu，在细胞内水解形成，并在流式细胞仪的FL1通道中检测。该方法对溶酶体-葡糖苷酶或葡糖脑苷酶具有特异性。流式细胞术葡糖脑苷酶检测可用于监测单个细胞水平的葡糖脑苷酶活性，也可用于监测戈谢病患者治疗（如酶补充和基因治疗）的疗效。研究结果还表明，其他溶酶体酶可以用交替荧光素衍生物来检测。

六、共济失调-毛细血管扩张症

共济失调-毛细血管扩张症（ataxia-telangiectasia）亦称Louis-Bar综合征，属常染色体隐性遗传。患者常有呼吸道感染，可能与免疫缺陷有关。患儿常有性功能发育障碍，第二性征发育不良，往往呈侏儒表现。常有语言含糊及流涎现象。本症抗生素治疗效果欠佳，这可能与分泌型IgA缺乏有关。本症常有淋巴细胞的减少及迟发型免疫反应的降低，因而有细胞及体液免疫功能缺陷。多数病例有IgA及IgE缺乏，部分病例有IgG和IgM缺乏，而IgD通常正常。有研究者通过使用流式细胞仪，对主要的淋巴细胞亚群和胸腺新产生的CD4$^+$、CD45RA$^+$和CD31$^+$细胞的百分比和绝对数量进行比较。

（姜烈君）

第十一节　流式细胞术的其他应用

一、流式细胞术对CD34⁺细胞进行绝对计数

造血干细胞（hematopoietic stem cell，HSC）是一类具有高度自我更新与分化为多能祖细胞能力的特殊细胞，能够为免疫受损宿主重建免疫系统、为造血受损宿主重建造血系统的造血细胞。造血干细胞主要存在于骨髓、外周血、脐血和胎盘组织中。造血干细胞移植（hematopoietic stem cell transplantation，HSCT）是治疗血液系统疾病、自身免疫性疾病、某些实体瘤和基因缺陷疾病的重要手段之一。在HSCT的过程中，采集足够数量的造血干细胞是HSCT成功的关键。流式细胞术计数CD34⁺细胞因具有快速、简便、可定量等特点，已广泛应用于移植物中HSC/造血祖细胞（HPC）数量的检测及确定采集时机等。1996年血液病治疗与移植国际联合会（International Society of Hematotherapy and Graft Engineering，ISHAGE）发布了CD34⁺细胞计数指南，提出了流式干细胞计数检验应达到简便、快速、灵敏、准确和可重复性好的目标，指南涉及样本采集、抗体选择、方案设计及数据保存等内容。ISHAGE方案采用双平台计数法，先通过流式细胞术分析得出CD34⁺细胞百分比，再结合血细胞计数仪计数的白细胞数得出CD34⁺细胞绝对数。单平台CD34⁺细胞计数法是在计数管中加入已知数量的荧光微球，在采用流式细胞术获取CD34⁺细胞百分比的同时，根据获取的已知密度的荧光微球数计算CD34⁺细胞绝对数。单平台计数法裂解红细胞后不需要洗涤，不需要采用血细胞计数仪计数白细胞，因此系统性误差小，被认为是首选的CD34⁺细胞计数方法。

（一）造血干细胞的检测指标

流式细胞术对干细胞的计数是骨髓干细胞移植效果监测的一种重要手段。所计数的造血干细胞包括CD34⁺细胞的相对计数（%）和绝对计数（个/µl）。目前常用的检测试剂是CD45-FITC/CD34-PE/7-AAD三种荧光标记抗体和染料。

样本制备按照试剂说明书和注意事项进行操作，一般操作流程如下：

（1）样本与抗体孵育：在流式上样管中加入一定量的样本和荧光标记抗体，孵育20min。

（2）溶血裂解：加入溶血素裂解，孵育10min。

（3）加入绝对计数微球：按照说明书加入一定体积已知密度的荧光微球或冻干的已知数量的荧光微球。

（4）染色后样本保存：制备好的样本上机分析前于4～10℃避光保存，应在1h内上机检测。

（二）临床意义

用于临床进行干细胞采集前，对干细胞捐献者动员后外周血CD34⁺干细胞的动员效果

进行监测和是否实施单采进行时机判断，辅助临床制订单采计划，一般来说，要求动员后静脉血中的造血干细胞达到有核细胞的1%以上时才可以进行单采，否则需要继续动员；用于单采物质量的鉴别；辅助临床做出是继续还是停止单采的判断。

二、阵发性睡眠性血红蛋白尿症

阵发性睡眠性血红蛋白尿症（paroxysmal nocturnal hemoglobinuria，PNH）是由于造血干细胞发生X连锁的 *PIGA* 基因突变，导致糖磷脂酰肌醇（glycosylphosphatidylinositol，GPI）锚合成障碍，引起细胞膜上GPI锚定蛋白（CD59、CD55等）缺失，致使细胞抵抗补体攻击的能力减弱，从而导致细胞容易被破坏，发生溶血。目前以流式细胞术检测GPI锚定蛋白缺失的细胞数是诊断PNH最直接、最敏感、最特异的方法。用荧光素标记的这些单克隆抗体与外周血单个细胞表面相应锚定蛋白抗原分子结合，经流式细胞仪检测，正常人造血细胞CD55和CD59均为阳性表达，而PNH患者由于细胞表面锚定蛋白部分或者完全缺失，呈现CD55和/或CD59阴性或者部分阴性表达。流式细胞术分析红细胞和粒细胞GPI相关抗原缺乏表达（阴性）细胞的数量对PNH的诊断和鉴别有重要的临床意义。

目前以流式细胞术检测GPI锚定蛋白缺失的细胞数是诊断PNH最直接、最敏感、最特异的方法。PNH的检测指标包括红细胞CD55/CD59检测、中性粒细胞CD55/CD59检测。正常人造血细胞CD55和CD59均为阳性表达，而PNH患者由于细胞表面锚定蛋白部分或者完全缺失，呈现CD55和/或CD59阴性或者部分阴性表达。

（一）简要检测方法

1. 常用检测试剂　CD59-FITC/CD55-PE两种荧光标记抗体是流式细胞术检测PNH的常用抗体。

2. 样本制备方法　按照试剂说明书和注意事项进行操作，一般操作流程如下。

（1）红细胞管

1）红细胞稀释：吸取10μl全血，用PBS稀释200倍。

2）样本与抗体孵育：在流式上样管中加入100μl稀释后的样本和适量的CD55/CD59荧光标记抗体，孵育20min后离心洗涤，加入固定液后上机检测。

（2）粒细胞管

1）裂解红细胞：在流式上样管中加入100μl全血，加入溶血素裂解10min后离心洗涤。

2）样本与抗体孵育：在流式上样管中加入适量的CD55/CD59荧光标记抗体，孵育20min后离心洗涤，加入固定液后上机检测。

3. 临床意义　传统诊断PNH的方法敏感性和特异性较差，不利于PNH的早期诊断。流式细胞仪检测红细胞和粒细胞的CD55、CD59表达，可以用于PNH的诊断和鉴别诊断；用于PNH高危人群的筛选；用于再生障碍性贫血（AA）和骨髓异常增生综合征（MDS）患者PNH克隆的诊断。

（二）高灵敏度PNH检测

现国内外有应用FLAER（fluorescent aerolysin）技术辅助诊断PNH的。经Alexa-488标记的无活性嗜水气单胞菌溶素前体的变异体（FLAER），与系列标记的单克隆抗体一起作为探针，与血细胞共同孵育，FLAER与血细胞膜上GPI锚定蛋白抗原分子特异性结合，经流式细胞仪检测：正常人造血细胞为系列抗原和FLAER双阳性，PNH患者由于细胞表面锚定蛋白部分或完全缺失，而呈现FLAER阴性或部分阴性表达。FLAER作用于所有GPI蛋白，不会因不同细胞表达GPI蛋白种类和多少的不同而造成误差，因此用荧光标记嗜水气单胞菌溶素前体的变异体是诊断PNH更敏感、特异的方法。

目前常用的检测试剂是FLAER-Aleax 488/CD24-PE/CD14-ECD/CD15-PC5/CD45-PC7荧光标记抗体。样本制备按照试剂说明书和注意事项进行操作，一般操作流程如下：在流式测定管中加入一定量的样本和荧光单克隆抗体，孵育20min后裂解洗涤，加入固定液后用流式细胞仪检测。

与传统的CD55、CD59相比，FLAER检测的敏感性及特异性与其相似，重要的是FLAER对检测微小PNH克隆非常敏感，比CD55、CD59更清晰、准确和直观，对一些临床上高度怀疑而CD55和CD59不能确诊的病例，可结合FLAER检查，获得明确诊断；应用FLAER分析方法诊断PNH患者，可精确分出Ⅱ型和Ⅲ型细胞，为判断病情轻重提供依据，有助于PNH患者疾病进展和疗效的判断；对于长期应用免疫抑制治疗的血细胞减少患者，尤其是AA及MDS等疾病患者，可监测其是否发生克隆性改变，及早发现病情变化；应用FLAER直接检测GPI蛋白，有助于与部分免疫性血细胞减少症患者相鉴别，明确真正的GPI缺失细胞，而非自身抗体覆盖细胞膜锚定蛋白的假性PNH克隆。

三、人白细胞抗原B27（HLA-B27）检测

强直性脊柱炎（ankylosing spondylitis，AS）是一种慢性炎性疾病，主要侵犯骶髂关节、脊柱骨突、脊柱旁软组织及外周关节，并可伴发关节外表现。已证实AS的发病与HLA-B27表达密切相关，并有明显的家族聚集倾向。使用流式细胞仪对人外周血中淋巴细胞表面HLA-B27抗原表达进行检测，以辅助该疾病的诊断。

人类白细胞抗原（HLA）是人类主要组织相容性复合体（major histocompatibility complex，MHC）的表达产物，在免疫系统中主要负责细胞之间的相互识别和诱导免疫反应，具有调节免疫应答的功能。HLA-B27抗原属于Ⅰ型MHC，基本上表达在机体所有有核细胞上，尤其是淋巴细胞表面含量丰富。HLA-B27在一般人群的阳性率仅为5%～10%，而在AS患者中高达80%～95%。HLA-B27检测结合疑似的临床表现有助于早期发现AS患者，进而提示其进行密切随访或进行磁共振成像检查等，以实现早期诊断。对于腰背疼3个月以上、起病年龄＜45岁的患者，HLA-B27检测筛查出AS的敏感性和特异性均可达90%，因此在诊断上，HLA-B27与AS高度相关。在发病风险上，HLA-B27阳性者罹患AS的风险是阴性者的300倍，HLA-B27检测结果的正确性对临床而言无论是在诊断上还是在预后判断上都具有重要的意义。

研究还发现在其他脊柱关节病如 Reiter 综合征、银屑病性关节炎、反应性关节炎、肠病关节炎、青少年型脊柱关节病和未分化型脊柱关节病等与 HLA-B27 也有不同程度的相关性，而且这类患者中 HLA-B27 阳性者更容易伴随或进展为 AS，且更容易出现系统性病变和多个器官损害。HLA-B27 的检测不仅有助于这些疾病的早期诊断，而且有助于病情严重程度和预后的判断，以尽早采取干预措施。

在我国 HLA-B27 阳性人群中，有 5%～10% 的人呈现 HLA-B7 阳性，为杂合位点或交叉反应，导致部分检测结果假阳性。HLA-B7 与 HLA-B27 同属于 HLA-B 家族抗原，存在于所有有核细胞表面，包括血小板和网织红细胞。因此，在试剂盒中除了有抗 HLA-B27 单克隆抗体，还应加入抗 HLA-B7 单克隆抗体，以排除因 B7 交叉反应造成的假阳性结果。

（一）流式细胞术检测 HLA-B27 简要方法

1. 常用检测试剂　流式细胞术检测 HLA-B27 有 HLA-B27/HLA-B7 双色荧光标记抗体、HLA-B27/CD3 双色荧光标记抗体及 DuraClone B27 免洗涤型检测试剂盒。

2. 样本制备　样本制备按照试剂说明书和注意事项进行操作，一般操作流程如下：

（1）样本与抗体孵育：在流式上样管中加入一定量的样本和荧光标记抗体，孵育 20min。

（2）溶血裂解：加入溶血素裂解，孵育 10min 后离心洗涤 2 遍，加入固定液后上机检测。

（二）流式细胞术检测 HLA-B27 结果评估注意事项

在 AS 患者中，HLA-B27 的阳性率为 90% 左右，而健康人群中 B27 阳性率为 5% 左右，流式细胞仪检测 HLA-B27 作为一种筛选实验，其阴性预测值很高，而阳性预测值很低，也就是说，其检测结果阴性在绝大多数情况下可以排除 AS，而仅凭检测结果阳性不能判断是否会罹患 AS。

结果判定界值及检测灰区的确定：研究表明，HLA-B27 与其他 HLA-B 组抗原起交叉反应的样本多呈 HLA-B27 弱阳性，大多会落在灰区，这样的样本需要用其他试剂或者方法验证确认 HLA-B27 表达情况。由于 HLA-B27 属于交叉反应群成员，不同的 HLA-B 抗原都存在不同程度的交叉反应，对于检测结果在临界值附近的样本，建议复查加用第二种 HLA-B27 抗体或者采用基因检测进行确认。DuraClone B27 免洗涤型检测试剂盒中包含 CD3、HLA-B7、两种不同克隆的 HLA-B27 及校准荧光微球，是更为理想的试剂。

（三）HLA-B27 检测的临床意义

用于临床 AS 的辅助诊断与鉴别诊断，用于临床 AS 高危人群的筛检。

四、中性粒细胞 CD64 指数

CD64 是能识别免疫球蛋白、对 IgG 单体具有高亲和力、介导体液免疫和细胞免疫、对感染性疾病具有早期诊断价值的 IgG Fc 片段受体 1（FcγR Ⅰ）。正常情况下，CD64 主要表达于巨噬细胞、单核细胞及树突状细胞表面，中性粒细胞表面几乎不表达CD64。当机体患感染性疾病时，中性粒细胞表面CD64表达迅速升高。CD64可通过抗体依赖性细胞毒作用、细胞吞噬作用和免疫复合物清除作用实现对病原微生物的清除。当机体感染或内毒素入侵时大量致炎细胞因子（γ干扰素和中性粒细胞集落刺激因子）释放，中性粒细胞激活，CD64在γ干扰素和中性粒细胞集落刺激因子刺激下大量表达。一般情况下，机体感染或内毒素入侵时CD64在刺激后4～6h即可升高。

多项研究表明，中性粒细胞CD64指数对细菌感染具有较高的临床诊断价值，对感染的早期预警具有重要意义。同时，中性粒细胞CD64指数在区别细菌感染和诊断败血症方面的敏感性和特异性可高达94.6%和88.7%，阳性预测值和阴性预测值也达到89.8%和94%，CD64指数较客观，可作为诊断败血症的血液学指标，且CD64指数结合中性粒细胞绝对计数可指导抗菌药物的临床应用。

（一）流式细胞术中性粒细胞CD64指数简要方法

1. 常用的检测试剂 CD64/CD45荧光标记抗体。

2. 样本制备的方法 按照试剂说明书和注意事项进行操作，一般操作流程如下：

（1）样本与抗体孵育：在流式上样管中加入一定量的样本和荧光标记抗体，孵育20min。

（2）溶血裂解：加入溶血素裂解，孵育10min后离心、洗涤2遍，加入固定液后上机检测。

（3）中性粒细胞CD64指数的计算公式：

$$CD64指数 = \frac{中性粒细胞的CD64荧光强度（中位数）/淋巴细胞的CD64荧光强度（中位数）}{单核细胞的CD64荧光强度（中位数）/中性粒细胞的CD64荧光强度（中位数）}$$

（4）结果判断：同时满足2个条件，即以单核细胞作为内部阳性对照，单核细胞CD64指数须≥8.0；以淋巴细胞作为内部阴性对照，淋巴细胞CD64指数须＜1.0。

（5）结果解释注意事项：临床发热由细菌感染引起时，CD64指数一般均升高，升高的程度与感染的程度呈正相关，并且全身感染升高程度要大于局部感染，大部分病毒及其他病原体感染引起的发热CD64指数一般不发生改变或轻度升高。

（二）中性粒细胞CD64指数临床意义

中性粒细胞CD64指数在感染性疾病的诊断中具有早期预警作用，联合其他相关指标可进一步提高诊断的敏感性和特异性，可用于病情监测、预后判断、疗效评估，从而合理指导临床药物的使用。

五、调节性T细胞检测

调节性T细胞（Treg cell）是在机体免疫系统中发挥负向调节作用的细胞，它既能抑制不恰当的免疫反应，又能限定免疫应答的范围、程度及作用时间，对效应细胞的增殖、免疫活性的发挥起抑制作用。根据来源及作用机制，Treg细胞主要分为从胸腺发育分化而来的 CD4$^+$ CD25$^+$ Treg（nTreg）细胞和通过外周诱导产生的适应性调节性 T（iTreg）细胞。

nTreg 细胞存在于周围组织中，通过分泌 TGF-β 和 IL-10 等免疫抑制性细胞因子阻止潜在的自身免疫反应，具有免疫抑制作用，在多种免疫性疾病中起重要作用。nTreg 细胞的表型为 CD4$^+$ CD25$^+$ Foxp3$^+$，占外周血 CD4$^+$ T 细胞的 5%～10%。虽然 Foxp3 转录因子是 Treg 细胞的特异性标志，但 Foxp3 检测需要进行细胞内染色，需要对细胞进行固定及穿孔后才能鉴定，因此在临床中选择 CD4$^+$ CD25$^+$ CD127^{dim} 来定义 Treg 细胞。

Treg 细胞能抑制 T 细胞对外源和自身抗原的免疫反应，因此其在维持对自身成分免疫耐受的同时也可能阻止机体对自体同源肿瘤细胞的免疫。在肿瘤的发展过程中，CD4$^+$ CD25$^+$ Treg 细胞起重要作用，除去 Treg 细胞不仅能诱发自身免疫，还能产生有效的肿瘤免疫。体外试验表明，Treg 细胞还能诱导移植耐受。

（聂李平）

第五章

尿液检验与临床应用

　　纵观医学检验发展的历史，其起步源自对尿液的分析。尿液检验从2000多年以前的品尝尿液验病的时代起，到200年前的尿液显微镜检查技术的应用和出现各种化学法对尿液中的化学成分进行定性及定量检查，再到60年前起步的尿液干化学分析，尿液检验技术经历了漫长的发展过程。在当今免疫及分子检测技术快速发展的时代，有关尿液检验的各种分析技术也开始持续飞速发展。

第一节　尿液自动化检验发展简史

一、自动化尿液干化学检验发展简史

　　尿液干化学仪器法检测起步在20世纪，一般认为1956年开始于多联尿液干化学试带，1970年则开始出现半自动化的尿液干化学分析仪，当初也被称为试纸阅读器（strip reader），1980年开始出现全自动尿液干化学分析仪。国内则在改革开放之后，国内厂商开始引入国外先进技术，或者以合资合作方式引入相应的仪器生产技术，而后开展自主研发和创新，生产出不同品牌和功能的半自动和全自动尿液干化学分析仪及配套试纸。目前，国内各级医院临床实验室中尿液干化学分析设备已经普遍应用。

　　尿液干化学分析技术的发展简史分为干化学法试纸的研发与应用和干化学分析仪器的研发与应用两个阶段。其实干化学分析技术远可以追溯到16世纪，16世纪的英国物理学家Robert Boyle首创了石蕊试纸，用于测定溶液pH，这可能是最早的一种用于对溶液进行检验的试纸。1850年法国化学家Mauraene用氧化锡浸泡美丽奴羊毛的纤维，将尿液滴于其上，加热羊毛纤维，如果有葡萄糖存在，纤维变为黑色，这可能是最早检验尿糖的化学方法。1883年英国医生George Oliver发明了测定尿蛋白和尿糖的药片，并出版了*On Bedside Urine Testing*，介绍干化学尿液分析技术。1920年美国大学生Stanly Benedict首次使用还原法测定尿糖，创建了著名的班氏尿糖检查法。1937年费格尔利用"蛋白质误差（protein error）原理，首次发明了测定尿蛋白的一种单颜色反应的实验，从而取代了沿用很久的沉淀法，此发明奠定了以后发展浸入即读（dip-and-read）干化学试带的基础。1941年Bayer公司的Walter Compton设计出基于班氏尿糖检查法的干化学尿糖试剂片Clinitest，省却了原来的加热程序。后来又出现了尿酮体试剂片Acetest、潜血试剂片Ocultest和胆红

素试剂片Ictotest，这些都属于尿液干化学分析的最初阶段，但并不是现代意义上的试纸或试带。1956年真正意义上的尿液检验试纸出现，美国Bayer和Lily公司几乎同时推出干化学试纸，并有联合尿糖、蛋白质、pH等多个项目的多联试纸问世，出现了从3到4个项目组合到20世纪90年代的尿液10项干化学试带。

20世纪70年代，用于判读尿试带颜色变化的半自动化仪器问世。例如，美国Miles公司下属的Ames公司在1970年推出了具有8项指标的Clinitek系列尿半自动干化学分析仪器，后来这个仪器升级为Clinitek100型和Clinitek200型的半自动化设备，目前这个系列仍在不断推出更新型号的产品。1980年该公司首先推出了具有8个干化学分析项目的全自动尿液干化学分析仪器CLINILAB，该仪器具有自动进样，混合吸样，点式滴样，落滴式原理的尿比重测定法，试带自动传输和结果打印功能。中国最早出现尿液干化学检验相关研究和产品是在1966年，北京协和医院检验科生产出12种用于测定尿液中化学成分的试纸，开创了我国干化学试纸分析的先河，并有相关文章发表，所开发的干化学试纸检测项目包括尿蛋白、尿糖、尿酮、尿胆红素、尿pH、尿潜血等，后来该技术项目转至北京某企业进行工业化生产，这可能就是国内尿液干化学技术的最初进展。改革开放之后桂林、北京、苏州、长春等地相继引进了国外尿液干化学试纸生产线。优利特1984年从日本引进尿液分析仪和专用8项指标试纸的生产技术及设备，推出了国内第一台尿液干化学分析仪MA-4210；迪瑞1992年开始研发和生产尿液干化学检测相关产品，1995年开始生产上市尿液分析10项指标试纸，2006年研制出我国第一台全自动尿液分析仪H-800；爱威2012年上市全自动尿液干化学分析仪AVE-75系列；惠生（现为迈瑞公司）2015年上市UA系列全自动尿液干化学分析仪UA-5600。尿液干化学分析仪的光学系统是干化学分析技术的核心部分，经历了卤钨灯滤光片分光检测系统、发光二极管（light emitting diode，LED）检测系统、电荷耦合器件（charge coupled device，CCD）检测系统及冷光源检测系统等发展过程。

二、自动化尿液有形成分分析技术发展简史

尿液有形成分分析是常规检验不可缺少的组成部分，也是临床检验的重要项目之一，更是核心内容。尿液有形成分种类很多、形态各异，易于破坏或发生形态改变，一直以经典的显微镜检查为主。直到20世纪80年代，尿液有形成分检查基本上还停留在人工显微镜检查法水平上，该方法已经延续200多年的历史。虽然期间有许多方法的改进，如定量的Addis计数法、1h定量计数法、染色法等，但最终都以人工显微镜观察技术为基础，技术性改进并不明显。

尿液有形成分自动化分析进程始于1983年，美国国际遥控影像集团公司（Iris）推出的尿沉渣检查工作站"Yellow Iris"，以电视摄像模式获取尿液中有形成分图像并进行分析，从而改变了尿液有形成分分析技术的历史，虽然该设备每小时仅能完成30个样本的检测，且必须由人工在屏幕上确认，但毕竟开启了尿液有形成分检查的新时代。1990年日本东亚公司（TOA）与美国Iris合作，对其生产的Yellow Iris进行改进，生产出影像流式细胞术类型的UA-1000型尿液有形成分自动分析系统，该系统主要由连续高速流动位点摄

影系统和进样器、闪光放电管、放大接物镜、平面流动池和CCD摄影相机、影像信息处理机和荧光显示屏等构成，该系统后经改进又升级形成UA-2000系统。

随着计算机技术、数字图像技术等相关技术的迅速发展，尿液有形成分分析技术逐渐形成流式细胞分析技术和数字成像分析技术两大分支；而数字成像分析技术又包括平面流式图像分析技术与显微数字成像分析技术两大类。

流式细胞分析技术以日本希森美康公司生产的UF系列为代表，1995年日本希森美康公司推出的UF-100型仪器，以半导体激光、鞘流技术及核酸荧光染色三位一体结合形成的流式细胞分析技术为核心，历经UF-100i、UF-500i、UF-1000i、UF-4000，至目前最新型号UF-5000。

2002年美国IRIS公司推出了IQ系列产品，使用平面流式图像分析技术检测尿液有形成分。迪瑞公司在此基础上进行了改进，于2008年推出了尿液有形成分分析仪FUS-100，以及后续推出了FUS-200、FUS-360等尿液有形成分分析仪；优利特于2018年推出了基于平面流式图像分析技术及人工智能深度学习技术的UD-1320全自动尿液有形成分分析仪。

2002年8月爱威公司将"机器视觉"技术应用于临床显微镜镜检，研发生产出显微数字成像尿液有形成分分析仪AVE-761，随后上市了AVE-762-AVE-766等多款产品。2006年惠生（现为迈瑞公司）第一台立式全自动尿液有形成分分析仪EH-2060上市，随后陆续上市了EH-2050、EH-2030、EH-2080等产品。

三、尿液分析流水线发展简史

随着全自动尿液干化学分析与全自动尿液有形成分分析技术的不断发展、成熟，市场上产生了通过轨道将全自动尿液干化学分析仪与全自动尿液有形成分分析仪连接成的尿液分析流水线，并且随着轨道及软件技术的发展，模块化尿液分析流水线已经成为发展趋势。

美国IRIS于2002年通过美国食品药品管理局（FDA）的批准，上市了IQ-200检测系统，并同步推出小型的尿沉渣检测工作站，近年来推出了由IQ2000ELITE全自动尿液有形成分分析系统和iCHEM VELOCITY尿干化学分析系统iRECELL2000组成的尿液分析流水线。2006年匈牙利777 Elektronika公司推出了由LabUMat全自动干化学尿液分析仪和UriSed全自动尿液有形成分分析仪组成的尿液分析流水线。2008年迪瑞公司将干化学分析仪H-800及有形成分分析仪FUS-100通过轨道连接，配合相应软件组成尿液分析流水线。2009年日本希森美康公司与日本爱科来公司合作，将UF-1000i尿液有形成分分析仪与AX4280尿液干化学分析仪通过定制轨道及软件组合成全自动尿液分析流水线；2012年爱威公司推出由AVE-76系列尿液有形成分分析仪与AVE-75系列尿液干化学分析仪连接组成的尿液分析流水线；2016年惠生（现迈瑞）上市了EU 8000系列尿液分析流水线；2017年日本希森美康公司推出由UF-5000尿液有形成分分析仪与UC-3500组合的模块化全自动尿液分析流水线；2018年迪瑞公司推出了MUS-3600/MUS-9600模块化全自动尿液分析系统；2020年优利特推出了US-3000与US-1680模块化全自动尿液分析流水线；2022年爱威推出了AVE-7200A模块化尿液分析流水线，由样本前处理系统（AVE-MU01）、2个干化学模块（AVE-756A）及4个镜检模块（AVE-768A）组成；2022年迈瑞推出了EU 8600系列尿液分析流水线及EU-5600尿液干化学与有形成分分析一体机。

（张时民　王云立　蒋　均　周丰良　杨　程　李　覃）

第二节　自动化尿液分析仪检测原理

一、尿液干化学分析仪检测原理

（一）尿液干化学分析仪组成

尿液干化学分析仪由机械系统、光学系统、电路系统三部分组成。

1. 机械系统　机械系统的主要功能是将待检的试带传送到检测区，仪器检测后将试带传送到废料盒内或手动取下试带，其主要作用是将待检测的试带传送到光学系统和检测器的正下方，达到精确测试的目的。

2. 光学系统　光学系统是整个尿液干化学分析仪的核心。其工作原理是光源照射到已产生生化反应的试剂块上，其反射光被检测器接收。由于各试剂块显色的深浅不同，表现为试剂块上的反射光强度不同，故反射光的强度与各试剂块的颜色深浅成比例关系，不同强度的反射光再经过接收装置转换为电信号并进行放大处理。光学系统通常包括光源、单色处理、光电转换三部分。光线照射到试剂带反应物表面产生反射光，反射光的强度与反应颜色成反比，不同强度的反射光再经光电转换器件转化为电信号进行处理。

3. 电路系统　电路系统的工作原理是将光信号转换成电信号放大，经模/数转换后传输至中央处理器（central processing unit，CPU）处理，计算出最终检测结果，然后将结果输出到屏幕显示并传输至打印机打印。

电路系统由光电转换系统、I/V转换器（电流/电压转换器）、CPU、显示器、面板等组成。

（二）尿液干化学检测试带组成及结构

单项试剂带是尿液干化学检测技术发展初期的一种结构形式，它以滤纸为载体，将各种试剂成分浸渍后干燥，作为试剂层，再在其表面覆盖一层纤维素膜作为反射层。试剂带浸入尿液后与试剂发生反应，产生颜色变化。

多联试剂带是将多个项目试剂块集成在一个试剂带上，使用多联试剂带，浸入一次尿液可同时测定多个检测项目。图5-1为多联试剂带（Combur10 Test® M试剂带）结构示意图。它采用了多层模结构：第一层尼龙膜起保护作用，防止大分子物质对反应的干扰，保证试剂带的完整性；第二层绒制层，它包括过碘酸盐层（有些试剂块含有此层）和试剂层，过碘酸盐层可破坏维生素C的干扰物质，试剂层含有试剂成分，主要与尿液所测定物质发生化学反应，产生颜色变化；第三层是吸水层，可使尿液均匀快速地浸入，并能抑制尿液流到相邻反应区；最后一层选取尿液不浸润的塑料片作为支持体。

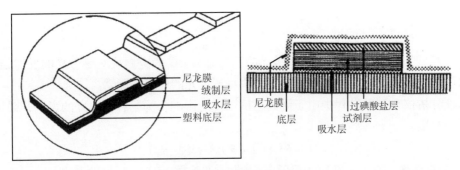

图 5-1　多联试剂带结构示意图

　　不同类型的尿液干化学分析仪使用配套专用的试剂带，一般试剂带的试剂块要比分析仪测试项目多一个空白块（有些仪器还多一位置参照块，如 Miditron® M 型尿液干化学分析仪）。各试剂块与尿液中被测定成分反应而呈现不同颜色。空白块是为了消除尿液本身的颜色及试剂块分布的状态不均等所产生的测试偏差，提高测量准确度而设置的；位置参照块是为了消除在测试过程中以免每次测定试剂块的位置不同产生测试偏差设置的，分析仪每次检测试剂带之前，检测头都会移到参照位置进行自检，如果有必要，仪器会自动调整发光二极管的亮度和灵敏度，以提高检测的信噪比。

（三）尿液干化学分析检测原理

1. 尿液干化学检测原理　　根据光电比色原理，通过试带上试剂层与尿液中生化成分反应产生的颜色变化，测定尿液中生化成分的含量。当浸有尿样本的试带被放入试带架后，仪器的传送机构将试带传送至检测器的正下方，试带上已产生化学反应的各试剂块被光源照射后，其反射光被检测器接收。试带中各试剂块与尿液中相应成分进行独立反应，显示不同的颜色，颜色的深浅与尿液中某种成分成比例关系。各试剂块反应的颜色越深，吸收光量值越大，反射光量值越小，则反射率越小，反之，颜色越浅；吸收光量值越小，反射光量值越大，则反射率越大。也就是说，颜色深浅与尿液样本中各种成分的浓度成正比，见图 5-2。

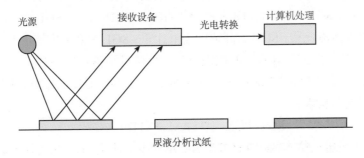

图 5-2　尿液干化学分析仪检测原理示意图

　　试带中还有一个空白块，用作对尿液颜色及仪器变化产生的误差进行补偿。将测定的每种试剂区反射光的光量值与空白块的反射光量值进行比较，通过计算求出反射率，仪器根据反射率确定尿液中生化成分的含量。反射率计算公式如下：

$$R = \frac{T_m \times C_r}{T_r \times C_m}$$

式中：R 为反射率；T_m 为试剂块对参考光的反射强度；C_r 为空白块对参考光的反射强度；T_r 为试剂块对测定光的反射强度；C_m 为空白块对测定光的反射强度。

尿液分析仪在测试过程中由于受到测试温度的影响，为了补偿温度的影响，采用下列公式进行校准：

$$Rt = R + A(T-25) \times R_2(1-R_2)$$

式中：R 为反射率；Rt 为校准后的反射率；A 为校准系数；T 为测试时的温度。

2. 尿液浊度检测原理 浊度计上的发光管发出的光线穿过样本，并从与入射光呈45°的方向检测有多少光被透射和折射，并按下面的公式进行计算：

$$T = (SS/TS - SW/TW)/K$$

式中：T 为尿液样本的浊度水平；SS 为尿液样本的折射率；SW 为尿液样本的透光率；TS 为清洗液的折射率；TW 为清洗液的透光率；K 为系数值。

尿液浊度一般分为清晰、微浊和混浊三个梯度。

3. 尿液颜色检测原理

（1）利用颜色传感器法：颜色采用RGB颜色传感器对样本进行检测，通过白色发光二极管照射样本，透射后经颜色传感器分别检测其R、G、B值，再根据R、G、B值得出样本颜色。

（2）利用反射率法：通过四个波长的反射率进行计算。按下面的公式进行计算：

$$\sqrt{(1+\alpha-Y/r)^2 + (1+\alpha-M/r)^2 + (1+\alpha-C/r)^2}$$

式中：Y 为430nm的反射率；M 为656nm的反射率；C 为635nm的反射率；r 为760nm的反射率；α 为校正系数。

4. 尿比重检测原理

（1）折射率法：从发光二极管发出的光线通过一条缝隙和透镜装置变为一束光线，光线先通过一个含有尿液的三棱镜槽，再射向探测器，折射指数根据三棱镜槽里的尿液比重而改变，因此与探测器相关的光线角度也改变。折射式比重计法计算公式为

$$SGX = (SGH - SGL) \times (KX - KL)/(KH - KL) + SGL$$

式中：SGX 为样本溶液比重；SGH 为高浓度溶液比重；SGL 为低浓度溶液比重；KX 为样本溶液位置系数；KH 为高浓度溶液位置系数；KL 为低浓度溶液位置系数。

尿比重在测试过程中由于受测试温度的影响，为了补偿温度的影响，尿液干化学分析仪采用下列公式进行校准：

$$SGT = SGX + (TSAM - TSTD) \times CT$$

式中：SGT 为温度校准后样本的比重；SGX 为测定样本的比重；TSAM 为测定时样本的温度；TSTD 为测定时校准的温度；CT 为温度系数（样本溶液的比重随着尿液样本的温度而变化，温度每变化3℃，比重变化0.001）。

折射式比重测定法尿比重除受温度影响外，还受尿蛋白和尿葡萄糖的影响，因此该尿液分析仪还对尿蛋白和尿葡萄糖（根据干化学法测定结果）进行校正，其计算公式为

$$SG=SGT-CGLU-CPRO$$

式中：SG 为尿液样本校正后的比重；SGT 为温度校准后测定样本的比重；CGLU 为尿葡萄糖校正值；CPRO 为尿蛋白校正值。

（2）比色法：预先处理的高分子电解质与尿中各种离子浓度的关系导致的电离常数的负对数（pK_a）发生变化。尿中含有以 NaCl 为主的电解质，在水中解离为 Na^+ 和 Cl^-，可和离子交换体中的氢离子置换，在水溶液中放出氢离子（H^+）。随着尿中氢离子浓度增加，指示剂溴麝香草酚蓝的颜色发生改变。

尿比重结果对尿液中的红细胞、白细胞，特别是红细胞的形态测定具有一定的影响。

5. 尿酸碱度检测原理 使用甲基红和溴麝香草酚蓝两种酸碱指示剂，可反映尿液 pH 5.0～9.0 的变色范围。

尿 pH 结果对尿中的红细胞、白细胞，特别是红细胞的形态测定具有一定的影响。同时还可辅助用于分析尿中出现的结晶体类型。

6. 尿蛋白质检测原理 利用"指示剂蛋白质误差"（protein error of indicator）原理，即蛋白质存在时，由于蛋白质离子对带相反电荷指示剂离子吸引而造成溶液中指示剂进一步电离，在不同的 pH 时，可使指示剂改变颜色。常使用四溴酚蓝或四溴苯酚肽乙酯作为本项试验的指示剂。例如，构成蛋白质的 α- 氨基酸的氨基可与四溴酚蓝分子中的羟基置换，而使四溴酚蓝由黄色变为黄绿色及绿蓝色。变色越深表示蛋白质含量越高。尿蛋白质测定结果对各种肾脏疾病的初筛和筛查尿中出现管型具有显著意义。

7. 尿葡萄糖检测原理 尿中葡萄糖在试纸上的葡萄糖氧化酶催化下，生成葡萄糖酸内酯和过氧化氢，试纸上的过氧化物酶进一步将过氧化氢分解为水并放出新生态氧，可使试纸条上的色原指示剂改变颜色，根据颜色的深浅判断尿中葡萄糖含量的多少。该测定用于了解患者尿中排出葡萄糖的含量。

8. 尿酮体检测原理 尿中的丙酮或乙酰乙酸与试纸上的亚硝基铁氰化钠反应，产生紫色变化，根据颜色的深浅判断尿中酮体的含量多少。该测定用于判断患者尿中丙酮和乙酰乙酸，它们是尿酮体的重要组成成分。

9. 尿胆红素检测原理 根据偶氮偶联反应原理，在强酸介质中胆红素与重氮盐发生偶联反应，生成红色偶氮化合物。尿胆红素测定可了解肌体胆红素的代谢情况，同时提示尿中出现胆红素结晶的可能性。

10. 尿胆原检测原理 一种原理是以 Ehrlich 醛反应为基础，另一种则利用尿胆原与重氮盐化合物产生偶联反应，根据试纸出现红色的深浅判断尿胆原的含量。

11. 亚硝酸盐检测原理 尿中含有的亚硝酸盐在酸性环境中先与对氨基苯磺酸反应形成重氮盐，再与 α- 萘胺结合而产生粉红色偶氮化合物。亚硝酸盐对于提示泌尿道感染具有意义，对提示尿中白细胞、细菌提供参考。

12. 红细胞（隐血）检测原理 血红蛋白中的亚铁血红素具有过氧化物酶样作用，可以催化过氧化氢放出新生态氧，进一步氧化指示剂而产生颜色变化。对尿中出现完整的红细胞、溶解的红细胞、血红蛋白、肌红蛋白具有过筛提示作用。

13. 白细胞（酯酶）检测原理 中性粒细胞本身特异性地含有一种酯酶，而这种酯酶在红细胞、淋巴细胞、血小板、血清、肾脏及尿中均不存在。试纸反应基质是吲哚酚羟基酸酯，在酯酶作用下将其转变为吲哚酚，再经氧化而产生靛蓝。对尿中出现白细胞，特别是中性粒细胞具有很好的过筛提示作用。

14. 维生素C（抗坏血酸）检测原理　试剂块中含有2,6-二氯靛酚、中性红和缓冲剂等化学成分。维生素C具有1,2-烯二醇还原性基团，在酸性条件下能将氧化态粉红色的2,6-二氯靛酚染料还原为无色的2,6-二氯二对酚胺。维生素C有两种天然形式，左旋维生素C和左旋脱氢维生素C，尿液干化学试纸法只能测定尿中左旋维生素C。

15. 尿微量白蛋白检测原理　采用指示剂误差法原理，试剂块中含有四溴酚磺酞，在pH 2.5的条件下，四溴酚磺酞产生阴离子，与带阳离子的蛋白质结合，产生颜色变化。干化学法检测尿中微量白蛋白含量在50～150mg/L，但其易受多种因素影响，其检测灵敏性和特异性尚有不足，各品牌之间有差异，只能起过筛性作用。

16. 尿肌酐检测原理　在强碱性条件下尿肌酐与试纸中的3,5-二硝基苯甲酸反应生成有色物质。

17. 尿钙检测原理　邻甲酚酞络合酮（OCPC）是金属络合染料，也是酸碱指示剂，在pH 10条件下与钙螯合，生成紫红色螯合物。钙测定时，在试剂块中加入8-羟基喹啉以消除样本中的镁离子干扰。

二、全自动尿液有形成分分析仪检测原理

全自动尿液有形成分分析设备按主要检测原理可分为流式细胞分析技术、数字成像分析技术两大分支；而数字成像分析技术又包括平面流式图像分析与显微数字成像分析两大类。

（一）尿液有形成分流式细胞分析技术

UF系列尿液有形成分分析仪就是在通用流式细胞分析基础上开发的，专门用于尿液中有形成分的定量检测。其主要核心技术包括了半导体激光技术、鞘流技术和核酸荧光染色技术。前向和侧向散射的入射激光被称为散射光，散射光的强度可指示细胞的大小和表面状况。因为荧光标记抗体和荧光颜料的属性，染色后的尿液有形成分发出的荧光可反映定量细胞表面及细胞质属性和细胞核属性（RNA和DNA含量），现该系列仪器已经升级为UN-Series尿液分析模块化流水线，下面以UF-5000为代表机型进行阐述。

1. UF-5000的光学分析系统　UF-5000的光学分析系统检测示意图见图5-3。以488nm的蓝色波长半导体激光为激发光源，在三个普通滤光镜外，还特别增加了一个偏振滤光镜，因此UF-5000配备了四个光学信号接收系统：前向散射光接收系统、侧向散射光接收系统、侧向荧光信号接收系统和消偏振侧向散射光接收系统。

2. UF-5000主要通道检测原理　UF-5000配备了两个检测通道：一个是SF检测通道，主要用于检测红细胞、结晶、管型等项目；另一个是CR检测通道，主要用于检测白细胞、上皮细胞等项目。

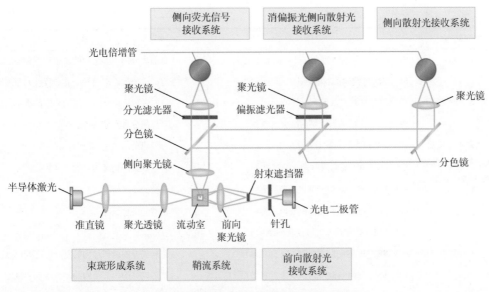

图5-3　UF-5000的光学分析系统检测示意图

（1）SF检测通道（surface chanel）：SF通道主要用于管型、红细胞、结晶等无核酸成分的分析。通过试剂的螯合作用或加温，除去无定型盐类结晶。由于结晶与红细胞的折光系数差别很大，二者产生的消偏振光侧向散射光强调的差别很大，有效区分红细胞和结晶，解决了结晶对红细胞计数的干扰；而对于管型，利用膜成分和管型中基质的差异，区别黏液丝、透明管型和非透明管型。

（2）CR检测通道（core chanel）：CR通道主要进行白细胞、上皮细胞、细菌、精子等具有核酸成分的分析。通过使用新开发的核酸染色试剂，检出具有核酸的细胞，然后对其进行分类。另外，使用反映核酸量的荧光信号的波形面积值，根据各有形成分中核酸量的不同，进一步对具有核酸的细胞进行分类，并且采用波长较短的蓝色半导体激光，提高细菌等极微小成分的检出精度。在该通道，红细胞被表面活化剂除去，结晶被螯合剂等除去。在分析时，UF分别采用前向散射光强度和高灵敏侧向荧光强度与前向散射光强度和低灵敏侧向荧光强度区分、鉴别白细胞和上皮细胞；采用前向散射光强度和高灵敏侧向荧光强度鉴别细菌和碎片；采用前向散射光强度和高灵敏侧向荧光强度区分精子和酵母菌。

3. UF-5000检测参数说明　见表5-1。

表5-1　UF-5000检测参数说明

检测通道	信号种类	说明
SF通道	SF_FSC_P（前向散射光强度）	有形成分的大小/厚度
	SF_FSC_W（前向散射光脉冲宽度）	有形成分的长度
	SF_FLH_P[侧向荧光强度（高灵敏度）]	有形成分的染色情况
	SF_FLL_P[侧向荧光强度（低灵敏度）]	有形成分的染色情况
	SF_FLL_W[侧向荧光脉冲宽度（低灵敏度）]	有形成分的长度
	SF_FLL_A[侧向荧光信号波形面积（低灵敏度）]	膜成分和管型基质的染色情况

续表

检测通道	信号种类	说明
SF通道	SF_SSH_P[侧向散射光强度（高灵敏度）]	有形成分的内部结构的复杂程度和厚度
	SF_SSL_P[侧向散射光强度（低灵敏度）]	有形成分的内部结构的复杂程度和厚度
	SF_SSH_A[侧向散射光信号波形面积（高灵敏度）]	同时考虑到内部结构复杂程度的大小信息
	SF_DSS_P（消偏振光侧向散射光强度）	有形成分具有的双折射性的大小
CR通道（在检测 WBC、EC所用的灵敏度下进行检测）	CW_FSC_P（前向散射光强度）	有形成分的大小/厚度
	CW_FSC_W（前向散射光脉冲宽度）	有形成分的长度
	CW_FLH_P[侧向荧光强度（高灵敏度）]	核酸的染色情况
	CW_FLL_P[侧向荧光强度（低灵敏度）]	核酸的染色情况
	CW_FLL_A[侧向荧光信号波形面积（低灵敏度）]	核酸量
	CW_SSH_P[侧向散射光强度（高灵敏度）]	有形成分的内部结构的复杂程度和厚度
	CW_SSL_P[侧向散射光强度（低灵敏度）]	有形成分的内部结构的复杂程度和厚度
	CW_SSH_A[侧向散射光信号波形面积（高灵敏度）]	同时考虑到内部结构复杂程度的大小信息
	CW_DSS_P（消偏振光侧向散射光强度）	有形成分具有的双折射性的大小
CR通道（在检测 BACT所用灵敏度下进行检测）	CB_FSC_P（前向散射光强度）	有形成分的大小/厚度
	CB_FLH_P[侧向荧光强度（高灵敏度）]	核酸的染色情况
	CB_FLL_P[侧向荧光强度（低灵敏度）]	核酸的染色情况
	CB_SSH_P[侧向散射光强度（高灵敏度）]	有形成分的内部结构的复杂程度和厚度

4. UF-5000检测通道波形分析 尿液有形成分类型众多、形态多变，因此流式细胞术检测尿液有形成分主要依据核酸荧光染色技术及相应光学信号的强度，前向散射光（FSC）主要反映有形成分的大小及透光率的信息；侧向散射光（SSC）主要反映有形成分的内部结构和厚度的信息；侧向荧光（FL）反映相关有形成分染色程度的信息；消偏振光侧向散射光（DSS）反映有形成分具有的双折射性大小的信息。不同的有形成分采用最有效的光学信息，就能得到可靠的检测结构。

5. UF-5000独特分析技术

（1）消偏振光分析技术：UF-5000在对尿液中红细胞计数时使用消偏振光分析技术。采用消偏振光侧向散射光捕捉结晶成分具有的特色双折射，使分类性能得到飞跃性的提高。经半导体激光照射的偏振光（在振动方向存在偏倾的光）因结晶的双折射而发生变化，而红细胞因没有双折射而呈低信号强度。

（2）红细胞形态提示信息：在UF-5000分析仪中，使用红细胞大小（RBC-P70Fsc）和红细胞多样性（RBC-Fsc-DW）这两个参数作为红细胞形态信息（RBC-Info.）的依据，为临床提供均一性红细胞、非均一性红细胞和混合性有效信息，为临床快速诊断红细胞形态提供参考。

（3）细菌快速鉴定技术：细菌革兰氏染色性信息是利用前向散射光和侧向荧光，根据革兰氏阳性菌和革兰氏阴性菌的细胞壁的构成差异来分析的。前向散射光强度反映了菌体肽聚糖层等细胞壁的构成成分差异，肽聚糖层厚的革兰氏阳性菌与革兰氏阴性菌相比，前向散射光强度呈现居高的倾向。侧向荧光强度反映了渗透至菌体内的色素量，细胞壁的结构不同对其会产生影响。革兰氏阳性菌的情况下，由于细胞壁的肽聚糖层厚，渗透至菌体内的色素量下降，所以侧向荧光强度变低。革兰氏阴性菌的情况下，由于渗透至菌体内的色素量变多，所以侧向荧光强度变高。在 UF-5000 分析仪，通过特殊染料染色后，利用细菌的前向散射光和侧向荧光自动推断细菌革兰氏染色性信息（BACT-Info.）：革兰氏阳性菌、革兰氏阴性菌、有革兰氏阳性菌和革兰氏阴性菌及革兰氏分类不明确 4 个信息。

（4）研究参数核酸异常增大细胞：核酸异常增大细胞是根据前向散射光脉冲宽度（有形成分的长度）和侧向荧光信号波形面积（核酸量）进行分类的。核酸异常增大细胞侧向荧光信号波形面积（核酸量）较非鳞状上皮细胞变大。另外，前向散射光脉冲宽度（有形成分的长度）和侧向散射光信号波形面积（同时考虑到内部结构复杂程度的大小信息）与非鳞状上皮细胞等同。核酸异常增大细胞中含有非典型细胞、细胞质内有内含物的细胞，以及病毒性感染细胞等侧向荧光信号波形面积大的细胞。

（二）平面流式图像分析技术

本技术以尿液在平面鞘流器中的鞘流液包裹下单层流经数字摄影装置，在运动过程中拍摄数字图像，然后由计算机软件系统对图像进行分析为基本原理，代表机型有 FUS-360 尿液有形成分分析仪与 US-3000 尿液分析系统，以及 MUS-9600 全自动尿液分析系统和 EU-5600 Plus 全自动尿液分析系统。

1. FUS-360 尿液有形成分分析仪检测原理

（1）平面层流技术：通过控制流量使样本液和鞘液在样本针口具有不同的流速，使有形成分所受拉伸力和剪切力适中，并抑制了有形成分的翻滚，且样本两侧鞘液流速相同，可保证样本流在相机焦距中心位置，提高了分析结果的准确性。

样本注入流动池即由鞘液包裹样本向前流动，调整鞘液流速使得样本在通过拍照区时处于流动中心位置，确保样本未接触流动池壁面，避免样本挂壁对有形成分识别产生影响。

尿液样本在尿液分析用层流液包裹下进入流动池内，以平坦的层流形式流经物镜镜头的前面，其厚度和位置正好在显微镜焦距的范围内。根据鞘流原理，任何粒子通过时，都会以最大的横截面积直接对准镜头。当每个显微镜视野被光源照亮后，所经过的有形成分会被瞬间拍摄。高速相机在一定的时间内，对每个样本拍摄 2500 幅含有有形成分的图像。

（2）FUS-360 人工智能识别技术：自动有形成分识别软件和高度训练的智能识别技术可迅速将有形成分粒子的图像提取出来，并根据被拍摄到的粒子的形态、纹理和频域特征进行识别分类。分析系统可将这些粒子分成 25 个大类：正常红细胞、小红细胞、棘形红细胞、影红细胞、其他异形红细胞、白细胞、白细胞团、鳞状上皮细胞、肾小管上皮细胞、移行上皮细胞、透明管型、颗粒管型、蜡样管型、宽大管型、其他管型、杆菌、球菌、假菌丝酵母、酵母菌、草酸钙结晶、尿酸结晶、磷酸铵镁结晶、其他结晶、精子、黏液丝。

系统提供红细胞形态学（位相提示）信息，提示均一性红细胞、非均一性红细胞及混合性红细胞，协助诊断肾脏疾病及出血部位并能详细呈现异常红细胞形态；管型亚分类丰富，可有效协助临床诊断和监测肾脏实质性病变及肾病进程；可区分致病菌种类，提示尿培养信息，为尿路感染诊断与治疗提供参考；提供尿微量白蛋白与肌酐的比值（ACR）参数，为肾病早期筛查提供依据。

此外，仪器支持复检条件设置，当样本满足复检条件时仪器自动提示镜检。同时支持闭盖穿刺功能，最大程度确保检验过程中的生物安全性。

2. US-3000尿液分析系统检测原理　US-3000尿液有形成分检测模块采用平面流式数字成像自动识别技术，对尿液中的有形成分进行识别分类。可自动识别分类38个项目：正常红细胞、棘形红细胞、球状突起样红细胞、影红细胞、环形红细胞、皱缩红细胞、大红细胞、小红细胞、白细胞、白细胞团、巨噬细胞、尿路上皮细胞、肾小管上皮细胞、鳞状上皮细胞、非鳞状上皮细胞、透明管型、颗粒管型、蜡样管型、细胞管型、血液管型、宽大管型、草酸钙结晶（一水草酸钙结晶、二水草酸钙结晶）、尿酸结晶、磷酸铵镁结晶、磷酸钙结晶、胆固醇结晶、尿酸钠结晶、亮氨酸结晶、胱氨酸结晶、非晶形盐结晶、球菌、杆菌、链球菌、酵母菌、镰刀菌、精子、黏液丝；同时还可以输出4项红细胞形态学参数，以及电导率、渗透压2项研究参数。

（1）平面流式数字成像技术：通过控制鞘液及样本在鞘流器内的流速比，使样本在鞘液的作用下单层、高速、稳定地通过检测区域。同时，高速摄像机与高频闪光灯配合，通过高速图像采集卡，快速捕获样本原始图像。高速图像采集卡采用FPGA硬件算法对图像中的有形成分进行快速提取并存储传输，最后由人工智能模型进行分类。

（2）人工智能自动识别技术：仪器图像识别算法采用人工智能技术，输入拍摄到的颗粒图片，由深度学习算法自动完成特征的提取，再结合样本信息对颗粒进行分类。相比传统图像识别算法，深度学习算法能在训练中自动学习特征，如大小、宽度、凸度、亮度、圆度、粗糙度、形状、边界的复杂度、正方形度、矩形拟合、占空比、长短轴比、边缘厚度、边缘中心的灰度、方差、密度等。通过较深的网络强化下的特征抽象能力，能感知局部结构、纹理、形状等细节信息，有很高的准确性和稳定性。

对模型进行训练时，采用迁移训练的方式，大幅缩短模型开发时长，降低了数据依赖的数量，提高有形特征的理解能力。同时输入的训练的样本经专家进行分类。避免了学习错误的特征，进一步提高了模型的准确性。

为了提高有形成分的识别率，训练之前进行了海量有形成分图片数据的收集标注工作，各种常见有形成分或罕见的病理有形成分图像都经过了专业形态学专家的标注确认，以确保训练的准确性。

除此之外，为了进一步提高在尿液复杂的环境下识别准确性，模拟人识别有形成分颗粒往往参考样本环境的思考方式，引入了全新的分析算法：以样本信息为基础，建立有形成分颗粒之间的联系，并对深度学习算法结果进行反馈。这样的方式能将有形成分颗粒的识别真正上升到样本的识别，极大地解决了有形成分特征过于相似的问题，显著提升了仪器的识别正确率。

（三）显微数字成像分析技术

尿液样本流动进入各种规格的计数板内，采用物理方法将其进行沉淀或使其保持一定的静止状态后，经过不同倍率的显微镜物镜镜头并由数字摄影装置拍摄数字图像，然后将拍摄的数字图像由计算机进行处理分析。该技术的代表机型是 AVE-766 与 EH-2090。

1. AVE-766 尿液有形成分分析仪检测原理　仪器采用人工智能模拟经典人工镜检流程，实现样本的自动前处理与加载、镜检流程的自动实现、有形成分的智能识别与分类计数、部分报告参数的自动确认，最后实现检验报告的自动输出。

（1）智能控制技术：AVE-766 采用智能控制系统代替人手，实现检测样本送样、进样、调节显微镜光学环境、实时调焦、采图分析、清洗管路至结果检出全程自动化，洁净无污染。

（2）拟合平面聚集技术：AVE-766 仪器通过多个不在同一直线上的待聚焦区域的位置和焦距，确定待聚焦平面内各聚焦区域的位置与焦距之间的对应关系，根据对应关系计算各未聚焦区域的焦距，实现对待聚焦平面内各未聚焦区域聚焦效果的改进，提升镜检图像质量，提高镜检效率，且降低目标主体的漏检概率。

（3）低倍定位与高倍跟踪技术：为了让不离心样本不漏检，AVE-766 仪器在镜检流程上设计了低倍定位高倍跟踪识别功能。

当低倍发现小目标时，自动记录目标的位置，转入高倍后仪器自动找到有目标的区域进行放大识别，从而避免了人工镜检时需要一个一个视野去寻找的问题，节省了检验时间，实现了尿液样本不用离心也不漏检异常成分。

（4）高速动态图像采集技术：AVE-766 采用了一种高速动态图像采集技术，在图像扫描时采用变速采图模式，通过将电机驱动算法与相机控制机制耦合，机械部件的加减速变速运动过程中，相机协同进行动态曝光，整体运动速度最大的同时，避免相机曝光产生拖影，同等时间下提升了采图量与图像质量。同时改进显微镜光学结构，通过大靶面 CCD 结合定制的摄像镜头配合完成扩视域快速采图，可实现计数池宽视域扫描采图，进一步提高样本中异常成分的检出率。

（5）卷积神经网络图像识别技术：基于深度卷积神经网络的图像识别技术代替人脑，使仪器具备人脑识别功能。深度神经网络提出了一种让计算机自动学习目标特征的方法，并将特征学习融入建立模型的过程中，从而减少了人为设计特征造成的不完备性。依托于大量的临床样本图片库，基于深度卷积神经网络的有形成分识别算法比传统图像识别算法具有更高的准确率与更强的鲁棒性。

（6）红细胞形态学分析技术：AVE-766 仪器中采用一种红细胞位相分析技术，通过建立在神经网络基础上的分类器分离出各红细胞的形态学特征参数，再通过建立在模糊聚类基础上的特征融合器对各类红细胞形态特征参数数据进行归一化处理，对得到的每一类归一化参数分别进行统计分析，或根据几类参数进行综合统计分析，并以图形的方式表达，以此判断红细胞的形态是否正常，通过对各类异常形态红细胞的检测可以鉴定红细胞来源和性质，见图 5-4。

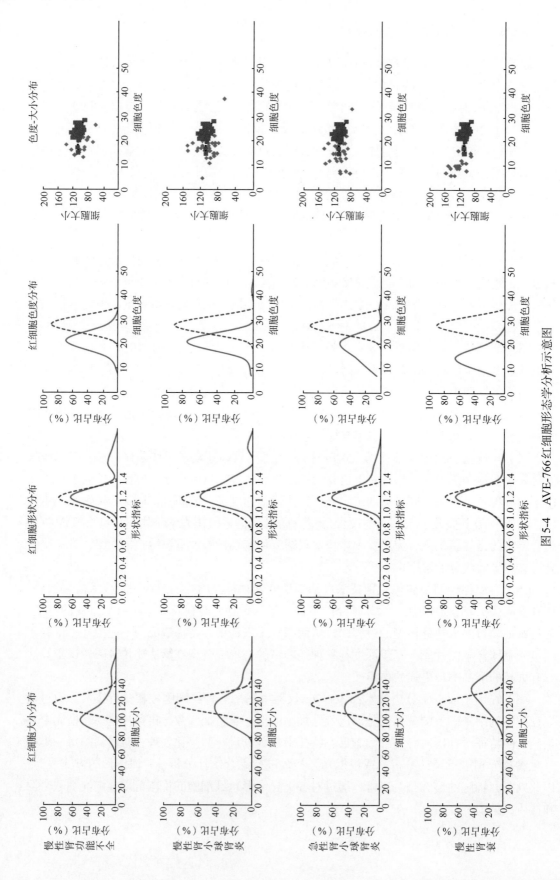

图5-4 AVE-766红细胞形态学分析示意图

（7）AVE-766检测参数：正常红细胞、大红细胞、小红细胞、棘形红细胞、锯齿状红细胞、皱缩红细胞、环形红细胞、影红细胞、球状突起样红细胞、红细胞碎片；白细胞、白细胞团、吞噬细胞；鳞状上皮细胞、表层尿路上皮细胞、中层尿路上皮细胞、底层尿路上皮细胞、肾小管上皮细胞；透明管型、颗粒管型、细胞管型、蜡样管型、其他管型；草酸钙结晶、尿酸结晶、磷酸铵镁结晶、非晶形盐结晶、其他结晶；球菌、杆菌、真菌；精子、黏液丝。

2. EH-2090尿液有形成分分析仪检测原理 EH系列全自动尿液有形成分分析仪采用批量原尿样本进样，并实现全样本充池、沉降、自动定焦、自动扫描、智能识别、清洗，保证检测结果准确性的同时，也提升检测速度。

（1）细胞快速沉降技术：仪器开机后，会先对计数池的方格进行焦聚测定；然后逐步向下，焦聚步进测定；对每一个定焦点进行记录，并形成定焦曲线；依次对每个计数池和两个显微镜头进行测定，并记录定焦曲线。

自然沉降后，小颗粒沉降快，先会沉到底部，形成统一平面，方便聚焦拍照，但是不同细胞浓度（不同细胞大小）沉降的速度不同，这样需要调整不同的焦距才能取得清晰照片。这样就需要一种自动调焦的技术。每一个样本，快速扫描定焦到细胞层，模拟人工微调焦操作，融合识别多层细胞图像，精准全面捕捉病理改变。

（2）高速、多景深图像融合技术：多层融合使清晰度更佳，实现了无须平移视野即可增加检验量、提升检测速度。

（3）"磐石"超稳防抖技术：精准定位抖动来源，兼顾拍摄高清晰与高速度要求，实现了高速运动下的稳定拍摄。单幅图像采集能力大幅提升，200ms即可实现单幅沉降图像的采集，从而实现了高速度和高统计量的双重目标。500W像素高分辨率成像，呈现镜下一致清晰图像，使医生在屏幕前即可执行图片复核，降低人工镜检复核量。

（4）准确加样和高效清洗技术：采用高精度、终身免维护注射器加样，有效地保证了精确加样；清洗技术直接影响携带污染对检测结果的影响，EH系列全自动尿液有形成分分析仪采用了国家专利清洗技术，清洗吸样针内壁的同时，应用旋涡液流清洗外壁，实现吸样针高效清洗。

（5）专利DIF自动调焦技术：无须定焦液图像更清晰。EH系列采用发明专利DIF技术，结合流式计数池和机器视觉技术、坐标定位追踪识别技术，实现对各种尿液有形成分的定量检测。不仅解决了检测过程中焦距控制问题，消除了环境因素所致的回程差，有效保持了焦平面的稳定。专利DIF技术可保证检测过程中第一份样本至最后一份样本图像同样清晰，实现全程高清。

（凌 励 王云立 蒋 均 周丰良 杨 程）

第三节　尿液理学、化学、免疫学检验与临床应用

一、尿液理学检验

尿（urine）是人体正常排泄的重要体液，其在肾脏生成，经输尿管、膀胱和尿道排出。尿中含有大量代谢终产物，主要成分是水，占96%～97%，其他为尿素、尿酸、肌酐、氨等非蛋白质氮化合物和盐类等。每日尿量1.5～2.0L，但会因饮水量的变化而发生相应的变化。尿液理学检验是尿液检验的重要组成部分。

（一）尿液颜色与浊度

1. 检测方法　部分尿液干化学分析仪可测定尿液颜色与浊度，通常为目测观察法。

2. 参考区间　正常尿液外观为淡黄色，呈清澈透明状。

3. 临床意义

（1）无色：多见于尿崩症、糖尿病。

（2）深黄色尿：称为胆红素尿，多见于梗阻性黄疸及肝细胞性黄疸。

（3）淡红色或红色尿：每升尿液中含血量＞1ml时尿液呈淡红色、洗肉水样或血红色，称为肉眼血尿。见于肾或泌尿系统结石、肿瘤、外伤，以及重症肾小球疾病、肾盂肾炎、膀胱炎、肾结核、多囊肾、血小板减少性紫癜及血友病患者。剧烈运动后可偶见一过性血尿。

（4）棕色或深棕色尿：

1）血红蛋白尿：血管内溶血，尿液外观可呈棕色至深棕色，或呈浓茶色或酱油色，透明状。见于阵发性睡眠性血红蛋白尿症、蚕豆病、血型不符导致的输血反应等溶血性疾病。

2）肌红蛋白尿：肌细胞因各种原因发生坏死或破裂，导致尿中排出肌红蛋白量增加。见于挤压综合征、缺血性肌坏死、先天性肌细胞磷酸化酶缺陷症等。正常人剧烈运动后可偶见肌红蛋白尿。

（5）白色或乳白色：乳糜尿、脓尿、菌尿及含盐类结晶的尿可呈乳白色。

1）乳糜尿：乳糜液或淋巴液进入尿液，使尿液呈现乳白色。乳糜尿需通过乳糜试验进行鉴定。若乳糜尿中同时含有较多的血液，称为血性乳糜尿。乳糜尿常见于丝虫病、腹腔或淋巴管结核、肿瘤压迫胸导管和腹腔淋巴管导致淋巴管破裂，淋巴液溢入尿中。

2）脓尿：尿中含有大量脓细胞或炎性渗出物，新鲜尿液可呈白色混浊，加酸或加热混浊不会消失，静置后会出现絮状沉淀。多见于肾盂肾炎、膀胱炎、尿道炎等泌尿系统感染性疾病。

3）菌尿：新鲜尿中含有大量细菌并出现的云雾状混浊，加酸或加热混浊不会消失，静置后不出现沉淀。常见于肾盂肾炎、膀胱炎、尿道炎等泌尿系统感染性疾病。

4）盐类结晶：在生理情况下尿液出现混浊可由盐类结晶引起。尿中含有较多的盐类结晶可使尿液呈现灰白色或白色混浊，其主要成分有磷酸盐结晶和碳酸盐结晶，尿液多呈碱性，与过多食用植物性食物有关。加热后混浊增加，再加酸，如混浊消失并产生气泡则为碳酸盐结晶，如混浊消失且无气泡产生则多为磷酸盐结晶，如混浊增加则为菌尿或脓尿。如果是在酸性尿遇冷时出现淡红色混浊并有沉淀析出，则多为尿酸盐结晶，此情况下将尿液加热至60℃，混浊可消失。

4. 注意事项

（1）尿液颜色与尿色素、尿胆素、尿胆原及尿卟啉有关，还与饮水、食物、药物及尿液的浓缩程度有关。尿液透明度或混浊程度与尿液中所含混悬物质的类别和量有关。

（2）应使用新鲜尿液进行尿液颜色和透明度的观察。若尿液放置时间过长，会有盐类析出，影响对尿液颜色和透明度的观察。时间过长还会使尿胆原转变为尿胆素、细菌增殖、尿液腐败、尿酸分解产生氨，造成尿液颜色加深、浊度增高。

（3）某些药物可对尿液的颜色产生影响，见表5-2。

表5-2　尿液异常颜色与药物干扰

尿液颜色改变	药物
苍白色	乙醇
暗红色（碱性尿）、黄褐色（酸性尿）	大黄蒽醌
粉红色	苯酚磺酸酞
红色至紫色	氮唑沙宗、去铁敏、酚酞
黄色、深黄色	核黄素、呋喃唑酮、黄连素、牛黄、阿的平、麦帕克林、荧光素钠、吖啶黄
蓝色	靛青红、亚甲蓝
棕色	利福平、苯、酚、山梨醇铁
暗褐色至黑色	左旋多巴、激肽、甲硝唑、氯喹
橙至橙黄色	番泻叶、山道年、非尼汀、苯茚满二酮
红至红褐色	酚红、番泻叶、芦荟、氨基比林、磺胺类
绿色至棕色	氨基甲酸酯

（二）尿液酸碱度

1. 检验方法　尿干化学分析仪试纸条法或pH试纸条法。

2. 参考区间　人体尿液一般呈弱酸性，pH一般在5.0～7.0，平均pH为6.0。

3. 临床意义

（1）病理性酸性尿：多见于酸中毒、高热、脱水、痛风等患者。低钾性代谢性碱中毒患者排酸性尿是其特征之一。

（2）病理性碱性尿：见于碱中毒、尿潴留、膀胱炎、呕吐、肾小管酸中毒等患者。

（3）用于药物干预：溶血反应时，口服碳酸氢钠以碱化尿液，可促进溶解及排泄血红蛋白；为促进酸性药物中毒时从尿中排泄，有利于氨基苷类、头孢菌素类、大环内酯类、氯霉素等抗生素治疗泌尿系统感染。用氯化铵酸化尿液可促进碱性药物中毒时从尿液中排泄，有利于四环素类、异唑类半合成青霉素和呋喃妥因治疗泌尿系统感染。

4. 注意事项

（1）样本因素：应该使用新鲜尿液样本，陈旧样本可使尿液呈碱性改变；也可因细菌和酵母菌使尿中葡萄糖降解为酸和乙醇，降低pH。

（2）食物因素：尿液酸碱度变化与食物有关，以肉食类为主者尿液可偏酸性，素食者尿液多偏碱性。进餐后可使尿pH升高。

（3）药物因素：应用氯化铵、氯化钙、氯化钾类药物可使尿液呈酸性改变，而使用利尿剂、小苏打、碳酸钾、柠檬酸钠、酵母制剂等可使尿液呈碱性改变。试验还易受黄疸尿、血尿等特殊颜色尿液的干扰，使结果准确性受到一定影响。

（三）尿比重

尿比重是指在4℃条件下尿液与同体积纯水的重量之比，取决于尿中溶解物质的浓度，与固体总量成正比。正常人尿比重可因饮食和饮水、出汗和排尿等情况而有较大的波动，但一般应在1.010～1.025，可以因各种情况波动在1.003～1.030。比如大量饮水，可使尿比重低至1.003，而少饮水多出汗之后，尿比重可升高到1.030以上。此外，婴儿的尿比重多低于成人，病理情况下还可因尿中含有较多的蛋白质、葡萄糖、酮体和各种细胞而增加。尿比重测定对了解肾脏的浓缩和稀释功能具有一定的价值。尿比重测定是尿液理学检查的一部分。

1. 检验方法　比重计法、尿干化学试纸法、折射计法。

2. 参考区间　成人晨尿：1.015～1.025；随机尿：1.003～1.030；新生儿尿：1.002～1.004。

3. 临床意义

（1）升高：尿量少而比重升高，常见于急性肾炎、高热、心功能不全、脱水等。尿量多而比重升高常见于糖尿病。

（2）降低：常见于慢性肾小球肾炎、肾功能不全、间质性肾炎、肾衰竭影响尿液浓缩功能、尿崩症等。

（3）固定：当多次测量（折射计或比重计法）尿比重总固定在1.010左右的低比重状态时，称为等渗尿，提示肾实质严重损害。

4. 注意事项

（1）样本因素：过多的盐类结晶出现将影响尿比重测定。

（2）食物因素：过量饮水或使用利尿剂，可降低尿比重。

（3）药物因素：折射计法受尿液中高浓度蛋白质和葡萄糖的影响，若尿中含有大量蛋白质或葡萄糖可影响尿比重测定的精确性。当葡萄糖每增加10g/L时，应将尿比重测定结果减去0.004；当蛋白质浓度每增加10g/L时，应将尿比重测定结果减去0.003。

（4）器材和试剂因素：比重计法应该使用经校正的比重计。折射计法应注意：①滴入尿液样本时不可有气泡。②每次使用前应使用纯净水校准零点，如不在零点处，应通过校正口进行零点校正。

（5）尿干化学试纸法：其结果的特点是每0.005为一个梯度，最低为1.000，最高为1.030，且受pH等因素的影响，其测定精度和准确性有一定的不足，仅限于常规筛查使用。

（四）尿渗量

尿渗量也称尿渗透压，是反映溶解在尿液中的具有渗透作用的溶质颗粒（分子或离子）数量的一种指标，是表示肾脏排泄到尿液中所有溶质颗粒的总数量。尿渗量主要与尿中溶质颗粒数量、电荷有关，而与颗粒大小关系不大，除了高浓度的尿糖和蛋白质以外，电解质和尿素在尿渗量变化中是起决定作用的溶质。尿渗量测定能够较好地反映肾脏对溶质和水的相对排出速度，该指标主要用于肾脏浓缩和稀释功能的评价。

1. 检验方法　冰点减低法。

2. 参考区间　成人尿渗量：$600\sim1000mOsm/(kg\cdot H_2O)$；成人尿渗量波动范围：$40\sim1400mOsm/(kg\cdot H_2O)$；正常禁饮水12h后：$>800mOsm/(kg\cdot H_2O)$。

3. 临床意义

（1）降低：多见于肾小球肾炎伴有肾小管和肾间质病变；尿渗量$<300mOsm/(kg\cdot H_2O)$时多见于肾脏浓缩功能不全。

（2）显著降低：见于肾小管、肾间质结构和功能受损所致的肾脏浓缩功能障碍。慢性肾盂肾炎、多囊肾、阻塞性肾病等；慢性间质性肾病，尿渗量/血清（血浆）渗量值可明显减低；急性肾小管功能障碍时，尿渗量降低，尿/血清（血浆）渗量值≤1。

冰点渗透压计可同时测定血清（血浆）渗量，并配合尿渗量结果共同用于肾脏浓缩和稀释功能的评价。自由水清除率测定就是应用尿和血清（血浆）渗量结果计算得到，并被认为是较理想的肾脏浓缩功能试验。急性肾衰早期，自由水清除率趋于零，而且先于临床症状出现之前2～3天，被认为是判断急性肾衰的早期指标，其大小变化可反映肾脏功能恢复或恶化的程度。自由水清除率还可作为观察严重创伤、大手术后低血压、少尿、休克患者髓质功能损害程度的一项指标，肾移植术后若其接近于零，说明出现早期排异反应。

4. 注意事项

（1）样本因素：待测的尿液样本必须新鲜，不能添加任何防腐剂。样本中若有混浊或有不溶性颗粒出现，应使用高速离心法除去这些不溶物质。尿中若有盐类沉淀物，特别是冰箱保存的样本中出现结晶，应使其完全复温并溶解后测定，而这些盐类结晶是不可以除去的成分。

（2）食物因素：24h内尿渗量变化非常大，并与饮水和人体排出的水分有关，应连续观察并且记录每次尿量采集的时间和排出的尿量，以便计算每小时或每分钟排尿量。

（3）器材和试剂因素：操作仪器时必须符合相应仪器要求的操作步骤。测定过程中必须与调整零点、定标时的条件一致，包括测量使用的样本杯、加样器、样本用量等。非全自动型仪器，需要注意及时清洗进样测定区，防止上一个样本对后一个样本的交叉污染和干扰。冰点减低法还受环境温度干扰，对仪器的状态进行严格检查，样本加量要准确，特别是冷却池不冻液的水平状态。测试探针应位于测试样本的中央，避免震动引起的探针搅动幅度太大。

二、尿液化学、免疫学定性检验

（一）尿蛋白

血液经过肾小球时，血浆中的水分子、小分子溶质（包括相对分子质量较小的血浆蛋白质），从肾小球的毛细血管中转移到肾小囊的囊腔而形成原尿。原尿中不含血细胞，但含有少量小分子蛋白质，还有葡萄糖、氯化物、无机磷酸盐、尿素、肌酐和尿酸等多种成分。原尿经肾小管重吸收后，葡萄糖、小分子蛋白质、氨基酸、乳酸、肌酸、硫酸盐、磷酸盐、尿素和尿酸等物质几乎全部被重吸收，这样形成的终尿内不含有这些成分，而肌酐则不被重吸收，会被排出体外。

如果尿内出现蛋白质称为蛋白尿，即为尿蛋白。正常尿液中含少量小分子蛋白质，普通尿常规检查测不出，当尿中蛋白质增加时，尿常规定性或者定量检查可以测出，即为蛋白尿。蛋白尿是肾脏病的常见表现，全身性疾病亦可出现蛋白尿。

1. 检验方法 磺基水杨酸法、尿干化学分析法。

2. 参考区间 阴性。

3. 临床意义

（1）生理性蛋白尿：因剧烈运动、发热、紧张等应激状态导致的一过性蛋白尿，泌尿系统无器质性病变，也称功能性蛋白尿（functional proteinuria），尿蛋白定性一般不超过"+"。

（2）直立性蛋白尿：处于直立状态时出现，卧位时消失。见于瘦高体型青少年，可能与直立时肾移位及前凸的脊柱压迫肾静脉导致肾淤血和淋巴液回流受阻有关。此类患者应注意复查和排除其他病因。

（3）病理性蛋白尿：见于各种肾脏及肾外疾病所致的肾小球性蛋白尿、肾小管性蛋白尿、混合性蛋白尿、组织性蛋白尿、溢出性蛋白尿等，如各种急慢性肾炎、肾病综合征、肾盂肾炎、肾移植排异反应、重金属中毒和某些药物反应、糖尿病肾病、狼疮性肾病晚期、多发性骨髓瘤、巨球蛋白血症、高血压、系统性红斑狼疮、妊娠高血压综合征、血红蛋白尿或肌红蛋白尿等。

4. 注意事项

（1）样本因素：①若尿液混浊，应先离心后用上清液做定性试验。②强碱性尿应滴加少量冰乙酸调整其pH至5.0后再行测定。③尿中含有高浓度尿酸或草酸盐时，可导致假阳性结果，应加热使其消失后再行测定。

（2）饮食因素：进食过多富含蛋白质食物时，尿中可偶然出现蛋白尿。

（3）尿蛋白干化学法：对白蛋白的敏感性明显高于球蛋白、血红蛋白、本周蛋白和黏蛋白，因此"阴性"结果并不能排除这些蛋白质的存在。强碱性尿（pH＞9）和含非那吡啶、聚乙烯吡咯烷酮的尿液样本、被某些清洁剂和消毒剂污染的尿液样本会出现假阳性。强酸性尿（pH＜3）和含高浓度青霉素的尿可呈现假阴性结果。血尿、血红蛋白尿、黄疸尿等显著异常的尿色会影响对结果的判断。

（二）尿葡萄糖

从肾小球滤出的原尿中含有较多的葡萄糖，但原尿流经肾小管近曲小管时，大量的葡萄糖和有益成分几乎全部被重吸收，因此在终尿中几乎没有葡萄糖出现，生理状态下尿中只有极少量葡萄糖排泄（＜1.0g/24h），常规方法检验不出。正常情况下，肾脏重吸收葡萄糖的能力取决于肾小管上皮细胞糖重吸收载体的数量及其能力两个参数。临床上常以肾小管糖最大重吸收率及肾糖阈两个指标衡量肾脏对葡萄糖的重吸收功能。尿液中的糖主要为葡萄糖，但偶然也有乳糖、半乳糖、果糖和戊糖等。

1. 检验方法 班氏试剂定性法、尿干化学分析法。

2. 参考区间 阴性。

3. 临床意义

（1）血糖过高性糖尿：常见于糖尿病、甲状腺功能亢进、肾上腺皮质功能亢进、肢端肥大症、巨人症等。

（2）血糖正常性糖尿：也称肾性糖尿，常见于慢性肾小球肾炎、肾病综合征、肾间质性疾病、家族性糖尿病等。

（3）暂时性糖尿：非病理因素所致的一过性糖尿，如大量进食糖类或输入葡萄糖、应激性糖尿、新生儿糖尿、妊娠性糖尿及药物或激素引发的暂时性糖尿。

（4）其他糖尿：哺乳期妇女、肝功能不全者、某些糖代谢异常的遗传病等。

4. 注意事项 干化学试纸法由于使用葡萄糖氧化酶技术，因此特异性强、灵敏度高，适用于检查尿中的葡萄糖，而对乳糖、半乳糖、果糖等其他还原物质不反应。高浓度的维生素C会降低反应的敏感性，可能会造成假阴性。某些高比重尿液可使尿葡萄糖反应性降低。

（三）尿酮体

酮体是体内脂肪代谢的中间产物。在肝脏中，脂肪酸氧化分解的中间产物有乙酰乙酸、β-羟基丁酸和丙酮，这三者统称为酮体，在正常情况下肌体产生极少，用常规方法检测不出，因此正常人酮体定性试验为阴性。肝脏具有较强的合成酮体的酶系，但却缺乏利用酮体的酶系。酮体是脂肪分解的产物，而不是高血糖的产物，进食糖类物质也不会导致酮体增多。但在饥饿、各种原因引起的糖代谢发生障碍，脂肪分解增加及糖尿病酸中毒时，产生酮体速度大于组织利用速度，可出现酮血症，继而发生酮尿，此时尿酮体比较容易检测到。

1. 检验方法 亚硝基铁氰化钠法、尿干化学试纸法。

2. 参考区间 阴性。

3. 临床意义

（1）尿酮体阳性：是糖尿病酸中毒的早期诊断和治疗监测手段。

（2）非糖尿病性酮症：如应激状态、剧烈运动、饥饿、禁食过久；感染性疾病如肺炎、伤寒、败血症、结核病等发热期；严重腹泻、呕吐者；妊娠期反应、全身麻醉后等均可出现尿酮体阳性。

（3）中毒：氯仿、乙醚麻醉后、有机磷中毒等可出现尿酮体阳性。

（4）新生儿尿酮体出现强阳性结果：应怀疑为遗传性疾病。

4. 注意事项

（1）干化学法的尿酮体测定，对乙酰乙酸的灵敏度为50～100mg/L，对丙酮的灵敏度为400～700mg/L，与β-羟丁酸不反应。早期酮症排出的β-羟丁酸占酮体总量的78%，因而对早期酮症检出不敏感，其他两种方法也有同样的问题。

（2）由于丙酮和乙酰乙酸具有挥发性，故样本应新鲜，最好在采集后30min内测定。

（3）血尿等有明显颜色变异的尿和含大量左旋多巴代谢物的样本可出现假阳性结果。

（四）尿胆红素

人血浆中含有三种胆红素：未结合胆红素、结合胆红素和δ-胆红素。成年人每天平均产生250～350mg胆红素，其中75%来自衰老红细胞中的血红蛋白分解，25%来自骨髓内成熟红细胞的分解及其他非血红蛋白的血红素分解产物。未结合胆红素不溶于水，在血液与蛋白质结合，不能通过肾小球滤过膜。未结合胆红素进入肝脏后可转化为结合胆红素，其分子量小、溶解度高，可以通过肾小球滤过膜，可通过尿液排出。但正常人血浆中未结合胆红素含量比较低，因此滤过量也少，尿液中排出的也不多，所有常规检验方法检测结果通常为阴性。但血中结合胆红素增加，超过肾阈值时就会经尿液排出，形成胆红素尿。

1. 检验方法 重氮法、氧化法、尿干化学试纸法。

2. 参考区间 阴性。

3. 临床意义

（1）尿胆红素测定有助于黄疸的诊断和鉴别诊断。阻塞性黄疸、肝细胞性黄疸为阳性；溶血性黄疸为阴性。

（2）先天性高胆红素血症、Dubin-Johnson综合征和Rotor综合征尿胆红素为阳性；Gilber综合征和Crigler-Najjar综合征尿胆红素为阴性。

4. 注意事项

（1）样本因素：最好使用新鲜尿液和使用棕色容器接收样本。胆红素在阳光照射下易转变为胆绿素，因此留取和运送尿液样本时应该避光；若尿液样本放置过久，也可出现假阴性结果。

（2）药物因素：尿液中维生素C达到1.42mmol/L即可引起假阴性反应。大量的氯丙嗪和高浓度的盐酸苯偶氮吡啶的代谢产物在酸性条件下会导致假阳性反应；患者服用大剂量的牛黄、熊胆粉、水杨酸盐和阿司匹林等药物也可导致试验出现假阳性。

（3）试纸法出现可疑结果时，最好用Harrison法或Ictotest片剂法进行验证。

（五）尿胆原

结合胆红素进入肠道后转化为尿胆原，若从粪便中排出为粪胆原。小部分尿胆原从肾小球滤过或肾小管排出后即成为尿中的尿胆原。尿中尿胆原经空气氧化及光线照射后可转变为黄色的尿胆素。

1. 检验方法 Ehrlich法、尿干化学试纸法。

2. 参考区间 阴性或弱阳性，＜4.0μmol/L。

3. 临床意义

（1）尿胆原在生理情况下仅有微量，在饥饿、饭后、运动等情况时稍有增加。

（2）尿胆原测定有助于黄疸的诊断和鉴别诊断。完全阻塞性黄疸为阴性、肝细胞性黄疸为阳性；溶血性黄疸为强阳性。

（3）尿胆原定性试验常与尿胆红素定性试验配合，甚至配合现已不常使用的尿胆素定性试验（简称为尿三胆试验），用以对不同类型的黄疸进行鉴别诊断，见表5-3。

表 5-3　黄疸类型鉴别试验

	尿胆原	尿胆红素
正常人	阴性或弱阳性	阴性
溶血性黄疸	强阳性	阴性
肝细胞性黄疸	阳性	阳性
阻塞性黄疸	阴性	阳性

（4）尿内尿胆原增多还可见于以下情况：肝功能受损（如肝脏疾病）、心力衰竭等。体内胆红素生成亢进且胆管畅通者，多见于内出血或各种溶血性疾病。从肠管回吸收的尿胆原增加，多见于顽固性便秘、肠梗阻。

4. 注意事项

（1）样本因素：尿液放置过久可使尿胆原氧化为尿胆素，因此尿液必须新鲜。尿胆原排出量每日变化很大，上午少于下午，餐后2～3h达到高峰，故此时测定阳性率最高。

（2）药物因素：大量应用抗生素、维生素C或尿中含有高浓度亚硝酸盐时可抑制本试验的反应，出现假阴性。使用氯噻嗪等吩噻嗪类药物、非那吡啶等药物易出现假阳性。

（六）亚硝酸盐

某些患者泌尿系统存在革兰氏阴性杆菌，可以将尿中蛋白质代谢产物硝酸盐还原为亚硝酸盐，因此测定尿液中是否存在亚硝酸盐就可以快速间接了解泌尿系统细菌感染的情况。

1. 检验方法 尿干化学分析法。

2. 参考区间 阴性。

3. 临床意义 临床上尿路感染发生率很高，并且有时为无症状的感染，在女性患者中尤其如此。诊断尿路感染需要做尿细菌培养，这个需要很长时间和一定的条件，而用尿亚硝酸盐定性可以很快得到结果，从而对疾病进行筛查，用于辅助分析是否有尿路感染和菌尿症等问题。尿液亚硝酸盐试验可用于尿路感染的筛查，包括有症状或无症状的尿路感染。阳性结果还见于大多数由大肠埃希菌引起的肾盂肾炎，其阳性率占总数的2/3以上；由大肠埃希菌等肠杆菌科细菌引起的有症状或无症状的尿路感染，如膀胱炎、尿道炎和菌尿症等也占较高的比例。但尿亚硝酸盐试验阴性结果并不能排除尿路感染。

4. 注意事项 检测时尿液必须新鲜，无外源性污染。最好使用晨尿或在膀胱中潴留4h以上的尿液。出现阳性结果意味着尿液中细菌数量在10^5/ml以上。阴性结果并不表明尿液中无细菌，可能为非硝酸盐还原性细菌引起的尿路感染；尿液在膀胱中潴留不足4h或饮食中缺乏硝酸盐等情况。高比重尿液或含有大量维生素C的样本可降低反应的敏感性。

（七）尿含铁血黄素

含铁血黄素为含有铁质的棕色色素颗粒，是一种不稳定的铁蛋白聚合体。当尿液中出现含铁血黄素时为含铁血黄素尿。当血管内溶血发生时，大部分血红蛋白自尿中排出，另有部分被肾小管上皮细胞重吸收，并在细胞内分解成含铁血黄素，然后随脱落细胞由尿中排出。当尿液中细胞分解时，含铁血黄素也可被释放到尿中。这些含铁血黄素颗粒可通过一种被称为普鲁士蓝染色的铁染色法查出。

1. 检验方法 普鲁士蓝铁染色法。

2. 参考区间 阴性。

3. 临床意义 阳性表示肾实质有铁沉积，见于慢性血管内溶血、阵发性睡眠性血红蛋白尿症、行军性血红蛋白尿、自身免疫性溶血性贫血、恶性贫血、严重肌肉疾病等。当尿中血红蛋白含量较少时，隐血试验可能为阴性，此时可进一步检测是否有尿含铁血黄素出现。

4. 注意事项

（1）应留取第一次晨尿样本送检，可提高阳性检出率。

（2）阴性结果不能完全排除血管内溶血问题，因颗粒太小，在普通光学显微镜下不易发现，造成假阴性。

（3）所有实验用容器、试验器材均须无铁质，若被铁质污染会出现蓝色，且有片块样结晶，可造成假阳性结果。配制试剂所用水质应不含矿物质成分，试剂须新鲜配制，否则容易失效。

（4）应注意在溶血初期虽有血红蛋白尿，但因血红蛋白尚未被肾小管上皮细胞摄取，不可能形成含铁血黄素，试验可呈阴性反应。

（八）尿隐血

正常人血浆中含有约50mg/L的游离血红蛋白，而尿中一般无游离的血红蛋白出现。当患者发生血管内溶血时，血浆中血红蛋白含量会增加，当血红蛋白含量超过结合珠蛋白所能结合的量时，血浆中就会出现大量游离血红蛋白，含量超过1000mg/L时，就会随尿液排出。

1. 检验方法 化学法、尿干化学试纸法、单克隆抗体胶体金法。

2. 参考区间 阴性。

3. 临床意义 血尿、血红蛋白尿均可出现阳性。血尿相关临床诊断价值请参考尿红细胞检查部分。血红蛋白尿多为发生了严重的血管内溶血，释放出大量血红蛋白，超过肾小管的吸收阈值（约1000mg/L）时会出现在尿中。常见于溶血性贫血、血型不合的输血反应、恶性疟疾、大面积烧伤后、阵发性睡眠性血红蛋白尿症等。

4. 注意事项 常规采用干化学法和单克隆抗体胶体金法测定。

（1）单克隆抗体胶体金法只能提供尿隐血阴性或阳性结果，不能进行半定量测定。

（2）单克隆抗体胶体金法具有特异性和敏感性高的特点，仅与人的血红蛋白发生反应，不与肌红蛋白反应；尿中含有极低浓度的血红蛋白时（0.21μg/ml或2个RBC/HPF）即可出现阳性反应。该实验不受饮食因素影响，食用含动物血成分的食物或某些特殊色素的水果对本试验无明显干扰。

（3）后带现象，如尿液中含有过量的血红蛋白，抗原过剩出现后带现象时，会造成假阴性反应，此时应将样本进行50~100倍稀释后重新试验。

（4）该方法同样可以用于粪便隐血试验和其他排泄物、分泌物的隐血试验。

（九）尿肌红蛋白

肌红蛋白是横纹肌、心肌细胞内的一种含亚铁血红素单链的蛋白质，分子量为6~18kDa，其结构及特性与血红蛋白相似。当肌肉组织受损伤时，肌红蛋白可大量释放至细胞外进入血循环，因其分子量较小，可迅速通过肾小球滤过而由肾脏排出。尿中肌红蛋白检查阳性，称肌红蛋白尿，其外观呈深红、不透明的酱油色、深褐色等，镜检无红细胞，但隐血试验阳性。肌红蛋白尿检测主要用于鉴别肌体是否发生肌肉损伤。

1. 检验方法 饱和硫酸铵溶解试验。

2. 参考区间 阴性。

3. 临床应用

（1）阵发性肌红蛋白尿：易见于剧烈运动后，如马拉松长跑等，典型者有肌肉疼痛或痉挛，1~2天内排出棕红色尿，试带法血红蛋白测定即可呈阳性，并可出现尿蛋白、少量红细胞，血清肌酸激酶增高。

（2）创伤：挤压综合征、子弹伤、烧伤、电击伤、手术创伤等。

（3）组织局部缺血：心肌梗死早期、动脉阻塞缺血。

（4）代谢性肌红蛋白尿：酒精中毒、砷化氢、一氧化碳中毒，巴比妥中毒、肌糖原积累等。

（5）原发性（遗传性）肌肉疾病：皮肌炎、多发性肌炎、肌肉营养不良等。

4. 注意事项

（1）样本必须新鲜，以免氧合肌红蛋白久置后被还原而沉淀；防止肌红蛋白变性。若沉淀后的上清液和沉淀物同时出现阳性，表明该样本同时含有血红蛋白和肌红蛋白。

（2）仔细询问病史，进行血清（浆）生化检查、尿液理学检查、尿液化学检查和尿沉渣检查等，有助于区别血尿、血红蛋白尿和肌红蛋白尿。

（十）尿乳糜

正常人尿液呈淡黄色，清澈透明状，如果出现浑浊，特别是乳白色浑浊，可以进行乳糜定性试验，用于确定是否为乳糜尿。乳糜尿是指从肠道吸收的乳糜液（脂肪皂化后的液体）不能按正常淋巴管引流至血液，而逆流至泌尿系统淋巴管中，使淋巴管内压增高、曲张、破裂，乳糜液溢入尿中，使尿色呈乳白色的现象。

1. 检验方法 乙醚萃取-苏丹Ⅲ染色法。

2. 参考区间 阴性。

3. 临床意义

（1）累及淋巴循环系统疾病辅助诊断：如先天性淋巴管畸形、腹腔结核、肿瘤压迫或阻塞腹腔淋巴管或胸导管，胸腹创伤或手术损伤腹腔淋巴管或胸导管。

（2）丝虫病诊断：丝虫在淋巴系统中引起炎症反复发作，大量纤维组织增生，使腹部淋巴管或胸导管广泛阻塞，致使较为脆弱的肾盂及输尿管处淋巴管破裂，出现乳糜尿。

（3）其他：过度疲劳、妊娠及分娩后、糖尿病脂血症、肾盂肾炎、包虫病、疟疾等。

4. 注意事项用　乙醚抽提尿液后，如乳浊程度明显减轻或变为澄清可确诊为乳糜尿，将乙醚提取物经苏丹Ⅲ染色、置镜下观察，如见大小不等、橘红色脂肪球为乙醚试验阳性。未染色的脂肪成分或其他成分不能被确定为阳性反应。

（十一）尿苯丙酮酸

苯丙氨酸是人体必需氨基酸之一，苯丙酮酸是苯丙氨酸的代谢产物。肝脏中的苯丙氨酸羟化酶缺乏或不足，可使得代谢中苯丙氨酸不能被氧化成酪氨酸，大量的苯丙氨酸在体内积聚，少部分由尿排出；而大部分苯丙氨酸可在转氨酶的作用下转变为苯丙酮酸后由尿排出。大量的苯丙酮酸在体内积聚，可损伤神经系统和影响体内色素代谢。尿苯丙酮酸测定有助于新生儿苯丙酮尿症（PKU）的筛查。

1. 检验方法　三氯化铁试验、尿干化学试纸法。

2. 参考区间　阴性。

3. 临床意义　阳性结果见于苯丙酮尿症，常用于新生儿筛查，这种病可导致新生儿发生先天性痴呆。此外还见于酪氨酸血症，苯丙氨酸代谢的其他缺陷如暂时性苯丙酮酸尿症、新生儿高苯丙氨酸血症等。另外，对评估母亲苯丙酮酸尿症或高苯丙氨酸血症的程度对胎儿的影响，以及妊娠期治疗、控制和预防对胎儿的损害有一定价值。

4. 注意事项

（1）宜采用新鲜尿液样本：因苯丙酮酸在室温条件下不稳定，故留取样本后应立即测定。如不能及时检查应加少许硫酸防腐，并置于冰箱冷藏，实验前将样本恢复到室温后再行检验。

（2）测定滤液中加入浓盐酸可调整样本的pH，本实验最佳pH为2～3。

（3）每次实验前，应取正常人尿液一份做阴性对照。

（4）新生儿出生后30～60天进行苯丙酮酸检查比较适宜。

（十二）尿本周蛋白

本周蛋白（BJP）是游离免疫球蛋白轻链，能通过肾小球滤过膜，当浓度升高超过近曲小管重吸收的极限时，可从尿液中排出。BJP在pH 4.9±0.1条件下，加热至40～60℃时可发生凝固，温度升至90～100℃时可再溶解，而温度降到56℃左右时又可重新凝固，故又称为凝溶蛋白，此为BJP的重要特性之一。

正常人尿液中无BJP出现，其检测主要用于多发性骨髓瘤（MM）、原发性淀粉样变性、巨球蛋白血症及其他恶性淋巴增殖性疾病的诊断和鉴别诊断。

1. 检验方法　热沉淀-溶解法、对-甲苯磺酸法、蛋白质电泳法、免疫电泳法、免疫固定电泳法、免疫速率散射浊度法。

2. 参考区间　阴性。

3. 临床意义

（1）多发性骨髓瘤：患者尿中可出现BJP单克隆轻链。κ与Λ的比例为2∶1。99%的多发性骨髓瘤患者在诊断时有血清M蛋白或尿M蛋白。早期尿BJP可呈间歇性排出，50%的病例每日排出量大于4g，最多可达90g。

（2）巨球蛋白血症：80%的患者尿中有单克隆轻链。

（3）原发性淀粉样变性：70%以上的患者血和尿中发现单克隆蛋白，89%的患者诊断时血或尿中有单克隆蛋白。

（4）其他疾病：μ重链病2/3病例会出现BJP尿；此外，恶性淋巴瘤、慢性淋巴细胞白血病、转移癌、慢性肾炎、肾盂肾炎、肾癌等患者尿中偶见BJP。20%的"良性"单克隆免疫球蛋白血症病例可查出BJP，但尿中含量低，多数小于60mg/L；经长期观察即使是稳定数年的良性BJP患者，仍有发展为多发性骨髓瘤或淀粉样变性病的可能性。也有良性BJP尿个例，例如患者有稳定的血清M蛋白和尿BJP，长达15年也未发展为多发性骨髓瘤或有关疾病。

4. 注意事项

（1）充分了解各种不同检测方法的特异性和敏感性，根据情况选择试验方法和应用试验结果。

（2）样本应新鲜或低温保存，除去其他蛋白质的干扰。其他蛋白质分解变性可导致结果出现假阳性。尿中球蛋白高于5.0g/L时，可出现假阳性，需要用确证试验鉴别，如免疫速率散射浊度法。

（3）电泳法或免疫法测定时，如果尿中BJP含量低，需要预先浓缩样本。为便于分析，常需要做患者和正常人血清蛋白电泳及浓缩尿电泳对比。

（4）服利福平类抗结核药患者，可导致尿BJP出现假阳性。

（5）尿免疫电泳或免疫固定电泳可发现50%～80%的患者尿BJP阳性，而用干化学试带法筛检蛋白尿时可漏检BJP。

（十三）尿酪氨酸

酪氨酸代谢病是一种罕见的遗传性疾病。由于缺乏对羟基苯丙酮酸氧化酶和酪氨酸转氨酶，尿中对一羟基苯丙酮酸和酪氨酸显著增加，临床表现为结节性肝硬化、腹部膨大、脾大、多发性肾小管功能障碍等。

1. 检验方法　亚硝基苯酚法。

2. 参考区间　阴性。

3. 临床意义

（1）酪氨酸代谢病时可出现酪氨酸尿症，本试验可呈阳性反应。当酪氨酸尿症合并肾功能不全时，尿中酪氨酸排泄发生障碍，可导致本试验出现阴性结果。

（2）急性磷、氯仿或四氯化碳中毒，急性肝坏死或重症肝硬化、白血病、糖尿病性昏迷或伤寒等可出现阳性结果。

（3）尿酪氨酸检查有助于癌症的早期筛查和诊断。

4. 注意事项　该方法为简单的定性试验，其应用价值有限。目前已经出现具有定量分析的尿酪氨酸检测方法，如分光光度法、化学发光法、荧光分析法、气相色谱法及专用尿液酪氨酸检测试剂盒（应该是此项检查最好的方法）等。

（十四）尿胱氨酸

胱氨酸尿症又称亚硫酸盐氧化酶缺乏症，由于亚硫酸盐氧化酶缺乏，造成体内黄嘌呤代谢成尿酸、亚硫酸转变成硫酸盐及其他代谢过程受阻。尿中胱氨酸增加还可因肾小管的遗传性缺陷造成，由于肾小管重吸收胱氨酸能力降低，从而引起尿中胱氨酸浓度增加，胱氨酸于酸性尿中很少溶解，当其浓度超过溶解度时就会发生沉淀，形成结晶或结石。

1. 检验方法　亚硝基铁氰化钠法。

2. 参考区间　阴性或弱阳性。

3. 临床意义　定性如呈明显阳性为病理变化，见于胱氨酸尿症及胱氨酸结石。

4. 注意事项

（1）尿酮体对本法有干扰。

（2）应采用新鲜尿液样本。

（3）试剂有剧毒，应采取必要的安全防护措施，并按照剧毒药品试剂管理办法安全保管、配制和应用试剂。操作过程中要注意个人安全，防止污染。

（十五）尿液T-H蛋白

T-H蛋白（Tamm-Horsfall protein）为尿液中的一种糖蛋白，于1951年被发现并被提纯。T-H蛋白是由肾小管髓袢升支及远端小管曲部的上皮细胞合成分泌的糖蛋白，是单体分子量为7000kDa的一种肾特异性蛋白质，可作为这一段肾小管抗体的标志，也是形成尿液管型的重要物质。

正常情况下，尿液中含有少量的T-H蛋白，但肾脏疾病患者的排出量会有异常，已有研究发现T-H蛋白排出量与肾脏疾病有一定的相关性。

1. 检验方法　放射免疫法、酶联免疫法（ELISA）。

2. 参考区间　定量法（ELISA）为29.78～43.94mg/（24h·mg Cr），随机尿（ELISA）为7.42～8.74mg/mg Cr。

3. 临床意义

（1）T-H蛋白升高提示远端肾小管各种原因的病变、T-H蛋白覆盖层破坏和刺激分泌增加。上尿路炎症、感染、梗阻，以及自身免疫性疾病、药物毒性、金属铜和隔中毒等引起的肾小管间质性肾炎等疾病时可见T-H蛋白升高；间质性肾炎、单纯性肾病、紫癜肾时也见T-H蛋白升高。

（2）T-H蛋白持续维持较高水平，提示易于形成尿路结石。

（3）可用于泌尿系统结石形成机制研究，结石患者尿中类黏蛋白增多，多个分子的T-H蛋白与其他大分子物质聚合成为尿类黏蛋白，后者去掉涎酸即聚合成为结石基质A。体外试验证明，尿类黏蛋白能促进草酸钙、磷酸钙结晶生成。对人类泌尿系统结石分析发现，草酸钙与尿酸结石的T-H蛋白含量高于磷酸铵镁结石，上尿路结石的T-H蛋白含量高于下尿路结石，而且结石患者的24h T-H蛋白排出量高于非结石者。

4. 注意事项

（1）T-H蛋白在pH 5.0以下的酸性尿中易分解破坏。

（2）尿液收集后应尽快检测，若需储存后批量检测，应将尿液pH调整至6.5～7.0冷冻保存。

（3）收集24h尿液进行定量或随机尿样本检测，随机尿应同时检测尿肌酐，用以部分校正肾小球滤过率的影响。

（十六）尿卟啉

卟啉是机体血红蛋白合成的中间体，是构成动物血红蛋白、肌红蛋白、细胞色素及过氧化物酶的重要组成成分。正常人的尿中含有少量的卟啉类化合物。当尿中卟啉增多时，形成卟啉尿，卟啉尿是一种症状，产生卟啉尿的疾病为卟啉病。卟啉病是血红素合成过程中，由于缺乏某种酶或酶活性降低，而引起的一组卟啉代谢障碍性疾病，可为先天性疾病，也可后天出现，产生大量卟啉由尿和粪便排出，主要临床症状为光敏感、消化系统症状和精神神经症状。当尿液中出现卟啉时，尿变为红色，也有可能无色，但暴露于阳光下或酸化煮沸后可呈现红色。尿中卟啉类化合物在酸性条件下用乙酸乙酯提取，在紫外线照射下，显红色荧光。

1. 检验方法　紫外线照射法。

2. 参考区间　阴性。

3. 临床意义　阳性见于先天性卟啉病、迟发性皮肤型卟啉病（发病期）、急性卟啉病（发病期）、铅及重金属中毒、肝病和某些溶血性贫血、心肌梗死等。

4. 注意事项

（1）尿液应新鲜，应采用棕色瓶留取尿液，防止日光暴晒。

（2）在尿检前禁止摄入富含卟啉的食物或药物。

（3）在紫外线下观察卟啉产生的荧光时，可随时间延长而逐渐加深，因此应在30s内报告结果。

（十七）尿液人绒毛膜促性腺激素

绒毛膜促性腺激素（HCG）是一种糖蛋白激素，由244个氨基酸残基组成，分子量为36.7kDa，大小为7.5nm×3.5nm×3nm。HCG为异源二聚体，其α亚基与促黄体素（LH）、促滤泡素（FSH）和促甲状腺激素（TSH）的α亚基相同，其β亚基则不同。α亚基含92个氨基酸残基，β亚基含145个氨基酸残基。女性体内HCG的合成在受孕后显著提高，血浆和尿液中HCG的存在是怀孕的最早期信号之一，一般多用于妊娠检测。HCG的检查对早期妊娠诊断有重要意义，对与妊娠相关疾病、滋养细胞肿瘤等疾病的诊断、鉴别和病程观察等有一定的价值。

1. 检验方法　单克隆抗体胶体金法：免疫胶体金法是将羊抗人HCG抗血清（多抗）、羊抗鼠IGG分别固定在特制的纤维素试带上并呈两条线上下排列，羊抗鼠IGG线在试带上方为阴性对照，羊抗人HCG多抗在下方用于测定。试带条中含均匀分布的胶体金标记鼠抗人β-HCG单克隆抗体和无关的金标记鼠IGG。检测时将试带浸入被检尿液中（液面低于固定的两条抗体线）后迅速取出。尿液沿试带上行，尿中的β-HCG在上行过程中与胶体金标记单克隆抗体结合，待行至羊抗人HCG抗体线时，形成金标记的β-HCG单元抗尿HCG羊抗人HCG复合物而在试带上呈紫红色区带，为HCG阳性反应，试带上无关的金标记鼠IGG随尿液继续上行至羊抗鼠IGG处时与之形成紫红色的金标记的抗原抗体复合物，为阴性对照。判断结果时，含HCG的尿液试带可显示上、下两条紫红色线条，而阴性标本则只显示上方一条紫红色线。

2. 参考区间　阴性。

3. 临床意义　尿妊娠试验即用实验室方法检测女性尿液中HCG的水平。临床一般多用于诊断早孕，还可用于辅助诊断宫外孕，估计先兆流产和预后，并可协助诊断并随访观察某些恶性肿瘤等。

（1）正常妊娠35～40天后即可出现阳性反应，在怀孕60～90天时阳性程度最强，阳性率达98%以上。120天后可能下降或呈阴性反应。

（2）除了正常妊娠外，宫外孕、不完全流产、绒癌、恶性葡萄胎、畸胎瘤等也可出现阳性反应。

4. 注意事项　尽量采用晨尿，因为晨尿浓缩，激素水平较高。为了提高试验的阳性率，实验前一晚应尽量减少饮水量。收集晨尿约10ml后迅速送医院化验，如时间耽搁过久，可影响检测的正确性，尤其是夏天，更应注意这一点。

（十八）尿半乳糖

先天性半乳糖血症是一种常染色体隐性遗传性疾病。由于缺乏半乳糖-1-磷酸尿苷转化酶或半乳糖激酶，不能将食物内半乳糖转化为葡萄糖所致，患儿可出现肝大、肝功能损害、生长发育停滞、智力减退、哺乳后不安、拒食、呕吐、腹泻、肾小管功能障碍等，此外还可查出氨基酸（精氨酸、丝氨酸、甘氨酸等）尿。由半乳糖激酶缺乏所致白内障患者也可出现半乳糖尿。尿半乳糖的测定原理：尿半乳糖酶测试通过检测尿液中的半乳糖酶活性来评估人体对乳糖的消化和吸收情况。测试时，患者会被要求在一段时间内摄入含有乳糖的饮料或食物。随后，收集患者在一段时间内的尿液。尿液样本中的半乳糖酶活性可以通过化学方法进行测定。一种常用的是使用显色底物，如对硝基苯半乳糖（PNPG）。半乳糖酶会将PNPG分解为对硝基苯酚和半乳糖。对硝基苯酚呈黄色，通过检测样本中产生的黄色产物的吸光度，可以间接检测半乳糖酶的活性。

1. 检验方法　酶促反应比色法、试纸法。

2. 参考区间　阴性。

3. 临床意义　升高见于先天性乳糖不耐受症，还可见于哺乳期妇女。

4. 注意事项

（1）本法为酶促反应，灵敏度及特异性比斑氏法高。测定时应按规定时间与标准色板比较，否则会影响结果。

（2）尿标本新鲜，以免糖分解或尿液pH改变。维生素C、先锋霉素等药可引起假阴性。

（3）试纸受潮可失效，不可暴露于空气及阳光下，应予密闭保存。

（十九）尿黑酸

尿黑酸即2,5-二羟苯乙酸，体内的酪氨酸经一系列代谢后可以生成尿黑酸（也称尿黑素）。在正常情况下，肝与肾脏内含有尿黑酸氧化酶，可将尿黑酸氧化，生成延胡索酸和乙酰乙酸，进而参与脂肪酸的代谢或者进入三羧酸循环。黑尿酸症患者由于先天缺乏尿黑酸氧化酶，致使尿黑酸在体内大量蓄积，并从尿液中排出。含有尿黑酸的尿液排出见光后经数小时至24h，即可氧化变为黑色。如加碱可加速黑化过程。一般变黑是由尿表面逐渐向下发展。

1. 检验方法 目测检查。

2. 参考区间 不变色为阴性，变为黑色为阳性。

3. 诊断价值 疑为黑色细胞瘤、慢性肾上腺皮质功能减退症及黑色尿症者的筛查试验。

4. 注意事项

（1）检查前：禁止剧烈运动，保持良好的饮食和作息习惯。

（2）检查时：先排出一部分尿液弃去，以冲掉留在尿道口及前尿道的细菌，然后将中段尿留取送检。

（3）不适宜人群：月经期的女性。

（4）采集新鲜尿液样本立即送检。

（二十）尿氨基酸

氨基酸是人体内的一种重要营养物质，体内的大部分氨基酸可用来合成蛋白质。血浆中氨基酸可自由通过肾小球被滤出到原尿中，其中绝大部分可通过近端肾小管被重新吸收回血液。尿中氨基酸总量排泄增加或个别氨基酸排泄显著增多，称为氨基酸尿。

1. 检验方法 薄层层析法（thin-layer chromatography，TLC）：将固定相（硅胶）涂布于玻璃板上形成一均匀薄层，将尿液样本点样后，由于固定相对尿液混合物中各组分的吸附能力不同，当展开剂（流动相）流经样本时发生无数次吸附和解吸附过程，吸附力弱的组分随流动相迅速向前移动，吸附力强的组分滞留在后面，由于各组分具有不同的移动速度，最终得以在固定相薄层上分离。经显色剂染色可定位分离的化合物。

2. 参考区间 阴性。

3. 临床意义 引起氨基酸尿的原因很多，绝大部分属遗传性疾病，也有因药物或毒物导致肾损害引起。病理性氨基酸尿可分为：

（1）溢出性氨基酸尿：血液中某种氨基酸浓度过高，超过了肾小管的重吸收能力，如一些遗传性疾病。

（2）肾性氨基酸尿：先天性肾小管病变如范科尼综合征、肝豆状核变性等。

（3）药物或毒物中毒：如四环素、庆大霉素中毒，铝、镉、汞等重金属中毒。

4. 注意事项 检测时留取新鲜晨尿、清洁中段尿，不加防腐剂。若混浊应离心后测定。

（张时民 吴 侠）

三、尿液化学、免疫学定量检验

（一）尿微量白蛋白

白蛋白是重要的血浆蛋白质之一，在正常情况下，白蛋白的分子量为69kDa，不能通过肾小球基膜，因此，在健康人尿液中仅含有浓度很低的白蛋白。微量白蛋白是指在无尿路感染和心衰的情况下，尿液中出现少量蛋白质。

1. 检验方法 免疫比浊法：尿样本中的微量白蛋白与特异性的抗人微量白蛋白抗体结合产生浊度，其浊度与微量白蛋白浓度在一定范围内成正比。

2. 参考区间 尿蛋白排泄率（UAE）＜20μg/min或尿微量白蛋白＜30mg/24h。

3. 临床意义

（1）尿蛋白排泄率（UAE）在20～200μg/min或尿微量白蛋白在30～300mg/24h一般认为是亚临床状态，提示存在早期肾损伤。

（2）通过微量白蛋白尿监测治疗效果：微量白蛋白尿提示早期糖尿病肾病。通过优化代谢性治疗，包括控制血糖和Hb alc水平及控制血压在正常水平，肾病的发展可被终止甚至逆转。

（3）与全身性血管硬化和高血压有关的微量白蛋白尿：微量白蛋白尿与心血管危险因素如肥胖、高脂血症、吸烟、酗酒和平均收缩压及外周胰岛素抵抗相关，是心血管病危险因子。

（4）结合尿肌酐测定判断肾脏损伤：微量白蛋白尿阶段为肾脏损伤的可逆期，如积极治疗（如控制血压等）有治愈可能。此阶段可通过检测24h尿微量白蛋白或尿微量白蛋白/肌酐值监测病情进展。如UMAlb连续数次检测超过300mg/L，则已达到尿蛋白检测浓度范围，可改用尿蛋白监测。

4. 注意事项

（1）检测时留取8h尿，采用异噻唑啉酮为防腐剂（5.678mg/dl，200～4000ml尿中有效）。

（2）检测范围：0～500mg/L，当样本浓度超过检测范围上限时，可用生理盐水稀释2～5倍后重新检测，结果乘以稀释倍数。

（二）尿钾

钾是机体内维持细胞生理活动的重要金属离子，在维持酸碱平衡、参与蛋白质和糖的代谢、维持心肌和神经肌肉正常的应激性等方面起着重要的作用。尿钾在晚间比白天浓度高，因此需收集24h全部尿液才能准确反映尿钾的水平。

1. 检验方法 间接离子选择电极法（ISE）：钾电极与参比电极表面电位变化的大小与样本中钾离子的含量成正比，依据Nernst公式可计算钾离子浓度。

2. 参考区间 25～125mmol/24h。

3. 临床意义

（1）尿钾升高：见于肾上腺皮质功能亢进如库欣综合征、原发性醛固酮增多症，肾小管性酸中毒、范科尼综合征、肾性高血压、使用利尿剂或皮质激素后，碱中毒时尿钾排泄亦增多。

（2）尿钾降低：见于肾上腺皮质功能减退症、急慢性肾功能不全、肾小管排钾障碍、酸中毒等。

4. 注意事项

（1）检测时可留取即时尿或24h尿[采用异噻唑啉酮为防腐剂（5.678mg/dl，200～4000ml尿中有效）]，外观混浊的尿样需离心取上清液检测。

（2）若测定值低于检测下限则报告＜2.0mmol/L，若高于检测上限可用蒸馏水稀释3～5倍后重新测定，结果乘以稀释倍数。

（三）尿钠

钠是细胞外液的主要阳离子，主要来源于食物中的钠盐。人体内钠的平衡主要依靠肾脏调节。测定尿钠的排泄量，对了解体液的量、渗透压的维持结构、酸碱平衡调节系统的状态起着重要的作用。

1. 检验方法   间接离子选择电极法：钠电极与参比电极表面电位变化的大小与样本中钠离子的含量成正比，依据Nernst公式可计算钠离子浓度。

2. 参考区间   40～220mmol/24h。

3. 临床意义

（1）尿钠升高：见于急慢性肾衰、肾病综合征、肾小管严重损伤、严重的肾盂肾炎、肾上腺皮质功能不全、服用利尿剂等。

（2）尿钠降低：见于肾上腺皮质功能亢进如库欣综合征、原发性醛固酮增多症，慢性肾衰竭晚期时尿量严重减少或尿闭等。

4. 注意事项

（1）检测时可留取即时尿或24h尿[采用异噻唑啉酮为防腐剂（5.678mg/dl，200～4000ml尿中有效）]，外观混浊的尿样需离心取上清液检测。

（2）若测定值低于检测下限则报告＜10.0mmol/L，若高于检测上限可用蒸馏水稀释3～5倍后重新检测，结果乘以稀释的倍数。

（四）尿氯

氯的主要生理功能基本与钠相同，即维持细胞内外液容量，维持渗透压和酸碱平衡，以及维持肌肉、神经正常的应激性。人体内氯主要通过肾脏排泄，氯的排泄在1天内有很大变化，故尿氯的检测最好留取24h的全部尿液。

1. 检验方法   间接离子选择电极法：氯电极与参比电极表面电位变化的大小与样本中钾离子的含量成正比，依据Nernst公式可计算氯离子浓度。

2. 参考区间   170～250mmol/24h。

3. 临床意义

（1）尿氯化物升高：多见于肾上腺皮质功能减退、失盐性肾炎、急性肾小管性肾病恢复期、使用利尿剂时。

（2）尿氯化物降低：多见于长期禁食盐时，充血性心力衰竭及腹水患者的钠潴留，肾上腺皮质功能亢进。

4. 注意事项

（1）检测时可留取即时尿或24h尿[采用异噻唑啉酮为防腐剂（5.678mg/dl，200～4000ml尿中有效）]，外观混浊的尿样需离心取上清液检测。

（2）若测定值低于检测下限则报告＜15.0mmol/L，若高于检测上限可用蒸馏水稀释3～5倍后重新测定，结果乘以稀释倍数。

（五）尿钙

钙是体内含量最多的阳离子，人体中99%以上的钙以磷酸钙或碳酸钙的形式存在于骨骼中。钙主要是通过饮食摄入的，血液中的钙可从肾脏滤出，大多数重吸收入血，过多的钙则从尿液中排出。因此，尿钙排出量受血钙浓度的直接影响，尿钙的变化可反映血钙的变化。

1. 检验方法　偶氮Ⅲ砷法：样本中的钙离子与偶氮Ⅲ砷形成深紫色复合物。在双波长660/700nm下，所测定的吸光度与样本中的钙离子浓度成正比。

$$Ca^{2+}+偶氮Ⅲ砷 \longrightarrow 钙-偶氮Ⅲ砷复合物（紫色）$$

2. 参考区间　2.5～7.5mmol/24h（100～30mg/24h）；转换公式：mg/dl×0.25=mmol/L。

3. 临床意义

（1）尿钙升高：见于甲状旁腺功能亢进症、甲状腺功能亢进症、白血病、多发性骨髓瘤、维生素D过多症等。

（2）尿钙降低：见于甲状旁腺功能减退症、乳糜泻、佝偻病、肾病综合征、尿毒症、急性胰腺炎等。

4. 注意事项

（1）检测时可留取即时尿或24h尿（不添加防腐剂），外观混浊的尿样需离心取上清液检测。

（2）若样本中尿钙浓度大于10mmol/L，可用蒸馏水稀释1～2倍后重新测定，结果乘以稀释倍数。

（六）尿磷

体内80%～85%的磷与钙一起构成骨盐，参与形成骨骼和牙齿。人体所需的磷主要由食物供给，磷及其化合物进入人体后，在体内被分解为无机磷，主要自肾脏随尿液排出体外。

1. 检验方法　磷钼酸-紫外法：酸性条件下钼酸铵与血清中无机磷反应，形成非还原性磷钼酸化合物，在340nm波长下，吸光度的增加与血清中无机磷含量成正比。

$$7 H_3PO_3 + 12（Mo_7O_{24}）^{6-} + 72H^- \rightarrow 7H_3PO_4（MoO_3）_{12} + 36H_2O$$

2. 参考区间　9.7～42mmol/24h（30.1～130.2mg/24h）；转换公式：mg/dl×0.323=mmol/L。

3. 临床意义

（1）尿磷排泄增多：见于甲状旁腺功能亢进症、范科尼综合征、代谢性碱中毒、糖尿病等。

（2）尿磷排泄减少：见于甲状旁腺功能减退症、肢端肥大症、乳糜泻、肾功能衰竭、肾炎伴酸中毒等。

4. 注意事项

（1）检测时可留取即时尿或24h尿（不添加防腐剂），外观混浊的尿样需离心取上清液检测。

（2）若样本中尿磷浓度大于113mmol/L，可用蒸馏水稀释1～2倍后重新测定，结果乘以稀释倍数。

（3）尿中可能含有大量的有机磷酸盐，暴露在升高的温度下其会分解。当用盐酸酸化后，尿中的磷酸盐可稳定6个月以上。

（七）尿肌酐

肌酐是肌肉代谢产生的一种毒素，主要靠肾脏清除，人在大量运动后或食用了大量的肉类食品后也会增加。尿肌酐主要来自血液，经过肾小球过滤后随尿液排出体外，肾小管基本不吸收且排出很少。单独测定尿肌酐浓度对于评价肾功能很少有帮助，但与血肌酐一起测定，可作为内生肌酐清除率的必需指标。

1. 检验方法 肌氨酸氧化酶法。

$$肌酐 + H_2O \xrightarrow{\text{肌酐酰氨基水解酶}} 肌酸$$

$$肌酸 + H_2O + O_2 \xrightarrow{\text{肌酸脒基水解酶}} 肌氨酸 + 尿素$$

$$肌氨酸 + H_2O + O_2 \xrightarrow{\text{肌氨酸氧化酶}} 甘氨酸 + HCHO + H_2O_2$$

$$2\,H_2O_2 + 4\text{-AAP} + EHSPT \xrightarrow{\text{过氧化物酶}} 醌亚胺 + 4\,H_2O$$

2. 参考区间 试剂说明书：1.53～15.32mmol/L（首次晨尿）；梅奥诊所6.6～15.0mmol/24h。协和医院：男性为955～2936mg/24h，即8.4～26.0mmol/24h，女性为601～1689mg/24h，即5.3～14.9mmol/24h。随机尿无参考区间。单位转换公式：mg/dl×0.0884=mmol/L，mg×0.00884=mmol。

3. 临床意义

（1）与血清肌酐同时测定，用于计算肌酐清除率（Ccr），以评价肾小球滤过功能。

（2）与血清肌酐相似，尿肌酐排出量可作为评价肌肉量的指标。

（3）肌酐产生量较恒定，当肾功能损伤不严重时，尿中肌酐的排泄很少受尿液浓缩和稀释功能的影响，故尿中的肌酐浓度测定常用作尿中其他物质浓度排泄的参照物。

4. 注意事项

（1）检测时可留取即时尿或24h尿[采用异噻唑啉酮为防腐剂（5.678mg/dl，200～4000ml尿中有效）]，若混浊应离心后测定。

（2）若样本中尿肌酐浓度大于88.4mmol/L，可用蒸馏水稀释2～5倍后重新测定，结果乘以稀释倍数。

（八）尿尿素氮

尿素是人体蛋白质分解的代谢产物，此外氨在肝脏尿素循环中也能合成尿素。人体内

90%以上的尿素通过肾脏排泄，尿中尿素氮排出量与摄入蛋白质量、体内组织分解速度及肾功能密切相关。临床检测尿尿素氮主要用于肾功能评价，计算清除率及进行营养学评价。

1. 检验方法 脲酶法：尿素氮在水和尿素酶的作用下分解为氨离子与碳酸氢根离子。α-酮戊二酸、氨离子和NADH在谷氨酸脱氢酶的作用下转化为NAD，NADH单位时间内吸光度的下降与样本中尿素氮的浓度成正比。

$$尿素氮 + H_2O \xrightarrow{\text{尿素酶}} NH_4^+ + HCO_3^-$$

$$NH_4^+ + \alpha\text{-酮戊二酸} + NADH \xrightarrow{\text{GLDH}} L\text{-谷氨酸} + NAD^+ + H_2O$$

在340nm波长下，NADH吸光度的下降与尿素氮浓度成正比。

2. 参考区间 250～570mmol/24h（15000～34200mg/24h），转换公式：mg/dl×0.357=mmol/L。

3. 临床应用

（1）尿尿素氮升高：见于严重肝病及体内蛋白质分解旺盛者。

（2）尿尿素氮降低：见于急、慢性肾功能衰竭，心功能不全，休克，尿路结石，前列腺肥大或肿瘤等。

4. 注意事项

（1）检测时可留取即时尿或24h尿[采用异噻唑啉酮为防腐剂（5.678mg/dl，200～4000ml尿中有效）]，若混浊应离心后测定。

（2）若样本中尿尿素氮浓度大于750mmol/L，可用蒸馏水稀释2～5倍后重新测定，结果乘以稀释倍数。

（九）尿 *N*-乙酰-β-D 氨基葡萄糖苷酶

N-乙酰-β-D氨基葡萄糖苷酶（NAG）是一种溶酶体酶，在近端肾小管上皮细胞中含量丰富。其分子量为130～140kDa，不能从肾小球基底膜滤过。尿NAG是反映肾小管功能受损的敏感标志物，其测定值一般用与尿肌酐的比值来表示，这样可以减少尿量及时间的影响。

1. 检验方法 NAG催化底物6-甲基-2-吡啶-*N*-乙酰-1-硫代-β-D-氨基葡萄糖苷（MPT-NAG）生成MPT，MPT在340nm波长处吸光度的上升速率与NAG的活性成正比。

2. 参考区间 U-NAG：0～14.4U/L，U-NAG/U-Cr：0～1.1U/mmol（Cr为酶法测定）。

3. 临床意义

（1）尿NAG升高：见于单侧肾发育不全、肾切除、膀胱输尿管反流、尿路梗阻、尿路感染、肾病综合征、肾毒性药物（如庆大霉素、妥布霉素、甲氨蝶呤、顺铂等）的使用、重金属中毒、糖尿病肾病、高血压性肾病等。

（2）肾移植后发生排斥反应时尿NAG排泄减少。

4. 注意事项

（1）检测时留取即时尿3ml，不添加防腐剂。

（2）所有尿液样本需3000r/min离心10min后取上清液检测。

（十）尿 α1- 微球蛋白

α1- 微球蛋白（α1-MG）是一种低分子量的糖蛋白（分子量大约为33kDa），游离型可从肾小球膜自由滤过，在近曲小管处99%被重吸收。尿液中α1-MG的浓度增加，提示肾小管损伤，多发生在肾炎、晚期糖尿病性肾病、接触重金属后或服用肾毒性药物后等情况下。尿路感染的患者则提示存在肾性原因的损伤。肾小球滤过膜损伤时，结合型α1-MG可漏出，由于α1-MG分子量较β2-MG分子量（11.8kDa）大，故更易受到肾小球滤过膜的影响，而肾小管对α1-MG的重吸收障碍先于β2-MG，所以α1-MG更能反映肾脏的早期病变。

1. 检验方法 免疫散射比浊法：在免疫化学反应中，人尿液样本中的α1-MG与特异性抗体形成免疫复合物。这些复合物将穿过样本的光束散射出去。散射光的强度与样本中的α1-MG浓度成比例。通过与已知浓度的标准品相比较就可以进行结果评估。

2. 参考区间 0～12mg/L。

3. 临床意义

（1）α1-MG升高：主要见于各种肾病导致的肾功能不全，如肾小球损伤早期、原发性肾小球肾炎、间质性肾炎、糖尿病肾病、狼疮肾、急慢性肾功能衰竭、妊高征等，该项检查为评价肾功能的指标。

（2）α1-MG降低：提示重度肝功能损害，见于肝病患者。

4. 注意事项

（1）检测时留取新鲜尿液，随机和定时采集的均可，不加防腐剂。每个尿液样本在测试前必须经过离心沉淀（3000r/min，10min）。

（2）α1-MG的浓度在600mg/L以下时，不会出现抗原过剩现象。

（3）如果尿液样本已经储存了数天，在某些情况下，当pH小于6时，测得的α1-MG的浓度可能会降低。

（十一）尿 β2- 微球蛋白

β2- 微球蛋白（β2-MG）的分子量为11.8kDa，以HLA复合物形式出现在所有有核细胞上。β2-MG以较小的量不断地释放至血液中，可在肾脏自由滤过，又被重新吸收，在肾小管降解。因此，在健康人血清中恒定在较低水平，而在尿液中几乎不含有β2-MG。

1. 检验方法 颗粒增强免疫散射比浊法：包被有抗人β2-MG抗体的聚苯乙烯颗粒与含β2-MG的样本混合时会发生聚集，这些聚集物会将穿过样本的光束散射出去，散射光的强度与样本中β2-MG的浓度成比例，通过与已知浓度的标准比较可确定结果。

2. 参考区间 0～0.2mg/L。

3. 临床应用 尿液中β2-MG水平升高与肾小管损伤相关，是鉴别轻度肾小管损伤的良好指标，肾小管损伤时，其重吸收率只要减少10%，尿中β2-MG排泄量就会增加30倍左右。无肾小管损伤时，β2-MG多在正常范围。

4. 注意事项

（1）检测时留取新鲜尿液，随机和定时采集的均可，不加防腐剂。每个尿液样本在测试前必须经过离心沉淀（3000r/min，10min）。

（2）β2-MG在酸性尿液样本中（pH＜6.0）不稳定，必须尽快通过加入1mol/L氢氧化钠溶液将其调节至pH 7～9。

（十二）尿转铁蛋白

转铁蛋白的作用是将血液中的铁运输到肝脏、脾脏和骨髓中的铁储存池，以及到铁消耗器官，尤其是造血组织。转铁蛋白是一种负急性时相反应蛋白，即在炎症和恶性疾病状态下其血清浓度会降低。

1. 检验方法 免疫散射比浊法，在免疫化学反应中，人尿液样本中的转铁蛋白与特异性抗体形成免疫复合物，这些复合物将穿过样本的光束散射出去，散射光的强度与样本中转铁蛋白的浓度成比例，通过与已知浓度的标准品相比较就可以进行结果评估。

2. 参考区间 0～2.2mg/L。

3. 临床意义 结合对白蛋白的测定，尿液中转铁蛋白的定量结果可用来评价电荷选择性的肾小球缺陷，因为两种蛋白质有相似的分子大小但电荷不同。

4. 注意事项 检测时留取新鲜尿液，随机和定时采集的均可，不加防腐剂。每个尿液样本在测试前必须经过离心沉淀（3000r/min，10min）。

（十三）尿蛋白电泳检查

尿蛋白最终的电泳谱带，从阴极向阳极按照分子量由大到小的顺序排列。中等大小（65～70kDa）的白蛋白位于谱带中央；大分子的蛋白质（＞70kDa）位于白蛋白的阴极侧，和白蛋白一起被称为肾小球性蛋白；小分子的蛋白质（＜65kDa）位于白蛋白的阳极侧，被称为肾小管性蛋白。

1. 检验方法 十二烷基硫酸钠（SDS）琼脂糖凝胶电泳：样本先用阴离子表面活性剂SDS进行处理，使得样本中各种不同的蛋白质表面带过量的负电荷，然后在高浓度的琼脂糖凝胶上进行电泳。样本中的蛋白质全部由阴极向阳极泳动，其迁移速率取决于分子量的大小，分子量越小，迁移速率越大，位置越靠近阳极；分子量越大，迁移速率越小，位置越靠近阴极。因此，尿蛋白最终的电泳谱带，从阴极向阳极按照分子量由大到小的顺序排列。以白蛋白为界，白蛋白阳极侧的为分子量较小的蛋白质，属于肾小管性蛋白；白蛋白及其阴极侧的蛋白质为分子量较大的蛋白质，属于肾小球性蛋白。

2. 参考区间 无区带或微弱白蛋白区带。

3. 临床意义 用于判定肾脏损伤的部位和性质。

（1）生理性蛋白尿：尿蛋白含量很低，通常低于120mg/24h，男、女之间无明显差异。主要是白蛋白，有时可有极微量的转铁蛋白或免疫球蛋白。

（2）肾小球性蛋白尿：尿蛋白特征为分子量在65～70kDa及以上（如白蛋白、转铁蛋白和IgG），白蛋白是其主要组分。出现肾小球性蛋白尿提示肾小球滤过功能损害。若大部分为中分子蛋白质如白蛋白、转铁蛋白等，为选择性蛋白尿；若大部分为大分子蛋白质如IgG、IgA等，则为非选择性蛋白尿；尿中出现异常量的白蛋白是糖尿病肾病的早期诊断指标。

（3）肾小管性蛋白尿：其蛋白质特征为分子量在65～70kDa及以下，如α1-MG、游离轻链单体、β2-MG、视黄醇结合蛋白（RBP）、溶菌酶，单纯性肾小管性蛋白尿中白蛋白只占少部分。出现肾小管性蛋白尿提示肾小管的重吸收功能受到损害。某一种蛋白质大量出现在尿中，提示为溢出性蛋白尿，如多发性骨髓瘤患者尿中出现大量游离轻链，白血病患者尿中出现大量溶菌酶等。

（4）混合型蛋白尿：其蛋白质特征为肾小管及肾小球的蛋白质并存。提示肾小管和肾小球都有损伤。

4.注意事项　检测时留取新鲜晨尿，不加防腐剂。若混浊应离心后测定。

（十四）尿免疫固定电泳

本周蛋白是游离的免疫球蛋白轻链，能自由通过肾小球滤过膜，当浓度升高超过近曲小管重吸收的极限时，可自尿中排出，即本周蛋白尿。尿本周蛋白阳性多见于多发性骨髓瘤、巨球蛋白血症、原发性淀粉样变性等。

1.检验方法　免疫固定电泳，尿液中的蛋白质在琼脂糖凝胶中进行电泳分离，每一个尿液样本加入6个电泳泳道中，电泳完成后在每个泳道中加入不同的抗血清。第一泳道：加入蛋白质固定液，此泳道作为参照；第二泳道：抗γ链（IgG重链）、α链（IgA重链）和μ链（IgM重链）的混合抗血清；第三泳道：抗κ链（包括游离和结合）抗血清；第四泳道：抗λ链（包括游离和结合）抗血清；第五泳道：抗游离κ链抗血清；第六泳道：抗游离λ链抗血清。抗原和抗体反应形成抗原-抗体复合物沉淀在凝胶内，凝胶片经过冲洗，未结合的蛋白质被清洗掉。凝胶片经过蛋白质染色后，和抗体结合的蛋白质被染色。根据蛋白质条带是否密集，判断尿液中是否存在单克隆免疫球蛋白；根据该蛋白质在不同泳道被固定的情况，判断该蛋白质是完整的免疫球蛋白还是游离轻链（即本周蛋白）。

2.参考区间　无区带。

3.临床意义　一些血液中出现单克隆免疫球蛋白的疾病如多发性骨髓瘤、原发性淀粉样变和POEMS综合征等患者，其B细胞可以分泌过量轻链，这些轻链不能与重链组成完整的免疫球蛋白而进入尿中，形成单克隆的游离轻链，被称为本周蛋白。本周蛋白是血液中存在M蛋白的重要证据。

4.注意事项　检测时留取新鲜晨尿、清洁中段尿，不加防腐剂。若混浊应离心后测定。

（韩建华）

四、尿液检验复检规则及审核规则的制定与应用

尿液常规检验由尿液物理性状检验、尿液化学成分检验和尿液有形成分检验三个部分组成。目前临床实验室使用的全自动尿有形成分析仪还属于筛选仪器，不能够完全替代显微镜镜检。因此，一般尿液有形成分分析仪都设置有报警及异常信息提示系统，对检测结果异常或可疑样本进行标记，并给出"需要复检"的提示信息，提示操作人员进行显微镜镜检确认，以避免错误结果的报告或异常有形成分的漏检。然而，由于仪器的报警条件设置苛刻，报警的假阳性率很高，如何充分利用尿液有形成分分析结果结合尿液干化学检测

结果找出最需要镜检确认的样本，从而在提高工作效率的同时又可保证检验质量是目前面临的一个挑战。

2008年中国合格评定国家认可委员会（CNAS）在医学实验室质量和能力认可准则在体液学检验领域的应用说明中（CNAS CL-41），对尿液检验的过程提出了以下要求：尿液干化学分析仪性能验证的内容至少应包括阴性和阳性符合率；尿液有形成分分析仪性能验证的内容至少应包括精密度、携带污染率和可报告范围。如可行，尿液样本应全部进行显微镜有形成分检查；如使用自动化仪器做有形成分筛检，实验室应制定尿液有形成分分析的显微镜复检程序，并进行确认。医学实验室需要明确显微镜复检程序制定的依据、方法，并规定验证方法及标准，对复检程序进行验证。复检规则的性能标准如下：假阴性率应 $\leq 5\%$。

2019年，美国临床与实验室标准化协会（CLSI）发布了AUTO 15 "特定学科医学实验室结果的自动验证"的设定流程，AUTO 15主要考虑使自动验证方法具有可扩展性和可操作性，并适用于实验室、患者类型和敏感性。实施的不同方法自动验证范围从使用基本最小范围到复杂的级联布尔规则集；AUTO 15提供了沿着这个方向继续扩展的方法。

尿液常规检验复检规则的建立方法（以UF仪器为例）说明如下。

1. 仪器与试剂 UF-1000i尿液分析流水线由UF-1000i尿液有形成分分析仪及AX-4030尿液干化学分析仪及2个软件控制系统（IPU与UriAccess3.0中文报告及镜检规则运用软件）组成，采用双目显微镜。

2. 显微镜镜检方法 每份样本在尿液分析流水线上检测完毕后，由选定的2名主管检验师采用双盲法做显微镜镜检，计数尿沉渣中RBC、WBC、CAST及其他有形成分，计算2名检验师检测结果的均值作为镜检结果。镜检结果以《临床检验操作规程》第2版中制定的"RBC＞3/HPF、WBC＞5/HPF、CAST＞1/LPF"作为阳性判断标准。对2名主管检验师采用双盲法对检测所得结果的一致性进行评估。

3. 筛选规则的项目选定 采用UriAccess3.0软件对UF-1000i检测结果RBC、WBC、CAST和AX-4030检测结果ERY、LEU、PRO共6个检测项目的阴性、阳性两种检测结果作为筛选规则筛选表达方式，2839份样本触发64条筛选规则的情况见表5-4。

表5-4 2839份样本触发64条筛选规则的情况

序号	规则	样本数	序号	规则	样本数
1	WBC+RBC-CAST-LEU+ERY-PRO-	252	10	WBC-RBC+CAST-LEU-ERY+PRO-	120
2	WBC+RBC-CAST-IFU-ERY+PRO-	11	11	WBC-RBC+CAST-LEU-ERY-PRO+	23
3	WBC+RBC-CAST-LEU-ERY-PRO+	14	12	WBC-RBC+CAST-LEU+ERY-PRO-	19
4	WBC+RBC-CAST-LEU-ERY+PRO-	21	13	WBC-RBC+CAST-LEU-ERY-PRO+	0
5	WBC+RBC-CAST-LEU+ERY-PRO+	24	14	WBC-RBC+CAST-LEU-ERY+PRO+	84
6	WBC+RBC-CAST-LEU-ERY+PRO+	2	15	WBC-RBC+CAST-LEU+ERY+PRO+	8
7	WBC+RBC-CAST-LEU+ERY+PRO+	6	16	WBC-RBC+CAST-LEU+ERY-PRO-	152
8	WBC+RBC-CAST-LEU-ERY-PRO-	79	17	WBC-RBC+CAST+LEU+ERY-PRO-	1
9	WBC-RBC+CAST-LEU+ERY-PRO-	16	18	WBC-RBC-CAST+LEU-ERY+PRO-	0

续表

序号	规则	样本数	序号	规则	样本数
19	WBC-RBC-CAST+LEU-ERY-PRO+	10	42	WBC-RBC+CAST+LEU-ERY+PRO-	3
20	WBC-RBC-CAST+LEU+ERY+PRO-	0	43	WBC-RBC+CAST+LEU-ERY-PRO+	13
21	WBC-RBC-CAST+LEU+ERY-PRO+	0	44	WBC-RBC+CAST+LEU+ERY+PRO-	0
22	WBC-RBC-CAST+LEU-ERY+PRO+	4	45	WBC-RBC+CAST+LEU+ERY-PRO+	0
23	WBC-RBC-CAST+LEU+ERY+PRO+	0	46	WBC-RBC+CAST+LEU-ERY+PRO+	10
24	WBC-RBC-CAST+LEU-ERY-PRO-	57	47	WBC-RBC+CAST+LEU+ERY+PRO+	0
25	WBC+RBC+CAST-LEU-ERY-PRO-	62	48	WBC-RBC+CAST+LEU-ERY-PRO-	13
26	WBC+RBC+CAST-LEU-ERY+PRO-	26	49	WBC+RBC+CAST+LEU+ERY-PRO-	20
27	WBC+RBC+CAST-LEU-ERY-PRO+	8	50	WBC+RBC+CAST+LEU-ERY+PRO-	5
28	WBC+RBC+CAST-LEU+ERY+PRO-	55	51	WBC+RBC+CAST+LEU-ERY-PRO+	17
29	WBC+RBC+CAST-LEU-ERY-PRO+	12	52	WBC+RBC+CAST+LEU+ERY+PRO-	10
30	WBC+RBC+CAST-LEU-ERY+PRO+	41	53	WBC+RBC+CAST+LEU-ERY-PRO+	13
31	WBC+RBC+CAST-LEU+ERY+PRO+	49	54	WBC+RBC+CAST+LEU-ERY+PRO+	44
32	WBC+RBC+CAST-LEU+ERY-PRO-	33	55	WBC+RBC+CAST+L.EU+ERY+PRO+	40
33	WBC+RBC-CAST+LEU+ERY-PRO-	49	56	WBC+RBC+CAST+LEU-ERY-PRO-	18
34	WBC+RBC-CAST+LEU-ERY+PRO-	0	57	WBC-RBC-CAST-LEU+ERY-PRO-	90
35	WBC+RBC+CAST-LEU-ERY-PRO+	21	58	WBC-RBC-CAST-LEU-ERY+PRO-	28
36	WBC+RBC-CAST+IEU+ERY+PHO-	2	59	WBC-RBC-CAST-LEU-ERY-PRO+	106
37	WBC+RBC-CAST+LEU-ERY-PRO+	18	60	WBC-RBC-CAST-LEU+ERY+PRO-	6
38	WBC+RBC-CAST+LEU-ERY+PRO+	2	61	WBC-RBC-CAST-LEU+ERY-PRO+	4
39	WBC+RBC-CAST+LEU+ERY-PRO+	5	62	WBC-RBC-CAST-LEU-ERY+PRO+	9
40	WBC+RBC-CAST+LUE-ERY-PRO-	35	63	WBC-RBC-CAST-LEU+ERY+PRO+	5
41	WBC-RBC+CAST+LEU+ERY-PRO-	3	64	WBC-RBC-CAST-LEU-ERY-PRO	1061

4. 复检规则的建立与性能评价结果 通过UriAccess3.0软件统计,设置37条需要复检的规则,27条无须复检的规则。以镜检结果为标准,该复检规则的符合率为81.40%(2311/2839),真阳性率为40.51%(1150/2839),假阳性率为16.17%(459/2839),真阴性率为41.00%(1164/2839),假阴性率(漏诊率)为2.43%(69/2839),复检率为18.28%(519/2839)。

(张时民 马骏龙 陈 燕)

第四节 尿液有形成分检验与临床应用

尿液有形成分包括细胞、管型、结晶、微生物及寄生虫等显微镜下可见的成分。其检测方法包括显微镜法及各种原理的自动化仪器分析法。

一、尿液细胞

（一）红细胞

正常人尿液中可偶见红细胞，每个高倍镜视野不超过3个，超过3个（＞3/HPF）称为镜下血尿。红细胞形态主要有两类：一类为正常红细胞；另一类为异常红细胞。尿液中的红细胞名称、形态和临床意义见表5-5，各种红细胞的形态见图5-5。

表5-5　尿液中的红细胞名称、形态和临床意义

名称	形态	形成机制
正常红细胞	直径6～8μm，与外周血中红细胞形态相似。普通光学显微镜下观察呈淡黄色、双凹圆盘状	血液中的红细胞
大红细胞	直径＞8μm，红细胞体积增大，形态与正常红细胞无显著不同	低渗尿时红细胞膨胀、体积变大，或来源于患者血液中的大红细胞
小红细胞	直径＜6μm，红细胞体积变小，有的大小较一致，细胞膜完整，血红蛋白浓缩，形似小球，易发生聚集。有的大小不一，形态多变	来源于肾小球或患者血液本身的小红细胞，高渗和酸性尿中红细胞脱水体积变小。需排除患者血源性因素后判定
红细胞大小不等	红细胞肿大、缩小或破碎，大小不一，可相差3～4倍	多来源于肾小球。需排除患者血源性因素后判定
棘形红细胞	红细胞大小不等，边缘或中心部位带有一个或多个大小不等的棘状突起，或出现伪足，似芽孢；中心呈口形、靶形、不规则形	红细胞通过病变的肾小球基底膜时受到强力拉伸或挤压的机械损伤和不同pH、渗透压持续变化的肾小管滤液的影响而发生形态改变
球状突起样红细胞	红细胞大小不等，边缘有瘤状（小球状）突起，血红蛋白丰富，中心无或可见规则小孔。小球状突起也可与红细胞剥离	形成机制暂不明
锯齿状红细胞	红细胞可大小不等，边缘出现数量多、大小和高低不等的突起，呈锯齿状、车轮状，多伴有中心淡染区扩大	来源于肾小球
皱缩红细胞	红细胞体积变小，膜皱缩，可见锯齿样突起，血红蛋白浓缩，有时呈桑葚状、草莓状、星芒状	高渗、酸性尿中红细胞因脱水形成
红细胞碎片	红细胞大小不等，形态改变无规律，常见半月形、盔形、三角形、新月形及不规则形	各种原因导致的红细胞破坏
环形红细胞	红细胞大小不等，以中心呈圆形空心的面包圈环状为主，也可见中心呈三角形、十字形、古币形等空心环状或靶形环状等	红细胞内血红蛋白大量丢失或胞质向四周聚集形成
影红细胞	红细胞大小不等，膜极薄，呈环状、淡影圆圈状	红细胞内血红蛋白溢出严重或基本丢失

一般情况下尿液红细胞形态还与尿液酸碱度、渗透压等因素有密切关系。在高渗尿液中，红细胞可因脱水皱缩，直径可缩小到6～7μm，形成齿形、棘形或桑葚状。在低渗尿液中，红细胞因吸收水分而胀大，颜色变浅，甚至血红蛋白从红细胞中脱出，形成大小不等的空环形，形成面包圈样。在酸性尿液中，红细胞可保持正常形态，有时红细胞因膜脂质内层面积增加导致细胞体积变小。在碱性尿液中，红细胞膜脂质外层面积增加，细胞肿胀，边缘不规则，膜内侧出现颗粒状，有时因血红蛋白丢失而造成红细胞膜缺损。在常规

检查中，尿液中的红细胞与酵母菌、脂肪滴、椭圆形草酸钙结晶、淀粉颗粒、尿酸盐结晶等在形态上易发生混淆，应引起注意。

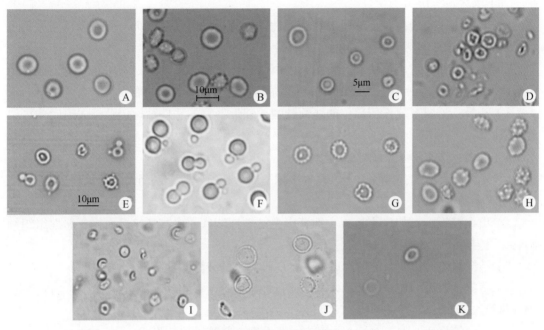

图5-5　尿液各种红细胞形态

A.正常红细胞；B.大红细胞；C.小红细胞；D.红细胞大小不等；E.棘形红细胞；F.球状突起样红细胞；G.锯齿状红细胞；H.皱缩红细胞；I.红细胞碎片；J.环形红细胞；K.影红细胞

（二）尿液红细胞检查与临床意义

正常情况下尿液中一般没有红细胞，或未离心尿偶见红细胞，不超过0～1/HPF，离心沉淀尿不超0～3/HPF。泌尿系统疾病或全身性疾病都可导致尿中红细胞增多，出现肉眼血尿或者镜下血尿。

1. 检验方法　尿中红细胞检验是尿常规检查的一个重要组成部分，是尿沉渣镜检的一项内容。

（1）显微镜法：为金标准方法，需对尿样本进行离心沉淀，并在高倍镜下观察。

（2）自动化仪器检查法：目前有两大类，即流式细胞分析技术和数字成像分析技术，两种方法以定量检查报告结果为主，兼有传统报告方式。两种方法均为过筛性检查，需制定相应的复检规则对形态和数量进行确认。

（3）干化学法：一种通过尿干化学试纸对尿中红细胞或血红蛋白进行筛查的方法。

2. 参考区间

（1）显微镜法：0～3/HPF。

（2）自动化仪器法：定量检查法应参考不同仪器厂家的推荐标准，或者相关医院制定的参考区间。

（3）干化学法：阴性。

3. 临床意义 导致血尿的病因较多，粗略可分为泌尿系统疾病、全身性疾病及泌尿道邻近器官疾病等。

（1）泌尿系统疾病

1）炎症：如急慢性肾小球肾炎、急慢性肾盂肾炎、急性膀胱炎、尿道炎、泌尿系统结核、泌尿系统霉菌感染等。

2）结石：如肾盂、输尿管、膀胱、尿道结石，当结石移动时划破尿路上皮，既容易引起血尿也容易继发感染。大块结石可引起尿路梗阻甚至引起肾功能损害。

3）肿瘤：泌尿系统任何部位的恶性肿瘤或邻近器官的恶性肿瘤侵及泌尿道时均可引起血尿。

4）外伤：伤及泌尿系统导致的出血。

5）先天畸形：如多囊肾、先天性肾小球基底膜超薄、肾炎、胡桃夹现象。

（2）全身性疾病

1）出血性疾病：如血小板减少性紫癜、过敏性紫癜、血友病、白血病、恶性组织细胞病、再生障碍性贫血等。

2）结缔组织病：如系统性红斑狼疮、皮肌炎、结节性多动脉炎、硬皮病等。

3）感染性疾患：如钩端螺旋体病、流行性出血热、丝虫病、感染性细菌性心内膜炎、猩红热等。

4）心血管疾病：如充血性心力衰竭、肾栓塞、肾静脉血栓形成。

5）内分泌代谢疾病：如痛风肾、糖尿病肾病、甲状旁腺功能亢进症。

6）物理化学因素：如食物过敏、放射线照射、药物或毒物中毒（如磺胺、酚、汞、铅、砷中毒，大量输注甘露醇、甘油等）、运动后等。

（3）泌尿系统邻近器官疾病：多为子宫、阴道或直肠的肿瘤侵犯及尿路出血导致。

（4）按照血尿中红细胞形态，可将泌尿系统疾病导致的血尿划分为肾小球性及非肾小球性。

1）肾小球性血尿：见于急性或慢性肾小球肾炎、急进性肾炎、紫癜性肾炎、狼疮性肾炎、肾病综合征及多囊肾等。肾小球源性血尿时多伴尿蛋白增多明显，而红细胞增多不明显，还常伴有管型，如颗粒管型、红细胞管型、肾小管上皮细胞管型等。

2）非肾小球性血尿：指来源于肾小球以下部位的泌尿系统的血尿，见于肾结石、肿瘤、肾盂肾炎、膀胱炎、结核病，以及全身性疾病和泌尿系统邻近器官疾病导致的血尿。

4. 注意事项 女性应该避开月经期进行尿液检验，特别在月经来前或过后的几天中，都可能出现较多的红细胞，此为生理性，应注意排除。

（三）白细胞

正常人尿液白细胞偶尔可见，每个高倍镜视野不超过5个（＜5/HPF）。在《尿液检验有形成分名称与结果报告专家共识》中，将尿白细胞分为中性粒细胞、淋巴细胞、单核细胞、嗜酸性粒细胞、巨噬细胞五类，建议在常规尿液有形成分检查中统一报告为白细胞，只有在临床有要求或诊断需求时才进行染色分类报告。

1. 中性粒细胞 尿液中性粒细胞可以不同形式存在。在感染初期，以多形核白细胞或分叶核粒细胞形式存在；中性粒细胞含有吞噬的细菌等微小物体，以小吞噬细胞形式存在；当中性粒细胞吞噬物质后发生变性和坏死、退化肿胀或破坏时，以脓细胞形式存在；在炎症感染过程中中性粒细胞发生脂肪变性，可以闪光细胞形式存在。

（1）多形核白细胞或分叶核粒细胞：细胞呈圆形，大小12～16μm，不染色时胞核较模糊，胞质内颗粒清晰可见；染色后胞核呈紫红色，胞核为分叶状，常见为2～5个分叶，核染色质呈细粒状，胞质中可见紫色颗粒，见图5-6A。

（2）闪光细胞：闪光细胞是中性粒细胞的一种特殊形式，是炎症感染过程中发生脂肪变性的中性粒细胞。胞质中含有很多糖原颗粒，在低渗条件下单个细胞胞质内颗粒呈布朗运动，见图5-6B，这种移动的颗粒具有折光性，在油镜下呈灰蓝色。细胞形态同分叶核粒细胞。活细胞用S染色几乎不着色，用吉姆萨染色效果良好。

（3）脓细胞：胞体变化较大，大小6～20μm，呈圆形或椭圆形，边缘结构呈曲线状。不染色镜检，脓细胞为白色或黄色，结构模糊，胞质内充满粗大颗粒，胞核不清楚，无运动性，见图5-6C。用S染色着色良好，胞核呈蓝色，胞质呈淡紫红色；膨胀型脓细胞，胞核与胞质均染成淡桃红色。

（4）小吞噬细胞：小吞噬细胞是由中性粒细胞吞噬细菌等小物质转变而来，细胞大小、形状、胞核同多叶核粒细胞，只是胞质中含有吞噬的细菌等微小物质，见图5-6D。

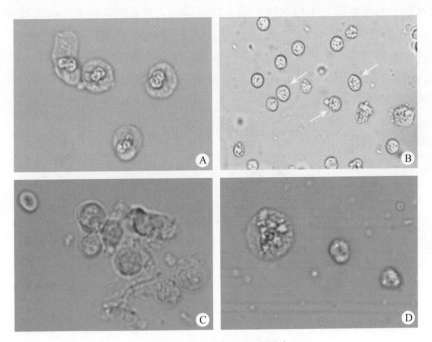

图5-6 尿液中性粒细胞形态

2. 淋巴细胞 尿液中有极少的淋巴细胞，但不染色很难识别。尿液淋巴细胞直径为6～15μm，呈圆形或类圆形、灰色或灰白色，只有一个胞核，几乎没有胞质。新鲜不染色样本经1%冰乙酸处理后只看到明显的胞核，常处于中心，胞核呈圆形或类圆形，染色质呈明显粒状或胞核边缘凝集状，但无法与单核细胞鉴别。尿液淋巴细胞只有经过浓缩，沉渣染色后方可识别，瑞氏染色、瑞-吉染色及巴氏染色对淋巴细胞和单个核细胞（包括单

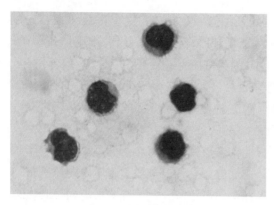

图5-7　尿液中淋巴细胞

核细胞、肾小管上皮细胞、吞噬细胞、底层尿路上皮细胞等）进行鉴别。淋巴细胞具有一个深染的胞核，染色较粗糙，有一圈细环状浅蓝色胞质，与周围血中的淋巴细胞大致相同，见图5-7。

3. 嗜酸性粒细胞　嗜酸性粒细胞在尿液中不常见，当嗜酸性粒细胞超过1%时称为嗜酸性粒细胞尿。嗜酸性粒细胞比中性粒细胞稍大，多为圆形或类圆形，大小多为8～20μm。嗜酸性粒细胞在不染色样本中很难识别，染色后胞质内的嗜酸性颗粒大小为0.5μm，呈球状，有折光性，分布在全细胞质中；胞核通常分为两叶，多为圆形，比中性粒细胞核分叶大，与血液中形态类似，见图5-8。尿液中嗜酸性粒细胞检查采取离心浓缩样本染色，可用瑞氏、Diff-Quik、巴氏和汉斯染色，其中以汉斯染色最灵敏。

4. 单核细胞　单核细胞在尿液中与中性粒细胞相同，有较强的吞噬能力，常可吞噬红细胞、其他白细胞或细胞残骸，也可吞噬脂肪颗粒和精子细胞等。单核细胞吞噬其他有形成分后也被称为吞噬细胞。单核细胞胞质有伪足伸出，具有活动能力，运动缓慢，大小为12～20μm，可呈现多种形态变化。直接涂片镜检，呈圆形、椭圆形或不规则形；胞核多呈圆形或椭圆形，常凹陷；胞质丰富，含少许颗粒，常有吞噬空泡。新鲜样本不染色时胞核不易观察，若用1%冰乙酸处理后，可见胞核常偏位，呈肾形、马蹄形、飞镖形等，核染色质呈颗粒状，在边缘浓集，有1～2个核仁。经S染色，胞质多呈较淡的蓝紫色，见图5-9。

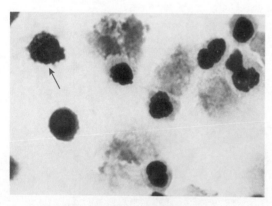

图5-8　尿液中嗜酸性粒细胞

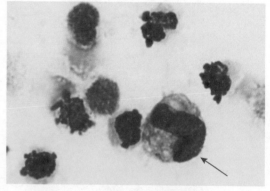

图5-9　尿液中单核细胞

5. 巨噬细胞　巨噬细胞是来自组织细胞的大吞噬细胞。在正常情况下，尿液中无巨噬细胞，当受到外物刺激如细菌感染时，体内的吞噬功能被激活，这些细胞游出血管，就会形成巨噬细胞。在尿沉渣检查中，单核细胞和巨噬细胞很难区分，有作者认为大小超过20μm为巨噬细胞，不足20μm为单核细胞。巨噬细胞呈圆形或椭圆形，大小20～100μm；胞核较大，多呈圆形、卵圆形或马蹄形，常偏于细胞的一侧，或位于中央；胞质丰富，常有空泡，在新鲜尿液中可见阿米巴样伪足活动，胞质内可见较多的吞噬物，有红细胞、白细胞、脂肪滴、精子、颗粒状物体，甚至其他小型吞噬细胞等，常有伪足感而无厚实感。见图5-10。

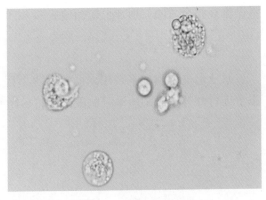

图5-10 尿液中巨噬细胞

（四）尿液白细胞检查与临床意义

正常情况下尿液中一般没有白细胞出现，偶见的白细胞可能来自泌尿道偶然的渗出或污染。病理情况下可因各种疾病导致的炎症，特别是泌尿系统炎症和病理改变，造成尿中白细胞渗出或排出增多。

1. 检验方法　尿中白细胞检验是尿常规检查的一个重要组成部分，是尿沉渣镜检中的一项内容。

（1）显微镜法：为金标准方法，需对尿样本进行离心沉淀，并在显微镜高倍镜下观察。

（2）自动化仪器检查法：目前有两大类，即流式细胞分析技术和数字成像分析技术。两种方法以定量检查报告结果为主，兼有传统报告方式。两种方法均为过筛性检查，需制定相应的复检规则对形态和数量进行确认。

（3）干化学半定量法：一种通过尿试纸对尿中性粒细胞（酯酶）进行筛查的方法。

2. 参考区间

（1）显微镜法：0～5/HPF。

（2）自动化仪器法：定量检查法应参考不同仪器厂家的推荐标准，或者相关医院制定的参考区间。

（3）干化学法：阴性。

3. 临床意义

（1）尿白细胞数量增多，特别是中性粒细胞增多提示泌尿系统有化脓性炎症，如肾盂肾炎、膀胱炎、尿道炎等泌尿道感染情况。

（2）肾小球肾炎也可见尿白细胞增多，同时伴有红细胞增多。

（3）肾移植手术后1周内，尿中可出现较多的中性粒细胞，引起尿白细胞阳性，随后可逐渐减少而恢复至正常。如出现排斥反应，尿中白细胞可阳性，甚至尿液中可以见到较多的单个核白细胞。

（4）无症状的白细胞尿可能为尿道口局部污染或感染导致，应留取清洁中段尿复查。

4. 注意事项

（1）进行尿常规检验，推荐留取清晨第一次或第二次尿液样本送检，急诊检验可随时留取尿液样本，送检时间不超过2h。女性患者应尽量避免在经期内化验。

（2）建议留取清洁中段尿样本。女性患者如仅尿白细胞升高，无明显临床症状，建议清洁外阴后留取清洁中段尿复查。

（3）尿常规检验一定需将尿液样本收集在清洁、干燥、加盖的一次性使用容器内，实验室检查应尽快进行。

（4）使用尿液有形成分分析仪时，应注意防止假阳性及假阴性问题发生，应根据实验室操作规程对尿液有形成分进行复检。

（五）上皮细胞

尿液上皮细胞多来自泌尿系统的肾小管、肾盂、输尿管、膀胱、尿道等。按组织和形态学进行分类，对泌尿系统病变的定位诊断有重要意义。

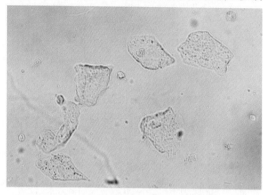

图5-11　尿液中鳞状上皮细胞

1. 鳞状上皮细胞　鳞状上皮细胞又称复层扁平上皮细胞，是尿路上皮细胞中体积最大的一类细胞。胞体大小40～60μm；呈扁平形、不规则形，有明显边缘；胞核小，呈圆形或卵圆形，居中，角化后可无核，偶见多核；胞质丰富，有点状分布的细小颗粒（透明角质颗粒，随细胞退化而颗粒增加），边缘常折叠或卷曲，见图5-11。SM染色时胞核呈淡紫色，胞质呈粉红色至紫红色，边缘深染。

2. 尿路上皮细胞　又称移行上皮细胞，由肾盂、输尿管、膀胱和尿道近膀胱段等处的尿路上皮组织脱落而来，与鳞状上皮细胞不同，有表层、中层和底层尿路上皮细胞。

（1）表层尿路上皮细胞：来自膀胱、尿道近膀胱处。胞体大，为15～40μm，多呈圆形或不规则形；胞核较小，呈圆形或卵圆形，居中；胞质中等，胞质很厚，呈颗粒状、网眼状，有明显的细胞边界。如果在器官充盈时脱落，则胞体较大，为白细胞的4～6倍，多呈不规则圆形，胞核较小，常居中；如在器官收缩时脱落，则胞体较小，为白细胞的2～3倍，形态较圆，胞核较前者略大，多居于中心，见图5-12。正常人尿液中可有少量脱落的表层尿路上皮细胞，增多见于膀胱炎。

（2）中层尿路上皮细胞：来自肾盂、输尿管、膀胱颈部。大小不一，为20～30μm，呈圆形、纺锤状、带尾状、梨形等；胞核稍大，呈圆形或椭圆形，常偏于细胞一侧；胞质中等，多呈颗粒状，有明显的细胞边界，见图5-13。

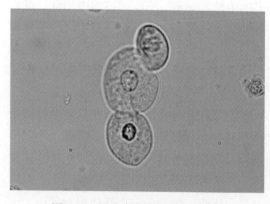

图5-12　尿液中表层尿路上皮细胞

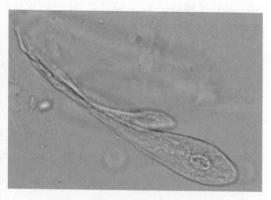

图5-13　尿液中中层尿路上皮细胞

（3）底层尿路上皮细胞：来自肾盂、输尿管、膀胱、尿道上皮底层或深层。胞体相对较小，为15～30μm，是白细胞的2～3倍，呈圆形或矩形；胞核稍大，呈圆形或卵圆形，居中或偏位；胞质丰富，有明显的细胞边界，见图5-14。

3. 肾小管上皮细胞 为来自近曲小管、髓袢、远曲小管、集合管和肾乳头的单层肾小管上皮。胞体大小10～30μm，呈圆形、不规则形、多边形等；单个核，核较大、明显，多呈圆形，核膜厚且清晰易见；胞质含不规则颗粒，有时颗粒甚多，以至看不清核，见图5-15。肾小管上皮细胞与白细胞、底层尿路上皮细胞形态和大小相似，其鉴别见表5-6。

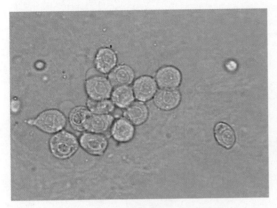

图5-14 尿液中底层尿路上皮细胞

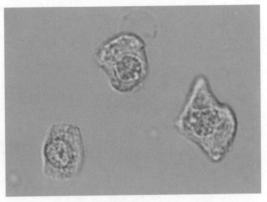

图5-15 尿液中肾小管上皮细胞

表5-6 白细胞、底层尿路上皮细胞及肾小管上皮细胞鉴别

鉴别要点	白细胞	底层尿路上皮细胞	肾小管上皮细胞
大小	10～14μm	白细胞的2～3倍	白细胞的1.5～2倍
形态	圆形	圆形或椭圆形	多边形，不规则形
核形	分叶、单核	单核、圆形	单核、圆形
胞质颗粒	胞质多，颗粒多	胞质多，一般无颗粒	胞质少，有颗粒
过氧化物酶染色	阳性	阴性	阴性
S染色	胞核呈蓝色，胞质呈红色	胞核呈蓝色，胞质呈淡红色至红色	胞核呈深蓝色，胞质呈紫红色
巴氏染色	胞质呈蓝绿色	胞质呈蓝色	胞质呈红色

正常尿液中有时可见少量肾小管上皮细胞；增多表明肾小管损伤或坏死性病变，如急性肾小管坏死、肾病综合征、肾小管间质性炎症等。

4. 柱状上皮细胞 柱状上皮细胞来自男性的尿道中段、尿道腺、前列腺及精囊，女性的子宫颈部分及子宫体等处。细胞多呈圆柱形，大小15～30μm，上宽下窄，细胞边缘呈角形；胞核偏于一侧，位于中下或接近底部；胞质呈颗粒状或均质状，常有小颗粒，见图5-16。未染色时细胞一般呈灰白

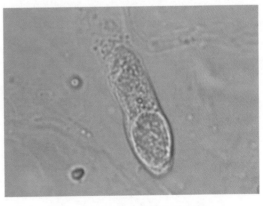

图5-16 尿液中柱状上皮细胞

色；S染色时胞核呈紫红色，有时也呈蓝紫色或深紫红色，胞质呈紫红色。

5. 脂肪颗粒细胞　脂肪颗粒细胞来自脂肪变性的肾小管上皮细胞和大量吞噬脂肪的巨噬细胞，国外将其称作卵圆脂肪小体（oval fat bodies，OFB）。细胞大小为10～40μm，多为圆形、类圆形等；胞核不清晰；胞质出现较多数量不等、大小不一、分布不均的脂肪颗粒或脂肪滴样小空泡，未染色时小脂肪颗粒呈黑色或褐色，大脂肪颗粒呈黄色；苏丹Ⅲ染色呈橙色或红色，见图5-17。

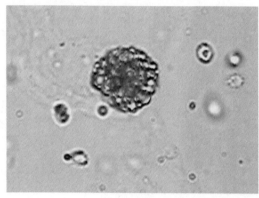
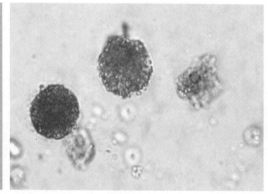

图 5-17　尿液中脂肪颗粒细胞

　　脂肪颗粒细胞产生的机制还不十分明了，可能与过多的脂质沉积于肾小管有关。肾小球滤过屏障导致脂质也被滤过，一部分被近端肾小管重吸收，重吸收的脂质在肾小管上皮细胞中被代谢，生成胆固醇和胆固醇酯，以脂肪球的形式沉积于肾小管上皮细胞。在某些疾病，大量脂质沉积就会使重吸收脂质的肾小管上皮细胞或巨噬细胞脱落，随尿排出形成卵圆脂肪小体。

　　脂肪颗粒鉴别一般采用苏丹Ⅲ染色或偏振光显微镜观察法。苏丹Ⅲ染色时胆固醇呈黄红橙色，胆固醇酯、脂肪酸呈黄红色。在偏振光显微镜下胆固醇酯、磷脂和糖脂表现出特有的"马耳他十字"（Maltese cross，注意：中性脂肪和脂肪酸则不表现）。

6. 诱饵细胞　诱饵细胞来源于人多瘤病毒（BKV）感染并脱落的尿路上皮细胞和肾小管上皮细胞。该类细胞胞核明显增大，可见核内包涵体，胞核呈毛玻璃样改变，容易被误认为是肿瘤细胞，所以称为诱饵细胞。细胞大小为15～100μm；胞体增大，多为圆形、类圆形、不规则形。胞核具有下列特征：①胞核增大、偏位，核质比增高，核膜增厚，肿大的胞核有空泡样改变，可见嗜碱性核内包涵体；②染色质向核膜聚集（即边缘化）；③染色质结构破坏，呈大小、形状和排列不规则的粗颗粒样；胞质存在囊泡，见图5-18。SM染色后胞质呈蓝紫色，胞核呈紫红色；胞质量多少不一，呈粗颗粒状，胞核大，明显偏位，核膜增厚，核质比偏高；

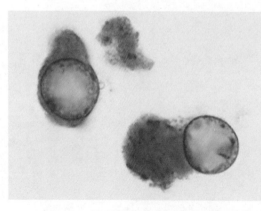

图 5-18　尿液中诱饵细胞（SM染色）

核染色质结构破坏，呈粗颗粒或块状，胞核呈空泡样改变，部分细胞可见核内病毒包涵体，少量细胞胞核脱出，仅见裸核。

BKV主要定植于下尿路-膀胱、输尿管和肾盂的表层尿路上皮，健康人免疫功能正常，绝大部分终身都不会出现明显的BKV感染症状或体征，病毒可一直潜伏在泌尿系统上皮细胞中。但是，当机体免疫力低下，尤其是肾移植后，潜伏在尿路上皮和肾小管上皮中的BKV被激活，开始高水平复制，破坏肾小管上皮细胞和尿路上皮细胞的结构，形成诱饵细胞。诱饵细胞主要采用巴氏染色法、SM或S染色的活体染色法。

7. 含铁血黄素颗粒细胞 含铁血黄素颗粒细胞是肾小管小皮细胞或吞噬细胞吞噬含铁血黄素颗粒的一种特殊表现。含铁血黄素颗粒可出现在尿沉渣中的肾小管上皮细胞、巨噬细胞、管型内，也可游离于无定型晶体之间。在生理状态下，血浆中只有少量的血红蛋白与结合球蛋白结合而被运送。在血管内发生溶血时，红细胞破碎导致大量血红蛋白释放，但当血红蛋白浓度超过结合球蛋白的结合能力时，就会被排泄到原尿中，其中一部分被肾小管上皮细胞重吸收并降解，在细胞内生成含铁血黄素颗粒。含铁血黄素颗粒若超过肾小管上皮细胞转运能力，就会在上皮细胞沉积，颗粒脱落并随尿排出，形成含铁血黄素尿；细胞脱落并随尿排出，形成含铁血黄素尿颗粒细胞。

含铁血黄素颗粒细胞大小为10～30μm，呈圆形、不规则形、多边形等；胞核多数不易见到；胞质含有粗糙的黄褐色含铁血黄素颗粒，在光学显微镜下不易发现，用普鲁士蓝染色，颗粒呈蓝色，见图5-19。

8. 多核巨细胞 一般认为多核巨细胞来源于尿道上皮细胞，主要呈多角形或椭圆形，大小为0～200μm；胞核数个到数十个，呈椭圆形；胞质丰富，有时可见嗜酸性或嗜碱性包涵体，见图5-20。

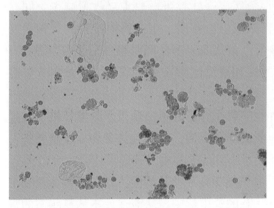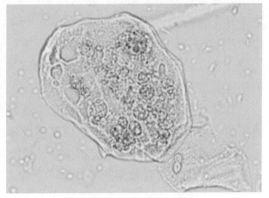

图5-19 尿液中含铁血黄素颗粒细胞（普鲁士蓝染色） 图5-20 尿液中多角形细胞

9. 足细胞 足细胞即肾小囊脏层上皮细胞，附着于肾小球基底膜的外侧，连同血管内皮细胞和肾小球基膜一起构成肾小球血液滤过屏障，足细胞在维持肾小球正常形态结构和滤过膜选择通透性中起重要作用。

足细胞是高度分化的细胞，在正常条件下尿液中无足细胞，当尿液出现足细胞时，称为足细胞尿。足细胞呈星形多突状，胞体较大，由胞体伸出许多突起，又称足突，呈指状交叉覆盖于肾小球基底膜外表面，并通过黏附分子和蛋白聚糖分子与肾小球基底膜相连。研究发现，尿液中的足细胞不仅出现在肾小球疾病患者的尿液，而且可出现在健康人的尿液中。尿液中足细胞的形态往往与足突融合有关，其形态与上皮细胞相似，但未见文献用光学显微镜进行鉴别。可用免疫组织化学或免疫荧光来鉴定尿足细胞，还可以通过聚合酶链反应、流式细胞术、Western blot 鉴定。

尿液足细胞增多对诊断和治疗各种肾小球疾病具有重要价值，主要见于 IgA 肾病、局灶性节段性肾小球硬化、狼疮肾炎、糖尿病肾病、过敏性紫癜性肾炎、脓毒症并发肾损伤、溶血性尿毒症综合征和子痫前期肾病等。

二、管型

管型是有机物或无机物（如蛋白质、细胞或结晶等成分）在肾小管（远曲小管）和集合管内凝固聚合而形成的圆柱状物体，因此也被称为柱状体。管型是尿液的重要病理性成分，尿液中出现管型往往提示肾脏有实质性损害。

（一）管型的形成

尿液蛋白质和 T-H 蛋白是形成管型的基础物质。正常情况下，尿液中的蛋白质和 T-H 蛋白含量甚微，故形成管型的机会甚少。在肾脏出现病理性改变的情况下会出现管型，管型的形成需具备三个条件。

1. 尿液蛋白质和 T-H 蛋白浓度升高 在病理状态下肾小球发生病变，由于肾小球基底膜的通透性增高，使大量血液蛋白质（清蛋白）从肾小球滤出后进入肾小管，过多的蛋白质在肾远曲小管和集合管内积聚；而肾小管病变则导致蛋白质重吸收量减少，同样使得肾小管内的蛋白质含量相对升高。另外，尿液中电解质、蛋白质浓度升高等因素又使肾单位髓袢上行支及肾远曲小管分泌 T-H 蛋白量增加。T-H 蛋白相对分子质量较大，易聚合成大分子聚合体，在高浓度电解质、酸性和浓缩尿时易聚集沉淀，在肾小管管腔内形成管型。

2. 尿液浓缩和肾小管内环境酸化 这些存在于肾小管中的蛋白质由于浓缩，进一步提高了蛋白质的含量，而尿液酸化后又促进蛋白质凝固和沉淀，由溶胶状变为凝胶状并进一步固化，致使肾小管内尿液流速减慢，促使其在肾小管远端和集合管内形成管型。

3. 有可提供交替使用的肾单位 正常人两肾约有 200 万个肾单位，处在交替休息和工作的状态。病理情况下，管型形成于处在休息状态的肾单位中，尿液在处于休息状态的肾单位中可有足够的停留时间，蛋白质等物质有充分的时间达到浓缩、酸化、沉淀而形成管型。形成管型后，当该肾单位再次处于工作状态后，新滤过的尿流将形成的管型冲向下方，随尿液排出。

（二）管型的分类

一般情况下，管型可分为基质、细胞、内含物和色素管型四大类，见表 5-7。

表5-7 管型的分类

分类	名称
基质管型	透明、蜡样管型等
细胞管型	红细胞、白细胞、肾小管上皮细胞管型等
内含物管型	颗粒、脂肪、结晶管型等
色素管型	血红蛋白、肌红蛋白、含铁血黄素、胆红素管型等

（三）管型的形态

1. 透明管型 透明管型是尿液中常见的管型，主要由T-H蛋白、白蛋白及氯化钠在酸性和浓缩尿环境下，在肾小管内沉淀、凝固形成，无色透明、菲薄、折光性差、呈圆柱体状，两边平行、两端钝圆，形态平直、弯曲或扭曲，偶见含少量颗粒（图5-21）。根据透明管型是否含有细胞和颗粒又分为两种：①单纯性透明管型，不含颗粒和细胞；②复合性透明管型，含有较少量颗粒和细胞（一般颗粒和细胞堆积量占整个管型1/3以下）。在普通高倍镜下，透明管型呈无色半

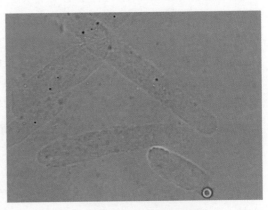

图5-21 尿液中透明管型

透明圆柱体状，因折光指数低易于漏检，但很容易用相差显微镜观察到。S染色时基质呈蓝色（有时也呈粉红色），基质有透明感，无厚度，有时可见少量红色颗粒；SM染色时呈粉红色或紫色。

尿液中透明管型偶见于浓缩尿、剧烈运动后（0～1/LPF），重体力劳动、使用麻醉剂或利尿剂、发热时可一过性增多，在恶性高血压、急慢性肾小球肾炎、急性肾盂肾炎、慢性肾功能衰竭、肾病综合征等疾病时可大量出现。

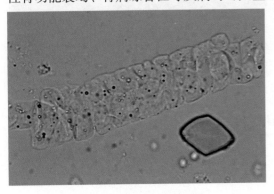

图5-22 尿液中蜡样管型

2. 蜡样管型 蜡样管型为一类不含任何细胞和颗粒成分、均匀蜡质感的管型。其外形类似透明管型，呈半透明状、均质状、浅灰色或淡黄色蜡质感；轮廓清晰，大小、长短不一；边有切迹，易折断，一般略有弯曲，两端常不平齐；内含少许颗粒或杂质（图5-22）。S染色和SM染色：整个管型呈均匀的紫红色至深紫红色，基质无透明感，有厚度。

关于蜡样管型形成机制目前还不十分清楚，但主要有两种：在肾单位严重损害，长期少尿或者无尿的情况下，细胞管型中的细胞如果溶解、破碎，就变成了粗颗粒管型，再进一步破碎就变成了细颗粒管型，细颗粒管型如果再进一步演变就成了蜡样管型，蜡样管型是细胞崩解的最后产物；也可由发生淀粉样

变性的上皮细胞溶解后或透明管型在肾小管内停留时间较长逐渐形成。

正常尿液中无蜡样管型，当蜡样管型出现时，提示肾小管严重坏死或肾单位慢性损害，多见于慢性肾小球肾炎晚期、慢性肾功能衰竭、肾淀粉样变性病、肾移植慢性排异反应、恶性高血压等。

3. 红细胞管型　红细胞经肾小球基底膜漏出，在肾小管中因各种原因被包裹于管型内形成红细胞管型。管型中以包含完整红细胞为主，容量在1/3以上；外观略带黄褐色；红细胞较多时常密不可分，多在管型边缘见到完整红细胞。红细胞管型可能出现褐色到几乎无色，见图5-23。S染色时管型基质呈淡蓝色，红细胞呈淡红至红色；SM染色时管型基质呈淡红色，红细胞呈红至紫色。在相差显微镜或体外活体染色时能更好地识别红细胞管型，管型基质呈粉红色，红细胞呈无色或淡紫色。

4. 白细胞管型　肾小球通透性增加导致的血液滤出及炎症感染时渗出的白细胞被包裹进入管型形成白细胞管型。管型中以包含完整白细胞为主，容量在1/3以上，呈灰白色；有时可见分叶核，但大多核质结构不清；细胞较多时可密集成团，相互重合，见图5-24。在普通光镜下，非染色样本时管型内白细胞因破坏呈残破状，很难与肾小管上皮细胞相区别（表5-8）。可用加稀酸的方法来显示细胞核，中性粒细胞多为分叶核，而肾小管上皮细胞一般为一个大的圆核；用过氧化物酶染色，中性粒细胞呈阳性反应，肾小管上皮细胞呈阴性反应。S染色时管型基质被染成淡蓝色，管型内中性粒细胞核呈分叶状，淋巴细胞为单个核，染成深蓝色，白细胞胞质染成淡红至红色；SM染色时管型基质染成淡红色，管型内白细胞胞质染成无色至淡蓝色，胞核染成紫色至蓝色。

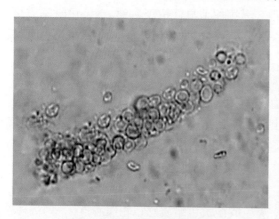

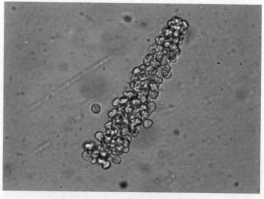

图5-23　尿液中红细胞管型　　　　图5-24　尿液中白细胞管型

表5-8　三种细胞管型的鉴别特点

鉴别要点	红细胞管型	白细胞管型	肾上皮细胞管型
管型颜色	淡黄色至黄褐色	无色至灰白色	无色至灰白色
包容细胞大小（μm）	7～9	10～14	13～18
细胞核形	无核	多核、分叶核为主	圆形或椭圆形单核
稀酸破坏实验	红细胞溶解	白细胞不溶，核形清晰显现	上皮细胞不溶，核形清晰可见
过氧化物酶染色	红细胞：阴性	白细胞：阳性	上皮细胞：阴性
背景细胞	散在红细胞为主	散在白细胞为主	散在肾上皮细胞

5. 肾小管上皮细胞管型 也称肾上皮细胞管型，是肾小管各部位的上皮细胞单独或成片脱落后，被包裹进蛋白质管型基质中形成。

管型中以包含肾小管上皮细胞为主，容量在1/3以上，可见单个或呈瓦片状排列。管型内肾小管上皮细胞大小不等、形态各异，如圆形、椭圆形、多边形等，见图5-25。此管型常难与白细胞管型区别，但管型内肾小管上皮细胞比白细胞略大。过氧化物酶染色呈阴性，借此可与白细胞管型鉴别。S染色

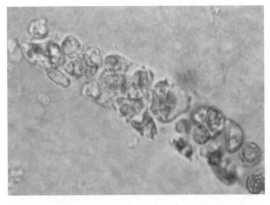

图5-25　尿液中肾小管上皮细胞管型

时基质呈淡蓝色，细胞质呈红色至紫红色颗粒状，胞核呈蓝色；巴氏染色有助于区分肾小管上皮细胞管型和白细胞管型，肾小管上皮细胞最主要的特征是圆形核。

6. 混合细胞管型 管型中有两种以上的细胞，细胞间相互重叠交错，界限模糊，称为混合细胞管型，又称复合细胞管型，见图5-26。在未染色及普通光镜下，无法准确鉴别混合细胞管型，用巴氏染色法有助于识别。

7. 血液管型 指血液进入肾小管后，血液中的各种成分同时包含在管型中，以红细胞及红细胞碎片为主。血液管型在肾小管内形成，红细胞破坏后血红蛋白仍然保留在管型内，使管型呈现血色、橙红色、褐色及咖啡色，管型内可见部分红细胞及血红蛋白物质。若管型中红细胞或血红蛋白颗粒占据1/3体积以上，且有明显的红细胞或红细胞碎片，颗粒呈纤维状结构，为血液管型。不染色条件下也可呈暗红色或红褐色，在酸性尿液环境下可呈灰褐色，见图5-27。染色时着色与血涂片中红细胞相似，多数染成橙红色，少数染成橙黄色，内容物表现为残缺的红细胞或呈粗大的大致均匀的亮红色颗粒，颗粒有中空的感觉。

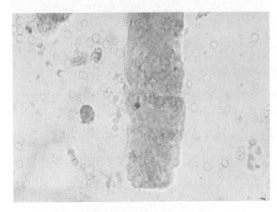

图5-26　尿液中混合细胞管型

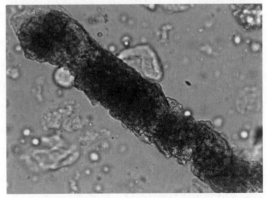

图5-27　尿液中血液管型

8. 脂肪颗粒细胞管型 曾称复粒细胞管型。管型内含脂肪颗粒细胞超过1/3以上。管型内脂肪颗粒细胞可来自肾小管上皮细胞，其摄入脂肪小滴或出现脂肪变性，以及吞噬脂肪滴的巨噬细胞。外形似透明管型，在光学显微镜下管型内可见大小不等、折光很强的脂肪颗粒细胞，见图5-28。

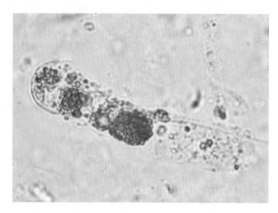

图 5-28　尿液中脂肪颗粒细胞管型

9. 血小板管型　一种弥散性血管内凝血（DIC）患者尿液中特殊的管型。DIC发生时，微血管腔变窄，广泛形成血小板和或纤维蛋白血栓，导致组织及器官缺血坏死，肾小球血管形成血栓，大量的血小板在形成管型的因素下促进血小板管型生成，并随尿排出。

管型内包含有大小不等的血小板颗粒，在普通光学显微镜下形似粗颗粒管型，其颗粒的形状与血小板一致。在相差显微镜下管型内的血小板颗粒可出现明显的折光性。此管型可通过瑞-吉染色和血小板荧光抗体染色（呈黄色）鉴别。

10. 颗粒管型　管型内含有大小不等的颗粒物，含量超过管型容积的1/3以上时，称为颗粒管型。颗粒管型中包容的颗粒来自崩解变性的细胞残渣、血浆蛋白及其他物质。

颗粒管型一般较透明管型短而宽大，不染色样本呈淡黄褐色或棕黑色，见图5-29。颗粒管型还可按颗粒的粗细分为两种：①细颗粒管型，含许多细沙样颗粒，不透明，呈灰色或微黄色；②粗颗粒管型，管型中常充满粗大颗粒，多呈暗褐色。粗颗粒管型可能由白细胞、红细胞或受损的肾小管细胞的细胞碎片形成，而细颗粒管型可能由从受损的肾小球进入肾小管的血浆蛋白聚集（包括纤维蛋白原、免疫复合物和球蛋白）形成。粗颗粒管型如在肾内滞留时间较长，可变为细颗粒管型。S染色时，管型基质被染成淡蓝色，所包含颗粒被染成红紫色至深紫色；SM

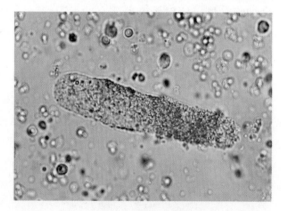

图 5-29　尿液中颗粒管型

染色时，管型基质被染成淡粉红，所含颗粒被染成淡紫色至淡紫蓝色。

11. 脂肪管型　管型内脂肪滴含量在1/3以上时称为脂肪管型。管型内脂肪滴主要源于游离脂肪滴和肾小管上皮细胞脂肪变性崩解产生的脂肪滴。

脂肪管型含有脂肪滴、卵圆形脂肪体或胆固醇结晶。外形似透明管型，在光学显微镜下管型内可见大小不等、折光性很强的圆形脂肪滴，呈灰色，见图5-30。在偏振荧光显微镜下观察管型基质黑暗，脂肪滴显明亮，脂肪滴中心部位可见典型的"马耳他十字"图案。S染色和SM染色时，脂肪滴不能立即被染色，脂肪滴有光泽，随时间延长被染为粉红色和橙红色至橙黄色。苏丹Ⅲ染色，脂肪滴被染成橙红色至红色。

12. 宽大管型　又称宽幅管型，因其宽大而得名，来自破损扩张的肾小管、集合管和乳头管；也可因肾小管阻塞，肾小管扩张导致其中的管型发生膨胀和卷曲，宽度可达50μm以上，是一般管型的2～6倍，形态不规则，易折断，有时呈扭曲形。管型内可包容颗粒、细胞等各种成分。宽大管型也可有不同的结构类型，见图5-31。

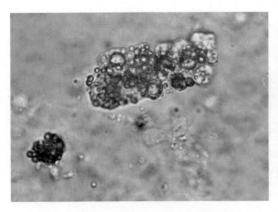

图 5-30　尿液中脂肪管型

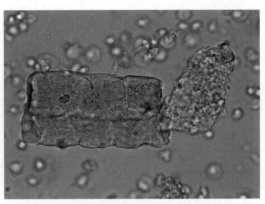

图 5-31　尿液中宽大管型

13. 结晶管型　又称盐类管型，因管型基质中含有尿酸盐、草酸盐、磷酸盐及药物等结晶体而得名，见图 5-32。此类管型在肾小管和集合管形成，其与尿液的pH、蛋白尿、结晶饱和度、尿液积滞等因素有关。

在尿沉渣中任何类型的结晶都可能形成管型，以草酸钙结晶最常见，但在实际工作中，应注意与由于尿液样本储存不当形成的假结晶梯柱状物区分，可用偏振光或高倍视野鉴别。S染色时管型内的结晶未被染色，管型基质被染为蓝色。

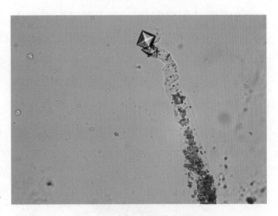

图 5-32　尿液中结晶管型

结晶管型提示存在代谢性疾病或在肾小管中存在结晶沉积导致的急性肾损伤。草酸钙结晶管型的出现预示可能患草酸肾病。

14. 细菌管型和真菌管型　细菌管型是指管型的透明基质中含大量细菌，此管型中的内容物在普通光学显微镜下呈颗粒状，易与颗粒管型混淆，常需用细菌学及特殊染色等手段识别。细菌管型经活菌染色液染色后的细菌形态非常清晰，光线柔和、折光性强，均是蓝绿或蓝色的透亮细菌，形态、大小一致，而且都有一定的形状。管型边上的细菌形态清楚，管型内的细菌形态模糊，但都透亮、具有折光性，与周围的尿液中所散布的单个细菌形状相同。

真菌管型是指管型中含有孢子、菌丝或假菌丝，这类管型少见，临床可见念珠菌和隐球菌管型。在普通光学显微镜下，管型基质含有明显的芽生孢子及菌丝，周围绕以多形核白细胞及单个核细胞，沉渣中可有散在的孢子及菌丝，见图 5-33。

15. 血红蛋白管型　指管型基质中充满均质的血红蛋白。其来源有两种：①血液管型或红细胞管型中的红细胞溶解，血红蛋白均质化。②溶血性输血反应或自身原因（如阵发性睡眠性血红蛋白尿症、自身免疫性溶血性贫血等）引起的血管内溶血时，过多的血红蛋白进入肾小管而形成血红蛋白管型。管型内一般无完整红细胞，但包含均匀的血红蛋白内容物，多为血红蛋白成分，不染色时多为血色、黄色、深棕色、褐色等。

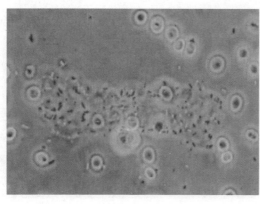
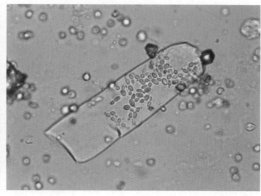

图5-33　尿液中细菌、真菌管型

16. 肌红蛋白管型　由于肌肉组织损伤、大面积烧伤等原因产生的大量肌红蛋白进入肾小管并沉积，形成肌红蛋白管型。管型呈淡橘红色，呈颗粒状或块状，不易与血红蛋白管型区分。S染色呈淡紫红色至深紫红色、深蓝红色。诊管型需采用抗肌红蛋白抗体或抗血红蛋白抗体的免疫荧光法进行鉴定。

17. 含铁血黄素管型　含铁血黄素管型，包括含铁血黄素颗粒细胞管型均来自肾小管上皮细胞的颗粒色素，管型内含有含铁血黄素颗粒或含有含铁血黄素颗粒的肾小管上皮细胞。其形成机制：血管内长期溶血→血液中游离血红蛋白→血红蛋白尿→含铁血黄素颗粒→含铁血黄素颗粒细胞（或管型）。

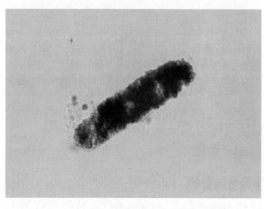

图5-34　尿液中含铁血黄素管型（普鲁士蓝染色）

含铁血黄素管型的形态与颗粒管型相似，管型内容物有黄褐色、橙褐色颗粒。非特殊染色条件下不易与粗颗粒管型区分，见图5-34。S染色时呈紫红色，有透明感。经普鲁士蓝染色，含铁血黄素颗粒呈蓝色，借此可以鉴别。

18. 胆红素管型　又称胆色素管型，血中结合胆红素升高，在肾小管内和管型成分融合在一起，形成黄染的胆红素管型。

胆红素管型形态不一、大小不等，纵轴短、横轴长，其中充满大小不等的金黄色非晶体型胆红素颗粒，且表面凹凸不平。尿液中有时可散在针状、小块状菱形胆红素结晶，当发现其他细胞时常被染成黄色，见图5-35。相差显微镜下可见管型是由折光的非晶体胆红素颗粒和低折光性的透明基质及黏液构成。尿胆红素试验呈强阳性。鉴别方法：胆红素结晶可溶于碱性液、酸性液、丙酮和氯仿，不溶于乙醇和乙醚。

19. 蛋白管型　又称骨髓瘤管型或免疫球蛋白轻链管型，是由T-H蛋白与免疫球蛋白颗粒（主要是免疫球蛋白轻链，其次为IgA、IgG、IgM，少数为纤维蛋白、结合珠蛋白等）构成的管型。骨髓瘤管型形态各异，类似蜡样管型，形态多为扭曲状、麻花状、大颗粒聚集样，较长，见图5-36。此管型在光学显微镜下很难与蜡样管型、颗粒管型鉴定。

S染色呈淡红色至深紫红色、深蓝紫色。只有经免疫荧光染色才能证实。

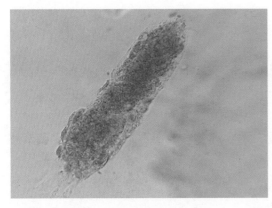

图5-35 尿液中胆红素管型

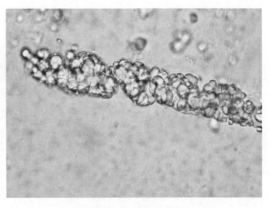

图5-36 蛋白管型

20. 混合管型 指管型内同时含有不同类别的有形成分，如各类细胞、细胞碎片、颗粒、细菌或脂肪滴等。管型内的有形成分数量较少，外形与颗粒管型相似，S染色、SM染色或巴氏染色法有助于识别其中的内含物。

21. 泥棕色管型 曾称泥棕色颗粒管型、土黄色管型或色素管型，因各种细胞管型破坏、断裂，或肾小管内出现大量的脱落和破碎细胞形成。管型长短、粗细、大小不一，呈棕黄色、咖啡色、泥棕色；不透明；管型内几乎无完整细胞，以各种细胞碎片及粗大颗粒密布为主要特点，以红细胞碎片为主，见图5-37。当>10/LPF时，对急性肾小管坏死、急性肾损伤、肾功能衰竭具有诊断价值。

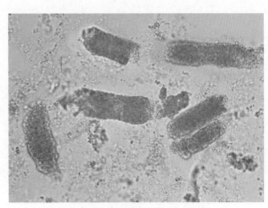

图5-37 尿液中泥棕色管型

22. 空泡变性管型 空泡变性管型内可见大小不一的空泡，有的基质为蜡样，类似打孔机打出的光滑孔洞。常源于空泡变性的肾小管上皮细胞，其空泡来源于细胞中糖原发生脂肪变性、融合、丢失或纤维蛋白溶解。

23. 类管型或管型相似物

（1）黏液丝：为长线条形，边缘不清，末端尖细、卷曲，大小不等，常见暗淡纹。可见于正常尿液中，妇女尿液中较多；如大量存在常提示尿道受刺激或有炎症反应。

（2）假管型：为非晶形尿酸盐、磷酸盐等形成的圆柱体，其外形与管型相似，但无管型的基质，边缘不整齐、两端破碎，其颗粒粗细不均、色泽发暗，加温或加酸后即消失，而真管型不变。

（3）圆柱体：又称类管型，其形态与透明管型相似，但一端尖细，有时有扭曲或弯曲，如螺旋状，常与透明管型同时出现。见于急性肾炎、肾血液循环障碍或肾受刺激的患者。

（4）其他：衣物中的丝、毛、麻等各种纤维脱落物可污染尿液，易将其误认为管型。

此类纤维一般边缘不整齐，无特征性内含物，相对比较容易鉴别。另有吗啡晶体，呈折光性较强的细长圆柱体，应注意与管型鉴别。

（四）尿液管型检查与临床意义

正常人尿中不出现管型，但在病理情况下，由于肾小球滤过膜的通透性增加，大量蛋白质由肾小球进入肾小管，在肾远曲小管和集合管内，由于尿液的浓缩（水分吸收）和酸化（酸性物增加）作用，蛋白质在肾小管腔内凝聚、沉淀，形成管型。因此，管型是由蛋白质、细胞和细胞碎片在肾小管、集合管中凝固而形成的圆柱形蛋白聚体构成。

管型尿指尿液中的管型增多。管型是尿沉渣中有重要意义的成分，管型尿的出现提示有肾实质性损害，代表肾小球或肾小管存在损害。

尿管型检查是尿常规检查的重要组成部分，更是尿沉渣或尿液有形成分检查的重要组成部分，一旦发现必须报告。

1. 检验方法

（1）显微镜法：为金标准方法，需对尿样本进行离心沉淀，并在低倍镜下观察。

（2）自动化仪器检查法：目前有两大类，即流式细胞分析技术和数字成像分析技术。两种方法以定量检查报告结果为主，兼有传统报告方式。两种方法均为过筛性试验，需制定相应的复检规则对形态和数量进行确认。

2. 参考区间 未查见或偶见透明管型。

3. 临床意义 管型种类众多，根据形态及内含物情况可以划分为常见的以下几种类型，其临床意义有所不同。

（1）透明管型：管型由T-H蛋白或白蛋白构成，偶然可见于成人浓缩晨尿、剧烈运动后等；发热、心力衰竭、麻醉术后也可出现；在急慢性肾小球肾炎、慢性进行性肾功能衰竭、急性肾盂肾炎、肾淤血、肾动脉硬化症及肾病综合征等均可见。

（2）颗粒管型：管型内含有大小不等的颗粒。可偶见于剧烈运动后，亦可见于发热、脱水等应激状态后。病理情况下的增多一般提示肾脏有实质性病变，如急性和慢性肾小球肾炎、肾盂肾炎、肾小管硬化症、肾移植后、慢性铅中毒、药物性中毒等。如果出现大量宽幅颗粒管型，提示慢性肾炎晚期且预后不良。

（3）白细胞管型：管型内含有白细胞或退化变性坏死的白细胞及碎片。白细胞管型出现则提示肾实质有细菌性感染导致的疾病，如急性肾盂肾炎、肾脓肿、间质性肾炎、急性肾小球肾炎等；非感染性炎症的肾病综合征、狼疮性肾炎、肾移植排异反应等。

（4）红细胞管型：管型内包含有完整、畸形或破碎的红细胞。红细胞管型出现则提示肾小球疾病或肾单位内有出血，见于急性和慢性肾小球肾炎、慢性肾炎急性发作、肾出血、肾充血、急性肾小管坏死、肾移植排异反应、肾梗死、肾静脉血栓形成、狼疮性肾炎、IgA肾病等。

（5）上皮细胞管型：管型内含有大量肾小管上皮细胞。常见于肾小管病变，如急性肾小管坏死、急性肾小球肾炎、间质性肾炎、肾病综合征、子痫、肾淀粉样变性、慢性肾炎晚期、重金属中毒；此外还有其他化学物质中毒、药物中毒等情况；也可见于肝炎、梗阻性黄疸、肾移植术后患者（肾移植术后3天内出现肾小管上皮细胞管型，提示可能出现排异反应）。

（6）蜡样管型：出现蜡样管型提示肾小管有严重的病变且预后较差，如慢性肾小球肾炎晚期、肾病综合征、肾功能不全、肾淀粉样变、肾移植排异反应、重症肝炎等。

（7）宽大管型：出现宽大管型可见于重症肾病、肾功能衰竭。如果出现较多的宽幅血红蛋白管型、肌红蛋白管型等，则提示出现急性肾衰竭，预后不良。

（8）脂肪管型：出现脂肪管型提示肾小管损伤、肾小管上皮细胞发生脂肪变性，见于亚急性肾小球肾炎、慢性肾小球肾炎、中毒性肾病等，特别是肾病综合征易见。

4. 注意事项

（1）尿沉渣中的管型应以显微镜检查发现和形态鉴别为金标准方法，建议使用晨尿或第二次晨尿离心镜检。

（2）尿管型一般由白蛋白或T-H蛋白构成，当尿蛋白阴性时应检查是否有微量白蛋白，或进行24h蛋白质定量确定。

（3）注意与非管型的有形成分进行鉴别。

三、尿液结晶

（一）结晶概述

1. 结晶的概念 正常尿液中含有许多晶体物质和非晶体物质，在饱和状态下，这些物质可因尿液酸碱度和温度改变、代谢紊乱或缺乏抑制晶体沉淀的物质而发生沉淀，形成尿液结晶。结晶从尿中析出并产生沉淀的现象称为结晶尿。

尿结晶检查的目的可用于遗传性尿石症（如原发性高草酸尿症、胱氨酸尿症、腺嘌呤磷酸核糖基转移酶缺乏症）的诊断、药物性结晶（这些结晶可能引起急性肾损伤和慢性肾病）的鉴定、对结石形成有关的代谢紊乱疾病患者评估及对复发性尿路结石风险的患者评估。

2. 结晶的分类 目前尿结晶分类无统一标准。按尿液酸碱性质分为酸性尿结晶、碱性尿结晶和中性尿结晶。按致病性分为生理性结晶和病理性结晶。按结晶引起肾损伤类型分为肾血管损伤（1型）、肾小管损伤（2型）和尿石症（3型）三类。

3. 尿液结晶形成的机制 尿液中含有许多晶体物质和非晶体物质，在饱和状态下，这些物质可因尿液酸碱度、环境因素改变（如温度、尿液流动停滞），或缺乏抑制晶体沉淀的物质而发生沉淀，导致尿液结晶形成。尿液结晶形成的机制虽然有许多文献报道，但还不十分明了，主要与下列因素有关。

（1）尿液中晶体物质和非晶体物质的存在：尿液是一种亚稳体系，尿液中所含有的多种物质都能结晶而形成结石。研究证实，钙、草酸盐、尿酸盐和磷酸盐等离子是结晶体的主要形成物，其次是药物和机体代谢产生的毒性物质如肌红蛋白、二羟基腺嘌呤等。药物结晶的形成如头孢曲松可能与药物特殊的化学结构有关，其进入血液后快速介导免疫应答，浓集于肾小球基底膜，影响肾小球滤过率，诱发补体反应，导致组织损伤，并以结晶形式从输尿管排出体外，产生一过性的肾功能损害。

（2）晶体物质的饱和度、尿液pH及胶体（主要是黏蛋白）：尿液中过饱和的晶体物质是形成结晶的先决条件，尿液中抑制物质、促进物质同样也是结晶形成的决定因素。通过肾小球滤过或由肾小管细胞局部产生的抑制剂是能够避免或延缓晶体形成、生长、聚集和黏附到肾小管上皮细胞的物质。在抑制剂中，小离子和分子如镁、柠檬酸盐和焦磷酸盐与一些促进剂形成络合物，其结果是减少尿液过饱和。

4. 尿液结晶检验 尿液结晶一般通过pH、色调、形状和溶解试验来鉴别。

（1）尿液外观：结晶尿液常因久置或低温导致结晶析出而产生肉眼可见的浑浊，在离心或低温静置样本中，如不定型磷酸盐结晶沉渣呈无色至灰白色、尿酸盐结晶沉渣呈赤褐色或棕红色，温度上升至60℃结晶又可溶解。

（2）尿液酸碱度：尿液pH检验有助于结晶类型的判断，如磷酸盐、碳酸钙、尿酸铵结晶多出现于碱性尿，尿酸、尿酸盐（除尿酸铵外）、氨基酸类、药物等结晶多见于酸性尿，草酸钙结晶存在于酸性或中性尿，马尿酸结晶可见于酸性和碱性尿。

（3）光学显微镜检查：在普通光学显微镜下，多数结晶外观为无色，但尿酸铵等尿酸盐结晶可呈黄棕色，2,8-羟基腺嘌呤结晶也呈黄棕色。各种结晶可呈现不同形态，有的呈多形性，有扁球状、球状、针状、放射状等。

（4）偏光显微镜检查：无论是代谢性结晶、病理性结晶还是药物结晶，由于双折射性，结晶可出现不同颜色变化，特别是同一视野下的结晶可用偏光显微镜检查和普通光学显微镜检查进行鉴别比较。

（5）溶解特性和化学特性：在不同无机溶液或有机溶液中代谢性结晶与病理性结晶有不同溶解特性。抗菌药物、解热镇痛类药物结晶有不同化学特性。胱氨酸结晶尿可行24h尿液化学定量分析。

（6）红外光谱或X线衍射分析法：红外光谱法是应用红外分光技术检测结石分子的红外吸收光谱从而测定结石成分和含量的方法。该法既可分析晶体成分，又可分析非晶体成分；既可分析有机化合物，又可分析无机化合物，而且使用样本量少，已成为目前分析结石成分的主要手段。X线衍射分析法是利用晶体形成的X线衍射，对物质进行内部原子在空间分布状况的结构分析方法，该法具有较高的灵敏度及精确度，且操作简便，能够快速完成结石成分分析。

（二）尿液常见生理性结晶

1. 草酸钙结晶 草酸钙结晶是尿液中最常见的结晶，存在于酸性尿液或中性尿液中。草酸是一种不易被氧化分解的小分子物质，是体内的代谢终产物，体内草酸的来源主要包括外源性饮食摄入和内源性代谢合成。草酸与钙离子结合形成草酸钙结晶，如果草酸钙结晶能随尿液排出体外，结石不能形成；反之，当肾小管上皮细胞暴露在一些危险因素中时，草酸钙结晶能黏附于细胞的表面，进而引起结石。

草酸钙晶体有三种形式：单水草酸钙（又称水草酸钙石）、双水草酸钙（又称草酸钙石）和三水草酸钙。前两者是尿液和结石中的主要成分，而三水草酸钙结晶尿液中较少见，被认为是草酸钙结晶形成过程中的前体。草酸钙结晶多呈无色至淡黄色；可分为单水和二水草酸钙结晶。单水草酸钙结晶多呈椭圆形（常与红细胞形态类似）、哑铃形及多种不规则形，而双水草酸钙结晶多呈八面体结构，见图5-38。鉴别方法：加热至60℃不溶；溶于盐酸；不溶于乙酸、氢氧化钾及氯仿。

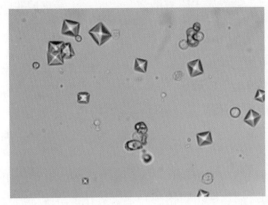
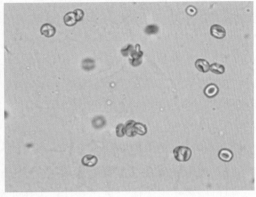

图5-38　尿液中草酸钙结晶

2. 尿酸结晶　尿酸是核蛋白中嘌呤代谢的产物，以尿酸或尿酸盐的形式排出体外，常出现于酸性尿液中。尿酸结晶在尿液中常见，呈淡黄色、深黄色或黄褐色；形态多样，有菱形、六边形、方形、条形、哑铃形、腰鼓形、花瓣形、菊花形及不规则形等，易聚集成束或成堆，见图5-39。鉴别方法：尿酸结晶溶解于氢氧化铵溶液，而不溶于乙酸或盐酸；加氨水溶解后又形成尿酸铵结晶。

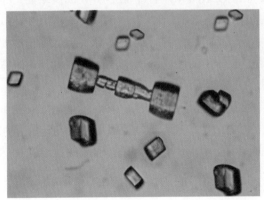
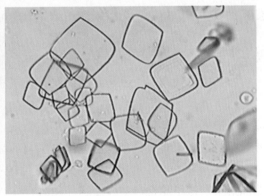

图5-39　尿液中尿酸结晶

在尿液中可以发现四种类型的尿酸结晶：非晶形尿酸盐结晶、无水尿酸结晶、一水尿酸结晶和二水尿酸结晶。非晶形尿酸盐结晶和二水尿酸结晶是尿中最常见的物质，非晶形尿酸盐结晶与尿尿酸浓度呈正相关，二水尿酸结晶常取决于低值尿pH。尿酸结晶发生主要与酸性尿和高尿酸有关。酸性尿是尿酸结晶形成的基础，当尿pH为5时，尿液在尿酸水平为15mg/dl（0.89mmol/L）时饱和；随pH上升，尿酸溶解度上升，当pH为6.5时，尿酸的饱和溶解度就增加到200mg/dl（11.9mmol/L）。尿酸结晶形成的机制还不十分清楚，其主要原因是尿酸过饱和（饮食尿酸过度吸收、内源性尿酸生成过多及铵离子排出减少），尿液pH降低足以使尿酸盐转化为尿酸沉淀形成尿酸结晶。尿液中促进尿酸沉淀的抑制物减少和促进物增加在尿酸结晶形成中也起到重要作用。

健康人偶见尿酸结晶，增多见于食用含高嘌呤食物、痛风、淋巴瘤、白血病、结石等。

3. 尿酸盐结晶 尿酸盐结晶是指尿酸与钙、钠等离子组合的盐类结晶，主要包括非晶形尿酸和尿酸盐结晶两类。尿酸盐结晶又分为尿酸钙、尿酸钠、尿酸铵和尿酸钾（罕见）等结晶。

（1）非晶形尿酸盐结晶：非晶形尿酸盐结晶主要是尿酸钙、镁、钠、钾的混合物，出现在酸性尿液中，呈黄色或黄褐色颗粒状或小球形，在低温、浓缩或酸性较强的尿液中容易析出并沉淀。在离心或低温静置样本中，尿液样本底部呈粉红色或淡粉色。溶解试验：加热至60℃溶解，在低温、浓缩、较强酸性环境下更易析出。加盐酸、氢氧化钾溶解，加乙酸溶解后可再析出尿酸结晶。

（2）尿酸钠结晶：呈无色至浅黄色细长铅笔状和棱柱状，两末端多平齐，可单独出现，也可构成小聚集体。只在酸性尿液中见到。加热60℃可溶解；加氢氧化钾溶解，加盐酸可转化为尿酸结晶。一般无临床意义，食用较多的高嘌呤食物可见。

（3）尿酸钙结晶：尿酸钙结晶为淡黄色，呈周围有刺状突起的球形或菱形，加热加酸后溶解，多在新生儿或碱性尿液中见到，一般无临床意义。

（4）尿酸铵结晶：又称重尿酸铵结晶，是碱性尿液中唯一出现的尿酸盐结晶，为尿酸与游离铵结合的产物，黄褐色、不透明，呈树根形、刺球形、圆球形、哑铃形等。加热60℃可溶解；加乙酸、盐酸或氢氧化钾溶液均可溶解；加入浓盐酸，可转化为尿酸结晶。少量发现无临床意义。如在新鲜尿中见到大量尿酸铵结晶并伴有非晶形磷酸铵镁结晶，常提示细菌性尿路感染。大量尿酸铵结晶出现可见于尿路结石。

4. 磷酸盐结晶 指磷酸与钙、镁、铵等离子形成的化合物，成分十分复杂。常见主要成分有非晶形磷酸盐、磷酸铵镁和磷酸钙结晶。常可在碱性尿液或中性尿液中见到，来源于食物和机体代谢组织分解时所产生，为尿液的正常成分。

（1）非晶形磷酸盐结晶：非晶形磷酸盐结晶为无色至灰白色，呈细小的花边颗粒状沉淀，一般属于正常代谢产物，常见于碱性或中性尿液中。在普通显微镜下，难与非晶形尿酸盐结晶区别，有时也难与菌尿区别。与非晶形尿酸盐结晶不同，非晶形磷酸盐结晶加热至60℃不溶解，溶于盐酸、乙酸。一般情况下无临床意义，也可见于尿路感染的尿液中。非晶形磷酸盐结晶常与磷酸盐结晶同时存在。

（2）磷酸铵镁结晶：也称为三联磷酸盐结晶和鸟粪石结晶，是尿沉渣检验中常见结晶之一。此结晶存在于碱性和中性尿液中，为复盐，结晶大小变化较大，为无色至淡黄色，呈屋顶样、信封样、棱柱形、羽毛形等多种形态，形态容易辨认。鉴别方法：加热不溶，溶解于乙酸和盐酸。注意与磷酸钙结晶鉴别。

新鲜晨尿检出多量磷酸铵镁结晶，同时伴有细菌，提示泌尿系统感染，建议进行尿液细菌培养。陈旧尿中出现无临床意义。

（3）磷酸钙结晶：磷酸钙结晶常见于弱碱性尿液中，为无色至灰白色。一种为典型磷酸钙结晶，呈细长棱柱形，带有楔形末端，可单个散在或呈束状或呈菊花状分布；另一种为片状磷酸钙结晶，呈扁平状、不规则形，其上附着磷酸盐颗粒。

此结晶与酪氨酸结晶、硫酸钙结晶、马尿酸结晶的形状类似，容易混淆。鉴别方法：磷酸钙结晶溶于乙酸和盐酸，不溶于氢氧化钾；马尿酸结晶不溶于乙酸，溶于氢氧化钾，且只出现于酸性尿液中。

磷酸钙结晶少见，若长期出现，应排除甲状旁腺功能亢进、肾小管性酸中毒或长期卧床引起的骨质脱钙。

5. 其他结晶

（1）马尿酸结晶：马尿酸结晶是人类及草食性动物尿液中的正常成分，是唯一存在于酸性、碱性和中性尿液中的结晶，是由苯甲酸与甘氨酸结合而成的产物。

其结晶形态与结晶形成速度有关，无色或黄褐色，呈针状、板状、斜方柱状或三棱状，也可聚集成束。鉴别方法：溶于热水和碱性溶液，不溶于乙酸。

马尿酸结晶在尿液中少见，素食者尿液中偶可见，一般无临床意义。

（2）碳酸钙结晶：碳酸钙结晶为无色或黄褐色，呈小球形、哑铃形（需与草酸钙结晶鉴别）、四联体交叉形或非晶形颗粒形（需与非晶形磷酸盐结晶区别）。鉴别方法：加乙酸后溶解并可产生气泡（在乙酸中会产生二氧化碳，这一点可以与其他晶体结晶或非晶形物质区别）。

碳酸钙结晶存在于正常碱性或中性尿液中，很少见，无临床意义。

（3）硫酸钙结晶：硫酸钙结晶为无色细长、针状或棱柱状晶体，可单独出现，也可聚集成放射状排列。其外形与磷酸钙结晶非常接近。但尿pH有助于鉴别，硫酸钙结晶仅出现在酸性尿液中，且易溶解于乙酸。

（三）尿液常见病理性结晶

1. 胆红素结晶 胆红素是血红蛋白的代谢产物，多为病理性因素造成。常见于酸性尿液中，在新鲜尿液中胆红素结晶呈深黄色或红色；呈针状或束状，曲直不一，也可呈短棒状、小球状，有时可黏附于白细胞或上皮细胞表面，或被白细胞吞噬，见图5-40。由于氧化作用有时可呈非结晶体的色素颗粒。鉴别方法：胆红素结晶可溶于碱、酸、丙酮和氯仿，不溶于乙醇和乙醚。

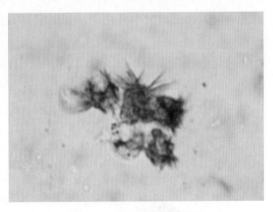

图5-40 尿液中胆红素结晶

2. 胆固醇结晶 主要见于酸性尿液中，呈无色，形状较大，多呈缺角的长方形、方形及不规则形，呈相互层叠摆放的破碎玻璃透明板状，与胱氨酸结晶相似（胱氨酸残留着六角形的轮廓，结晶的角度为60°，而胆固醇结晶为直角，接近90°）。有时因其脂类的性质密度低，常浮于尿液表面，呈薄片状，见图5-41。在低温存放时由于尿液胆固醇增多更易析出胆固醇结晶。鉴别方法：极易溶于氯仿、乙醚和热乙醇。

正常尿液中无胆固醇结晶，胆固醇结晶见于膀胱炎、肾盂肾炎、乳糜尿、严重泌尿道感染、肾病综合征、多囊肾病、类脂性肾病等。

3. 胱氨酸结晶 是蛋白质分解的产物。通常情况下肾小球滤过液中99%的胱氨酸在近端肾小管刷状缘细胞被重吸收，当尿液中胱氨酸浓度超过肾小球滤过负荷浓度的50%～200%或尿pH降低时，胱氨酸可形成特有的六角形胱氨酸结晶体。

胱氨酸结晶为无色，呈大小不等的不对称六边形薄片状，边缘清晰、折光性强。可单独出现，也可聚集或叠在一起，见于酸性尿液，见图5-42。易与六边形的尿酸结晶和磺胺甲噁唑结晶混淆。鉴别方法：胱氨酸结晶的特点是不溶解于乙酸而溶解于盐酸；可快速溶解于氨水中，再加乙酸后结晶可重新出现。胱氨酸确认试验呈阳性。

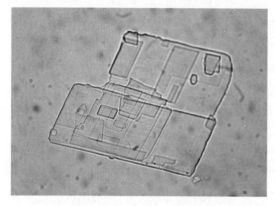
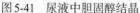
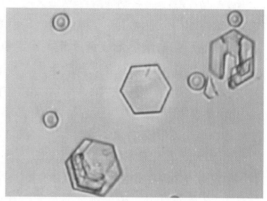

图5-41　尿液中胆固醇结晶　　　　　图5-42　尿液中胱氨酸结晶

正常尿液中无胱氨酸结晶，胱氨酸结晶是胱氨酸尿症的特征性标志，多见于遗传性胱氨酸尿症、严重肝病、风湿病或梅毒；大量出现可导致肾或膀胱结石等。

4. 亮氨酸结晶、酪氨酸结晶　是蛋白质分解产物，其在肝脏进行代谢，但在重症肝功能障碍时，不进行分解代谢，从而血中亮氨酸、酪氨酸增加，过量排泄至尿中，在酸性尿液形成结晶。

亮氨酸结晶呈黄褐色圆盘状、球状，有同心环、辐射状条纹或年轮纹；折光性强，似有结构的脂肪滴，见图5-43。鉴别方法：溶于热乙酸、热乙醇、碱；不溶于盐酸。在偏振光显微镜下有双折射现象，但没有"马耳他十字"结构。亮氨酸确认试验阳性。正常尿液无亮氨酸结晶，亮氨酸结晶见于严重肝病、急性肝坏死，还可见于组织大量坏死性疾病、急性磷中毒、糖尿病昏迷、白血病、伤寒等，也可见于代谢紊乱性疾病。

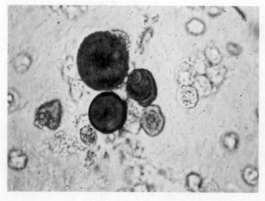
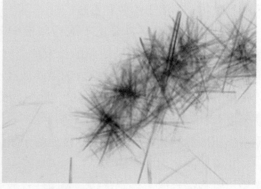

图5-43　尿液中亮氨酸、酪氨酸结晶

酪氨酸结晶呈略带棕色或黑色的细针状、束状、团状或羽毛状，与阿扎那韦药物结晶相似。鉴别方法：溶解于氢氧化铵、盐酸、稀矿物油；不溶于乙酸、乙醇和乙醚。酪氨酸结晶出现通常伴随血清胆红素升高，酪氨酸确认试验阳性。

5. 含铁血黄素颗粒　为金黄色或棕黄色，大小1～3μm，具有高度折光性，可散在或聚集成块状，有时可在细胞内，也可形成管型。在普通显微镜下难以区别，形态类似于尿沉渣湿片中非晶形盐类结晶，颜色与血红蛋白相似。经S染色呈现具透明感的紫红色颗粒。用普鲁士蓝特殊染色含铁血黄素颗粒染成蓝色。

正常尿沉渣中含铁血黄素颗粒少见，含铁血黄素颗粒主要见于严重的血管内溶血，出现血红蛋白尿和慢性血管内溶血；急性血管内溶血含铁血黄素颗粒要经几天后才能呈现阳性反应，并可持续一段时间。

6. 2,8-二羟基腺嘌呤结晶和黄嘌呤结晶　腺嘌呤和黄嘌呤是嘌呤代谢产物，在嘌呤代谢障碍性疾病中，由于体内腺嘌呤磷酸核糖基转移酶缺陷，导致嘌呤代谢紊乱，生成极难溶于水的2,8-二羟基腺嘌呤和黄嘌呤，在酸性尿液中形成2,8-二羟基腺嘌呤和黄嘌呤结晶。

2,8-二羟基腺嘌呤结晶具有特征性的晶体，为褐色，呈圆心状和放射状的球状（注意与其他球形结晶如尿酸铵结晶区别），在偏振光下2,8-二羟基腺嘌呤结晶呈特征性球形晶体，显示为"黑色马耳他十字"。黄嘌呤结晶无明显特征，以颗粒或棒状物形式存在，长度约为2.5μm，并且在偏振光下显示出强烈的双折射现象。在可疑的情况下，使用红外吸收光谱法、X射线衍射法等来鉴定这些晶体。

2,8-二羟基腺嘌呤结晶和黄嘌呤结晶在尿液中罕见，一般见于腺嘌呤磷酸核糖基转移酶缺乏症和黄嘌呤尿症患者。

（四）尿液常见药物结晶

尿液中除了生理性结晶和病理性结晶外，还可因患者使用各种治疗性药物的增多，以及越来越多的化疗药物的发展，尿液中可见到的药物结晶也日益增多。药物结晶有放射对比剂结晶和治疗药物结晶两大类。

1. 磺胺类药物结晶　磺胺药物类结晶伴随磺胺类药物的抗感染治疗而出现，通常与用药过量有关。磺胺类药物结晶多出现在酸性尿中，如磺胺嘧啶、乙酰基磺胺嘧啶、磺胺甲基异噁唑、磺胺甲噁唑结晶等。此结晶来自药物代谢，溶解于丙酮或碱性溶液。

（1）磺胺嘧啶和乙酰基磺胺嘧啶结晶：多为棕黄色、不对称的麦捆状或束状，束中心常偏于一侧，两端不对称，还可呈球状、扇状或贝壳状。

（2）磺胺甲基异噁唑和磺胺甲噁唑结晶：多为无色透明或微黄色、长方形或正方形六面体结构，似玻璃块，厚度大，边缘有遮光阴影，散在或聚集成"+""×"等形状。

（3）磺胺制剂最初相对不易溶解，在肾小管内形成结晶，造成肾损害。目前药物已经改良，溶解性加大。磺胺类结晶在尿中并不常见，引起的肾脏损害也不常见。

2. 青霉素类药物结晶　青霉素类药物治疗后出现，特别是体内水摄入量不足时，易形成结晶，如氨苄西林、阿莫西林、阿莫西林/克拉维酸结晶等。青霉素类药物结晶形态类似，棱柱状或针状、粗细不同、两端尖锐或平整；一般无色，聚集成堆后可呈暗色。单体可随机分布，也可交叉重叠，也可聚集成束或扫帚样。有折光性，在偏振光显微镜下可呈现明显的双折射现象。大量出现时尿液外观可呈白色浑浊状。此类结晶易出现于酸性尿。其来自药物代谢，在低温条件下或置于冰箱内更易呈束状聚集，尿液可出现浑浊。需结合用药史进一步鉴别。当药物大量使用时可导致急性肾损伤、血尿和泌尿系统结石。

3. 抗病毒类药物结晶

（1）茚地那韦结晶：茚地那韦属于蛋白酶抑制剂，是一种抗病毒药物，已用于治疗HIV感染及获得性免疫缺陷综合征（AIDS）患者。茚地那韦结晶多发生于病毒感染性疾病，如HIV感染者治疗后的尿液中，需结合用药史判断。此结晶可出现于酸性尿，更常出现于中性和碱性尿。茚地那韦结晶无色，呈细长针状、棱柱状或窄板条状，当聚集成束、成翼、成麦穗状和/或十字形时，可呈灰色到棕色的细长晶体。偏振光显微镜下可有较强的双折射现象。茚地那韦结晶可导致间质性肾炎、血尿和急性肾损伤等不良反应。

（2）阿昔洛韦结晶：该结晶伴随应用该抗病毒药物治疗而出现，需结合用药史判断。其无色透明，呈针状、两端尖锐或钝挫状，也可呈窄板状；可单个出现，也可聚集成束、成堆分布；有折光性，偏振光显微镜下呈红绿色双折射现象。当大量出现时，尿外观可呈乳白色改变。阿昔洛韦结晶可导致肾小管上皮堵塞或间质性炎症，血尿和急性肾损伤为其严重的不良反应。

4. 抗菌药物结晶 头孢曲松结晶来源于药物中头孢曲松钠，经机体代谢后在肾脏与钙离子结合形成头孢曲松钙结晶，多出现于酸性尿。大多为黑色，单个呈针状、长 $5\sim100\mu m$ 的晶体；多聚集成束状、星状或不规则板状（直径$40\sim200\mu m$）。偏振光显微镜下呈双折射现象。

5. 对比剂结晶 是在静脉注射对比剂后，在酸性尿液中，特别是水分摄入不足时形成暂时性结晶，如泛影葡胺结晶。泛影葡胺结晶形态可因给药方式而异：静脉给药多为扁平、拉长的矩形板状，类似胆固醇结晶；逆行给药多为板条状和棱镜形。可聚集成束状，呈强双折射现象。尿液外观可浑浊，尿比重明显增高（＞1.040）。结晶易溶于氢氧化钠，不溶于乙醚、氯仿等有机溶剂。使用对比剂后可能出现肾损伤。

（五）尿液结晶检查与临床意义

机体进食各种食物后，食物代谢过程中产生各种酸性产物，如硫酸、磷酸、碳酸、尿酸及氨基酸等物质，这些物质与钠、钾、钙、镁、铵离子等结合，可产生各种无机盐和有机盐，再通过肾小球滤过，肾小管重吸收及分泌，进入终尿中，因其含量高，特别是在一定的尿液pH、温度等环境下，易形成结晶。此外，这些物质及其胶体物质的浓度和溶解度也是形成非晶形盐类结晶或可见到形态的结晶体的重要因素。大多数结晶可能不具有诊断价值，或者只有辅助诊断价值。

1. 检验方法 显微镜检查法（大部分结晶需要在显微镜下通过形态学鉴别和分类）和全自动有形成分分析仪法。

2. 参考区间 正常人可见少许非病理性结晶。

3. 临床意义

（1）草酸钙结晶：较为常见的一种结晶，在新鲜尿中如果伴随有红细胞出现，且有肾及膀胱刺激症状，多为肾或膀胱结石的征兆。尿路结石中约有90%含有草酸钙成分。

（2）尿酸结晶：尿酸是核蛋白中嘌呤代谢的产物，多以尿酸或尿酸盐的形式经尿液排出体外。尿中尿酸结晶增多可引起结石，引起肾小管堵塞及肾小管间质病变。如肾小管对尿酸的重吸收出现障碍，可见到高尿酸盐尿，最终导致肾功能衰竭。高尿酸导致的急性痛风和痛风症易见尿酸结晶，慢性间质性肾炎和儿童急性发热也可查见尿酸结晶。

（3）磷酸钙结晶：尿中长期大量发现磷酸钙结晶应考虑是否有甲状旁腺功能亢进、肾小管酸中毒、长期卧床致骨质脱钙等。

（4）磷酸铵镁结晶：在正常人尿中可见的一种结晶，但尿路结石，特别是感染导致的尿路结石患者尿中易见。

（5）尿酸铵结晶：新鲜尿中大量出现，提示膀胱可能有细菌性感染。

（6）胆红素结晶：为病理性结晶，各种黄疸病如黄疸性肝萎缩、溶血性黄疸，以及肝癌、肝硬化和有机磷中毒等疾病易见。尿胆红素强阳性的尿液样本中易于查见。

（7）胱氨酸结晶：大量出现多为肾或膀胱结石的征兆。

（8）亮氨酸与酪氨酸结晶：组织大量坏死性疾病如急性肝坏死，以及急性磷中毒、糖尿病性昏迷、白血病或伤寒时易于查见。

（9）胆固醇结晶：见于急性膀胱炎、肾盂肾炎、乳糜尿患者，偶见于脓尿患者。

（10）药物结晶：服用一些药物，可出现药物结晶，造成结石或血尿，严重者可导致急性肾损伤。这些药物有磺胺类药物、青霉素类药物、抗生素、解热镇痛类药物等。

4. 注意事项 尿液结晶种类较多、形态多变，需要认真观察和鉴别。

（马骏龙 张时民 李覃）

第六章

粪便及其他体液检验与临床应用

第一节 粪便检验与临床应用

粪便检验作为临床三大常规检查之一，对消化道炎症、消化道出血、消化不良、食物中毒、寄生虫感染、恶性肿瘤、肠道菌群失调等消化道疾病的诊断、治疗和观察具有非常重要的临床价值。

一、粪便检验发展简史

粪便检验起源于20世纪初期，当时由于肠道寄生虫病的流行，引起了人们对粪便中寄生虫卵检查的重视。而粪便寄生虫卵检查是确认寄生虫病诊断的最可靠的方法。其后开展了粪便中其他成分的检验包括细胞、隐血、病原微生物、结晶等成分的检查。目前粪便检验项目包括一般性状检查、显微镜检查和隐血实验等。而粪便中某些化学成分的定量检查，如粪脂肪定量试验、粪胆原定量试验、转铁蛋白试验等也相继展开。此后，更多的免疫学检验项目应用于粪便检查，如单克隆抗体法隐血试验、转铁蛋白试验，以及轮状病毒、腺病毒、柯萨奇病毒及幽门螺杆菌抗体检测等。

二、粪便常规检验

正常粪便主要由消化后未被吸收的食物残渣、消化道分泌物、大量肠道细菌和无机盐及水等所组成。粪便常规检验通常包括一般性状检查和显微镜检查两大部分。

1. 检验方法

（1）一般性状检查：肉眼观察法。

（2）显微镜检查：生理盐水直接涂片法

2. 参考区间 正常粪便为黄褐色软便。正常粪便显微镜检查结果为阴性，即不含白细胞（或偶见）及红细胞，可见少量柱状上皮细胞。

3. 临床意义

（1）可根据粪便的性状、组成，间接判断胃肠、胰腺、肝胆系统的功能状态。

（2）通过对粪便的显微镜检查，了解消化道是否出现炎症、出血、寄生虫感染、恶性肿瘤等情况。①白细胞增多不明显时一般考虑肠炎；白细胞显著增多或有成堆脓细胞出现可考虑细菌性痢疾、溃疡性结肠炎；肠易激综合征、肠道寄生虫病时，粪便中嗜酸性粒细胞增多并伴有夏科-莱登结晶。红细胞增多见于下消化道出血，如下消化道炎症、痢疾、溃疡性结肠炎、结肠癌、直肠息肉、痔疮等。②细菌性痢疾时红细胞多散在分布，形态正常，且数量少于白细胞；阿米巴痢疾时红细胞多聚集成堆，并有破碎情况，数量往往多于红细胞。③大吞噬细胞出现增多，一般见于急性细菌性痢疾、急性出血性肠炎，偶见于溃疡性肠炎。④柱状上皮细胞增多见于结肠炎和假膜性肠炎。

（3）通过直接涂片显微镜检查还可以发现寄生虫卵、原虫、真菌、细菌等，辅助临床诊断。粪便中查到寄生虫卵是诊断寄生虫感染最常用的手段。粪便中常见的寄生虫卵有蛔虫卵、钩虫卵、鞭虫卵、蛲虫卵、华支睾吸虫卵、血吸虫卵、姜片虫卵、带绦虫卵等。粪便中原虫包括阿米巴原虫、隐孢子虫、鞭毛虫、纤毛虫、人芽囊原虫等。

4. 注意事项

（1）用竹签挑取绿豆大小的粪便，在生理盐水中调匀涂开，涂片厚度以透过玻片可隐约辨认书上字迹为宜。先在低倍镜下按城垛式全片浏览，再用高倍镜观察细微结构。

（2）用洁净容器盛粪便样本，切勿混入尿液、药物、泥土或其他杂物。

（3）粪便的寄生虫检查采用直接涂片法时，其操作简便，但易漏检，推荐每份样本做3张涂片以提高检出率。

（4）虫卵的鉴定包括形状、大小、颜色、卵壳、内含物，以及有无卵肩、小钩、小棘等特殊结构，要与粪便残渣、食入的酵母菌、花粉、植物纤维等区别。

（5）注意粪便的性状和颜色：如有黏液、脓血，应取有黏液、脓血部位的粪便进行检查。

（6）检查原虫滋养体时涂片方法同上，涂片宜薄；粪便应在排出后立即送检，注意保温。

三、粪便生化检查

（一）隐血试验

人体粪便中一般不含有血液，当上消化道有少量出血时，由于胃液的消化作用，红细胞被破坏，显微镜难以发现红细胞，因此需要进行化学或免疫学试验，以确定是否有血液成分，故称为隐血试验。

1. 检验方法 化学法和单克隆抗体胶体金法（免疫法）。

2. 参考区间 阴性。

3. 临床意义

（1）阳性：见于各种原因引起的消化道出血。

（2）消化道肿瘤过筛试验：隐血持续阳性提示胃肠道肿瘤，间歇性阳性为消化道出血。对连续隐血阳性的患者应建议进一步做胃肠道内镜检查。

4. 注意事项

（1）化学法：上消化道出血时化学法比免疫法阳性率高，应选用化学法。化学法隐血试验患者应素食3天，服用铁剂、含高浓度过氧化物酶的食物及大剂量阿司匹林易出现假阳性。服用大剂量维生素C可出现假阴性。

（2）免疫法（如单克隆抗体胶体金法）：特异性强、敏感性高，不受饮食和药物的干扰，用于检测下消化道出血，被认为是大肠癌筛查的最合适方法。

（3）化学法与免疫法同时测定可提高阳性检出率，避免漏检。

（4）免疫法同时应注意后带现象造成的假阴性。

（二）转铁蛋白试验

转铁蛋白是血浆中主要的含铁蛋白质，负责运载由消化道吸收的铁和由红细胞降解释放的铁。以 $TRF-Fe^{3+}$ 的复合物形式进入骨髓中供生成成熟红细胞。铁蛋白主要存在于血浆中，在正常人的粪便中几乎不存在，当消化道存在出血时，血浆中的转铁蛋白进入消化道，随粪便排出。转铁蛋白在肠道内抗菌能力强，性质稳定，且其活性持续时间较长，故常测定粪便中的转铁蛋白。

1. 检验方法 单克隆转铁蛋白试纸法，采用抗转铁蛋白的单克隆抗体，与粪便样本中的转铁蛋白特异性结合，以检测粪便中有无血液。

2. 参考区间 阴性。

3. 临床意义 用于辅助诊断上消化道出血和下消化道出血，特别是在上消化道出血检测上，其敏感度高于常规隐血试验。在消化道伴出血性疾病的判断上，粪便转铁蛋白试验与粪便隐血试验具有互补的作用，两者联合可以明显提高消化道出血的检出率。转铁蛋白检测对结肠肿瘤也具有高度敏感性与特异性。

4. 注意事项 遗传性无转铁蛋白血症、各种恶性疾病、炎症为主的多种疾病时，可导致转铁蛋白含量低下而不易检出，可能导致假阴性。

（三）苏丹Ⅲ染色试验

正常成人摄入的脂肪95%以上被吸收。当消化道疾病时，可因缺乏脂肪酶而使得脂肪水解不全，脂肪的消化和吸收发生障碍，粪便中的脂肪成分增加。粪便中含有的脂肪成分一般分为三种，即中性脂肪、游离脂肪酸和结合脂肪酸。苏丹Ⅲ染色法对中性脂肪具有较好的结合能力，可将其染为朱红色或橘红色，从而与其他两种脂肪成分鉴别。

1. 检验方法 苏丹脂肪Ⅲ染色法：根据脂肪特性，用乙醚将样本中存在的脂肪萃取出来，再用苏丹Ⅲ对乙醚提取物进行染色。萃取物经染色后，镜下可见中性脂肪被染为朱红色或橘红色。

2. 参考区间 阴性。

3. 临床意义 阳性见于脂肪泻：多提示为胰腺功能不全或吸收障碍，多见于急慢性胰腺炎、胰头癌、吸收不良综合征、儿童腹泻、阻塞性黄疸及蓝氏贾第鞭毛虫感染。慢性胰腺炎患者可排出特征性的粪便，如量多、呈泡沫状、灰白色、有光泽、恶臭，镜检脂肪滴增多，苏丹Ⅲ染色可呈阳性反应。苏丹Ⅲ染色法还可用于尿液及胸腔或腹腔积液的乳糜定性实验。

4. 注意事项

（1）偶见细小橘红色脂肪小滴可做可疑报告，见较大和多量橘红色脂肪小滴报告为阳性。应注意显微镜下被染为橘红色的脂肪小滴和黄色的脂肪小滴的区别。

（2）游离脂肪酸多呈片状、针状及束状结晶，片状苏丹Ⅲ染色为橘黄色，针状则不着色。结合脂肪酸呈黄色、不规则块状或片状，苏丹Ⅲ染色不着色。三种成分应注意鉴别。

（四）胆素试验

在肠道菌群的作用下，胆红素还原为粪胆原，粪胆原在肠道中停留被进一步氧化成粪胆素，正常粪便中无胆红素而有粪胆原及粪胆素。

1. 检验方法 粪便内存在的粪胆素，加入氯化汞，则生成红色化合物。于小试管内加入粪便一小块，加入饱和的氯化汞溶液数毫升，将粪块调匀，加热煮沸3min，立即观察，呈红色为阳性。

2. 参考区间 正常粪便多为阳性。

3. 临床意义

（1）胆总管结石、肿瘤而致完全阻塞时，粪便中无粪胆素而呈白陶土色，粪胆素可呈阴性反应；不完全阻塞时，呈弱阳性反应。

（2）溶血性黄疸时，粪便中的粪胆素增加，呈强阳性反应。

4. 注意事项

（1）结果不易判定时，应注意粪便颜色，必要时以盐水代替试剂做空白对照。

（2）煮沸后，如既有红色又有绿色出现，说明粪便中既有粪胆素又有胆红素，常见于肠炎、腹泻的患者。

（五）糜蛋白酶试验

粪糜蛋白酶是肠道内的一种分解蛋白质的内切酶，因其在肠道内分解破坏较少，故粪便内的糜蛋白酶含量与十二指肠内的含量相关。测定粪便中的糜蛋白酶含量即可了解胰腺的外分泌功能。

1. 检验方法 N-乙酰-1-氯酸乙基酯法。

2. 参考范围 ①正常人应＞100μg/g粪便；②75～100μg/g粪便为可疑；③低于75μg/g粪便为异常。

3. 临床意义 粪便内糜蛋白酶测定对诊断慢性胰腺炎、脂肪泻、癌性疾病有一定的价值，尤其对诊断胰腺纤维性囊肿病。因患者绝大多数为儿童，对于十二指肠插管不易接受，粪便内糜蛋白酶测定基本上能解决诊断问题。胰纤维囊肿患者粪便内糜蛋白酶含量明显减少，而非胰源性脂肪泻则显著增加。

4. 注意事项 ①不能及时检测的样本，应冷冻储存待测；②检查时应注意告知医生服药史；③本检查患者多为儿童，故检查时需要与家长沟通，关注样本留取是否合格。

（六）钙卫蛋白试验

粪便中的钙卫蛋白是一种来自中性粒细胞和巨噬细胞的钙-锌结合蛋白，其表达具有组织和细胞特异性。组成成分包括5%的蛋白质和60%的中性粒细胞溶质蛋白，是中性粒细胞炎性反应的主要蛋白质，可作为急性炎性细胞活化的标志物。广泛存在于身体的各个部位，如血浆、尿液、唾液、粪便和脑脊液中。粪便中的钙卫蛋白具有很好的稳定性，在室温条件下可稳定1周左右，不被各种酶类破坏，不受饮食因素影响。2005年英国肠胃病学年会将钙卫蛋白作为一个新的无创性诊断指标，其中粪便钙卫蛋白可用于区别炎症性肠病（IBD），主要包括克罗恩病（CD）、溃疡性结肠炎（UC）和肠易激综合征（IBS）的鉴别。

1. 检验方法 酶联免疫法。

2. 参考范围 ＜50mg/kg。

3. 临床意义

（1）阳性结果：大肠癌、溃疡性结肠炎、肠易激综合征的筛查试验。能够较准确地区分肠道器质性疾病和功能性疾病，而且在鉴别炎症性肠病和大肠癌方面同样具有较高的准确性。同粪便隐血相比较，粪便钙卫蛋白是定量检测，能发现早期不出血的病灶，而且结果不受全身情况、饮食成分、一般药物及营养支持治疗的影响。

（2）用于对已经确诊的病例进行监测，评价药物疗效。

（3）阴性结果：对于腹泻、腹痛、便秘的患者，可排除器质性疾病。

4. 注意事项 嘱患者留取粪便约5g，3h内在低温条件下送往医院检验。

四、粪便自动化检验

（一）粪便自动化检验技术发展简史

粪便显微镜检验的自动化起步较晚，美国Dia公司于1998年推出了DiaSys FE-2粪便分析工作站，将粪便样本置于一个专用容器中，通过添加稀释液稀释后，再将其通过管道充入一个平板流动计数池内，由数码拍摄系统进行成像，这是最早探索粪便镜检自动化的设备，主要用于粪便中肠道寄生虫的筛查。这个系统虽然自动化程度较低，但对粪便显微镜检查实现了自动化，起到了引领作用。

2010年2月，济南兰洁生物技术有限公司推出了"大便常规分析仪"；2010年4月，爱威科技推出了具有自动识别功能的AVE-55系列粪便分析仪，随后又推出了AVE-56系列全自动粪便分析仪。此后，国内的其他制造商也陆续推出了相关仪器，产品也从单一的分析前处理、自动镜检发展到可以同时进行性状检查、显微镜检查与化学免疫学检查的全自动分析系统。

和尿液及血液样本不同，粪便样本性状复杂、杂质多，难以实现规范化。由于没有统一的标准物质和参考方法，难以实现方法学的标准化。为了规范粪便检查方法，2017年SAC/TC136组织行业内的专家制定了《自动粪便分析仪》行业标准（YY/T 1745—2021），为粪便检查的规范与标准化提供了可行的参考依据。

（二）自动粪便分析仪检验项目

1. 样本性状检验 仪器在对样本稀释前，通过数码相机对采样器中的样本进行图像采集，并将其传送到计算机，通过图像处理算法可自动检验粪便的颜色、性状等理学指标。

2. 显微镜检验 粪便显微镜检查，需要从样本前处理和镜检分析等环节进行规范。

（1）样本前处理：粪便样本脏且复杂，从性状看有稀便、软便和硬便，在分析前需要针对不同性状的样本进行区别处理并制备标准的样本悬液。为了提高检出率，还需要对悬液进行离心或富集以浓缩样本中的病理成分。通过特殊的样本采集装置过滤其中的杂质。

（2）镜检分析：分析流程有两种，一种是采用一次性玻片或计数板，人工制片或仪器自动制片后传输到显微镜下；另一种是采用流动计数池，通过泵阀与管路连接吸入样本到显微镜下。通过自动控制的显微镜调节焦距，转换视野和物镜，采用数字摄像头采集不同视野的图像。通过人工或人工智能对各视野图片中的病理有形成分进行识别与分类计数，最后形成综合报告。镜检能够分析粪便样本中的红细胞、白细胞、吞噬细胞、真菌、结晶、寄生虫原虫、虫卵、脂肪球和食物残渣等各种有形成分。

3. 化学与免疫学检查　仪器配置隐血、转铁蛋白、轮状病毒、腺病毒、幽门螺杆菌等多种化学/免疫学检测卡，通过人工或自动加样后发生化学/免疫反应。通过光电比色或通过CCD图像分析得到各化学/免疫项目的分析结果。

（三）粪便分析仪的分类

粪便分析仪按功能与结构特点一般分为三类。

1. 粪便前处理工作站　该类仪器在人工粪便检查基础上，对样本前处理进行了自动化。仪器可通过条码扫描获取患者信息，从样本瓶取样，在稀释池将样本定量稀释后制成悬浊液，再吸取悬浊液在玻片板上自动涂片，制成供镜检用的成片。

2. 流动池式自动粪便分析仪　该类仪器参考尿液自动镜检流程，将粪便样本稀释混匀后，通过定量泵将样本悬液吸入流动计数池进行沉淀，采用数码相机摄取显微图像进行镜检分析。仪器也可集成性状与化学免疫检测功能，实现粪便样本的全自动检测。

3. 计数板式自动粪便分析仪　由于粪便样本不同于尿液，样本稀释后杂质含量多，易产生计数池堵孔和管道污染。计数板式分析仪采用一次性计数板代替流动计数池，较好地避免了上述问题。仪器吸收了早期粪便前处理工作站的优点，并将人工智能引入粪便分析，一次进样可以实现对人体粪便样本中的病理有形成分、理学指标、化学及免疫学指标的自动检测。

以AVE-563为例，操作者将封闭的样本管放入送样装置后，仪器即可自动完成样本传送，自动分析样本颜色性状，进行样本智能前处理，残渣过滤和病理有形成分回收，自动加样，自动分析化学免疫项目，对显微镜自动聚焦并采集清晰图像，自动识别病理有形成分并分类计数，最后完成图文并茂的综合报告。

（张时民　周丰良）

第二节　阴道分泌物检验与临床应用

阴道分泌物是女性生殖系统分泌的混合液，主要由宫颈腺体、前庭大腺、子宫内膜及阴道黏膜所分泌的液体和脱落的上皮细胞组成，俗称"白带"。生殖道分泌物检查主要用于女性生殖系统疾病的诊断，特别是对细菌性阴道病、真菌性阴道炎、滴虫性阴道炎等具有诊断意义，此外，对慢性宫颈炎、子宫内膜炎、宫颈癌、子宫癌、子宫肌瘤等疾病有筛查和临床意义。不同医院阴道分泌物检验的具体项目略有差异，主要包括理学检验、化学检验、形态学检验等。

随着临床样本量逐渐增大，同时医疗机构对标准化、质量控制、周转时间等要求越来越高，人工镜检的限制越来越成为检验工作中的突出矛盾，主要存在以下问题：①步骤烦琐，整体耗时长。②样本前处理、检测过程中人为误差影响较大，如涂片均匀度、不同人员阅片能力等问题。③样本暴露，导致生物污染和样本之间的交叉污染。④经验要求高，主观性强。⑤人工染色，操作人员长期接触危险性化学试剂，并可污染实验室环境。⑥染液沉渣，易导致镜检背景复杂，干扰观察。

针对以上问题与困扰，结合临床需求，用于阴道分泌物检测的全自动仪器应运而生。形态学多采用流式图像技术或自然沉降显微镜拍照技术，实现了形态学检查的自动化；部分厂家推出了流式图像技术联合光电比色技术的阴道分泌物智能化一体机，实现了形态学与干化学的联合检测。自动化仪器不但实现了形态学与干化学的联合检测，同时还整合了自动化的前处理流程，从样本仪器自动加样、预温、结果判读及出报告单，从而真正实现了妇科阴道分泌物的全自动化检测。例如，GMD-S600全自动妇科分泌物分析系统实现了样本自动制备、加样、预温、染色及结果自动判读。标准化的样本制备、标准化的结果检测及标准化的结果判读，从而保证检测结果的全程质量控制。

一、阴道分泌物检验项目及检测原理

（一）化学检验反应原理

1. 唾液酸苷酶（SNa）　唾液酸苷酶水解5-溴-4-氯-3-吲哚乙酰神经氨酸钠盐，释放出游离的5-溴-4-氯-1H-吲哚-3-酚，与重氮盐反应显色，呈色深度与唾液酸苷酶活性成正比。

2. 白细胞酯酶（LE）　吲哚酚酯在中性粒细胞中酯酶的水解作用下，产生游离酚，游离酚与苯磺酸基重氮盐反应显色，呈色深度与酯酶活性成正比。

3. 过氧化氢（H_2O_2）　阴道分泌物中过氧化氢经过过氧化物酶作用，在3,3′,5,5′-四甲基联苯胺存在下显色，呈色深度与过氧化氢浓度成正比。

4. N-乙酰氨基己糖苷酶　N-乙酰氨基己糖苷酶可水解底物5-溴-4-氯-3-吲哚-N-乙酰氨基己糖苷，释放出5-溴-4-氯-1H-吲哚-3-酚生成有色物质，呈色深度与N-乙酰氨基己糖苷酶活性成正比。

5. 乳酸（LA）　乳酸在乳酸氧化酶作用下生成丙酮酸和过氧化氢，过氧化氢经过过氧化物酶作用，在3,3′,5,5′-四甲基联苯胺存在下显色，呈色深度与乳酸浓度成正比。

6. 氧化酶（OX）　在氧化酶存在的条件下，氧气将细胞内的还原型细胞色素c氧化成氧化型细胞色素c，底物盐酸四甲基对苯二胺在此氧化型细胞色素c的作用下显色，显色深度与氧化酶的活性成正比。

7. β-葡萄糖醛酸糖苷酶（GUS）　β-葡萄糖醛酸糖苷酶水解底物5-溴-4-氯-3-吲哚-β-

葡萄糖醛酸苷钠盐释放出 5-溴-4-氯-1H-吲哚-3-酚，在氧存在的条件下自身发生缩合显色，呈色深度与β-葡萄糖醛酸酶活性成正比。

8. 脯氨酸氨基肽酶（PIP） 脯氨酸氨基肽酶水解底物 L-脯氨酰对硝基苯胺释放出有色物质，呈色深度与脯氨酸氨基肽酶活性成正比。

9. 酸碱度 应用酸碱指示剂法。

10. 凝固酶 凝固酶水解特异性底物，显黄色，呈色深度与凝固酶活性成正比。

11. 碱性磷酸酶（ALP） 碱性磷酸酶是广泛分布于人体肝脏、骨骼、肠、肾和胎盘等器官组织经肝脏向胆外排出的一种酶，一般用于鉴别和诊断骨骼、肝胆系统疾病。妇科碱性磷酸酶异常，提示阴道菌群失调。

（二）形态学检验原理

1. 流动式数字影像拍摄技术 以制备液在鞘流液中流经数字摄影装置，在运动过程中拍摄数字图像，然后由软件系统对图像进行分析为基本原理。下文以 GMD-S600 全自动妇科分泌物分析系统为例做介绍。

（1）平面层流技术基本原理：通过控制流量使样本液和鞘液在样本针口具有不同的流速，使有形成分所受拉伸力和剪切力适中，并抑制了有形成分的翻滚，且样本两侧鞘液流速相同，可保证样本流在相机焦距中心位置，提高了分析结果的准确性。样本注入流动池即由鞘液包裹样本向前流动，调整鞘液流速使得样本在通过拍照区时处于流动中心位置，确保样本未接触流动池壁面，避免样本挂壁对有形成分识别产生影响。分泌物样本在层流液包裹下进入流动池内，以平坦的层流形式流经物镜镜头的前面，其厚度和位置正好在显微镜焦距的范围内。根据鞘流原理，任何粒子通过时，都会以最大的横截面积直接对准镜头。当每个显微镜视野被光源照亮后，所经过的有形成分会被瞬间拍摄。高速相机在一定的时间内，对每个样本拍摄 2600 幅含有有形成分的图像。

（2）人工智能识别技术：自动有形成分识别软件和高度训练的智能识别技术可迅速将有形成分粒子的图像提取出来，并根据被拍摄到的"粒子"的形态、纹理、颜色和频域特征进行识别分类。分析系统可将这些"粒子"分成八大类：红细胞、白细胞、上皮细胞、线索细胞、真菌、滴虫、杆菌、杂菌。GMD-S600 提供阴道分泌物的需氧菌性阴道炎（AV）评分、细菌性阴道病诊断的 Nugent 评分、细胞溶解性阴道病（CV）提示性评分及菌群密集度评定等功能，提示相关的感染类型和程度。

2. 静止式数字影像拍摄技术 样本经前处理装置处理后成为制备液，通过精密注射泵连接的进样针吸取制备液进入显微镜下的流动计数池，采用物理方法将其沉淀，经过不同倍率的显微镜物镜镜头放大后由数字摄影装置拍摄数字图像，再通过人工智能识别技术对图像中的病理成分进行自动识别和分类计数。以 AVE-321 为例，仪器具有自动开盖、自动洗脱等样本前处理功能，采用自动染色，细胞形态更清晰，在静态采图基础上，拍摄动态视频可进一步提高滴虫检出率。仪器可根据临床需要灵活组合多达 11 项功能学检测，采用深度学习技术，完成有形成分自动识别与分类计数，并结合干化学指标，自动完成清洁度、Nugent（该评分是检查阴道微生态的一项指标，按阴道内杂菌数目来评分，没有杂菌为 0 分，说明没有细菌性阴道炎，杂菌越多评分越高，患细菌性阴道炎的可能性越大）和

Donders的评分（该评分主要用于需氧菌性阴道炎的诊断，通过显微镜下观察阴道分泌物中的乳杆菌数量、白细胞数量及其他微生物特征，来评估阴道微生态的健康状态）。

3. 革兰氏染色技术　将通过革兰氏染色的载玻片放入专用的阅片机中，通过高倍物镜（100倍），由数字摄影装置拍摄数字图像，然后将拍摄的数字图像进行分析。

二、阴道分泌物检验项目临床应用

（一）理学检验

阴道分泌物检验是妇科检查的常规项目，其中理学检查是最基础、最直观的一种检验手段，理学检验主要包括样本颜色、黏稠度、气味及量的多少等外观指标检查。白带的量、白带颜色会随着月经周期变化。月经结束且干净的时候，体内雌激素水平最低，此时宫颈管分泌的黏液会减少，使得白带变少，略显稠浊。进入排卵期白带呈清澈透明状，体内雌激素水平升高，宫颈管内分泌的黏液变多，白带的量变多。排卵期过后，雌激素水平逐渐降低，孕激素水平开始升高，此时白带会带有一些浑浊。当白带大量出现并呈无色透明时，多见于卵巢颗粒细胞瘤或女性激素分泌功能异常。

1. 检验方法　肉眼观察法。

2. 参考区间　一般情况下，健康女性分泌的白带是无气味，但带有微酸性的黏稠物，可以湿润上皮、排泄废物，可以抑制病原菌的生长。

3. 临床意义　异常白带常表现为以下四种情况：豆腐渣状白带、黄绿色白带、灰色白带、非经期血性白带等。

（1）豆腐渣状白带：白带变得稠厚，像豆腐渣样，呈白色或黄色，是外阴阴道假丝酵母菌病的典型表现，与此同时，很多患者还会出现外阴瘙痒、疼痛等症状。

（2）黄绿色白带：黄绿色白带一般还会伴有少量气泡，多与滴虫性阴道炎相关。滴虫性阴道炎具有传染性，同时还会出现瘙痒、烧灼感，并伴有臭味和尿频尿急的现象。

（3）灰色白带：白带像石灰水，分泌物增多，同时还有鱼腥味，外阴有瘙痒和灼热、疼痛的感觉，多与细菌性阴道病相关。

（4）非经期血性白带：警惕是否患有宫颈癌、子宫内膜癌、宫颈息肉、宫颈柱状上皮异位合并感染或子宫黏膜下肌瘤等疾病。

（二）化学检查

1. 唾液酸苷酶　唾液酸苷酶是普雷沃菌、拟杆菌、加德纳菌等细菌性阴道炎致病菌分泌的特异性酶，唾液酸苷酶活性与细菌性阴道炎密切相关。

（1）检验方法：比色法和酶法两种方法。

（2）参考区间：阴性。

（3）临床意义：阳性表明有细菌性阴道病，分为阴性（−）、阳性（±）、强阳性（+）。在阴道环境中，唾液酸苷酶活性与细菌性阴道炎密切相关，与检测Amsel法有较高的符合率。阴道微生态菌群中，普雷沃菌和拟杆菌是唾液酸苷酶活性增加的主要病原菌。

（4）注意事项：细菌性阴道炎不是单一而是多种厌氧菌增多引起的，因此单纯依靠检测分泌物中唾液酸苷酶的活性，必然漏检唾液酸苷酶活性低的厌氧菌增多引起的细菌性阴道炎，脯氨酸氨基肽酶与加德纳菌和动弯杆菌相关，可以通过脯氨酸氨基肽酶活性的增加来提示细菌性阴道炎，但是将唾液酸苷酶结合脯氨酸氨基肽酶的检测，理论上可以检出95%以上的细菌性阴道炎。

2. 白细胞酯酶　机体发生炎症反应时，由于多核白细胞的趋化性，在炎性病灶聚集并大量释放白细胞酯酶，因此检测阴道白细胞酯酶的含量可反映阴道炎症的程度。

（1）检验方法：比色法和酶法两种方法。

（2）参考区间：阴性。

（3）临床意义：阴性（−）提示白细胞＜5/HPF；（±）也表示阴性，提示白细胞5～15/HPF；阳性（+～+++）提示白细胞＞15/HPF。当阴道有炎症时，阴道分泌物中白细胞酯酶活性明显升高，白细胞酯酶水解特异性底物，生成蓝色物质，呈色深度与白细胞酯酶活性成正比。

（4）注意事项：白细胞酯酶存在假阴性，有时镜下发现大量白细胞但干化学检测仍阴性，主要原因包括两个方面。①白细胞酯酶只与中性粒细胞中的酯酶反应，与淋巴细胞和单核细胞不发生反应。②头孢类药物抑制反应导致镜检阳性，干化学检测阴性。

3. 过氧化氢　阴道分泌物中的过氧化氢主要由乳酸菌分泌，其浓度与乳酸菌的数量成正比，因此可反映维持阴道正常内生态的乳酸菌数量。该指标可间接反映阴道内生态状况。

（1）检验方法：比色法和酶法两种方法。

（2）参考区间：阴性。

（3）临床意义：阴性（−）提示有大量乳酸菌存在，阴道菌群正常。弱阳性（±）提示有中量乳酸菌存在，需结合临床再判断，通常判为阴性，阴道菌群开始呈现不正常趋势或者处于恢复期。阳性（+）提示阴道菌群失调，阴道内环境处于病态或亚健康状态。

4. _N-_乙酰氨基己糖苷酶

（1）检验方法：比色法和酶法两种方法。

（2）参考区间：阴性。

（3）临床意义：N-乙酰氨基己糖苷酶为白色念珠菌、热带念珠菌的特异性酶，研究表明白色念珠菌和滴虫具有乙酰氨基半乳糖苷酶特异性酶。N-乙酰氨基己糖苷酶呈阳性，同时 pH≥4.8，则为滴虫性阴道炎；若同时 pH≤4.6，则为真菌性阴道炎；若 N-乙酰氨基己糖苷酶为阴性，同时脯氨酸氨基肽酶为阳性，则可能为细菌性阴道炎。N-乙酰氨基己糖苷酶为阴性提示正常；N-乙酰氨基己糖苷酶为阳性提示阴道内环境处于易感或已被念珠菌、滴虫、人型支原体、脆弱杆菌等病原体感染，建议镜检或做微生物培养。

5. 乳酸

（1）检验方法：比色法和酶法两种方法。

（2）参考区间：阴性。

（3）临床意义：乳酸菌的代谢产物可以降低阴道 pH，维持阴道的生态平衡。乳酸测试阴性表示存在中量或大量乳酸菌；阳性表示乳酸菌无或极少，菌群失调。

6. 氧化酶

（1）检验方法：比色法和酶法两种方法。

（2）参考区间：阴性。

（3）临床意义：用于鉴定阴道分泌物中特定菌群，具有很高的敏感度和专属的特异性，包括福氏志贺菌4型、甲型副伤寒沙门菌、不动杆菌（洛菲生物型）、淋病奈瑟球菌、卡他莫拉菌（ATCC252ss）和黄杆菌（CDC3552）、铜绿假单胞菌、产碱假单胞菌、粪产碱杆菌、木糖氧化无色杆菌、金黄色葡萄球菌、肠球菌、变形杆菌、痢疾杆菌、大肠埃希菌等。

（4）注意事项：受血性样本的干扰，检测结果易出现假阳性。

7. β-葡萄糖醛酸酶

β-葡萄糖醛酸酶鉴定阴道分泌物中需氧菌群具有很高的敏感度和专属的特异性，特别是针对引起需氧菌阴道炎的金黄色葡萄球菌、粪肠球菌、B族链球菌和大肠埃希菌等有一定的诊断意义。

（1）检验方法：比色法和酶法两种方法。

（2）参考区间：阴性。

（3）临床意义：分为阴性（−）、阳性（±）、强阳性（＋），β-葡萄糖醛酸酶阳性提示金黄色葡萄球菌、粪肠球菌、B族链球菌和大肠埃希菌感染。

（4）注意事项：受血性样本干扰较小，检测结果可出现假阳性。

8. 脯氨酸氨基肽酶

（1）检验方法：比色法和酶法两种方法。

（2）参考区间：阴性。

（3）临床意义：脯氨酸氨基肽酶是由阴道加德纳菌、动弯杆菌和其他一些厌氧菌产生，是细菌性阴道炎相关病原体所分泌的特异性标志酶，同时也是诊断细菌性阴道病的辅助手段。与唾液酸苷酶联合诊断准确率高达95%。

9. 酸碱度

（1）检验方法：酸碱指示剂法。

（2）参考区间：阴性。

（3）临床意义：可反映阴道菌群生态情况，正常阴道的pH为4.0～4.5，菌群失调的阴道pH＞4.6（单纯真菌阴道炎除外），pH越高，说明阴道微生态失调越严重。

pH≤4.0，试纸色块呈黄色或黄绿色，提示菌群正常；pH≤4.4，试纸色块呈浅绿色，提示菌群正常；pH≥4.6，试纸色块呈墨绿色，提示菌群失调；pH≥4.8，试纸色块呈蓝绿色，提示菌群失调。

（4）注意事项：受外部用药（甲硝唑）和血性样本干扰，检测结果易升高。

10. 凝固酶

（1）检验方法：比色法和酶法两种方法。

（2）参考区间：阴性。

（3）临床意义：需氧菌合成分泌的酶，阴道受到需氧性细菌感染后，白带中就有可能存在凝固酶，也会造成细菌性阴道炎。妇科凝固酶异常，提示可能感染需氧性细菌（如金黄色葡萄球菌、粪肠菌、大肠埃希菌）。

（三）形态学检查

1. 清洁度

（1）检验方法：湿片、流动式数字影像拍摄技术、静止式数字影像拍摄技术。

（2）参考区间：Ⅰ～Ⅱ度。

（3）临床意义：阴道清洁度与女性的激素周期变化有关。排卵前期，雌激素逐渐升高，阴道上皮增厚，糖原增多，阴道杆菌随之繁殖，pH下降，杂菌消失，阴道趋于清洁。当卵巢功能不足（如经前及绝经期后）或感染病原体时，阴道易感染杂菌，故导致阴道清洁度下降，阴道清洁度分级见表6-1。

表6-1 阴道清洁度分级

清洁度	杆菌	杂菌	上皮细胞	白细胞
Ⅰ度	++++	无或少许	满视野	0～5/HPF
Ⅱ度	++	+	1/2视野	5～15/HPF
Ⅲ度	+	++	少许	15～30/HPF
Ⅳ度	—	++++	无或少许	>30/HPF

2. 上皮细胞

（1）检验方法：湿片、流动式数字影像拍摄技术、静止式数字影像拍摄技术。

（2）参考区间：中量至大量。

（3）临床意义：根据阴道自然脱落的上皮细胞与白细胞、杆菌、杂菌的数量进行清洁度的等级划分。

3. 白细胞

（1）检验方法：湿片、流动式数字影像拍摄技术、静止式数字影像拍摄技术。

（2）参考区间：0～15/HPF。

（3）临床意义：白细胞增多见于各种阴道炎，提示阴道清洁度下降。

4. 红细胞

（1）检验方法：湿片、流动式数字影像拍摄技术、静止式数字影像拍摄技术。

（2）参考区间：未见。

（3）临床意义：慢性宫颈炎、老年性阴道炎等患者阴道分泌物中可出现数量不等的红细胞；若持续出现大量血性分泌物，应警惕宫颈癌的可能。

5. 线索细胞

（1）检验方法：湿片、革兰氏染色技术、流动式数字影像拍摄技术、静止式数字影像拍摄技术。

（2）参考区间：未见。

（3）临床意义：临床诊断细菌性阴道病的最重要指标。

6. 真菌

（1）检验方法：湿片、革兰氏染色技术、流动式数字影像拍摄技术、静止式数字影像拍摄技术。

（2）参考区间：未见。

（3）临床意义：常见于真菌性阴道炎。

7. 滴虫

（1）检验方法：湿片、流动式数字影像拍摄技术、静止式数字影像拍摄技术。

（2）参考区间：未见。

（3）临床意义：诊断滴虫性阴道炎的依据。

8. 杆菌

（1）检验方法：革兰氏染色技术、流动式数字影像拍摄技术、静止式数字影像拍摄技术。

（2）参考区间：中量至大量。

（3）临床意义：阴道杆菌中常见的为乳酸菌，占比为95%以上，可使阴道保持酸性，以抑制某些致病菌的生长，维持阴道正常菌群生态平衡。

9. 杂菌

（1）检验方法：革兰氏染色技术、流动式数字影像拍摄技术、静止式数字影像拍摄技术。

（2）参考区间：未检到至少量。

（3）临床意义：见于各种原因引起的阴道炎。

三、阴道分泌物分析系统复检规则的制定

前已述及，阴道分泌物是妇科最常用的检验项目之一，随着大健康的理念深入普及，人们自我健康保护意识增强，检验样本量迅速增加。检验人员已经不能完成这项费工、费时手工操作的检验，因此各类自动化、数字化、人工智能的检验设备应运而生，大大提高了生化、免疫项目检验的效率，但仍不能准确解决细胞形态学问题。因此，建立了根据仪器已检测的生化免疫指标和仪器采集的细胞图像数字化分析与复检规则对比，将那些符合筛选条件的结果直接报告，缩短不需要镜检患者报告时间，同时可使检验人员有充分的时间做规范的镜检。因此，准确的复检工作的建立是非常重要的。

（一）复检规则的建立

首先应该指出，复检规则是有"属性"的，实验室或生产仪器企业根据自己的检测系统（包括仪器、试剂、校准品、质控品等）检测性能和临床医生的要求建立的复检规则只适合此类的设备规则。不同检测系统应建立自己的复检规则，但制定规则的思路、原则、方法、路径是一样的。下文以GMD-S600为例说明复检规则建立的过程。

1. 明确建立复检规则的项目 全自动阴道分泌物检测设备具备筛查细菌性阴道病（bacterial vaginosis，BV）、外阴阴道假丝酵母菌病（vulvovaginal candidiasis，VVC）和滴虫性阴道炎（trichomonal vaginitis，TV）这三类疾病的能力，虽然不同设备检测项目会有变化，但可按筛查病种归类组合。可选择与疾病筛查有直接或间接对应关系的有形成分和干化学检测项目作为筛选参数。阴道分泌物自动分析仪检测项目与筛查疾病的对应关系可

参考文献指南和厂家说明书，包括但不限于参照表6-2。

表6-2　阴道分泌物自动分析仪检测项目与筛查疾病的对应关系

筛查疾病	有形成分项目名称	干化学项目名称
细菌性阴道病	线索细胞	唾液酸苷酶、脯氨酸氨基肽酶
外阴阴道假丝酵母菌病	真菌菌丝/孢子	N-乙酰氨基己糖苷酶、葡萄糖苷酶、凝固酶、pH
滴虫性阴道炎	滴虫	N-乙酰氨基己糖苷酶、葡萄糖苷酶、凝固酶、pH
需氧菌性阴道炎	白细胞	白细胞酯酶、β-葡萄糖醛酸酶、凝固酶、过氧化氢

2. 明确复检项目的参考方法　依据国内外指南或共识推荐的实验室检验方法确立参考方法。

（1）细菌性阴道病（BV）：革兰氏染色显微镜检是诊断BV的参考方法。虽然湿片高倍显微镜下的线索细胞也可诊断BV，但其敏感度和特异性与革兰氏染色结果相比有显著性差异，仅以湿片镜检会造成BV的漏检。

（2）Nugent评分是国际通用的实验室诊断BV的方法。Nugent评分通过评估乳酸菌、阴道加德纳菌、拟杆菌及染色不定弯曲小杆菌等BV相关菌群进行半定量计数评分。Nugent评分0～3分，为正常；评分4～6分，诊断为中间型BV；评分≥7分，诊断为BV。具体评分见表6-3。

表6-3　细菌性阴道病的Nugent评分标准

评分	乳杆菌	加德纳菌/拟杆菌	革兰氏染色阴阳不定弯曲小杆菌
4	0	4+	–
3	1+	3+	–
2	2+	2+	3+/4+
1	3+	1+	1+/2+
0	4+	0	–

注：评分标准基于1个油镜下细菌的平均数量；总得分=乳杆菌分值+阴道加德纳菌及其他拟杆菌分值+革兰氏染色阴阳不定弯曲小杆菌分值；0为未见细菌；1+为<1个细菌；2+为1～4个细菌；3+为5～30个细菌；4+为>30个细菌；–为无该等级分值。

Hay-Ison标准因其诊断BV的灵敏度、特异度和预测值与Nugent评分方法无显著性差异，且在临床实践中使用更便捷，所以也被国际广为认可。Hay-Ison标准通过比对乳杆菌形态类型与加德纳菌形态类型的相对数量进行分级：

0级（与BV无关），仅上皮细胞，无乳酸菌；

Ⅰ级（正常菌群），仅乳酸菌形态占优势；

Ⅱ级（混合菌群），存在一些乳杆菌，也存在少量加德纳菌或动弯杆菌形态；

Ⅲ级（BV），主要是加德纳菌和/或动弯杆菌形态，线索细胞，很少或没有乳酸菌；

Ⅳ级（与BV无关），仅革兰氏阳性球菌，无乳酸菌。

（3）外阴阴道假丝酵母菌病（VVC）：《2018欧洲国际性病控制联盟/世界卫生组织关于阴道分泌物（阴道炎症）管理指南》和2012年我国《外阴阴道假丝酵母菌病诊治规范

修订稿》指南均指出，阴道分泌物湿片及革兰氏染色显微镜检查见到芽生孢子、菌丝或假菌丝都可诊断VVC。虽然革兰氏染色显微镜检敏感度略高于生理盐水湿片，但特异性无显著性差异。

（4）滴虫性阴道炎（TV）：《2018欧洲国际性病控制联盟/世界卫生组织关于阴道分泌物（阴道炎症）管理指南》和2020年美国妇产科医师学会指南均指出显微镜检查阴道分泌物悬液观察阴道毛滴虫是当前最常用于诊断滴虫病的方法，但灵敏度只有45%～60%，推荐核酸扩增试验诊断TV。

（5）需氧菌性阴道炎（AV）的Donders评分法：Donders评分是基于生理盐水湿片法，利用相差显微镜对乳杆菌、白细胞数量、含中毒颗粒的白细胞比例、背景菌群和基底旁上皮细胞（parabasal epitheliocyte，PBC）比例进行评价分级。5个项目分别评分，每项0～2分，总分10分；累计评分≥3分诊断为AV。具体评分标准见表6-4。

表6-4 需氧菌性阴道炎的Donders评分标准（相差显微镜，10×40）

评分	乳酸菌（LBG）分级	白细胞数量	含中毒颗粒的白细胞比例	背景菌落	基底旁上皮细胞比例
0	Ⅰ或Ⅱa级	≤10/HPF	无或散在个别	不明显或溶胞性	无或<1%
1	Ⅱb级	>10/HPF或≤10/上皮细胞周围	≤50%的白细胞	肠杆菌类的小杆菌	1%～10%
2	Ⅲ级	>10/上皮细胞周围	>50%的白细胞	球菌样或呈链状	>10%

注：乳酸菌（LBG）分级Ⅰ级，大量多形的乳杆菌，无或很少其他细菌；Ⅱa级，混合菌群，但以乳杆菌为优势菌群；Ⅱb级，混合菌群，乳杆菌比例降低，其他杂菌占优势；Ⅲ级，乳杆菌严重减少或缺失，其他细菌过度增殖。HPF表示高倍视野。

（6）改良AV诊断标准：是基于革兰氏染色涂片联合临床特征的评分法。其可在普通光学显微镜下，在Donders评分标准基础上利用革兰氏染色菌群分辨更清晰的优势菌，从实验室指标及临床特征（阴道pH、阴道黏膜充血和黄色分泌物）对AV进行综合评估。5个项目分别评分，每项0～2分，总分10分；累计评分≥4分诊断为AV。具体评分标准见表6-5。

表6-5 基于革兰氏染色涂片联合临床特征的改良AV诊断标准

评分	乳酸菌（LBG）分级[a]	背景菌落[a]	白细胞数量[b]	基底旁上皮细胞比例[b]	临床特征
0	Ⅰ或Ⅱa级	无明显杂菌	≤10/HPF	无或<1%	pH≤4.5且无异常体征
1	Ⅱb级	肠杆菌样的小杆菌	>10/HPF或≤10/上皮细胞周围	1%～10%	pH>4.5或出现任意1项或2项异常体征
2	Ⅲ级	球菌样或呈链状	>10/上皮细胞周围	>10%	pH>4.5且出现任意1项或2项异常体征

注：乳酸菌（LBG）分级Ⅰ级，大量多形的乳杆菌，无或很少其他细菌；Ⅱa级，混合菌群，但以乳杆菌为优势菌群；Ⅱb级，混合菌群，乳杆菌比例降低，其他杂菌占优势；Ⅲ级，乳杆菌严重减少或缺失，其他细菌过度增殖。HPF表示高倍视野。异常体征：阴道黏膜充血、黄色分泌物。

a. 1000×镜下评估；b. 400×镜下评估。

3. 明确参考方法的阳性判断标准　确立可复检的项目及评估项目的参考方法后，依据指南推荐并结合实验室的可操作性明确参考方法的阳性判断标准。

（1）BV阳性：革兰氏染色镜检菌群分析以Nugent评分≥7分或Hay-Ison标准Ⅲ级为判断标准。

（2）VVC阳性：湿片镜检或革兰氏染色镜检任一方法检出真菌菌丝/孢子即可判定。

（3）TV阳性：以湿片镜检阳性为标准，但当镜下活动度减弱疑似不确定时需补充核酸扩增检测进行确认，并以核酸检测结果为准。

（4）AV阳性：基于相差显微镜湿片镜检Donders评分≥3分为判断标准；基于革兰氏染色改良AV诊断标准≥4分为判断标准。

4. 明确建立规则的样本数量　规则建立时的样本例数尽可能多些，可为800～1000份；规则验证时的样本例数可在300～400份。考虑到阴道分泌物检查是妇产科的常规检测项目，为了使纳入研究的样本科室来源与常规工作一致，在复检规则建立时的样本送检科室来源及年龄不做限制性要求，连续随机纳入，每日不超过50例。

5. 复检规则的筛选方法　将检测系统有形成分和干化学两个检测模块中与疾病诊断具有对应关系的检测项，利用阴性、阳性检测结果交叉复检原则进行排列组合后得到所有筛选条件。参考CNAS-CL02-A001：2021《医学实验室质量和能力认可准则的应用要求》对假阴性率≤5%的控制要求及相关文献，对所有筛选条件逐一进行分析。

（1）统计测试数据触发每条规则的样本数量。

（2）以参考方法检测结果作为评估标准，统计每条规则中仪器检测结果的假阴性率和假阳性率。

（3）剔除检测项全部阴性的条件。

（4）剔除出现概率为零的条件。

（5）剔除假阴性率和/或假阳性率低于5%的条件。

（6）如出现失控离群数据的条件应查找原因并采取纠正措施。按照以上步骤，从全部筛选条件中筛选出建议复检的规则。

6. 复检规则的验证　验证300～500份临床样本参考相关文献用国内外通用的复检规则评估指标评估启用复检规则后检测结果的符合率、真阳性率、假阳性率、真阴性率、假阴性率（即漏诊率）和复检率，验证复检规则的临床适用性。

（二）复检规则的应用

将经验证后符合临床疾病筛查要求、实验室质量要求及实验可操作性要求的复检规则应用于自动化阴道分泌物检测系统的操作流程中。如可行，可将筛选出的规则写入仪器系统软件中，启用仪器的自动审核拦截功能。随着机器有形成分图谱识别智能化准确度的不断提升及仪器性能的不断优化，复检规则应结合实际使用情况不定期地进行调整和评估，使检验质量不断提升。

（周丰良）

第三节　浆膜腔积液检验与临床应用

一、浆膜腔积液一般性状

人体胸膜腔、腹膜腔和心包膜腔统称为浆膜腔。正常情况下，浆膜腔内仅含有少量液体（胸膜腔液<20ml，腹膜腔液<50ml，心包膜腔液10～30ml），在腔内主要起润滑作用，一般不易采集。病理情况下，浆膜腔内有大量液体潴留而形成浆膜腔积液。按积液部位不同可分为胸膜腔积液、腹膜腔积液和心包膜腔积液。根据产生的原因及性质不同，浆膜腔积液可分为漏出液和渗出液。漏出液一般为非炎性积液，渗出液多为炎性积液。健康人浆膜腔液体为淡黄色，渗出液的颜色因疾病而不同，漏出液的颜色一般较浅。

1. 检验方法　肉眼观察法。

2. 参考范围　淡黄色。

3. 临床意义　红色：恶性肿瘤、结核病急性期、风湿性疾病等；黄色：各种原因引起的黄疸；绿色：铜绿假单胞菌感染；乳白色：化脓性胸膜炎、丝虫病、淋巴结肿瘤、淋巴结结核、肝硬化、恶性肿瘤等；咖啡色：内脏损伤、恶性肿瘤、出血性疾病及穿刺损伤等；黑色：曲霉菌、厌氧菌感染等。

4. 注意事项　穿刺不顺利、穿刺损伤导致血性浆膜腔积液；样本放置过久，陈旧性出血红细胞变性或破坏导致样本颜色变化等。

二、浆膜腔积液酸碱度

正常浆膜腔积液pH为弱碱性。浆膜腔细菌感染、肿瘤侵犯、自身免疫性疾病等因素影响时，pH也会有相应的变化。

1. 检验方法　pH试纸法，pH计法。

2. 参考区间　pH 7.40～7.50。

3. 临床意义

（1）胸膜腔积液：pH<7.4提示炎性积液；如pH<7.3且伴有葡萄糖含量降低，提示类风湿积液、恶性积液或有并发症的炎性积液等；如pH<6.0，多因胃液进入胸膜腔使pH降低所致，见于食管破裂或严重脓胸。

（2）腹膜腔积液：腹膜腔积液并发感染时，细菌代谢产生酸性物质增多，使pH降低。pH<7.3，见于自发性细菌性腹膜炎。

（3）心包膜腔积液：pH明显降低可见于风湿性、结核性、化脓性、恶性、尿毒症性等心包炎，其中恶性、结核性积液pH降低程度较明显。

4. 注意事项　细菌感染、肿瘤、酸性物质混入、容器污染、pH试纸失效、pH计损坏等均可造成pH的变化。

三、浆膜腔积液蛋白

正常人浆膜腔仅有少量积液，起润滑作用，蛋白质含量较低。当浆膜腔积液增多时，可测定积液中的蛋白质含量，以区别漏出液和渗出液。漏出液蛋白质<25g/L，主要成分为白蛋白，球蛋白含量较低，且没有纤维蛋白；渗出液蛋白质>30g/L。综合分析浆膜腔积液蛋白质的变化对鉴别渗出液和漏出液及积液形成的原因有重要意义。

1. 检验方法 定性试验：李凡他（Rivalta）试验；定量试验：双缩脲法、蛋白质电泳法等。

2. 参考范围 李凡他试验，非炎性积液为阴性，炎性积液为阳性。蛋白质定量，漏出液<25g/L；渗出液>30g/L。

3. 临床意义

（1）胸膜腔积液：蛋白质对鉴别积液的性质有一定的误诊率，需要结合其他指标综合判断，如胸膜腔积液与血清蛋白质浓度比值>0.5，多为渗出液。

（2）心包膜腔积液：蛋白质对鉴别积液的性质意义不大。

（3）血清-腹水白蛋白梯度（serum ascites albumin gradient，SAAG）：对鉴别肝硬化腹膜腔积液与其他疾病所致的腹膜腔积液有一定的价值。肝硬化门脉高压性积液SAAG>11g/L，其他原因的腹膜腔积液SAAG<11g/L。

4. 注意事项 当容器被酸或碱污染时，会导致积液中的蛋白质变性。

四、浆膜腔积液葡萄糖

浆膜腔积液中的葡萄糖含量与积液性质相关，一般情况下漏出液中的葡萄糖含量与血清中的葡萄糖含量相当；渗出液中葡萄糖含量则有不同程度的降低。

1. 检验方法 葡萄糖氧化酶法或己糖激酶法。

2. 参考范围 3.6～5.5mmol/L。

3. 临床意义 浆膜腔积液中，漏出液葡萄糖含量与血清相似或稍低；渗出液葡萄糖较血糖明显降低。浆膜腔积液葡萄糖降低或与血清含量的比值<0.5，一般见于风湿性积液、积脓、恶性积液、结核性积液、狼疮性积液或食管破裂。因此，葡萄糖定量测定对积液性质的鉴别具有一定的价值。

4. 注意事项 细菌感染时，葡萄糖含量常降低。

五、浆膜腔积液脂类

一般包括浆膜腔积液中的胆固醇和甘油三酯的检测。浆膜腔积液中的胆固醇和甘油三酯的含量对真性乳糜积液与假性乳糜积液鉴别有重要价值。

1. 检验方法 胆固醇、甘油三酯均采用酶法测定。

2. 参考范围 无。

3. 临床意义　腹膜腔积液胆固醇＞1.6mmol/L时多为恶性积液，而胆固醇＜1.6mmol/L时多为肝硬化性积液。胆固醇增加的积液中有时可见胆固醇结晶。甘油三酯含量＞1.26mmol/L提示为乳糜性胸膜腔积液，甘油三酯含量＜0.57mmol/L可排除乳糜性胸膜腔积液。

六、浆膜腔积液乳酸脱氢酶

浆膜腔积液中所含的酶有数十种，其中比较有临床意义的酶包括乳酸脱氢酶（LDH），可用于鉴别积液的性质。

1. 检验方法　采用酶速率法测定。

2. 参考范围　漏出液：LDH＜200U/L，积液LDH/血清LDH＜0.6；渗出液：LDH＞200U/L，积液LDH/血清LDH＞0.6。

3. 临床意义　积液LDH检测主要用于鉴别积液性质，渗出液LDH在化脓性感染积液中活性最高，其均值可达正常血清的30倍，其次为恶性积液，结核性积液略高于血清。恶性胸膜腔积液LDH约为自身血清的3.5倍，而良性积液约为2.5倍。

七、浆膜腔积液淀粉酶

1. 生理病理机制　浆膜腔积液中所含的酶有数十种，其中比较有临床意义的酶包括淀粉酶（AMY）。

2. 检验方法　同血清及尿液AMY的检验方法。

3. 参考范围　0～300U/L。

4. 临床意义　AMY检测主要用于判断胰源性腹膜腔积液和食管穿孔所致的胸膜腔积液，以协助诊断胰性疾病和食管穿孔等。胰腺炎、胰腺肿瘤损伤时腹膜腔积液AMY可高于血清数倍甚至数十倍。胸膜腔积液AMY增高主要见于食管穿孔及胰腺外伤合并胸膜腔积液。

八、浆膜腔积液碱性磷酸酶

浆膜腔积液中所含的酶有数十种，其中比较有临床意义的酶包括碱性磷酸酶（ALP）。这是一种非特异性水解酶，浆膜表面的癌细胞可以释放大量的ALP，可导致积液中的ALP水平显著升高。

1. 检验方法　采用酶速率法测定。

2. 参考范围　40～150U/L。

3. 临床意义　大多数小肠扭转穿孔患者发病后2～3h腹膜腔积液ALP升高，并随着病情进展而变化，约为血清ALP的2倍。浆膜表面癌的癌细胞可释放ALP，故胸膜腔积液ALP与血清ALP比值＞1.0；而其他癌性胸膜腔积液比值则＜1.0。

九、浆膜腔积液显微镜检查

正常浆膜腔积液中无红细胞；在穿刺损伤、外伤、结核病、肿瘤细胞浸润导致毛细血管损伤、破裂出血时，可导致红细胞出现在浆膜腔积液中。浆膜腔积液显微镜检查的内容主要包括两方面，即细胞计数和分类。细胞计数常采用血细胞计数器法，或者某些具有体液细胞分析功能的血细胞分析仪检测。细胞计数、有核细胞计数和细胞分类，可协助区分渗出液和漏出液。浆膜腔积液中的细胞总数、白细胞数及分类，特别是通过染色法对有核细胞进行细致的分类计数，可对积液中的红细胞、中性粒细胞、嗜酸性粒细胞、淋巴细胞、单核细胞和巨噬细胞、浆细胞、间皮细胞等进行鉴别和计数。在一般非染色法细胞分类中，中性粒细胞、嗜酸性粒细胞、嗜碱性粒细胞往往被称为多核细胞，而淋巴细胞、单核细胞往往被称为单个核细胞。

1. 检验方法 显微镜直接计数法、血细胞计数器法。

2. 参考范围 正常人无积液出现，因此一般无细胞出现。当各类细胞增多时，均意味着异常改变。

3. 临床意义

（1）红细胞增多：见于穿刺损伤、外伤、结核病、肿瘤细胞浸润等。

（2）中性粒细胞增多：当各种化脓性细菌侵犯浆膜时，可见大量中性粒细胞；渗出液中可见大量中性粒细胞；中性粒细胞增多，可见于急性化脓性炎症、急性非化脓性炎症、非特异性慢性炎症、结核病等。

（3）嗜酸性粒细胞：增多常见于变态反应（过敏、气胸等）、寄生虫感染、恶性肿瘤等渗出液中；漏出液中较少见嗜酸性粒细胞。

（4）淋巴细胞：漏出液中淋巴细胞往往多于渗出液，一般常以淋巴细胞和间皮细胞数量增多为主；数量增多提示存在慢性炎症、病毒感染、结核病、淋巴瘤或结缔组织病所致的渗出液，少量淋巴细胞见于漏出液。

（5）单核细胞和巨噬细胞：炎性浆膜腔积液时，单核细胞和巨噬细胞增多，且细胞边缘不规则，常呈泡沫状，胞质丰富，着色较淡，胞质呈淡蓝色或嗜多色性，可见少量颗粒，或有吞噬异物、颗粒现象；细胞核不规则，呈肾形、马蹄形；核膜不明显。漏出液中少见，渗出液中常增多，见于慢性炎症、病毒感染、结核病或结缔组织病及恶性肿瘤等所致的渗出液。血性浆膜腔积液可见巨噬细胞增多，并伴有吞噬红细胞现象，常提示急性出血。

4. 注意事项 浆膜腔积液放置过久或者出现大量成团的脓细胞，中性粒细胞形态改变，结构模糊，成团黏附、不易分开，导致计数困难。在浆膜腔积液常规检查时，往往采用非染色法，仅将白细胞分为多个核细胞和单个核细胞，对异常形态的细胞识别比较困难。

十、浆膜腔积液浆细胞

正常浆膜积液中不见或少见浆细胞，当结核病、淋巴瘤或多发性骨髓瘤浆膜侵犯时，浆细胞增多。

1. 检验方法　浆膜腔积液瑞-吉染色分类法。

2. 参考范围　正常浆膜腔积液中不见或少见浆细胞。

3. 临床意义　常伴随大量淋巴细胞出现，增多见于慢性炎症、病毒感染、结核病或结缔组织病所致的渗出液；同时也可见于多发性骨髓瘤髓外浆膜侵犯，此时如果形态不典型，可送检浆膜腔积液流式细胞免疫分型帮助鉴定浆细胞性质。

4. 注意事项

（1）形态不典型时与淋巴细胞不易区分。

（2）使用具有体液分析功能的血细胞分析仪进行浆膜腔积液常规细胞计数和分类时，如果见到高荧光区有细胞出现或有报警提示，建议进行涂片染色检查，注意查找浆细胞。

十一、浆膜腔积液间皮细胞

正常间皮细胞呈圆形或卵圆形，直径为 $10\sim20\mu m$，胞质丰富、嗜碱性，偶见空泡；胞核圆，直径 $6\mu m$，一个核居多，偶见双核或多核间皮细胞；染色质呈颗粒状，分布均匀，偶见核仁。间皮细胞由于脱落的时间和体液内环境不同，可呈嗜碱性间皮细胞和嗜酸性间皮细胞。嗜碱性间皮细胞脱落的时间短，胞质嗜碱性，边缘清晰，可见数个融合；嗜酸性间皮细胞大小、形态不一，胞质嗜酸性，染成淡红色或灰红色，边缘不完整，含细小红色颗粒，胞核呈圆形或肾形、偏位，染色质粗糙。

1. 检验方法　浆膜腔积液瑞-吉染色分类法。

2. 参考范围　正常浆膜浆积液中可见，在炎症或肿瘤性积液中可大量出现。

3. 临床意义　间皮细胞增多表示浆膜受损或受刺激，浆膜上皮脱落旺盛，多见于淤血、恶性肿瘤等。

4. 注意事项

（1）在结核性胸膜炎或非特异性胸膜炎（肿瘤时）间皮细胞大量脱落，形态变异较大，易被误认为肿瘤细胞。

（2）使用具有体液分析功能的血细胞分析仪进行浆膜腔积液常规细胞计数和分类时，如果见到高荧光区有细胞出现或有报警提示，建议进行涂片染色检查，注意查找间皮细胞。

十二、浆膜腔积液肿瘤细胞

当怀疑恶性疾病及怀疑积液中有恶性肿瘤细胞时，需要浓缩样本以增加细胞量，制成细胞块和细胞涂片。细胞学检查可用于判断原发性或转移性肿瘤。积液肿瘤原发性极少，大多为转移性。积液中间皮细胞和反应性间皮细胞有时很难与恶性细胞和巨噬细胞鉴别。恶性细胞常具有下列特点：①细胞常成堆出现；②核膜常不规则；③核染色质分布不均匀；④常有明显的、多少不一的核仁；⑤通常细胞体积、核质比增大。炎症性积液中偶见轻中度核异质细胞；恶性肿瘤侵犯浆膜腔时可检出恶性肿瘤细胞。

1. 检验方法　浆膜腔积液瑞-吉染色，显微镜镜检法。

2. 参考范围　无恶性肿瘤细胞。

3. 临床意义　浆膜腔积液中见有大量形态不规则、胞体大、核大并可见核仁、胞质染色深且呈强嗜碱性、单个或成堆出现的细胞，应注意鉴别是否为肿瘤细胞。胸腔积液中的恶性肿瘤细胞常见为肺癌（腺癌、鳞癌）细胞、间皮瘤细胞、多发性骨髓瘤细胞等。腹水中常见的癌细胞有胃癌细胞、肝癌细胞、胰腺癌细胞、卵巢癌细胞、腹水印戒细胞癌、黏液性癌细胞等。

4. 注意事项

（1）恶性肿瘤细胞的数量、染色方法及对恶性肿瘤细胞的识别能力等。

（2）使用具有体液分析功能的血细胞分析仪进行浆膜腔积液常规细胞计数和分类时，如果见到高荧光区有细胞出现或有报警提示，建议进行涂片染色检查，注意查找肿瘤细胞。

（曾强武）

第四节　脑脊液检验与临床应用

一、脑脊液常规检查

脑脊液是存在于脑室及蛛网膜下腔的一种无色透明液体，蛋白质含量很低，不含红细胞，仅有少量白细胞。中枢神经系统任何部位发生器质性病变时，如感染、外伤、肿瘤等都有可能引起脑脊液常规检查相关指标的改变，包括颜色、透明度、蛋白质含量、细胞数量及分类等。

1. 检验方法

（1）外观：用肉眼观察，包括颜色和透明度。

（2）蛋白质定性实验：主要是球蛋白与苯酚结合，可形成不溶性蛋白质盐而下沉，产生白色浑浊或沉淀。

（3）细胞计数：①仪器计数法，样本混匀后上机检测，操作方便，但当脑脊液细胞数不多时，准确性和重复性可能欠佳，建议在实际应用前与直接计数法进行比对评价。②直接计数法，显微镜下通过细胞计数器进行计数。

（4）细胞分类：①仪器分类法，操作方便、快速，但存在一定的局限性，不能完全替代人工镜检分类。②直接分类法，操作简单，在高倍镜下依据细胞形状和细胞核的形态进行分类，此方法只能粗略分出单个核细胞和多个核细胞，细胞识别率低。③染色分类法，通过瑞-吉染色对细胞进行分类，虽操作相对复杂、费时，但对细胞形态观察较清楚，识别率高，是首选分类方法。

2. 参考范围

（1）正常脑脊液外观：无色、透明。

（2）无凝块、无沉淀，放置24h不形成薄膜。

（3）蛋白质定性：阴性或弱阳性。

（4）细胞计数及分类：红细胞，无；白细胞$0\sim8\times10^6$/L。细胞分类，仅见淋巴细胞和单核细胞，两者比例为6∶4或7∶3。

3. 临床意义

（1）颜色改变与疾病的关系：中枢神经系统发生感染、出血、肿瘤时，脑脊液颜色可发生异常改变。常见的脑脊液颜色变化及临床意义：①红色，常因出血引起，主要见于穿刺损伤、蛛网膜下腔或脑室出血。②黄色，常因脑脊液中含有变性血红蛋白、胆红素或蛋白质量异常升高引起，见于蛛网膜下腔出血；椎管阻塞（如髓外肿瘤）、多神经炎和脑膜炎时，脑脊液中蛋白质含量升高（>1.5g/L）而呈黄色。③乳白色，多因白细胞增多所致，常见于各种化脓菌引起的化脓性脑膜炎。④微绿色，见于铜绿假单胞菌、肺炎链球菌、甲型链球菌引起的脑膜炎。⑤褐色或黑色，见于脑膜黑色素瘤或黑色素细胞瘤等。

（2）透明度改变与疾病的关系：脑脊液白细胞、蛋白质含量增加或含有大量细菌、真菌等，都可使其浑浊。结核性脑膜炎脑脊液常呈毛玻璃样浑浊；化脓性脑膜炎常呈明显的灰白色浑浊。脑脊液可因穿刺损伤带入红细胞而呈轻度浑浊。

（3）蛋白质含量与疾病的关系：中枢神经系统发生病变时，脑脊液蛋白种类和含量可有不同程度的变化。蛋白质含量升高见于如下情况：①感染，化脓性、结核性脑膜炎时脑脊液蛋白升高最明显，病毒性脑膜炎时可正常或轻度增加。②出血，蛛网膜下腔出血和脑出血等，脑脊液蛋白含量与出血量成正比。③肿瘤，可正常或升高，取决于肿瘤发生的部位和大小，如脊髓肿瘤可导致椎管内梗阻，引起脑脊液蛋白升高。④免疫性疾病，如吉兰-巴雷综合征、多发性硬化等，前者可出现蛋白质-细胞分离现象，后者脑脊液蛋白可正常或轻度升高。⑤其他，如脑血管畸形、脑动脉硬化症等，脑脊液蛋白含量可正常或轻度升高。

（4）脑脊液细胞计数与疾病的关系：脑脊液中细胞增多主要见于以下3种情况。①中枢神经系统感染性疾病，如化脓性脑膜炎、病毒性脑炎、新型隐球菌性脑膜炎等，不同感染类型细胞数增多程度不同，各类细胞比例也存在差异。例如，脑寄生虫病脑脊液中细胞数可增多，以持续的嗜酸性粒细胞增多（5%～49%或更高）为主。②中枢神经系统肿瘤性疾病细胞数可正常或稍增多，以淋巴细胞和单核细胞为主，有时可见肿瘤细胞。③脑室和蛛网膜下腔出血为均匀血性脑脊液。除红细胞明显增加外，还可见各种白细胞，但仍以中性粒细胞为主，出血时间超过2～3天可发现含有红细胞或含铁血黄素的吞噬细胞。

4. 注意事项

（1）脑脊液样本采集后应立即送检，久置细胞会破坏或变形，并可产生纤维蛋白凝集，导致细胞分布不均，使检查不准确。

（2）穿刺留取脑脊液时可因穿刺过程中带入红细胞而呈轻度浑浊，也可使蛋白质定性试验出现假阳性。

（3）潘迪（Pándy）试验中所用的苯酚试剂饱和度降低会出现假阴性结果，应定期更换。

（张国军　张丽敏）

二、脑脊液蛋白定量检查

正常脑脊液中蛋白质质含量不到血浆蛋白质的1%，主要是清蛋白。在中枢神经系统发生感染和病变时，脑脊液蛋白可有不同程度的增加，且多为球蛋白。检测脑脊液中蛋白质含量，有助于对神经系统疾病的鉴别和诊断。

脑脊液蛋白的测定方法有定性法和定量法，定性法一般在常规检验项目中包含测定，如潘迪试验，定量检查法则多在生化分析仪或特种蛋白质分析仪上测定。

1. 检验方法 脑脊液蛋白定量测定，常用的有磺基水杨酸-硫酸钠法，线性范围0～1000mg/L。染料结合比色法，常用的有邻苯三酚红钼法，灵敏度及精密度均优于比浊法，线性范围0～2000mg/L。色素不吸附器材，可用于自动化分析。

2. 参考范围

（1）成人：①腰池，0.15～0.45g/L；②小脑延髓池，0.15～0.25g/L；③侧脑室，0.05～0.15g/L。

（2）新生儿：0.40～1.20g/L。

（3）儿童：0.16～0.56g/L。

（4）老年人：0.30～0.60g/L。

3. 临床意义

（1）脑脊液蛋白轻度升高：常见于病毒性脑膜炎、霉菌性脑膜性、乙型脑炎、脊髓灰质炎、脑膜血管梅毒、麻痹性痴呆、脑血栓形成等。

（2）脑脊液蛋白明显升高：常见于化脓性脑膜炎、结核性脑膜炎、脊髓腔等中枢神经系统恶性肿瘤及其转移癌、脑出血、蛛网膜下腔出血及梗阻等。

（3）脑脊液蛋白含量升高，提示患者血-脑脊液屏障受破坏，常见于脑、脊髓及脑膜炎症、肿瘤、出血等，也可见于神经根病变和引起脑脊液循环梗阻的疾病。当脑脊液中蛋白质在10g/L以上时，流出后呈黄色胶冻状凝固物，而且还有蛋白质-细胞分离现象，临床上称为弗鲁安（Froin）综合征，是蛛网膜下腔梗阻性脑脊液的特征。

4. 注意事项

（1）年龄：婴幼儿血脑屏障结构尚未发育完善，血浆中蛋白质易于进入脑脊液，导致其含量明显升高。早产儿脑脊液蛋白含量可达2g/L，出生2个月后逐渐降至正常水平。老年人则比青壮年略高。

（2）样本运送和保存：脑脊液中化学成分性质不稳定，因此样本采集后应尽快送检，最好不超过1h，如不能及时送检或分析，必须冷藏（细菌培养样本除外），但4℃条件下，冷藏不得超过4h。

（3）试验干扰因素：蛋白质定性试验易出现假阳性。例如，红细胞过多未经离心沉淀、试验中所用试管和滴管不洁净、苯酚试剂纯度不高、室温低于10℃引起苯酚饱和度低，都可出现假阳性结果。不同蛋白质与染料的结合力不一致，各种蛋白质形成的浊度也有较大的差别，因此染料结合法与比浊法检测结果都受到样本中清蛋白/球蛋白值的影响。定量方法的线性范围一般为0～1000mg/L，脑脊液蛋白质含量过高时应用生理盐水稀释样本。影响蛋白质定量比浊法浊度大小的因素很多，包括加入试剂的手法、混匀技术、反应温度等。表面活性剂如 Triton X-100、Tween 80 等对邻苯三酚红钼法均有干扰，因此采集样本及试验过程中应尽量避免表面活性剂污染。

（4）血性脑脊液的蛋白质含量应校正

1）计算法：根据患者脑脊液和血液中红细胞数、血 HCT、血清蛋白、脑脊液蛋白的结果，计算因出血增加的脑脊液蛋白含量 $TP_{脑}$，再用未校正脑脊液蛋白含量减去 $TP_{脑}$，就是校正后脑脊液蛋白含量 $TP_{校}$，公式如下：

$$TP_{脑}=[TP_{血清}×（1–HCT）]×RBC_{CSF}/RBC_{血液}$$
$$TP_{校}=TP_{CSF}–TP_{脑}$$

2）估算法：如果 HCT 正常，可以按 80mg/L 蛋白质与 $10×10^9$/L 红细胞相当的比例，估算因出血增加的脑脊液蛋白含量 $TP_{脑}$，再用未校正脑脊液蛋白含量减去 $TP_{脑}$，就是脑脊液蛋白校正含量 $TP_{校}$。

（5）药物影响及其他：阿司匹林、氯丙嗪、水杨酸盐、青霉素、磺胺等药物可干扰试验，建议停药后再进行脑脊液蛋白检查。多次电休克治疗后可见脑脊液总蛋白含量升高。

三、脑脊液葡萄糖测定

正常脑脊液内葡萄糖含量仅为血糖的 50%～80%，脑脊液糖含量的高低取决于血糖的高低、血脑屏障的通透性、脑脊液糖利用速度（即酵解速度），以及机体携带转运系统的功能。

1. 检验方法 脑脊液中的葡萄糖定量测定法与血浆葡萄糖测定法相同，主要有葡萄糖氧化酶法和己糖激酶法。主要在生化分析仪上检测。

2. 参考范围

（1）成人：2.5～4.4mmol/L。按穿刺部位可细分为：①腰椎穿刺，2.5～4.4mmol/L；②小脑延髓池穿刺，2.8～4.2mmol/L；③侧脑室穿刺，3.0～4.4mmol/L。

（2）儿童：2.8～4.4mmol/L。

3. 临床意义

（1）脑脊液葡萄糖降低：见于急性化脓性脑膜炎，脑膜瘤患者葡萄糖降低最为明显，常低于 2.2mmol/L，严重时可为 0；还见于结核性脑膜炎、真菌性脑膜炎、神经梅毒、低血糖等。

（2）脑脊液葡萄糖升高：见于病毒性脑炎、糖尿病、血性脑脊液、脑干急性外伤或中毒等。

（3）脑脊液葡萄糖降低是由于微生物对糖的消耗及细胞对糖进行无氧酵解作用，或者是血脑屏障通透性的改变，在临床上具有重要意义。病毒性脑膜炎时脑脊液葡萄糖可正常，此点可与细菌性脑膜炎鉴别。脑脊液中糖含量降低越明显，预后越差。

4. 注意事项

（1）早产儿及新生儿因血脑屏障通透性增加，葡萄糖含量比成人高，一般认为是生理性升高，无病理意义。

（2）饱餐或静脉注射葡萄糖后，机体摄入增加，血糖含量升高，从而引起脑脊液葡萄糖升高，因此应间隔2h后再检测脑脊液葡萄糖。维生素C等还原性药物可产生竞争性抑制作用，造成葡萄糖氧化酶法测定结果偏低。

（3）脑脊液常含细胞和细菌，其葡萄糖含量测定应在留取样本后及时进行，如果不能及时处理，应加适量防腐剂如氟化钠，抑制细菌或细胞酵解葡萄糖，防止假性降低。

（4）由于脑脊液中葡萄糖的含量仅为血糖的3/5，因此为了提高测定的灵敏度，可将样本用量加倍，结果计算时除以2即可。血性脑脊液检测前应离心沉淀，否则可引起假性升高。

四、脑脊液氯化物测定

正常脑脊液的氯化物含量比血清高，这是由于脑脊液内蛋白质含量较低，为了维持脑脊液和血浆渗透压之间的平衡，因此脑脊液的氯化物含量比后者高。脑脊液中的氯化物含量随血浆氯的水平而变化，临床上能引起血氯降低的原因都能导致脑脊液中氯化物水平低下。

正常脑脊液氯化物含量为血浆的1.2～1.3倍。脑脊液氯化物含量与血氯浓度、pH、血脑屏障通透性和脑脊液蛋白含量有关。

1. 检验方法　脑脊液氯化物的测定有离子选择电极法（ISE）、硝酸汞滴定法、硫酸汞比色法等，其原理、试剂均与血清氯化物测定相同。目前该项目主要在生化分析仪上检测。

2. 参考范围

（1）成人：120～130mmol/L。

（2）儿童：111～123mmol/L。

3. 临床意义　脑脊液中氯化物含量低于85mmol/L时，可能导致呼吸停止，此时应及时通报临床医生，可设定为危急值报告。

（1）细菌性脑膜炎和霉菌性脑膜炎早期氯化物含量常降低，结核性脑膜炎时降低尤其明显，其氯化物降低早于糖含量降低，这是由于此时血氯含量降低、脑膜渗透性改变，氯离子从脑脊液流向血液，以及脑脊液内蛋白质升高使得氯离子代偿性流向血液所致。因此，血氯对结核性脑膜炎与化脓性脑膜炎鉴别有一定的价值。

（2）呕吐、腹泻、肾上腺皮质功能减退症和肾病变时，由于血氯降低，脑脊液中氯化物含量也降低。

（3）病毒性脑炎、脊髓灰白质炎、脑肿瘤时脑脊液中氯化物含量不降低或稍降低。

（4）氯化物含量升高主要见于高氯血症、肾炎、尿毒症、心力衰竭、呼吸性碱中毒、浆液性脑膜炎等，这是由于血氯升高所致。

4. 注意事项

（1）应用含有氟、溴、碘等药物和利尿剂及生理盐水治疗时或长期高氯饮食者，脑脊液氯化物可出现升高。

（2）大量出汗、饥饿状态时，长期低盐饮食者或应用肾上腺皮质激素治疗时，脑脊液氯化物检测结果可降低。

（3）高球蛋白产生的混浊可干扰硫酸汞比色法测定结果，该试验对温度特别敏感。电极法测氯化物时，要注意氯电极使用一段时间后，应及时擦洗或更换。因为电极膜头会出现黑色的 AgCl，影响结果的准确性。

五、脑脊液免疫球蛋白测定

正常脑脊液中免疫球蛋白含量甚微，当中枢神经系统感染时，血脑屏障通透性增加，脑脊液中免疫球蛋白水平将发生变化，其变化反映了中枢神经系统体液免疫情况，是中枢神经系统疾病的一个重要信号。脑脊液中免疫球蛋白的检测主要用于多发性硬化症、痴呆、脊髓炎、副肿瘤性脑炎、神经性梅毒等疾病的诊断和鉴别诊断，而且可监测中枢神经系统疾病的进程及治疗效果。

1. 检验方法 脑脊液免疫球蛋白检验方法主要有免疫比浊法、免疫扩散法、ELISA、免疫电泳法等。免疫扩散法操作烦琐、灵敏度低、耗时长且不能自动化操作。免疫比浊测定法具有灵敏、快速且能上机自动化测定的优点，在临床实验室得到广泛应用。

2. 参考范围 IgG：10～40mg/L；IgA：0～6mg/L；IgM：0.11～0.22mg/L；IgE：极少量。

3. 临床意义

（1）脑脊液中 IgG 升高：显著升高见于化脓性脑膜炎；轻度升高见于结核性脑膜炎、亚急性硬化性全脑炎、多发性硬化症、种痘后脑炎、麻疹脑炎、神经梅毒、急性病毒性脑膜炎、脊髓腔梗阻、舞蹈病、神经系统肿瘤等。脑脊液中 IgG 降低见于癫痫等。

（2）脑脊液中 IgA 升高：常见于化脓性脑膜炎、结核性脑膜炎、病毒性脑膜炎、肿瘤、脑血管病、变性疾病、Jacob-Greutzfeldt 病等。IgA 降低见于支原体脊髓膜炎、小脑性共济失调、癫痫等。

（3）IgM 升高：常见于化脓性脑膜炎、病毒性脑膜炎、肿瘤、多发性硬化症等。IgM 明显升高是急性化脓性脑膜炎的特点，轻度升高是急性病毒性脑膜炎的特征，若 IgM ＞ 30mg/L 可排除病毒感染的可能。

（4）IgE 升高：常见于脑寄生虫病等。

4. 注意事项 脑脊液样本采集后应该尽快送检，脑脊液样本在 2～6℃可保存 72h，在此条件下，对免疫球蛋白影响不大。若短期不进行实验，在 -20℃条件下可保存 1 个月。避免反复冻融，否则免疫球蛋白的结构可发生改变。

实验表明，中枢神经系统中 IgG 的合成可受 X 线照射的抑制，而且是可逆的。服用免疫抑制剂可影响免疫球蛋白的检测结果。服类固醇药物可使 IgG 降低，泼尼松对脑脊液和血清 IgG 有不同的抑制作用，对脑脊液 IgG 的抑制作用更早、影响更大、时间更长。

（孙宏华）

六、脑脊液烯醇化酶检查

烯醇化酶广泛分布于人体各种组织细胞中，是细胞能量代谢过程中参与糖酵解途径的关键酶，主要作用是催化糖代谢过程中的2-磷酸甘油酸转化成2-磷酸烯醇式丙酮酸，而2-磷酸烯醇式丙酮酸可在丙酮酸激酶的作用下生成丙酮酸，与还原型辅酶、乳酸脱氢酶作用生成乳酸。现已知烯醇化酶有5种同工酶，分别是αα，ββ，γγ，αβ，αγ。神经元特异性烯醇化酶（neuron specific enolase，NSE）是烯醇化酶的一种同工酶，即γγ型，在正常情况下，只存在于神经元、神经内分泌细胞和少突胶质细胞内，具有烯醇化酶的活性，是参与糖酵解的特异性关键酶。该酶具有神经元营养作用、神经元保护作用，在脑组织中含量最高，可占全部可溶性蛋白的1.5%，在全部大脑皮质烯醇化酶中占比为40%～65%，因而其可用于中枢神经系统疾病的诊断及预后评估。脑损伤时，神经元变性和坏死，血-脑屏障通透性增加，神经元特异性烯醇化酶被释放入脑脊液中，导致其在脑脊液中的含量升高，因此神经元特异性烯醇化酶的改变反映了中枢神经系统的病理变化。

1. 检验方法 ELISA法、化学发光法等，目前常用化学发光法进行检测。

2. 参考范围 0～3.14ng/ml。

3. 临床意义 神经元特异性烯醇化酶是一种大分子物质，分子量为780kDa，理化性质稳定，因而易于检测；同时在免疫特征上，神经元特异性烯醇化酶的各型之间无免疫交叉，各型之间的免疫学特征不同，并且具有独立的基因编码，而在其他神经胶质细胞和其他脑神经组织中，不含有神经元特异性烯醇化酶，这些特性使神经元特异性烯醇化酶成为评价脑损伤的一个可靠指标。正常体液中神经元特异性烯醇化酶含量甚微，并且相对稳定。在缺血缺氧状态下，细胞膜的完整性被改变，导致神经元坏死，髓鞘崩解，此时细胞内大量蛋白质溢出到间质，由于神经元特异性烯醇化酶不与细胞内的肌动蛋白结合，极易释放出细胞，所以神经元坏死后，细胞内的神经元特异性烯醇化酶进入脑脊液，使脑脊液中的浓度明显升高。在不同的疾病中其水平变化意义不同。

（1）脑梗死发生时，导致缺血缺氧性脑损伤，破坏血-脑屏障，从而通透性增加，神经元特异性烯醇化酶从脑脊液进入血液，致使其在血清中的水平升高。

（2）关于急性颅脑创伤患者的研究表明，神经元特异性烯醇化酶表达变化可以作为辅助评价急性颅脑创伤程度、分型诊断和判断预后的实验室指标，且脑脊液神经元特异性烯醇化酶水平较血清更为敏感。关于重型颅脑损伤患者的研究显示，重型颅脑损伤患者血清及脑脊液的神经元特异性烯醇化酶含量明显高于对照组，两组对比有显著性差异，并且随着伤后时间的延长，神经元特异性烯醇化酶水平逐渐下降，但仍明显高于对照组。

（3）中枢神经系统感染的相关研究显示，神经元特异性烯醇化酶的含量由高至低依次为病毒性脑膜炎组、结核性脑膜炎组、化脓性脑膜炎组、对照组，神经元特异性烯醇化酶含量在病毒性脑膜炎组、结核性脑膜炎组和化脓性脑膜炎组与对照组比较差异有统计学意义，病毒性脑膜炎组与结核性脑膜炎组和化脓性脑膜炎组比较差异有统计学意义，而结核性脑膜炎组与化脓性脑膜炎组比较差异无统计学意义。该研究说明三种不同的病原体导致了不同程度的中枢神经系统感染，主要原因是病毒依靠胞饮作用穿透神经元，造成对神经元的直接侵犯，导致细胞损伤，释放神经元特异性烯醇化酶，因此病毒性脑膜炎组神经元特异性烯醇化酶升高最为明显。结核性脑膜炎患者可导致脑梗死、脑水肿，并且结核杆菌使脑膜弥散性充血、水肿，形成结核结节，造成颅内压升高、水肿，可加重神经元变性、坏死，故结核性脑膜炎组神经元特异性烯醇化酶升高也较明显。化脓性脑膜炎的病变主要在脑膜，脑实质损害相对较轻，只有水肿、变性的神经元渗出微量的神经元特异性烯醇化酶，故化脓性脑膜炎组患者的神经元特异性烯醇化酶升高不明显。因此，在中枢神经系统感染早期，检测脑脊液中神经元特异性烯醇化酶的水平有助于诊断病毒性脑膜炎，并可辅助判断患者脑组织的损伤程度。

关于结核性脑膜炎的研究发现，结核性脑膜炎组脑脊液/血清神经元特异性烯醇化酶值比对照组及非结核性脑膜炎组高，提示脑脊液/血清神经元特异性烯醇化酶值比对结核性脑膜炎的早期诊断可能是一个有用的参数，但由于这一研究样本量少，仍需进一步探索。

在病毒性脑炎患儿脑脊液中，神经元特异性烯醇化酶水平明显升高，急性期脑脊液神经元特异性烯醇化酶水平明显高于恢复期及对照组，重症组明显高于轻症组，神经元特异性烯醇化酶含量高低与神经元损害程度有关。

（4）小儿患者惊厥性脑损伤研究表明，神经元特异性烯醇化酶和IL-6参与了惊厥性脑损伤的病理损害过程，能反映惊厥性脑损伤病理损害的严重程度，评估惊厥患者的预后。其中惊厥发作后24h各惊厥组（包括惊厥持续状态组、多次惊厥组、单次惊厥组）脑脊液中神经元特异性烯醇化酶、IL-6均明显高于对照组，且惊厥持续状态组明显高于多次惊厥组，多次惊厥组明显高于单次惊厥组。

4. 注意事项　检验方法的影响同血液样本的因素。避免穿刺时血液污染样本，血液混入会造成结果假性升高，且样本采集后应及时送检。

（张国军　刘竞争）

七、脑脊液天冬氨酸转氨酶

由于血脑屏障的影响，脑脊液和血清中的转氨酶不能沟通，中枢神经系统以外的疾病一般不影响脑脊液的转氨酶。因此，脑脊液转氨酶活性的测定，只单纯反映中枢神经系统的病变。中枢神经系统疾病与肝脏疾病不同，天冬氨酸转氨酶（AST）比丙氨酸转氨酶（ALT）测定更有临床意义。某些伴有脑组织坏死及血脑屏障通透性增加的疾病，AST可以从脑组织中释放到脑脊液中，使得其活性增加。

1. 检验方法　生化分析仪，速率法。

2. 参考范围　脑脊液AST：5～20U（目前尚无统一的参考范围）。

3. 临床意义

（1）脑血管病：脑出血、蛛网膜下腔出血时可明显升高，脑栓塞时可正常或轻度升高。

（2）中枢神经系统感染：细菌性脑膜炎、结核性脑膜炎、隐球菌性脑膜炎、病毒性脑炎等时可见不同程度升高。

（3）其他：脑肿瘤、脑膜癌、脑萎缩、继发性癫痫、缺氧性脑病、痴呆等时也可升高。

4. 注意事项

（1）脑脊液样本采集后应尽快检测。

（2）血性样本要离心后取上清液进行检测，避免溶血。

八、脑脊液乳酸脱氢酶

正常脑脊液中含有乳酸脱氢酶，但活性远低于血清中，且不能透过血脑屏障，也不受血清酶活性的影响。脑脊液乳酸脱氢酶的来源及其在病理条件下升高的机制大致如下：血脑屏障的通透性改变；脑细胞内酶的释放；脑脊液中各种细胞的解体；肿瘤细胞内酶的释放；颅内压升高；脑脊液酶的清除率下降。

1. 检验方法 生化分析仪，速率法。

2. 参考范围 成人：10～25U/L；儿童：28.3U/L；幼儿：29.2U/L；新生儿：53.1U/L。

3. 临床意义

（1）脑血管病：脑出血、蛛网膜下腔出血时可明显升高，脑栓塞时可正常或轻度升高。

（2）中枢神经系统感染：细菌性脑膜炎、结核性脑膜炎、隐球菌性脑膜炎、病毒性脑炎等时可见不同程度升高。

（3）其他：脑肿瘤、脑膜癌病、脑萎缩、继发性癫痫、缺氧性脑病、痴呆等时也可升高。

4. 注意事项

（1）脑脊液样本采集后应尽快检测。

（2）血性样本要离心后取上清液进行检测，避免溶血。

九、脑脊液溶菌酶

溶菌酶是一种水解酶，由18种氨基酸共120个氨基酸残基组成，分子量为14 500～17 500Da。溶菌酶为广泛分布于人体组织及血液、唾液、泪液中的碱性蛋白质，主要来自粒细胞、单核细胞和巨噬细胞的溶酶体。溶菌酶作为一种非特异性免疫因素，参与非特异性防御功能。

1. 检验方法 免疫比浊法、平板法、电泳法。

2. 参考范围 0或＜0.1μg/L。

3. 临床意义 化脓性脑膜炎、脑瘤或血脑屏障破坏时，脑脊液中溶菌酶活性可增加，但不如结核性脑膜炎增加明显。病毒性脑炎时很少出现溶菌酶，因此测溶菌酶对细菌性和病毒性脑膜炎鉴别及预后判断有重要的价值。

4. 注意事项 有些细菌性脑膜炎患者入院前已使用过抗生素，以致掩盖了脑脊液细胞和生化的改变，细菌培养阴性，但患者溶菌酶活性仍可增加，因此认为测定脑脊液溶菌酶活性是一种辅助诊断细菌感染的可靠方法。

十、脑脊液髓鞘碱性蛋白

髓鞘碱性蛋白（MBP）是脊椎动物中枢神经系统少突细胞和周围神经系统施万细胞合成的一种强碱性膜蛋白，含有多种碱性氨基酸。MBP较易释放到脑脊液中，少量释放入血液中，检测MBP可作为判断中枢神经系统破坏程度的指标，对判断病情严重程度和预后都有重要意义。正常脑脊液中髓鞘碱性蛋白含量极微，MBP中的脂质与蛋白质含量分别占70%与30%。检测其在脑脊液中的含量，对脱髓鞘病的诊断及探索病因有一定的价值。

1. 检验方法 比色法。

2. 参考范围 0～4μg/L。

3. 临床意义

（1）MBP升高主要见于多发性硬化症、小儿多发性硬化。多发性硬化症的急性期都表现为MBP明显升高，慢性活动者约50%有MBP升高，但非活动者不升高。

（2）MBP升高也可见于其他脱髓鞘病，如横贯性脊髓炎合并系统性红斑狼疮、脑桥中心髓质溶解症及甲氨蝶呤髓病等。

（3）MBP结合脑脊液中酶学及IgG测定，可提高对多发性硬化症的诊断，以及有助于对病程、疗效等观察。

4. 注意事项 急性颅脑损伤后，脑脊液中MBP明显高于正常人，故在发病早期检测MBP，脑脊液较血液更具有临床价值。

（张时民）

十一、副肿瘤神经抗体

正常情况下，人体血液和脑脊液中不表达副肿瘤神经抗体。当患者体内发生某些恶性肿瘤，在未出现肿瘤转移的情况下，即已影响远隔器官，引起神经系统功能障碍，即神经系统副肿瘤综合征（paraneoplastic neurological syndrome，PNS）。累及中枢神经系统产生小脑变性、脑脊髓炎、边缘叶脑炎、斜视性眼阵挛-肌阵挛综合征等，累及周围神经系统产生多发性神经病，累及神经肌肉接头产生兰伯特-伊顿（Lambert-Eaton）综合征、皮肌炎、多发性肌炎、坏死性肌病、僵人综合征、重症肌无力等。此时，可在血和脑脊液中检测到相关抗体，如针对Hu、Yo、Ri、Ma2、CV2、Amphiphysin等抗原产生的抗体。

1. 检验方法 印迹法：抗原谱中包含了重要的神经抗原，是生化特性明确的纯化抗原，可实现高灵敏度和特异性的抗体检测。

2. 参考范围 阴性。

3. 临床意义

（1）Hu抗体，即ANNA-1：是最常见、最容易检测，也是研究最多的副肿瘤神经抗体。它的抗原主要存在于神经元，也可见于肿瘤细胞，而在神经胶质细胞、内皮细胞或非神经组织中没有发现该抗原存在。Hu抗体可与多种神经抗体如CRMP5抗体、Amphiphysin抗体、Ma2抗体等共存，引起周围神经病、小脑变性、边缘叶脑炎、脑干脑炎等多种神经系统综合征。在长期吸烟并且有周围神经病变的成年患者中，Hu抗体阳性对PNS的诊断具有高敏感性（＞80%），而且高度提示存在小细胞肺癌（small cell lung cancer，SCLC），而在没有神经症状的肺癌患者中，这种抗体的滴度很低。Hu抗体阳性的患者主要是60岁左右的男性，其预后极差，死亡率高达60%，幸存者也会因神经系统损伤而造成严重的不可逆的残疾。针对癌症治疗并不一定能改善神经功能，但是可以在一定程度上使其稳定。

（2）Ri抗体，即ANNA-2：其抗原分布类似于ANNA-1，但仅限于中枢神经系统。在临床上，Ri抗体阳性多见于60岁左右的女性吸烟者，其常见的神经系统症状为共济失调和眼球运动障碍（眼阵挛-肌阵挛综合征）。并且研究发现，Ri抗体主要与乳腺癌和SCLC有关。

（3）Yo抗体（PCA-1）：其靶蛋白（分子量为34kDa和62kDa）高度集中于小脑浦肯野细胞的细胞质。Yo抗体几乎只出现在副肿瘤小脑变性伴乳腺癌或卵巢癌的女性患者中，这种抗体很少在男性体内发现。Yo抗体不像ANNA-1或ANNA-2，基本总是独立存在的。约1/3的患者由于出现严重的进行性加重的神经功能缺损而死亡。

（4）CV2或CRMP-5抗体：该抗体有两个名称，CV2和CRMP-5。由CV2抗体识别的特异性抗原是胞质磷蛋白，位于少突胶质细胞、外周感觉神经元、施万细胞和SCLC细胞。类似ANNA-1，CV2抗体也与多种神经症状相关，其中周围神经病是最常见的，80%伴随SCLC。然而，ANNA-1与CV2抗体之间也有一些显著差异，主要是平均生存时间：CV2抗体阳性的患者较长（48个月），ANNA-1抗体阳性的患者较短（11个月）。同时具有CV2和ANNA-1抗体的患者，平均生存时间大约为18个月。

（5）Ma2抗体（也被称为Ta）：Ma抗体能够识别Ma1、Ma2及Ma3蛋白，也可与多种肿瘤抗原发生交叉反应。三者中，以Ma2抗体阳性在PNS中最为常见。靶抗原（Ma2）位于中枢神经系统神经元的核仁。Ma2抗体阳性患者主要是边缘叶脑炎（LE）伴睾丸生殖细胞肿瘤的成年男性（平均年龄46岁）。治疗后，2/3 Ma2抗体阳性患者的神经系统症状稳定或改善，而其他Ma抗体家族如Ma1只有1/5症状改善。诊断后1年内有不到15%的患者死亡，死因主要是神经功能恶化。

（6）Amphiphysin抗体：Amphiphysin抗体识别分布于整个中枢神经和周围神经系统中的分子量128kDa的蛋白质。Amphiphysin抗体也与多种神经症状有关，其中周围神经病最常见，其次是脑病、脊髓病和小脑变性。研究发现，86%的男性患者中SCLC是最常见的肿瘤，然而，1/3 Amphiphysin抗体阳性的女性患者发生乳腺癌，神经系统综合征为脊髓病。治疗与否对患者的生存时间没有明显影响。

4. 注意事项

（1）为确保实验结果准确可靠，请严格使用来源可靠的去离子水或蒸馏水稀释清洗缓冲液，切勿使用普通饮用水、瓶装水及自来水等进行稀释。

（2）欧蒙印迹法实验过程中使用的摇床类型对实验结果有重要的影响。目前，实验室常用的摇床有两种类型，即水平振荡摇床和垂直振荡摇摆摇床。为了确保实验体系的敏感性和结果的可靠性，应严格选择垂直振荡的摇摆摇床完成欧蒙印迹法的整个实验过程。使用摇摆摇床时，由于液体可以与实验膜条充分接触，因此具有下列明显优势：①抗原和抗体结合更充分，提高反应灵敏度；②洗涤更彻底，减弱非特异反应所引起的背景。若使用水平振荡摇床，由于液体受力作用向两侧集中，形成典型的"哑铃状"液体分布，可能产生下列差异：①膜条中部的抗原和抗体反应性下降；②膜条洗涤不充分，导致膜条背景加深，影响实验结果判读。

（3）通常经过严格和规范的实验操作后，在实验膜条完全干透的情况下，背景颜色将消除或大部分减弱。但对于某些患者的特殊情况（如临床用药、肝功能异常等）导致血清样本中非特异蛋白质、胆红素或血脂等含量增加，上述物质可能会被吸附到膜条上，最终导致非特异性背景颜色的增强。针对上述现象，在深色背景下，只要能观察到特异性抗原位置条带阳性，均可视为明确阳性。若背景颜色过深而严重影响结果判读，则样本不适合用该检测体系进行检测。

（张国军　邵春青）

十二、24h鞘内IgG合成率

血脑屏障是由颅内毛细血管内皮细胞、星形胶质细胞终足、周细胞及细胞外基质等紧密连接而成的一种通透性屏障。在血脑屏障的保护下，中枢神经系统成为免疫赦免器官，脑脊液中仅有少量免疫球蛋白，主要由血液通过弥散进入中枢神经系统。但在病理状态时，脑脊液中免疫球蛋白可升高，既可由于血脑屏障受到破坏，使免疫球蛋白从血液进入脑脊液，也可由于中枢神经系统的免疫系统被激活而合成免疫球蛋白，或者是这两种情况同时存在。当中枢神经系统的免疫系统被激活而鞘内合成免疫球蛋白时，即可表现为24h鞘内IgG合成率（IgG synthesis，IgG sym）升高。

1. 检验方法　散射比浊法。全自动免疫分析仪通过散射比浊法对配对送检的血清（serum）和脑脊液（CSF）样本，分别检测样本中免疫球蛋白G（IgG）和白蛋白（Alb），通过公式计算IgG syn，公式为：IgG syn=[（IgG CSF–IgG Serum/369）–（Alb CSF–Alb Serum/230）×（IgG Serum/Alb Serum）×0.43]×5。

因为白蛋白全部由肝脏合成，分子量低，当血脑屏障功能障碍时极易顺浓度梯度从血液进入脑脊液，同时检测血清和脑脊液中白蛋白浓度，可排除血清中白蛋白的影响。通过公式计算，排除了血清IgG浓度和血脑屏障通透性对脑脊液中IgG水平的影响，当IgG syn升高时提示有神经系统鞘内合成。

2. 参考范围　一般以–10～10mg/24h为参考范围，以＞10mg/24h为存在鞘内合成。也有文献报道以＞5.85mg/24h或＞7mg/24h为存在鞘内合成。实验室可自行建立参考范围。

3. 临床意义　脑脊液中免疫球蛋白的变化可以反映中枢神经系统体液免疫应答的情况，通过检测血脑屏障的完整程度及是否存在鞘内合成免疫球蛋白，帮助判断脑脊液中免疫球蛋白的来源，对神经系统疾病的诊断和鉴别诊断具有重要意义。

（1）中枢神经系统炎性脱髓鞘疾病，如多发性硬化、视神经脊髓炎、吉兰-巴雷综合征、播散性脑脊髓炎等，IgG syn升高，提示存在鞘内合成免疫球蛋白。

（2）结核性脑膜炎患者也可见 IgG syn 升高，且患病初期 IgG syn 升高者，病后 12 个月的复发率也较高，提示 IgG syn 具有辅助预后判断的作用。

（3）病毒性脑炎、脑膜炎等中枢神经系统病毒感染患者，也可见 IgG syn 升高。

4. 注意事项

（1）配对送检的血清和脑脊液样本，需同时留取。

（2）行腰椎穿刺术留取脑脊液时，应避免引起微血管损伤。

（张国军　马瑞敏）

十三、脑脊液寡克隆区带

正常人体内无数克隆株的浆细胞合成的免疫球蛋白电泳时在 γ 球蛋白区域形成均匀连续的区带，称为多克隆免疫球蛋白区带；在病理免疫情况下某几个克隆浆细胞异常增生，合成免疫球蛋白，电泳时可在球蛋白区域形成几个分开的比较狭窄的不连续的区带，称为脑脊液寡克隆区带（oligoclonal band，OCB）。脑脊液 OCB 是数个无性系株 B 淋巴细胞在中枢神经系统局部产生的特异性抗体，是针对中枢神经系统内某些特定抗原的一种特异反应，脑脊液中 OCB 阳性提示中枢神经系统内免疫球蛋白异常合成，即存在体液免疫反应。正常脑脊液中主要含 IgG，故通常检测的是寡克隆 IgG 区带。脑脊液中 OCB 的出现往往高度提示有免疫球蛋白的鞘内合成。但在某些疾病情况下，由于血脑屏障遭破坏，活化的 B 细胞由血液进入中枢神经系统，导致血清和脑脊液中均含有相同的 OCB。因此，配对检测血清和脑脊液中的 OCB 可以更准确地判定中枢神经系统内是否存在免疫球蛋白的局部合成。

1. 检验方法　目前有聚丙烯酰胺凝胶电泳银染色法、等电聚焦结合免疫印迹法等。用等电聚焦加免疫标记的方法检测脑脊液 OCB，现已成为国际公认的判定是否存在鞘内免疫球蛋白合成的金标准。

（1）聚丙烯酰胺凝胶电泳银染色法：是将待测脑脊液或血清样本进行电泳分离，经染色后观察。此法较简便，脑脊液无须浓缩，便于一般临床实验室开展。但该法敏感性和阳性率均较低，缺乏 IgG 特异性，已被 MS 国际专家组及美国 FDA 淘汰。

（2）等电聚焦结合免疫印迹法：在电解槽中加入两性电解质，通以直流电，形成由阳极至阴极逐渐增加的 pH 梯度，将脑脊液与稀释后的对照血清依次点加在阳极，根据蛋白质分子的等电点不同，经电泳不同蛋白质组分即可移动并聚焦于其等电点 pH 位置，经染色可在阴极观察结果。该法比聚丙烯酰胺凝胶电泳银染色法特性好、敏感性高、分辨率好。等电聚焦结合免疫印迹检测是目前国际公认的判定脑脊液 OCB 的金标准，在临床应用广泛。

2. 参考范围　阴性。

3. 临床意义

（1）神经系统炎性脱髓鞘疾病（inflammatory demyelinating diseases，IDD）是青壮年非外伤性致残的最主要原因，包括原发性与继发性两类。根据发病部位，原发性 IDD 可进一步分为中枢神经系统IDD和周围神经系统IDD，前者包括多发性硬化、视神经脊髓炎、急性播散性脑脊髓炎等，后者包括吉兰-巴雷综合征、慢性炎症性脱髓鞘性周围神经病等。继发性IDD指由系统性自身免疫性疾病，如系统性红斑狼疮等导致的中枢神经系统IDD。

（2）多发性硬化（multiple sclerosis，MS）：早在20世纪40年代初，Elvin Kabat阐述了免疫球蛋白IgG的理化特性，发现MS患者脑脊液中选择性γ球蛋白增加，主要是IgG部分增加，而血液中无相应变化，证明了IgG是由中枢神经系统鞘内合成的，由此提出了MS的发病机制与免疫功能异常有关。脑脊液OCB阳性是判定鞘内IgG合成的定性指标，为MS早期诊断提供了重要的实验室依据，因此很多学者在MS的诊断标准中把脑脊液OCB阳性作为重要的辅助检查。在2005年修订的MS诊断标准中再次确定了脑脊液OCB阳性的重要诊断意义。OCB阳性虽然不能作为诊断MS的直接证据，但对MS的早期诊断和预后判断均具有重要意义。有临床研究表明，在MS早期、急性期、进展期OCB阳性率均较高，活动期MS患者OCB阳性率明显高于非活动期患者。因此，OCB的出现对判断MS病程、病情的严重程度、病灶活动期或非活动期等具有重要的临床意义。

（3）视神经脊髓炎（neuromyelitis optica，NMO）：视神经脊髓炎是临床常见的一种自身免疫性疾病，其临床特征为急性或亚急性起病后引发单眼或双眼失明，同时伴有不同程度的横贯性或上升性脊髓炎，不受年龄的限制，21～41岁青壮年高发，治疗缓解后也可复发。临床上认为视神经脊髓炎是针对体内水通道蛋白4的血清IgG自身抗体阳性的一种自身免疫性离子通道疾病，而MS是以辅助性T细胞免疫为主的一种炎性脱髓鞘疾病，2种疾病在本质上有区别，且视神经脊髓炎患者脑脊液中OCB的发生率较高。纵向病灶也往往超过3个椎体节段，2种疾病均为女性高发。Zaffaroni等研究视神经脊髓炎患者脑脊液中多核细胞数量及OCB时发现，在视神经脊髓炎的急性期，患者脑脊液中多核细胞随着时间的推移逐渐减少，OCB很快消失，这不同于MS患者。因此，对视神经脊髓炎患者脑脊液中OCB的检查应选择在急性期进行，而且需要重复测定，以提高检出的阳性率。

（4）吉兰-巴雷综合征（Guillain-Barré syndrome，GBS）：GBS的确切发病机制尚未明了，但存在免疫功能障碍已成为共识。多篇文献报道GBS患者脑脊液OCB阳性率及IgG指数明显高于其他中枢神经系统非炎症性疾病。这些研究提供了鞘内合成免疫球蛋白的证据，说明至少部分是免疫活性细胞被激活的结果。因此，测定脑脊液和血清OCB可以定性地反映鞘内合成的免疫球蛋白，对GBS具有重要的辅助诊断价值。

（5）弥漫性硬化和同心圆硬化病：弥漫性硬化又称Schilder病，一般认为其属于自身免疫性疾病，病理提示脱髓鞘病灶内血管周围淋巴细胞浸润，约半数患者脑脊液IgG升高，但是脑脊液OCB一般为阴性，其可能与脱髓鞘病变累及部位有关。本病常侵犯脑叶，以一侧枕叶为主。同心圆硬化病又称Balo病，既往罕见报道，临床特点与MS相似，一般认为本病是MS的一个亚型。有文献报道1例Balo病患者，其脑脊液未发现OCB，并且IgG正常，此可能与本病特殊的病理特点有关。由于本病少见，获取的临床资料较少，今后尚需进一步积累病例进行研究。

4. 注意事项

（1）只能用专用的抗血清才能发现寡克隆IgG。

（2）为了确认鞘内合成IgG，必须平行分析患者血清和脑脊液，以此证明不同于扩散而来的IgG。

（3）为了便于解释血清和脑脊液中的IgG浓度，必须调整至相同水平。

（4）避免使用浓缩的脑脊液。

十四、脑脊液细胞学检查

脑脊液主要产生于侧脑室脉络丛，少量由室管膜上皮和毛细血管产生。正常情况下，脑脊液中只有少量的淋巴细胞和单核细胞，细胞形态无激活表现，处于不断产生、循环和回流的平衡状态中，发挥重要的生理作用。病理情况下，脑脊液中有核细胞数量和形态将发生改变，可直接或间接反映颅内病变情况。脑脊液细胞学检查对中枢神经系统感染性疾病、免疫性疾病、脑膜癌、中枢神经系统白血病、中枢神经系统淋巴瘤及脑血管病等疾病的诊断、鉴别诊断、疗效观察和预后评估等有重要的参考价值。

1. 检验方法

（1）细胞收集方法：推荐采用细胞离心涂片机进行细胞及其他有形成分的收集。试管离心沉淀后取沉淀物涂片的方法细胞收集效果不佳，不推荐用于脑脊液细胞学检验。

（2）染色方法：瑞-吉染色为脑脊液细胞学检验的常规染色方法。染色前应结合细胞计数结果在低倍镜下检查细胞收集效果是否满意，如收集效果不满意，应重新制片。

（3）阅片方法：先在低倍镜下浏览全片，评估染色效果，观察有无明显异常细胞、细胞团或病原体成分（包括细菌、真菌、原虫等），发现异常成分时，应在油镜下进一步确认和识别。

（4）细胞分类：推荐镜检分类法进行细胞分类，要求在油镜下进行有核细胞分类，结果以百分比形式表示。如镜下有核细胞数不足50个，可报告"全片可见有核细胞多少个，其中××细胞多少个"。仪器分类法存在一定的局限性，不能完全替代人工镜检分类，当怀疑肿瘤性疾病时，建议镜检复核。

（5）报告方式：推荐发图文报告。用图像采集系统在镜下选择2～4幅有代表性的图片进行报告，对异常细胞学表现及其他有价值的成分进行描述，并给出恰当的实验室提示，供临床参考。

2. 参考范围

（1）可见少量淋巴细胞和单核细胞，淋巴细胞与单核细胞比值为7：3或6：4，细胞无激活表现。

（2）无中性粒细胞、嗜酸性粒细胞、嗜碱性粒细胞。

（3）无红细胞。

（4）无肿瘤细胞及细菌、真菌等。

3. 临床意义

（1）红细胞：正常脑脊液中不存在红细胞。脑脊液中出现红细胞，见于各种原因引起的出血，如脑出血（病理性）、蛛网膜下腔出血（病理性）及腰穿损伤出血（非病理性）等。

（2）淋巴细胞：正常脑脊液中有少量的淋巴细胞，形态与外周血中淋巴细胞相似，占有核细胞总数的60%～70%。病理情况下，受抗原或各种理化因素刺激后，可转化为激活淋巴细胞。

（3）浆细胞：正常脑脊液中不存在浆细胞。浆细胞的出现，提示体液免疫反应的存在。

（4）单核细胞：正常脑脊液中有少量的单核细胞，形态与外周血中单核细胞相似，占有核细胞总数的30%～40%。疾病状态下，受抗原或各种理化因素的刺激，可转化为激活单核细胞。

（5）中性粒细胞：正常脑脊液中不存在中性粒细胞，但外周血中的中性粒细胞可因腰椎穿刺损伤随红细胞带入，应予识别。

（6）嗜酸性粒细胞：正常脑脊液中不存在嗜酸性粒细胞。嗜酸性粒细胞的数量或比例明显增加时，提示机体存在过敏反应或寄生虫感染的可能。

（7）嗜碱性粒细胞：正常脑脊液中不存在嗜碱性粒细胞，其出现提示存在过敏反应，可见于各种炎症、异物反应、寄生虫感染等。

（8）吞噬细胞：正常脑脊液中不存在吞噬细胞。吞噬细胞吞噬功能强大，可吞噬红细胞、白细胞、巨噬细胞和病原体等。

（9）良性脱落细胞：各种原因导致脑室中的室管膜细胞、脉络丛细胞及蛛网膜下腔中的蛛网膜细胞脱落时，或穿刺污染出现的软骨细胞、骨髓细胞等可在脑脊液中偶然发现。

（10）肿瘤细胞：脑脊液中发现肿瘤细胞可作为诊断脑膜癌的金标准。中枢神经系统原发性肿瘤，如恶性程度较高的髓母细胞瘤、胶质瘤、生殖细胞瘤等，可在脑脊液中找到肿瘤细胞；肺癌、乳腺癌、黑色素瘤、胃癌、白血病及淋巴瘤等中枢神经系统以外恶性肿瘤发生脑膜转移时，也可在脑脊液中发现肿瘤细胞。

（11）病原体：在排除污染的情况下，脑脊液中发现细菌、真菌及原虫等病原体时，可协助明确诊断。

（12）淋巴细胞反应：有核细胞计数可正常或显著升高，镜下可见淋巴细胞比例明显增加，可见激活淋巴细胞、浆细胞及少量单核细胞和中性粒细胞等。临床意义：常见于病毒性脑膜炎，也可见于其他中枢神经系统感染性疾病、免疫性疾病和肿瘤。

（13）中性粒细胞反应：有核细胞数中度至显著升高，镜下可见大量中性粒细胞，可伴少量淋巴细胞、单核细胞或浆细胞，有时可见病原菌。临床意义：提示急性炎症反应，见于细菌性脑膜炎、结核性脑膜炎渗出期，也可见于脑出血、蛛网膜下腔出血及颅脑手术后等非急性炎症反应。

（14）嗜酸性粒细胞-浆细胞反应：有核细胞数可正常或轻中度升高，镜下可见嗜酸性粒细胞和浆细胞比例明显升高，常伴少量淋巴细胞和单核细胞等。临床意义：常见于脑寄生虫感染，也可见于结核性脑膜炎、隐球菌性脑膜炎、颅脑手术后及蛛网膜下腔出血等情况。

（15）淋巴-单核细胞反应：有核细胞数基本正常或轻度增加，镜下可见少量淋巴细胞、单核细胞，部分淋巴细胞及单核细胞可见激活表现。临床意义：多见于疾病的恢复期，需与先前的细胞学表现进行比较分析。

（16）淋巴-中性粒细胞反应：有核细胞数中度至显著增加，镜下可见中性粒细胞及淋巴细胞明显增加，偶见单核细胞或浆细胞等。临床意义：提示炎症反应。多见于中枢神经系统细菌感染治疗后、结核性脑膜炎、真菌感染和颅脑手术后等，需结合病史、患者临床症状及体征和实验室相关检查结果综合考虑。

（17）混合细胞反应：有核细胞数中度至显著增加，镜下可见中性粒细胞、淋巴细胞、单核细胞等多种细胞同时存在，以中性粒细胞和淋巴细胞为主，也可伴少量浆细胞、嗜酸性粒细胞出现。临床意义：提示炎症反应，与淋巴-中性粒细胞反应临床意义基本一致。多见于中枢神经系统细菌感染治疗后、结核性脑膜炎、真菌感染和颅脑手术后等，需结合病史、患者临床症状及体征和实验室相关检查结果综合考虑。部分结核性脑膜炎患者抗结核治疗后，在相当长一段时间内细胞学可表现为混合细胞反应，这一特点对诊断结核性脑膜炎具有一定的参考价值。

4. 注意事项

（1）腰椎穿刺损伤导致的血性脑脊液，会影响细胞学分析和判断。

（2）推荐采用腰穿包内一次性无菌带盖塑料试管送检，不能用干燥管、促凝管等送检，否则细胞会被破坏溶解。

（3）脑脊液室温保存即可，不可冷冻保存，要及时送检、及时检测，久置可导致细胞破坏，影响检测结果。

（4）试管离心后取沉淀物涂片的方法不推荐用于脑脊液细胞学检验。

（许绍强　黄春霞）

第五节　精液检验与临床应用

精液常规检查中常包含有一般性状检查、精子计数、精子活动力、精子存活率几项指标。精液由精浆和精子组成。精子由睾丸生精细胞分化，在附睾内成熟，通过输精管输出。精浆是前列腺、精囊腺、尿道球腺等附属腺体及睾丸、附睾分泌的混合液，在排精过程中构成精液。

一、精液一般性状检查

精液一般性状检查是精液常规分析的第一步，以定性为主，有助于对精液的总体评价，主要包括精液的外观、体积、液化时间、黏稠度、酸碱度的检查。

1. 检验方法　肉眼观察、称重法（体积）、玻棒法、滴管法（黏稠度）、pH试纸（酸碱度）。

2. 参考范围

（1）外观：一般呈均质性灰白色的外观。

（2）体积：参考值下限是1.5ml（第5个百分位数，95%可信区间为1.4～1.7）。

（3）液化：射精后精液液化时间小于60min。

（4）黏稠度：精液拉丝长度＜2cm，呈水样，形成不连续小滴。

（5）酸碱度：≥7.2。

3. 临床意义

（1）外观：如果精子浓度非常低，精液可显得透明些，精子浓度非常高可呈乳白色外观，长期禁欲者可呈淡黄色。红色或酱油色为血精，见于精囊腺和前列腺炎症、结核、结石及肿瘤。黄疸患者的精液和服用维生素或药物者的精液可呈黄色。

（2）体积：在正常生理情况下，精液量的多少与射精次数有关。精液减少见于前列腺和精囊腺病变、射精管和输精管病变、不完全逆行射精或雄激素缺乏等。精液增多提示附属性腺活动性炎症导致的活跃分泌，精液增多可导致精子浓度下降，不利于生育。无精液症见于生殖系统特异性及非特异性感染，逆行射精患者精液排入膀胱中也无精液排出。

（3）液化：由于前列腺分泌纤溶酶减少会导致精液不完全液化，当精液不完全液化或不液化时可抑制精子活力，这也是引起男性不育的原因之一，也有一些不明原因导致精液不液化。

（4）黏稠度：黏稠度下降见于先天性无精囊腺、精子浓度下降或无精子症。黏稠度增加多与附属性腺功能异常有关，如附睾炎、前列腺炎常伴有精液不液化，引起生殖能力下降。黏稠度高常干扰精子活力、浓度、表面抗体及生化指标的检测。

（5）酸碱度：精液pH降低伴精液减少提示可能存在射精管阻塞或先天性双侧输精管缺如及精囊腺发育不良。由于精液的自然缓冲能力降低，精液的pH会随时间延长而升高，因此升高的pH不能提供有效的临床信息。

4. 注意事项　精液样本采集前应向患者解释采集方法。记录禁欲时间、采精方式、保存时间、温度等信息。由于男性精液分析结果常有相当大的波动，仅通过一次精液样本的评估不可能确定精液质量的特征，检测2～3次精液样本有助于获取基线数据。

二、精子计数检查

精子计数有两种方式，一种是指计算单位体积内的精子数量即精子浓度，另一种是精子总数。每次射精的精子总数和精子浓度与妊娠时间和妊娠率相联系并且可以预测受孕，精子总数与生殖结局相关的数据已被广泛认可。精液中精子总数可以通过评估测定的精子浓度计算。输精管通畅且禁欲时间短者，精子总数与睾丸体积相关，可以用来衡量睾丸产生精子的能力和男性输精管道通畅程度。精子浓度虽然与受精率和妊娠率相关，但易受精囊腺和前列腺分泌液量的影响，不易衡量睾丸功能的特异性指标。因此，每次射精的精子总数更具意义。每次射精的精子总数可以通过测定精液的精子浓度和体积计算，所以精确的体积测量和精准的浓度检测是计算精子总数的基础。

1. 检验方法　人工计数/计算机辅助精液分析（CASA）。

2. 参考范围　精子总数的参考下限为每次射精39×10^6；精子浓度的参考值下限为$15 \times 10^6/ml$。

3. 临床意义　精子计数持续$< 20 \times 10^6/ml$时为少精子症；精液多次检查无精子时为无精子症。少精子和无精子常见于以下几种情况：

（1）睾丸病变：如精索静脉曲张，睾丸畸形、炎症、结核、肿瘤及隐睾等。

（2）输精管疾病：输精管阻塞、先天性输精管缺如和免疫性不育。

（3）男性结扎术后。

（4）其他情况：如逆行射精、有害金属或放射性损害、环境因素、老年人、应用抗癌药物等。

4. 注意事项　精液样本采集前应向患者解释采集方法。记录禁欲时间、采精方式、保存时间、温度等信息。由于男性精液分析结果常有相当大的波动，仅通过一次精液样本的评估不可能确定精液质量的特征，检测2～3次精液样本有助于获取基线数据。当湿片中没有观察到精子，疑为无精子症时，应离心样本以确定是否可在更大样本量中发现精子，可通过离心取沉淀的方式加以确认。

三、精子活动力

精子活动力是精子向前运动的能力。WHO将精子活动力分为三级，即向前运动（progressive motility，PR）、非向前运动（non-progressive motility，NP）和无运动（immotility，IM）。前向运动的精子表现为精子主动地呈直线或沿一大圆周运动。非前向运动精子表现为所有其他非前向运动的形式如以小圆周脉动，尾部动力几乎不能驱使头部移动或只能观察到尾部摆动。

1. 检验方法　人工计数/计算机辅助精液分析（CASA）。

2. 参考范围　精子总活动力（PR+NP）的参考值下限是40%。前向运动精子的参考值下限是32%。

3. 临床意义　精子活动力降低常见于精索静脉曲张、静脉血回流不畅、睾丸组织缺氧等，也可见于生殖系统非特异性感染、药物影响等。

4. 注意事项　精液样本采集前应向患者解释采集方法。记录禁欲时间、采精方式、保存时间、温度等信息。由于男性精液分析结果常有相当大的波动，仅通过一次精液样本的评估不可能确定精液质量的特征，检测2～3次精液样本有助于获取基线数据。精子活动力检测应尽量在精液液化30min内完成，避免因为脱水、pH升高和环境温度改变对精子活动力的影响。精子活动力测定时应尽可能保证环境温度一致，37℃更佳。

四、精子存活率

精子存活率是指活精子占精子总数的比例，通过检测精子膜的完整性来评价，对于前向运动精子少于40%的精液样本特别重要。一般采用伊红、伊红-苯胺黑等染料对精子进行着色以判断精子的死活。当精子死亡后，细胞膜的通透性发生改变，易于着色。在必须避免精子染色时，也可以采用低渗膨胀试验（HOS）来评估精子的存活率，间接反映精子细胞膜结构的完整性。

1. 检验方法　伊红染色/伊红-苯胺黑染色/低渗膨胀试验。

2. 参考范围　精子存活率的参考值下限是58%。

3. 临床意义　精子存活率降低是男性不育症的重要原因之一，死精子超过50%即可诊断为死精子症。阐明不活动精子是活精子还是死精子有重要临床意义，因此存活率和活动力检测应该同时进行。活的但不运动精子占很大比例可能提示精子鞭毛有结构缺陷，高百分比的不活动精子和死精子提示附睾病理改变。

4. 注意事项 精液样本采集前应向患者解释采集方法。记录禁欲时间、采精方式、保存时间、温度等信息。由于男性精液分析结果常有相当大的波动，仅通过一次精液样本的评估不可能确定精液质量的特征，检测2～3次精液样本有助于获取基线数据。精子存活率检测应尽量在精液液化30min内完成，避免因为脱水、pH升高和环境温度改变对精子存活率的影响。

五、精子形态学检查

精子包括头部、颈部、中段、主段和末段。由于通过光学显微镜很难观察末段，因此评估精子头部、中段（颈部）、主段三部分，均正常者被认为是正常的精子形态。精子头部外形应光滑、轮廓规则，大体上呈椭圆形。顶体区可清晰分辨，占头部的40%～70%，顶体区没有大空泡，并且不超过2个小空泡，空泡大小不超过头部的20%。顶体后区不含任何空泡。中段应该细长、规则，与头部长度相等。中段主轴应与头部长轴成一条直线。残留胞质只有在过量时才被认为是异常的，即胞质超过精子头部大小的1/3。主段应该比中段细且均一，没有明显的锐利折角和不规则缺陷。人类精液样本中含有各种各样畸形的精子，主要包括三部分。头部缺陷：大头、小头、锥形头、梨形头、圆头、不定形头、有空泡的头、双头、顶体区过大或过小，以及上述缺陷的任何组合。颈部和中段的缺陷：中段非对称地接在头部、粗或不规则、锐角弯曲、异常细的中段或上述缺陷的任何组合。主段缺陷：短尾、多尾、断尾、发卡形平滑弯曲、锐角弯曲、宽度不规则、卷曲或上述缺陷的任何组合。畸形精子通常有多重缺陷。

1. 检验方法 巴氏染色、Shorr染色、Diff-Quik染色，显微镜检查。

2. 参考范围 正常形态精子比例参考值下限：4%（WHO第五版标准）。

3. 临床意义 精子形态学检查是评估精子质量的一个重要方面，在严格使用精子形态学判读标准的情况下，正常形态精子的百分率与不同的生育力评价的重点指标（妊娠等待时间、体内和体外妊娠率）存在联系。正常形态精子比例下降，畸形精子增多见于感染、外伤、高温、放射线、乙醇中毒、环境污染或遗传因素导致的睾丸异常、精索静脉曲张等。

4. 注意事项 由于人精子形态的多样性，造成精子形态评估困难，标准化的操作程序与有效的内部质量控制和外部室间质量评价的开展尤为重要。

六、精浆中性α-葡萄糖苷酶检测

精浆中存在两种α-葡萄糖苷酶的异构体，其中中性α-葡萄糖苷酶占80%，仅来源于附睾；酸性α-葡萄糖苷酶占20%，主要来源于前列腺。附睾是精子成熟的场所，附睾分泌功能下降将对精子的活动力与功能产生不良影响。精浆中性α-葡萄糖苷酶活性高低可反映附睾分泌功能。当患有附睾炎、附睾或输精管梗阻时，精浆中性α-葡萄糖苷酶活性降低。精浆中性α-葡萄糖苷酶活性检测亦可用于鉴别梗阻性和非梗阻性无精子症，前者精浆中性α-葡萄糖苷酶活性常显著降低，而后者多在正常范围内。当使用药物治疗梗阻性无精子症时，精浆中性α-葡萄糖苷酶活性检测可作为监测药物治疗效果的指标。

1. 检验方法　比色法。

2. 参考范围　每次射精≥20mU。

3. 临床意义　精浆中性α-葡萄糖苷酶是WHO推荐的评价附睾分泌功能的指标。附睾炎时中性α-葡萄糖苷酶含量低，会影响精子活动力和数量。结合精浆果糖检测，用来鉴别梗阻性无精子症梗阻部位。

4. 注意事项　检测中性α-葡萄糖苷酶需要注意三点：离心分离获得精浆样本时至少要3000g离心15min，保证精浆中不再残留精子、细胞或其他非细胞组分；中性α-葡萄糖苷酶与禁欲时间密切相关，禁欲7天以上的中性α-葡萄糖苷酶水平会显著升高；检测的每个批次均应包括高低两个水平的室内质控，避免批间差对检测结果的影响。

七、精浆果糖检测

精浆中的果糖是精囊的特征性分泌物，由血液中葡萄糖在精囊中通过酶促转化而生成的分泌物，既有凝固功能，是精子能量获得的主要来源，又与精子活动数量、精子活动力或运动能力明显相关。而为精子纤丝收缩提供能量的ATP主要依靠果糖代谢补充。睾酮水平可直接影响果糖的分泌，因此精浆果糖含量还能间接反映睾丸间质细胞分泌雄激素的功能。当精浆中果糖浓度低于正常时，影响精子的运动与受精能力而导致不育。

1. 检验方法　比色法。

2. 参考范围　每次射精≥13μmol/L。

3. 临床意义　精浆果糖用于评价精囊腺的分泌功能。当精囊腺功能紊乱时，精液总量减少，精浆果糖含量降低，精子活动力下降。先天性输精管或精囊腺缺如时精浆果糖含量会显著下降。

4. 注意事项　制备精浆的离心速度不同会导致果糖检测的误差，速度越高果糖浓度亦有升高趋势。精液液化后应立即离心将精子和精浆分离，否则活动的精子会不断消耗精浆中的果糖导致检测误差。精浆果糖检测要完善室内质量控制体系，保证检测稳定性。

八、精浆酸性磷酸酶

酸性磷酸酶（ACP）是由两个相同的亚单位构成的糖蛋白，存在于前列腺、肝、肾、骨等器官组织细胞中，当细胞损伤时，ACP释放入血。ACP为前列腺的重要标志物之一，来自前列腺的ACP为一种非特异性的磷酸单酯酶，前列腺中ACP的合成受雄激素调控。ACP的活性形式为二聚体，可用于评价前列腺功能，亦可作为前列腺癌的诊断和治疗指标。

1. 检验方法　比色法。

2. 参考范围 48.8～208.6U/ml。

3. 临床意义 精浆酸性磷酸酶是WHO推荐的评价前列腺分泌功能的敏感性指标。前列腺炎者精浆酸性磷酸酶含量降低，前列腺肥大或早期前列腺恶性肿瘤者其含量升高。

4. 注意事项 精浆稀释后需要立即检测，放置时间延长会导致酶活性降低；离心分离获得精浆样本时至少要3000g离心15min，保证精浆中不再残留精子、细胞或其他非细胞组分；要完善室内质量控制体系，保证检测稳定性。

九、精浆锌检测

锌是人体中一种重要的微量元素，在前列腺组织和精液中的含量明显高于其他组织或体液。正常精液中的锌含量大约相当于血浆的100倍，其主要来自前列腺。锌对男性生殖功能有非常重要的作用：①锌与蛋白质结合存在，可保护精子膜，延缓精子细胞膜的脂质氧化，从而保持胞膜结构的稳定性和通透性，维持精子良好的活动力；②DNA聚合酶、乳酸脱氢酶、RNA聚合酶等多种酶的合成需要锌的参与，这些酶在细胞代谢、组织呼吸中都有重要作用，故锌的缺乏会降低相关酶的活性，影响精子发生、成熟、获能；③生殖系统多种酶可延缓精子细胞膜的脂质氧化，维持膜结构的稳定性、通透性，提供精子良好的活动力，锌参与这些酶的组成。一旦精浆缺锌，精浆超氧化物歧化酶含量降低，氧自由基产生增加，降低了精浆抗氧毒性的能力；④锌不足可影响下丘脑-垂体-性腺轴，使垂体分泌促性腺激素减少，致性腺功能减退，精子减少；⑤缺锌可影响精子代谢和活动力。适量的锌对精子生成、成熟及精子繁殖是必要的，锌含量的高低对睾丸的发育、精子的形成及精子活动具有影响。

1. 检验方法 比色法。

2. 参考范围 每次射精≥2.4μmol/L。

3. 临床意义 精浆锌是WHO推荐的评价前列腺分泌功能的指标。降低见于前列腺分泌功能低下，升高见于死精症或阻塞性无精子症。另外，也与抗细菌感染、精液液化迟缓、精子活动力降低、睾丸发育不良、性腺功能减退有关。

4. 注意事项 本方法检测的是精浆中游离形式的锌，不能检测到与蛋白质结合的锌。应完善室内质量控制体系，保证检测稳定性。

（郭　野）

第六节　前列腺液检验与临床应用

一、常规检查

前列腺液是由前列腺分泌的淡乳白色液体，是精液的重要组成部分，主要成分包括酶类、免疫物质、无机离子及有形成分等。前列腺液在精子能量代谢、抑制细菌生长、促使精液液化方面起着重要作用，所以前列腺液的检查可以用于前列腺炎、前列腺结核及前列腺癌的辅助诊断及疗效观察。前列腺炎时，白细胞增多，可找到细菌，卵磷脂小体减少。前列腺癌时，前列腺液可呈血性，镜检可见红细胞，细胞学检查可见癌细胞。前列腺滴虫感染者亦可找到滴虫。

1.检验方法 肉眼观察外观、显微镜检查有形成分。

2.参考范围

（1）外观：乳白色、稀薄、不透明、有光泽的液体。

（2）有形成分：卵磷脂小体均匀分布满视野；前列腺颗粒细胞＜1/HPF；红细胞＜5/HPF；白细胞＜10/HPF。

3.临床意义

（1）外观

1）红色：提示出血，见于精囊炎、前列腺炎、前列腺结核、结石及恶性肿瘤。

2）黄色：提示化脓性感染，见于化脓性前列腺炎或精囊炎。

（2）显微镜检查

1）卵磷脂小体：前列腺炎时可见卵磷脂小体减少、成堆或分布不均，炎症较严重时卵磷脂小体被吞噬细胞吞噬而消失。

2）前列腺颗粒细胞：增多见于前列腺炎伴大量脓细胞，老年人亦可见增多。

3）红细胞：增多见于前列腺炎、前列腺结石、前泪腺结核或恶性肿瘤、前列腺按摩后。

4）白细胞：增多见于慢性前列腺炎。

5）滴虫及病原生物：发现滴虫可诊断滴虫性前列腺炎及相应感染。

4.注意事项 样本采集时第一滴弃掉，采集后立即送检，以免干涸。前列腺涂片薄厚要适宜，1次取材失败或检验结果阴性而指征明确者，可隔3～5天再次取材送检。检验人员要掌握前列腺正常和异常有形成分形态学特点以提高阳性检出率。

二、前列腺液锌检查

前列腺是身体中含锌量最高的器官组织之一，前列腺液中的锌离子浓度很高，作为前列腺中的重要成分，参与射精后的精液液化过程。前列腺能合成具有抗菌作用的含锌多肽，故锌的含量与前列腺液杀菌能力及抗菌机制有关。

1.检验方法 原子吸收法、化学比色法。

2.参考范围 （5.38±0.75）mmol/L。

3.临床意义

（1）降低：慢性前列腺炎、细菌性前列腺炎、前列腺恶性肿瘤。

（2）升高：当射精管阻塞呈无精症时，精液内锌离子浓度显著升高，这是因为前列腺液在精液中的比例显著增加所致。前列腺肥大时，锌含量轻度升高或者不升高。

4.注意事项 样本采集后应放置在干燥洁净的试管内，尽快送检。

（郭　野）

第七节　关节液常规检验（细胞学检查）与临床应用

正常人关节腔可分泌极少量的滑膜液，当关节有炎症、损伤等病变时，滑膜液增加，被称为关节腔积液。关节腔积液由临床医生在无菌操作下穿刺采集，可进行一般性状检查、细胞计数和细胞形态学检查，适用于各种关节炎症及关节腔有积液的患者、风湿病患者。

1. 检验方法　目视检测样本外观，显微镜检查细胞学。

2. 参考范围

（1）量：0.1～2.0ml。

（2）性状：正常关节液一般为无色或淡黄色，清晰透明，无凝块。

（3）细胞：可有极少的白细胞，数量通常在 $0.2 \times 10^9/L$～$0.7 \times 10^9/L$。细胞以单核细胞和淋巴细胞为主，中性粒细胞约占20%，偶见软骨细胞和组织细胞。

3. 临床意义

（1）外观检查：红色，见于穿刺损伤或血友病病理性出血，如血友病色素性绒毛结节性滑膜炎等；乳白色，见于结核性关节炎、急性痛风性关节炎或红斑狼疮；绿色，见于化脓性关节炎、慢性类风湿关节炎、痛风。

（2）细胞计数：超过 $1.0 \times 10^9/L$ 时，提示轻度炎症反应，属于非炎症性关节液，多见于退行性关节炎、创伤性关节炎、剥脱性关节炎、滑膜软骨瘤病和沙尔科关节等非炎症性关节炎，白细胞计数一般均不超过 $2.0 \times 10^9/L$。化脓性关节炎白细胞计数可达 $50.0 \times 10^9/L$ 以上；急性痛风、风湿性关节炎白细胞可达 $20.0 \times 10^9/L$。

（3）细胞分类：炎症性积液、化脓性关节炎积液、中性粒细胞可占80%～95%；风湿性关节炎、类风湿关节炎、痛风等中性粒细胞＞50%；创伤性关节炎、退变性关节炎、肿瘤等中性粒细胞＜30%。淋巴细胞增多见于类风湿关节炎早期、慢性感染和结缔组织病。单核细胞增多见于病毒性关节炎、血清病、SLE等。嗜酸性粒细胞增多见于风湿性关节炎、风湿热、寄生虫感染及关节腔造影术后。

4. 注意事项　样本获取后应立即送检，防止样本干燥或凝固，必要时添加适量抗凝剂。如有微生物检查需求，请采集于第一管内。

（张时民）

第七章

ISO 15189 在临床血液体液检验领域质量管理的应用

第一节　总体要求

一、公正性

公正性（impartiality），实验室全体人员应严格履行职责，遵守工作纪律、坚持原则，认真按照检验工作程序和有关规定执行。在检测工作中不受各方面干扰和影响，能独立、公正地做出判断，确保检测结果客观、真实。

实验室应承诺公正性声明并确保公正开展活动。其声明包括但不限于：①实验室所属单位最高管理者的承诺和对其下属组织及人员的要求；②实验室应对社会作出公正性承诺；③实验室员工不应因商业、财务等外部压力而损害公正性。

实验室管理者应制定有效的监管机制，对实验室的各项活动进行监督和评估，确保人员的工作质量和活动的公正性。

二、保密性

1. 信息管理　实验室应对获得或产生的患者信息承担管理责任并做保密承诺。

2. 信息发布　实验室按法律要求或合同授权透露保密信息时，应将发布的信息通知相关患者，除非法律禁止。

3. 人员职责　实验室应建立各级人员职责、患者信息保密制度和安全保密条例等，提供工作人员对患者隐私及结果保密的声明及签字。

三、患者相关的要求

实验室管理层应考虑患者的健康、安全和权利，建立满足患者相关要求的程序。该程序包括：①提供患者和实验室用户需要的检验方法和解释检验结果之有效途径；②向患者和实验室用户提供有关检验过程的公开信息；③定期评审实验室提供的检验；④适当时，向患者、用户及其他相关人员披露导致或可能导致患者伤害的事件；⑤对待患者、临床样品或病理样品应符合法律法规的要求；⑥在需要时签署知情同意书；⑦在任何情况下确保留存的患者样品和记录具有持续可用性和完整性；⑧应向患者和相关人员提供服务信息；⑧保证患者获得正常的医疗服务权利。

第二节 结构和管理要求

一、法律实体

实验室或其所属医疗机构应有医疗机构执业许可、血站执业许可或相应资格许可，许可的诊疗科目中应有相应设置。

实验室目前主要有两类：一类是独立实验室，在法律上具有独立的经济实体，在管理体制上独立于医疗机构，提供第三方医学检验的医学检验中心；另一类是非独立实验室，隶属于医院的临床实验室，不具有法人资格，也不具有对外的财务独立性，在医院领导下进行临床检验工作。

二、实验室主任

1. 实验室主任能力   实验室应明确责任人，并制定职责、权利和义务。特别强调实验室负责人在管理、监督、指导和规划等方面的重要作用。

2. 实验室主任职责   实验室主任负责实施管理体系，并对用户需求、质量方针、质量目标和计划、实验室人员职责、权利和相互关系、沟通、管理评审等进行策划和承诺，包括将风险管理应用于实验室运行的各方面，以便系统识别和应对患者医疗风险和改进机制。

3. 职责分派   实验室应建立各级人员和各个岗位的职责、权限和相互关系并文件化，主任指派有资质且有能力的员工担任相应职责，但实验室主任应对实验室的整体运行负有最终责任。

三、实验室活动

1. 通用要求   实验室应规定实验室活动的范围并形成文件，包括符合本文件规定的主要地点（如POCT、样品采集）以外的地点进行的实验室活动。

2. 要求的符合性   实验室活动应以满足本准则、临床和患者、监管机构和认可机构要求的方式开展，这适用于已规定且形成文件的实验室活动的全部范围，无论在何处提供服务。

3. 咨询活动   咨询就是交谈，是一种主动帮助他人的过程。通过交谈，为服务对象提供正确的信息，纠正错误信息，给予有效的建议，提出解决办法，帮助服务对象做出决定。医疗咨询服务的形式有两种：①咨询人员为客户（临床医护人员和患者）提供的口头、书面、电话、信函等形式的咨询服务，并以咨询者可以接受的方式进行解答。②定期或不定期以各种媒介（讲课、内部刊物、局域网、信息管理系统、宣传栏、调查表等）发送检验信息，从所有服务对象中获得服务质量反馈意见，以便能及时地将本学科最新的研究进展、本中心新开展的项目介绍给服务对象，满足服务对象的不同需求。

所有工作人员都有义务为客户提供咨询服务。从事咨询服务的人员必须真正对检测的相关理论知识和应用技术有较系统和全面的了解，或者已经是检测方面的专家，另外还需对临床医学知识有一定的掌握和熟悉，同时具备较强的分析和解决问题能力，善于沟通和协调，能清楚、流利地表达自己的思想，并有主动服务、尊重他人、思维敏捷、勤学善学、冷静坚强的品质。

实验室应根据实际情况建立医疗咨询小组，负责管理医疗咨询的具体工作。结合自己的特点，建立医疗咨询服务程序，保证医疗咨询的实施。医疗咨询的实施必须遵循医疗咨询服务程序，定期对咨询情况和沟通信息进行总结分析，针对共性问题开展培训。

医疗咨询服务程序中医疗咨询的内容至少应包括：①为选择和使用检验项目提供意见，包括所需样品类型、检验方法的临床适应证和局限性，以及要求检验的频率；②为检验结果的解释提供专业判断；③促进实验室检验的有效利用；④就科学及事务性工作提供意见，例如样品不符合可接受标准的情况。

四、结构和权限

1. 通用要求　实验室应建立文件明确其组织结构和其在母体组织中的位置，以及管理、技术运作和支持服务间的关系，规定实验室活动有影响的所有管理、操作或验证人员的职责、权力、沟通渠道和相互关系，以确保实验室活动实施的一致性和结果有效性。

2. 质量管理　实验室应设定专人履行以下职责：①实施、保持和改进管理体系；②发现质量管理体系中的不符合或实验室活动程序的偏离；③采取措施预防或最大程度减少不符合或偏离；④向管理层报告体系运行现状和改进措施；⑤确保实验室活动的有效性。

五、目标和方针

质量目标和方针是战略规划的总纲，是整个实验室开展实验活动、提供检测服务的宗旨，实验室应从检测的准确性、及时性、客观性、公正性等方面确定自己的质量目标和方针。质量目标和方针通常是宏观、定性的，确保其满足下列要求：①满足患者和用户的需要和要求；②致力于良好的专业实践；③提供制定和评价质量目标的框架。实验室每年应通过管理评审或其他方式（如管理层、员工建议）对医学检验中心质量方针评审，确保其持续有效。

质量目标是指在质量方面所追求的目的。质量目标的制定可参照卫生行业标准WS/T 496—2017《临床实验室质量指标》。实验室应根据临床医生、患者需求及质量方针，制定检验前、检验中和检验后服务过程的关键环节质量目标。制定质量目标时，最高管理者应确保在组织的相关职能和层次上建立质量目标，并确保以下几点：①质量目标是可以测量的；②质量目标在相关的职能和各层次上必须能够展开；③质量目标的内容应与质量方针提供的框架相一致，且包括持续改进的承诺和满足要求的所有内容。

六、风险管理

实验室应建立风险管理程序，对工作过程中可能存在的问题及影响检验结果的风险进行评估，采取必要措施以降低或消除识别出的风险。

实验室依据GB/T 43278—2023/ISO 22367：2020《医学实验室 风险管理在医学实验室中的应用》和ISO 35001—2021《实验室和其他相关组织的生物风险管理》对检验过程中危险因素的风险进行识别，运用有效的评估方法与程序，评估其危害程度，确定风险等级，实施有效的控制措施，根除、控制或减小潜在风险，降低事故发生的概率，确保检验质量达到要求。

第三节 资 源 要 求

一、总体要求

实验室应制定资源管理程序，对管理和实施检验活动所需的人员、设施、设备、试剂、耗材及支持服务等进行有效管理。

二、人员

1. 通用要求 开展血液学、体液学检验工作应配备足够数量的工作人员。实验室员工包括采集标本的护士、标本运送的护工等应行为公正、符合伦理，有能力并按照实验室管理体系要求工作；实验室应向员工传达满足用户需求及满足本准则要求的重要性；实验室应有程序向员工介绍组织及其将要工作的部门或区域、聘用条件和期限、员工设施、健康和安全要求及职业健康等的程序。

2. 能力要求 实验室应规定每个岗位的资质包括教育背景、培训经历、工作经历等，确保各类人员的能力与其承担的工作任务相适应。尤其应规定提供咨询服务的人员，具备适当的理论知识和实践背景，确保这类人员定期参加相关学术交流活动。有颜色视觉障碍的人员不应从事涉及辨色的血液学、体液学检验。

临检实验室负责人至少应具备以下资格：中级技术职称，医学检验专业背景或相关专业背景经过医学检验培训，3年以上临检工作经验。认可的授权签字人应至少具有中级技术职称，从事相应授权签字领域临检工作3年以上。

实验室应建立能力评估程序，包括评估内容、方法、频次和标准等。检验人员的能力评估应当根据血液、体液岗位职责的情况来选择不同的侧重点、方法和工具。对评估不合格者应进行培训和再评估。

评估包括以下内容：①标本接收、处理、检验工作完成评估，如标本采集与接收、标本处理、质量保证及失控处理、仪器操作与维护保养、筛选规则与复检、结果审核及结果解释、与患者和临床沟通能力等。②形态学识别能力。血液学主要包括血细胞和寄生虫形态等；体液学主要包括细胞、管型、结晶、微生物等。③管理体系知识评估。检验科及所在专业组内质量手册、程序文件、仪器及项目SOP等。④实验室信息系统操作评估，如LIS各功能的操作及应急预案等。⑤安全评估。生产安全处理如火灾发生处理、灭火器的使用、逃生能力，生物安全防护如医疗垃圾的处理、职业暴露的处理、化学危险品储藏及使用的了解，各类事故风险因子的识别等。⑥教学能力评估，如授课、指导进修人员及实习学生的能力。

检验科各类人员的能力评估频率是不同的。评估间隔以不超过1年为宜，但从事形态识别及微生物检验的新进员工，在最初6个月内应至少进行2次能力评估；当职责变更时，或离岗6个月以上再上岗时，或政策、程序、技术有变更时，员工应接受再培训和再评估，合格后方可继续上岗。

评估方法多样，可采取口试、工作中直接观察、调查问卷、现场操作演练、理论考试、病案分析、细胞形态学图谱识别、抽查记录（包括被评估对象所发送审核的检验报告、失控报告的填写、仪器维护保养、定标、维修的记录、危急值上报记录、不合格标本的登记等）。根据评估内容各项目得分将检验人员能力分为以下三个层次：≥85分为优秀；≥60分为合格；<60分不合格；但形态学考核为：≥90分为优秀；≥80分为合格；<80分不合格。

3. 授权　实验室应规定所有从事特定的实验室活动人员的职责和权限，特别是从事以下活动的人员：①方法选择、开发、修改、确认和验证；②结果审核、发布和报告；③实验室信息系统使用，特别是患者数据和信息获取、患者数据和检验结果录入、患者数据或检验结果修改。

实验室应建立方法选择、开发、修改、确认和验证程序，对检验程序的选择、开发、修改、确认和验证进行管理，确保选择的方法满足服务客户对象的需求，并达到预期目标。

实验室应建立结果审核、发布和报告程序，对检验结果审核、发布和报告进行管理，确保检验报告只能由授权人员签发或批准。

实验室应建立信息系统管理程序，规定计算机信息系统职责与权限，并经授权后方能进行操作。①患者数据和信息的访问：医院信息中心授权医生、护士和检验人员都能访问LIS中患者的检验数据和信息，但医生和护士不能输入、修改LIS检验结果信息。②患者数据和检验结果输入：授权的医生在医生工作站有义务对检验提出申请，并按要求输入相关的患者信息，确保检验申请完整、有效。授权的检验人员有权利通过人工或自动传输方式将检验结果输入检验信息中，便于临床医生使用这些信息，其他人员不能输入。③患者数据或检验结果的修改：患者数据或检验结果属医疗文书，一旦发布就有法律效力。原则上发布过的检验结果不能修改，需要修改必须征求临床医生或患者的同意。只有通过授权的人员才能修改。④检验结果和报告的发布：只有经过考核合格获得相应检验资格并经主任同意、信息中心授权的人员才能进行相应领域的检验结果和报告的发布，检验结果和报告一经发布，临床医生和护士就能利用这些信息。

4. 继续教育和专业发展 实验室应根据当前与长远目标发展的需要、新员工与老员工、不同职称、不同岗位，结合自身特点和上级行政或技术主管部门的要求和技能目标，制订继续教育和专业发展计划并实施，形成记录。实验室管理层应定期评估继续教育计划的执行情况和有效性。

5. 人员记录 实验室管理层为科学管理人力资源，合理进行人力资源的整合，应重视掌握并保存全部员工的人事技术档案。其内容包括（但不限于）：个人简历、教育背景、工作经历、专业资格、培训与再培训、技能和经验、岗位描述、人员授权、人员能力监督、发表论文（复印件）、出版专著、主持课题；奖惩记录（员工表现记录）；健康状况记录（职业暴露、免疫接种）等。这些记录可以电子存档，但应确保方便授权人员获取和查阅。

三、设施和环境条件

1. 通用要求 实验室按照有效运行的宗旨设计、合理布局，设施易于正常操作，符合检测流程，充分考虑员工和客户的健康安全。

实验室应规定、监控和记录从事实验室活动所必需的设施及环境条件要求。

2. 设施控制 实验室设施应有足够的空间保障顺利开展检测工作，需满足以下要求：①对影响检验质量的区域采取限制措施如门禁系统。②应依据所用分析设备和实验过程的要求，制定环境温湿度控制要求并记录，应有温湿度失控时的处理措施并记录。③实验室应配有必要的设施如电源、采光设备、通风设备、供水系统、洗涤器、噪声消除器、消毒装置、废弃物处置装置等。④实验室的信息系统（包括检验系统、自助打印系统等）、通信系统（包括局域网、电话、传真等）与医院的规模、复杂程度相适应，以确保信息的有效传输。⑤必要时，实验室应配置不间断电源（UPS）和（或）双路电源，以及应急疏散装置、冷藏或冷冻库中的对讲机和警报系统，便利的应急淋浴和洗眼装置及复苏设备等，并定期验证其功能。⑥应依据用途（如试剂用水、分析仪用水、RNA检测用水），参考国家/行业标准如WS/T 574—2018《临床实验室试剂用纯化水》，制定适宜的水质检测要求（如电导率或电阻率、微生物含量等），并定期监测。

3. 储存设施 科室提供相应的储存空间和条件对样品、文件、设备、试剂、耗材和其他物品进行存放，确保物品的完整性，以防止交叉污染。所有物品的储存和处置设施应与物品种类、性质相适应，并有温度（必要时包括湿度）控制要求并记录；应有温（湿）度失控时的处理措施并记录。易燃易爆、强腐蚀性等危险品，以及特殊传染病阳性样品按有关规定分别设库，单独储存，双人双锁，并有完善的登记和管理制度，应符合国家、地方相关规定和要求。

4. 员工设施 实验室应有足够的盥洗设施、饮水处、储存个人防护装备设施，如可能还应提供员工活动的场所，包括会议室、学习室和休息区。

5. 样品采集设施 样品采集设施要求可参见GB/T 42060：2022/ISO/TS 20658：2017《医

学实验室 样品采集、运送、接收和处理的要求》。患者样品采集设施应考虑到隐私、舒适度及需求（如残疾人通道、盥洗设施），将等候区、采集区分开。执行样品采集的设施满足采集方式的要求，不会对检验质量有不利影响。采集区配备并维护适当的急救物品，以满足患者和员工的需求。同时也应满足国家法律法规或者医院伦理委员会对患者隐私保护的要求。

四、设备

1. 通用要求　实验室应建立《实验室设备管理程序》对设备选择、采购、验收、运输、存放、安装、校准、使用、维护、停用及报废进行规定，确保实验室设备（包括非永久控制的设备）符合检验服务的要求。

2. 设备要求　开展血液学、体液学检验工作，实验室设备应满足：①配备检测活动正常进行所需的设备。②实验室设备（包括非永久控制的设备）符合检验服务的要求。③实验室活动的每件设备应贴唯一标签，并登记在册。④应根据需要维护和更换设备以确保检验结果质量。

3. 设备验收程序　实验室在设备安装和使用前应进行验证，确保其能够达到性能要求并形成记录。设备安装的条件应符合厂商额定操作条件（环境温湿度、电源电压、稳压装置、实验室用水等）。

每件仪器设备应标注唯一性标识，注明设备名称、内部编号、设备责任人。所有在用计量仪器设备应有"三色标识"（合格、准用、停用）表明其状态。

4. 设备使用说明　实验室应建立和获得每台仪器设备的作业指导书，规范设备的操作、维护和保养，检测设备只有经过授权的人员才能操作。

5. 设备维护与维修　实验室应按照制造商的说明书要求制定设备维护与维修程序文件。设备的维护和维修应经授权的人员操作，若维护和维修人员来自制造商则应提供相应的资质证明。

当仪器设备发生故障或已显示出缺陷，应停止使用并加贴标签及时维修。设备故障修复后，首先分析故障原因，如果设备故障影响了分析性能，应通过适宜的方式（可校准的项目实施校准验证，必要时，实施设备校准；质控物检测；与其他仪器或方法比对；以前检验过的样品再检验）进行验证；其次评价对设备故障之前检验结果的影响，必要时采取应急措施或纠正措施。

实验室需要制定针对每台设备的去污染措施，尤其在维修或报废前应执行这些去污染措施。特别是仪器的内部管道有可能存在生物污染、有毒有害物质时，更要注意清除。

当设备脱离实验室的直接控制时，实验室应保证在其返回实验室使用之前验证其性能。

6. 设备不良事件报告　仪器设备直接引起的不良事件和事故如仪器设备伤人等，实验室应根据等级不同采用分级报告制度（重大医疗过失行为和医疗事故国家强制性上报）。针对科室报告的不良事件，组织相关人员分析，制定对策，及时消除不良事件造成的影响，避免不良事件再次发生。不良事件报告流程一般为：当事人报告科领导，科领导报告医院质量控制管理办公室，医院报告上级或国家监管部门，必须通告制造商。

7. 设备记录 实验室应建立每台检测仪器设备档案，设备档案至少应保存影响检验性能的各种记录。档案中至少应涵盖设备以下记录内容：①设备唯一标识，常常是实验室唯一编号；②设备制造商名称、型号和序列号；③供应商或制造商的联系方式包括应急电话；④接收日期和投入使用日期；⑤接收时的状态（如新设备、旧设备或翻新设备）；⑥制造商的说明书；⑦性能验证记录包括室内质控、室间比对、全部校准和（或）验证的报告/证书复印件；⑧预防性保养和维修记录包括故障处理、更换及修理影响性能的重要部件记录和影响检验结果的评价报告。

五、设备校准和计量溯源性

1. 通用要求 实验室应建立设备校准和计量溯源性程序，规定对设备校准和计量溯源的要求，以保持检验结果报告的一致性。对分析物测量的定量方法，应包括校准和计量溯源要求。

2. 设备校准 所有检测仪器设备，应按照国家有关标准（强制计量检定）或制造商生产规程（无强制计量检定）进行检定/校准；以证实其能够满足实验室相应的标准规范。

实验室应制定程序，对直接或间接影响检验结果的设备进行校准。程序应规定：①使用条件和制造商的校准说明；②计量溯源性记录；③定期验证要求的测量准确和（或）测量不确定度；④记录校准状态和再校准日期；⑤在重新校准时确保使用的修正因子已更新和记录；⑥校准不合格时的处理，以最大程度降低对服务运行和对患者的风险。

血细胞分析仪的校准遵循 WS/T 347—2024《血细胞分析校准指南》，包括：①应对每个检测系统进行校准。②应对不同吸样模式（静脉血吸样、末梢血吸样、末梢血预稀释后吸样等）进行校准或结果比对。③可使用制造商提供的配套校准物或校准实验室提供的定值新鲜血进行校准。④应每6个月进行至少1次校准。

血液凝固分析仪的校准/定标应符合如下要求：①校准/定标程序遵循产品说明书的要求。②对仪器进行校准且对检测项目进行定标（适用时）。③可使用配套定标品或标准物质对适用的检测项目（如纤维蛋白原、D-二聚体、蛋白C、蛋白S、抗凝蛋白、凝血因子等）进行定标。④以下情况需重新定标，如关键试剂的货号、批号发生变化时；室内质控检测结果出现异常趋势变化，或超出允许范围；制造商建议定标时。⑤除上述④条款所列的情况外，应每6个月定标至少1次。

尿液分析仪的校准符合制造商校准程序，可参考 WS/T 229—2024《尿液理学、化学和有形成分检验》。

间接影响检验结果的计量设备，包括加样器、稀释器具、离心机、温度计（用于冰箱温度的监控）、温湿度计（用于实验室温湿度监控）、天平等也要每年校准1次（离心机每半年1次）。

3. 测量结果的计量溯源性 实验室应建立测量结果的计量溯源程序，可采用下列方式：①实验室应通过形成文件的不间断的校准链，将测量结果与适当的参考对象相关联，建立并保持测量结果的计量溯源性，每次校准均会引入测量不确定度。②实验室应通过以下方式确保测量结果溯源到最高可溯源水平和国际单位制（SI）：具备能力的实验室提供的校准或具备能力的标准物质生产者提供并声明计量溯源至SI的有证标准物质的认定值。③无法依据①提供溯源性时，应用其他方法提供结果可信性，包括但不限于：明确描述、视为提供符合预期用途且由适当比对保证测量结果的参考测量程序、指定方法或公议标准的结果；用另一种程序测量校准品。④定性方法可通过检测已知物质或之前样品的结果一致性，适用时，反应强度一致性，证明其溯源性。

检验项目校准及校准验证周期应按制造商要求；在试剂批号改变、失控处理需要、仪器重要部件更换等情况下，室内质控未通过的项目应再做项目校准。全血细胞分析的试剂批号改变后，考虑校准品有效期，可由其他方法替代项目校准：①质控物检测；②与其他仪器或方法比对；③以前检验过的样品再检验。

六、试剂和耗材

1. 通用要求　实验室应建立《实验室试剂及耗材管理程序》对试剂、耗材的选择、采购、接收、储存、验收、使用等进行规定，确保实验室试剂、耗材符合检验服务的要求。实验室应选用有国家批准文号的试剂。实验室制定的试剂和耗材管理程序，应有明确的判断符合性之方法和质量标准。

2. 试剂和耗材接收和储存　试剂、耗材接收应对试剂、耗材名称、包装和数量进行检查，确定是否有足够的时间用于检验服务而不超过有效期。需要关注那些对环境条件敏感且直接或间接影响检测质量的试剂和耗材的因素，如运输和保存的温度、包装是否完好（试剂完整性、使用说明书）、生产资质的一致性、批号和效期等。

3. 试剂和耗材验收试验　试剂盒的试剂组分或试验过程发生改变的每个试剂或试剂盒为新配方、新批号、新货运号时，必须进行性能验证后才能正式投入使用。用于定性检验的试剂，选择阴性和阳性或弱阳性的样品或质控物进行试剂批号验证；用于定量检验的试剂，应进行新旧试剂批间差验证。可参考WS/T 407—2012《医疗机构内定量检验结果的可比性验证指南》进行更换试剂批号的性能验证试验。影响检验质量的耗材在投入使用前应进行性能验证。

4. 试剂和耗材库存管理　库存管理应包括试剂的效期管理（如先进先出、短效期的先用）、进出库数量的控制（防止浪费）、监管储存环境条件的能力（如温度）、开瓶后试剂效期的管理（适用时）、盘点与核算能力（包括即刻、实时、定期）等。库存管理系统应将已验收的试剂和耗材与未检查或未接受使用的区分开。

5. 试剂和耗材使用说明　实验室应留存试剂和耗材的使用说明书并作为外来文件进行控制，并应关注制造商说明书的变更，及时更新；还需将此使用说明直接提供给相关操作者或摆放在明显的且操作者随手可取的地方，便于操作者参考与使用。不同批号试剂盒不应混用，如混用则实验室应提供混用的方法及确认程序和结果。

6. 试剂和耗材不良事件报告　在试剂和耗材管理的程序文件中应明确定义不良事件和事故。按照本医疗机构的要求制定不良事件和事故的调查和上报流程，并将不良事件和事故报告如实通报给制造商和监管部门。同时应关注响应制造商召回或其他通知及采取制造商建议措施。

7. 试剂和耗材记录 此条款要求保存影响检验性能的每一试剂和耗材的记录，记录的内容包括但不限于：①试剂或耗材的注册号；②制造商名称、批号或货号；③供应商或制造商的联系方式；④接收日期、失效期、使用日期；⑤接收时的状态（试剂和耗材外包装的描述等）；⑥制造商的说明书（目前正在使用）；⑦试剂或耗材初始准用记录，试剂或耗材使用前的性能验证；⑧证实试剂或耗材持续可使用的性能记录，如新旧试剂或耗材对比记录。

当实验室使用自己配制、再悬浮或组合试剂时，记录应包括试剂名称、成分、储存要求、制备或复溶的日期、有效期、配制人。

七、服务协议

1. 与实验室用户的协议 "服务协议"是以口头或书面的形式规定服务双方之间权利和义务的协议。实验室服务协议分为常规服务协议和非常规服务协议两类。

常规服务协议是指实验室现在已经作为常规开展的检验项目的服务协议，此类服务协议通常以检验申请单、检验报告单等形式出现。除此之外的服务协议均属非常规服务协议。

实验室按规定编制服务协议管理程序，保证服务协议合理、合法，具有可执行性和双方责任明确并顺利完成，至少应满足以下要求：①协议应有具体规定并文件化，语言通俗易懂，满足客户和用户的要求。②实验室应对其提供的全部服务公布和评审，现有的能力和资源应能满足要求。③实验室从事临床检验工作的人员应具有相应的专业知识背景，并取得相应专业技术职务的任职资格。④选择合适的检测方法，既能满足临床和患者的需要，又能避免实验室资源的浪费。优先选择国家已颁布的检验方法或行业标准、公认的检验方法，尽可能选用教科书或权威杂志上发表的方法；当需要使用自己编写的非标准检验方法时，应向客户说明原因并征得对方同意。⑤实验室提供服务的协议条款发生偏离影响检验结果时，应及时与客户和用户取得联系，说明偏离的原因和内容。⑥当实验室有委托工作时，应详细说明委托实验室检验情况，包括委托实验室名称、检验项目、样品采集方法、检验方法、结果报告时间等。

服务协议的内容：①常规服务协议。常规服务协议包括实验室已开展的检验项目且与临床诊断相关的检验方法、检验申请单和检验报告单的格式、样品采集手册、检验周期、危急值设置与报告及检验后样品保存期等。②非常规服务协议。非常规服务协议包括与临床诊断无直接关系如开展新药临床检验、对外协作科研试验、制造商协作性能验证等。服务协议的评审：①服务协议评审方式包括3种。a.例行评审。对于简单的、重复的、经常性的检验服务协议如检验申请单及样品接收的评审，由实验室授权的样品接收员按服务协议要求接收即可，如出现偏差通知客户并记录。b.定期评审。定期评审应每年1次，对检验过程有关的检测能力范围进行评审，由实验室管理层进行。c.重要评审。重要评审指对实验室有重要影响的评审，如新开展的复杂检验项目，由实验室管理层负责，召集各职能部门、技术人员共同完成，经实验室负责人批准。②服务协议评审包括协议的所有内容。a.对客户要求技术能力评审；b.对客户申请资料的评审；c.对完成服务过程的评审。

如果实验室在执行服务协议时，不能完全符合服务协议的要求，应通知客户（如临床医生、患者等），协商解决办法。在评审服务协议中，发现需要修改的服务协议内容，实验室须严格执行服务协议控制程序，并将所有修改内容通知客户，征求客户意见后方可修改。

2. 与POCT操作者的协议 实验室与组织内使用实验室支持的POCT的其他部门的协议，应明确规定各自的职责和权限并告知。

八、外部提供的产品和服务

实验室外部提供的产品和服务是指提供给实验室的供应品（试剂及耗材）和服务行为两个方面。实验室外部服务和供应主要分两种类型：一种是对检测质量有影响的供应品采购；另一种是对检测质量有影响的服务支持。

1. 通用要求 实验室应建立外部提供的产品和服务程序，确保外部提供的产品和服务的适宜性，该程序包括外部提供的产品和服务要求、选择、批准、验收、监控、验证、评价等。外部产品和服务要满足实验室规定和CNAS准则要求。实验室外部服务包括样品采集服务、计量站和其他校准服务、设施和设备维护保养服务、室间质量评价计划、受委托实验室和顾问提供的服务。

2. 受委托实验室和顾问 实验室应建立受委托实验室和顾问程序，告知受委托实验室及提供解释和建议的顾问：①提供的程序、检验、报告和咨询活动；②危急结果的管理；③所需的人员资格和能力证明。

委托实验室（而非受委托实验室）应负责确保将受委托实验室的检验结果提供给申请者，除非协议有其他规定。应保存一份所有受委托实验室和顾问的清单。

3. 外部提供的产品和服务的评审和批准 外部提供的产品选择原则：①外部服务和供应商或机构应注册合法、证件齐全，其提供的产品应具有生产批准文号、注册证和检定证书（符合国家或地方法律法规）等，具有检定证书的特殊供应物品应选择具有国家/国际确认的合格单位。②仪器设备、检验试剂及消耗性材料的采购应满足质量管理体系的要求，符合国家或地方法规标准，高效质优价廉，节能环保。对医院内部科室提供给实验室的供应，也应对其进行质量把关。外部服务选择原则：①实验室应根据工作性质需求选择合适的服务方。②服务方必须遵循"优质、优价、高效"的原则。③服务方具备相应的资质、良好的信誉，并承诺提供所有必需的后续服务。受委托实验室和顾问选择原则：①实验室资质和范围；②实验室的检测服务质量；③检测性价比；④服务效率。临床和技术顾问必须具有执业医师资格证、高级职称，具有在临床检验和医学检验诊断复杂领域提供意见和解释的能力。顾问的工作经验符合实验室的需求，同时每年要进行涉及其咨询领域的专业知识培训。

实验室应根据实际情况建立外部供应和服务小组，负责外部提供的产品和服务的具体管理工作。外部供应和服务小组及外部供应和服务使用者共同完成监控和评审（每年至少

1次），确保外部提供的产品和服务之适宜性。

第四节 过程要求

一、总体要求

实验室应制定检验前、检验和检验后过程程序，指导检验前、检验和检验后过程。

实验室应建立风险管理程序，对检验前、检验和检验后过程中患者医疗的潜在风险进行评估，采取必要的措施以降低或消除识别出的风险。

二、检验前过程

1. 通用要求　实验室应建立涵盖所有检验前活动的程序，指导检验申请、患者准备、样品采集、运送、接收、处理、准备和储存，使所有相关人员方便获取。检验前程序可参考 GB/T 42060：2022/ISO/TS 20658：2017《医学实验室 样品采集、运送、接收和处理要求》及行业标准如 WS/T 348—2024《尿液标本的采集与处理》、WS/T 359—2024《血栓与止血检验常用项目的标本采集与处理》等。

2. 实验室提供给患者和用户的信息　实验室应为患者和用户提供实验室服务的信息至少包括但不限于：实验室地址、工作时间和联络方式；检验申请和样品采集的程序（包括患者准备说明和患者自采样品的说明）；实验室提供的临床服务种类（适当时，包括样品所需的信息、原始样品量、特殊注意事项、周转时间、生物参考区间、医学决定水平等）和预期可获得结果的时间；咨询服务的获取；样品运送说明，包括特殊处理要求；患者知情同意要求；实验室接收和拒收样品的标准；已知对检验性能或结果解释有重要影响的因素清单；检验申请和检验结果解释方面的临床建议；实验室保护个人信息的政策；实验室处理投诉的流程。

3. 检验申请

（1）通用要求：医院设计的检验申请单应留有足够空间填写申请信息，以确保申请单和样品可明确追溯至患者；可识别申请者的身份及联络方式；可识别申请的检验项目；可提供临床和技术建议及临床解释。

申请信息主要包括：①患者身份信息，如患者姓名、ID号（唯一标识）、性别、出生日期、住院号（住院时）、床号（适用时）等；②申请者信息，如申请医生姓名、申请科室、申请日期等；③检验及样本申请信息，如检验申请项目、样品唯一标识（申请序号）、原始样品的类型等；④患者临床资料信息，如患者临床诊断，其他说明如用药史、遗传史等；⑤其他信息，如原始样品采集的日期和时间、原始样品接收的日期和时间等。

检验申请单格式，可采用纸质或电子形式，在投入使用前实验室应征求上级主管部门、医院信息中心及临床服务对象的意见，达成一致协议。实验室收到的每份检验申请均应视为协议。

临床医生根据患者病情和诊疗需要，结合检验项目的敏感度、特异性、实验原理、临床意义及应用指征正确选择检验项目。检验人员可为其提供检验项目的咨询，并监督实验室服务对象选择的检验项目是否合格，能否满足要求。

（2）口头申请：实验室应制定管理口头申请检验的程序。适用时，包括在规定时限内向实验室提供书面确认的检验申请。

4. 原始样品采集和处理

（1）通用要求：实验室应制定原始样品的采集和处理程序，并让样品采集者可方便获得相关信息，其遵循行业标准。①进行宣贯：无论是检验人员、采集人员，还是运送人员。②样品采集：要确保从正确的患者采集正确的样品，置于正确的容器内，在正确的时间采集正确的样品量。③应明确记录任何与既定采集程序的偏离。应评估接收或拒收该样品对患者结果的潜在风险和影响，记录并通知相关人员。④适用时，实验室应每年评审1次所有类型样品的量、采集器械及保存剂的要求，以确保样品量既不会不足也不会过多，且正确采集样品以保护分析物。

（2）采集前活动的指导：样品采集前，实验室应对与样品采集相关的医务人员和患者提供充分信息和指导。内容包括：①患者准备（如为护理人员、样品采集者和患者提供的指导包括禁食或禁止服用某些药物）；②原始样品采集的类型和量，采集容器及必需添加物，样品采集顺序（相关时），关注抗凝剂的类型、尿液的留取方式和尿量等；③特殊采集时机（相关时，如尿胆原检查）；④影响样品采集、检验或结果解释，或与其相关的临床信息（如HCT对凝血试验的干扰，用药史）；⑤实验室接收或拒收申请的检验所用样品的标准。

（3）患者知情同意：实验室对开展的所有检验均需患者知情同意，对无创或操作简单且无严重并发症或并发症发生率低的有创检查，如患者自愿接受样品采集如静脉穿刺，即可表示患者已同意；特殊操作，包括大多数侵入性操作或可能增加并发症风险的操作，需有更详细的解释，在某些情况下，需要记录知情同意。

（4）采集活动的指导：在实施采样前采集人员应制订采样计划，确定采样依据的标准、方法、程序和具体采样方案，实验室应对此活动进行有效的指导和必要的监控。关注原始样品采集者身份及采集日期及时间的记录；患者检验前要求（如禁食、用药情况，如最后服药时间、停药时间，在预定时间或时间间隔采集样品等）；正确采集样品的方法、抗凝剂、采集量；采集的样品运送到实验室之前的正确储存条件的说明；采样物品使用后的安全处置，如安全处置锐器、被污染的器具等。

5. 样品运送 实验室应对样品运送人员进行培训，并对运输过程进行监控。原始样品运送应符合国家法律法规和实验室要求，并采取有效、及时、安全的方式进行运输。

样品运送应关注：①运送样品的包装（所有体液样品应用密闭容器运送）；②运送时间；③宜符合温度要求运送；④保证样品的完整性；⑤样品溢出应急处理；⑥定期评估样品运送的充分性。

6. 样品接收

（1）样品接收程序：实验室应制定原始样品接收标准，对接收过程进行管理并做好记录。如果接收不合格、急诊样品时应制定措施确保这些样品得到及时处理。

样品接收应关注：①样品唯一标识；②接收或拒收样品的标准；③接收样品的日期和时间；④样品接收者的身份；⑤样品质量评估；⑥急诊或优先样品处置；⑦分装样品。

（2）样品接收特殊情况：在接收原始样品时，下列情况可能影响检测结果，实验室应基于患者医疗最佳利益处理下列情况。①患者或样品识别不正确；②样品不稳定，如运送延迟等原因导致；③不正确的储存或处理温度；④不适当的容器；⑤样品量不足。

在考虑到对患者安全的风险后，接收了对临床很重要或不可替代的不合格样品，应在最终报告中说明问题的性质。适用时，在解释可能受影响的结果时给出建议提示。

7. 检验前的处理、准备和储存

（1）样品保护：实验室应有保护患者样品的程序和适当的设施，避免样品在检验前活动中及处理、准备、储存期间发生变质、遗失或损坏。

（2）附加检验申请标准：实验室应规定对同一原始样品申请附加检验或进一步检验的时限程序。

（3）样品稳定性：考虑到原始样品中分析物的稳定性，实验室应规定和监控从样品采集到检验之间的时间。

三、检验过程

1. 通用要求 检验方法选择原则：实验室应选择预期用途经过确认的检验方法，以确保患者检验项目的临床准确度；首选体外诊断医疗器械使用说明中规定的程序，公认/权威教科书、同行审议的文章或杂志发表的，国际和国内公认标准或指南中的，或国家和地区法规中的方法。检验方法性能特征：每个检验程序的性能特征，应与该检验的预期用途及对患者医疗的影响相关。检验方法文件化：所有程序和支持性文件，如与实验室活动有关的说明、标准、手册和参考数据，应保持最新并易于员工使用。检验方法宣贯与遵守：员工应遵守规定程序，并记录在检验过程中从事重要操作活动的人员身份。检验方法审核与评审：授权人员应定期评审实验室提供的检验方法，确保其在临床意义上适合于收到的申请。

2. 检验方法验证

（1）性能验证的时机：①新检验程序常规应用前。②任何严重影响检验程序分析性能的情况发生后，应在检验程序重新启用前对受影响的性能进行验证。影响检验程序分析性能的情况包括但不限于：仪器主要部件故障、仪器搬迁、设施（如纯水系统）和环境的严重失控等。③常规使用期间，实验室可基于检验程序的稳定性，利用日常工作产生的检验和质控数据，定期对检验程序的分析性能进行评审，应能满足检验结果预期用途的要求。现用检验程序的任一要素（仪器、试剂、校准品等）变更，如试剂升级、仪器更新、校准品溯源性改变等，应重新进行验证。

（2）性能验证的内容：定量检验程序的分析性能验证内容至少应包括正确度、精密度和可报告范围；定性检验程序的分析性能验证内容至少应包括符合率，适用时，还应包括检出限、精密度、灵敏度、特异性等。

血细胞分析和凝血分析仪的性能验证遵循产品说明书的要求，同时满足WS/T 406—2024《临床血液检验常用项目分析质量标准》；白细胞分类的性能评估满足WS/T 246—2005《白细胞分类计数参考方法》；尿液分析仪的性能验证遵循产品说明书的要求，同时满足WS/T 229—2024《尿液理学、化学和有形成分检验》。

（3）性能验证的实施：实验室应有文件规定性能验证方法和可接受标准，确保性能验证结果的预期用途；具有相应授权和能力的人员评审验证结果，并记录验证结果是否满足规定要求。

3. 检验方法确认 检验程序确认是针对非标准方法进行的技术活动。如实验室设计或开发的方法；超出预定范围使用的方法（如超出制造商的使用说明，或原确认的测量范围；第三方试剂应用于预期外的仪器，且无确认数据）；修改过的确认方法，应有程序评估并确认正确度、精密度、可报告范围、生物参考区间等分析性能符合预期用途。

血液实验室应制定血细胞分析的复检程序，检测结果出现计数异常、警示标志、散点图或直方图异常等情况时应进行复检，应用软件有助于血细胞分析复检的有效实施，显微镜复检涂片保留至少2周。应明确制定复检程序的依据和方法，复检程序的评估内容至少包括：建立或验证复检程序的方法和数据（方法参考《全国临床检验操作规程》）；验证结果的假阴性率≤5%。具有诊断意义的重要参数，不宜出现假阴性。更换检测系统后应对复检程序重新进行评估；每年评审复检规则至少1次。

体液实验室应制定尿液有形成分的显微镜复检规则，实验室可使用尿液干化学分析仪、尿液有形成分分析仪进行筛检，尿沉渣镜检作为其确认方法。当仪器法检测尿液有形成分结果报告异常时，应进行显微镜复检。应明确制定复检程序的依据和方法，复检程序的评估内容至少包括建立或验证显微镜复检程序的方法和数据（含验证结果的假阴性率）。更换检测系统后应对复检程序重新进行评估；每年评审复检规则至少1次。

4. 测量不确定度（MU）的评定 实验室应制定与检测工作特点相适应的测量不确定度评估程序，并将其用于不同类型的检测工作，对每一项有数值要求的测量结果进行测量不确定度评估。医学实验室应识别哪些检验程序应评定测量不确定度，并规定每个测量程序的目标测量不确定度，与预期用途保持一致。测量不确定度评定可参考GB/Z 43280—2023/ISO/TS20914：2019《医学实验室 测量不确定度评定指南》。对于不能或者无须进行测量不确定度评定的检验程序，实验室应说明和记录未进行测量不确定度评定的理由。当用户需要时，实验室应提供与检测结果相对应的测量不确定度，并考虑不确定度的其他来源如生物学变异等。医学实验室应定期评审测量不确定度的评定结果。

5. 生物参考区间和临床决定限 实验室应制定参考区间建立与验证程序，可遵循WS/T 402—2024《临床实验室定量检验项目参考区间的制定》和CLSI C28-A3文件。

实验室规定参考区间时，宜依据相关国家/行业标准，如WS/T 402—2024《临床实验室定量检验项目参考区间的制定》、WS/T 405—2012《血细胞分析参考区间》、WS/T 779—2021《儿童血细胞分析参考区间》等。实验室对引用或转移使用的参考区间应进行必要的验证。

实验室应定期（宜每年1次）对生物参考区间评审，评审内容应包括参考区间来源、检测系统一致性、参考人群适用性等。参考区间适用性的评审过程应有临床医生参加。对临床决定水平（值）的选择更需要与临床医生共同讨论，充分参考已发布的临床应用指南和专家共识，结合医院特点，满足临床工作的需求。

当检验或检验前方法发生改变时，实验室应评判其对相应参考区间和临床决定限的影响，并在适当时（或需要时）告知用户。

6. 检验程序文件化　　检验程序应形成文件，包括简易操作或卡片文件，所有文件应现行有效、易于理解并方便工作人员在工作地点查阅。

检验标准操作程序包括样品管理、检验程序、仪器管理及其他管理如安全、性能验证等文件，检验程序要基于制造商提供的使用说明书，符合行业标准，如WS/T 227—2024《临床检验项目标准操作程序编写要求》其包括以下内容：①检验目的；②检验原理和方法；③性能参数，定量程序如精密度、正确度、可报告范围等，定性程序如符合率、重复性、检出限等；④原始样品类型（如全血、尿液、脑脊液等）、样品量、处理方法及样品保存；⑤患者准备；⑥容器和添加剂类型；⑦所需设备和试剂（及其储存条件和稳定期）；⑧环境和安全控制；⑨校准程序，包括校准物来源、储存条件及稳定期，校准计划、校准周期，即对仪器设备进行校准的程序；⑩检验步骤程序，即详细的实施步骤、过程及要求等；⑪质量控制程序包括质控物来源、储存条件及稳定期、准备、室内质量控制规则和参加外部质量评价活动；⑫干扰因素（如乳糜血、溶血、胆红素血）和药物干扰反应（如尿液维生素C影响等）；⑬应说明结果计算的原理（即使应用自动计算程序，也应说明），包括测量不确定度的来源及评定；⑭生物参考区间或临床决定值；⑮患者检验结果的可报告区间，应尽可能满足临床需要；⑯当结果超出测量区间时，对如何确定定量结果的说明；⑰警告/危急值；⑱实验室对检验结果解释或说明，包括对检验结果有影响之因素的说明；⑲变异的潜在来源如个体差异、生物变异等；⑳参考文献。

如果实验室拟更改已确认的检验程序，并可能引起检验结果及其解释的明显差异，则应在更改之前以书面方式向实验室的服务对象做出解释。

7. 检验结果有效性的保证

（1）通用要求：实验室应建立质量保证程序以监控检测结果的有效性。质量保证程序包括室内质量控制、能力验证/室间质评和室内比对及检验前和检验后的质量控制等。记录结果数据的方式应能检查出趋势和漂移，如可行，应采用统计学技术审核结果。

（2）室内质量控制（IQC）：实验室应建立室内质量控制程序，包括不精密度要求的制定、质控物的选择、质控品的浓度、质控的频次及失控规则的设置与失控处理等。制定原则可参考已发表的专业性推荐文件，也可基于生物学变异分量的数据，并要结合当前技术水平和实验室的能力；应遵循GB/T 20468—2006《临床实验室定量测定室内质量控制指南》、WS/T 641—2018《临床检验定量测定室内质量控制》和WS/T 406—2024《临床血液检验常用项目分析质量标准》等。

1）质控品选择与质控频次：实验室在选择室内质控物时需要考虑的问题包括相关性能的稳定性；基质尽可能接近患者样品；室内质控品对检验方法的反应方式尽可能接近患者样品；室内质控品满足检验方法的临床适宜用途，其浓度处于临床决定限水平或与其接近，可能时，覆盖检验方法的测量范围。定量检测项目应至少使用两个浓度水平（正常和异常水平）的质控物。可利用质控图对质控数据进行统计分析，包括失控时的分析处理程序和纠正措施等。定性检测项目每次实验应设置阴性、弱阳性和/或阳性质控物，并对质控数据进行分析，包括阴性、弱阳性和/或阳性结果是否符合预期。

室内质量控制的检测频率应基于检验方法的稳定性和稳健性，以及错误结果对患者危害的风险而确定。通常至少要考虑项目的稳定性、项目本身的风险程度、两次质控间隔的时间（分析批）和两次质控间隔的样品数量（分析批长度）四个因素。稳定性差的项目：其要求的质控频率要超过稳定性好的项目。项目本身的风险程度：项目检测结果的风险程度越高，其要求的质控频率也更高。分析批和分析批长度的选择应遵循制造商或行业标准。当然，根据实验室的具体情况在制造商或行业标准的基础上缩短分析批长度，增加质控频率是推荐的，如单位时间内患者标本过多，检测系统状态不佳或老化等是常见的分析批长度缩短的原因。

2）质控数据

A. 质控图：定量检验项目应绘制室内质控图，可使用Levey-Jennings质控图或Z分数图。

B. 中心线的设定：质控图中心线和质控线必须遵循WS/T 641—2018《临床检验定量测定室内质量控制》要求，根据本实验室的特点和现行测定方法确定。①稳定性较长的质控品。a.暂定靶值的建立：根据20个或更多次质控测定结果，对数据进行离群值检验（剔除3s外的数据），计算均值和标准差（首次）作为室内质控图的暂定靶值。以此暂定靶值和标准差作为下个月室内质控图靶值进行室内质控；1个月结束后，将该月与前一个月的质控测定结果汇集在一起，计算累积平均数，此累积均值作为下一个月质控图的靶值。b.常用靶值的设立：以最初20个质控数据和3～5个月在控数据汇集的所有数据，计算累积平均数作为质控品有效期内的靶值，并以此作为以后室内质控图的靶值。②稳定性较短的质控品。稳定性较差、效期较短的质控品，如血细胞分析质控物的测定应在每天不同时段至少检测3次，至少使用10个检测结果；出凝血检验的质控物至少检测10天，至少使用20个检测结果，对数据进行离群值检验（剔除超过3s的数据），以此均值作为室内质控图的均值。③质控品批号更换。拟更换新批号的质控品时，应在"旧"批号质控品使用结束前与"新"批号质控品一起进行新旧批号质控品的平行、同时测定，设立新的靶值。每个检测系统应建立自己的靶值，相同检测系统不同仪器设备的靶值设置应相近。当仪器设备进行重大维修影响检测性能时，实验室应评价质控品靶值的适应性。

C.质控限的设定：①暂定质控限，适用于检测系统的初次使用，设立方法同中心线的建立方法。②累积质控限，质控限一般以标准差的倍数表示，关于标准差，只有检测数据量越大其估计值才接近真值。有学者做过统计，由20个检测数估计标准差，其和标准差的真值间的差异可达30%；100个检测数估计标准差，估计值和真值的差异还要大于10%，故只有通过一定数量质控数据的累积才能尽可能地接近真值。累积质控限采用文献推荐的方法，先计算某一浓度质控品3～6个月加权平均CV：

$$加权平均CV = \frac{CV_1 \times n_1 + CV_2 \times n_2 + \cdots + CV_n \times n_n}{n_1 + n_2 + \cdots + n_n}$$

式中，CV_1、CV_2和CV_n代表n个批次质控品的CV，n_1、n_2和n_n代表个批次质控测量的数量。

再用下列公式计算新质控物的质控限（即标准差）：

$$s=\overline{x} \times 加权平均CV$$

式中：s代表新批号质控品将来采用的标准差；$\overline{x}$代表新批号质控品检测的均值。

D. 质控图设置：室内质控图可使用Levey-Jennings质控图和（或）Z分数图，质控图内容应包括质控结果，质控物名称、浓度、批号和有效期，质控图的中心线和控制限，分析仪器名称和唯一标识，方法学名称，检验项目名称，试剂和校准物批号，每个数据点的日期和时间，干预行为的记录，质控人员及审核人员的签字等。

3）失控规则：实验室应使用恰当的质控规则，检查随机误差和系统误差，至少应该选择1_{3s}和2_{2s}分别检出随机误差和系统误差。

4）失控的分析和处理：实验室应制定程序防止在质控失控时发出患者结果。当质控结果失控时，应分析原因，并采取相应的纠正措施，只有在质控结果在控时，才能进行患者样品的检测并发出报告。当室内质量控制不符合可接受标准，并提示检验结果可能有明显临床意义的错误时，应拒绝结果，并在纠正错误后重新检验相关患者样品。实验室还应评估最后一次在控的室内质控之后的患者样品结果。必要时应将错误的报告追回。

一旦发生室内质控失控，实验室应按制定的室内质控失控处理流程进行处理，防止在质控失控时发出患者结果。一般的处理流程包括：①立即停止样品的检测和本分析批临床报告的审核及发布；②分析查找失控的原因，评估可能受到分析误差影响临床报告范围及有无必要追回已经发放的临床报告；③根据质控失控的原因分析，制定针对性纠正和预防措施并实施；④通过失控措施处理后质控品复测、仪器间比对、失控前后患者比对等方式评估失控处理的有效性，确认失控情况处置完成；⑤根据失控处理后验证的情况，判断是否可以进行样品检测及临床报告发放；⑥失控项目、触发规则、失控时间、失控原因分析、处理后验证、患者报告评估等所有内容均需要进行记录，并由有资质及授权的相关负责人员签字确认。

5）室内质控数据的评审：实验室应定期评审质控数据，评审的内容应包括失控频率、CV是否满足不精密度要求、实际均值与设定均值的偏差、失控原因的分析和处理是否合适等。当发现提示检验系统有影响检验性能变化趋势时，须采取预防措施并记录。应在记录控制程序中规定质控记录保留的时限。

6）替代方案：当无法获得合适的室内质控品时，实验室应考虑使用其他方法进行室内质量控制。其他方法的示例包括：①患者结果的趋势分析，例如，患者结果的浮动均值，或结果低于或高于特定值样品的百分比，或结果与诊断相关的样品之百分比；②按照规定方案，将患者样品结果与另一替代程序检测结果比较，该程序经确认可计量溯源至ISO 17511规定的同级或者更高级别的参考标准；③患者样品留样再测；等等。

（3）室间质量评价（EQA）

1）室间质量评价计划：实验室应参加适于相关检验和检验结果解释的能力验证计划或外部质量评价计划，并建立参加能力验证计划或外部质量评价计划的程序，该程序应包括职责规定、参加说明，以及实验室间比对替代方案的评价标准。实验室间比对优先选择能力验证，其次是外部质量评价，最后是实验室间比对替代方案。

2）替代方案：当室间质量评价计划不可获得或不适用时，实验室应采取替代方法监控检验方法的性能。实验室应判断所选替代方法的合理性，并提供其有效性的证据。可接受的替代方法包括：①与其他实验室交换样品；②采用相同室内质控品的实验室间进行比对，单个实验室的室内质量控制结果与使用相同室内质控品的分组结果进行比较；③分析不同批号的制造商终端用户校准品，或制造商的正确度质控品；④至少由两人或两台仪器或两种方法对同一微生物样品进行分割/盲样检测；⑤分析与患者样品有互换性的参考物质；⑥分析临床相关研究来源的患者样品。采用与其他实验室交换的样品时，应使用相同检测方法同级别或高级别实验室互换样品比对的方式确定检验结果的可接受性，满足如下要求：①规定比对实验室的选择原则；②样品数量，至少5份，包括正常和异常水平；③频率，至少每年2次；④判定标准，应有≥80%的结果符合要求。

3）室间质量评价分析：实验室应尽量按日常处理患者样品的方式处理能力验证计划或外部质量评价计划的样品，该样品应等同于患者样品，由常规检验患者样品的人员用检验患者样品的相同程序进行检验。在提交能力验证或外部质量评价的数据之前，实验室不应与其他参加者互通数据，也不应将样品转至其他实验室进行确认检验。

4）室间质量评价结果的分析：实验室应对室间质量评价结果进行评价，并与相关人员讨论。当实验室结果未达到预定标准（即存在不符合）时，员工应参与实施和纠正措施包括评估与患者样品相关的不符合、是否造成对临床的影响，此外还应监控纠正措施的有效性。当室间质量评价结果显示存在潜在不符合的趋势时，应分析原因并采取预防措施。

（4）检验结果的可比性：实验室应规定检验结果可比性方法（包括检测设备比对和人员比对）程序，该程序应规定比对条件、样品类型及数量、比对方案、判断标准、频次及相关措施，可参考CNAS-GL 047《医学实验室 定量检验程序结果可比性验证指南》及相关国家/行业标准，如WS/T 407—2012《医疗机构内定量检验结果的可比性验证指南》、WS/T 806—2022《临床血液与体液检验基本技术标准》和WS/T 229—2024《尿液理学、化学和有形成分检验》。

血细胞分析可遵循WS/T 406—2024《临床血液检验常用项目分析质量标准》和WS/T 407—2012《医疗机构内定量检验结果的可比性验证指南》；对于白细胞分类计数的结果比对，每6个月进行至少一个轮次的结果比对，每轮次使用至少20份正常临床样品；对于形态学检验人员的结果比对，每6个月进行至少一个轮次的结果比对，每轮次使用至少20份正常和异常临床样品。

尿液干化学分析仪遵循WS/T 229—2024《尿液理学、化学和有形成分检验》，每6个月进行至少一个轮次的结果比对，每轮次使用至少20份临床样品（含高、中、低浓度）；尿液有形成分分析仪遵循WS/T 229—2024《尿液理学、化学和有形成分检验》，每6个月进行至少一个轮次的结果比对，每轮次使用至少20份临床样品（含红细胞、白细胞、上皮细胞和管型等有形成分的样品），相同的设备采用可比性比对，不同的设备采用符合性比对。

尿液有形成分显微镜人员，每6个月进行至少一个轮次的结果比对，每轮次使用至少20份临床样品（含细胞、管型、结晶、真菌等有形成分的样品）。

四、检验后过程

1. 结果报告

（1）通用要求：实验室应建立涵盖所有检验后活动的程序，指导检验结果报告、延误结果的处理、检验结果的发布等。

（2）结果审核和发布：实验室应建立检验结果审核和发布程序，对检验结果审核和发布进行规定。实验室应规定检验结果审核人的职责和权限，只有经过授权人审核的报告才能发布。

审核程序包括检验结果审核（结果的自动选择和报告、结果报告人工审核）和复检程序（包括显微镜形态检查筛选标准）。

结果报告人工审核规则应涉及的内容：①室内质控，当天检查结果是否接受；②样品状态，是否存在溶血、脂血和黄疸，抗凝血样品是否存在小凝块；③检测信息，患者信息是否完整，检测项目是否遗漏，检验结果是否有效；④动态分析，本次检验结果与历史检验结果是否存在差距，是否与临床诊断相符；⑤复检信息，仪器出现报警信息，结果异常。

当血常规、尿常规使用自动化仪器进行形态学筛选时，实验室应制定显微镜复检程序。复检规则主要包括：①检验结果出现异常计数；②警示标志；③异常图形。

（3）危急值报告：实验室应制定危急值报告程序，规定对危急值项目选择程序、危急值报告限确定程序、危急值识别与确认程序、危急值报告路径选择程序、危急值复查程序、危急值确认/回读/记录程序、危急值报告流程。

实验室在医疗主管部门领导下与临床科室共同制定个体化的危急值。当检验出现"危急值"时，检验者首先要确认检验各环节无异常的情况下，并对样品进行复查后，才能向临床报告，遵循"谁发现、谁报告，谁记录"原则。

记录的内容应包括患者信息：患者姓名、门诊号、科室；检查/检验项目信息：名称、结果、日期、复查结果；临床接收危急值信息：姓名、联系电话、复述情况、联系时间（具体到分钟）、报告人姓名信息等。

（4）结果的特殊考虑：实验室应制定程序对结果的特殊考虑作出规定。该程序包括让步检验报告、口头申请报告、重要影响（如遗传或某些感染性疾病）的检验结果、委托检验报告、检验结果的初步报告等。

（5）结果的自动选择、审核、发布和报告：实验室应制定程序，规定结果的自动选择、审核、发布和报告系统，可参考WS/T 616—2018《临床实验室定量检验结果的自动审核》。

实验室应建立检测结果的自动审核和报告系统规则，并在使用前对该规则进行验证，并易于被员工正确理解。结果的自动审核和报告系统规则包括样品与仪器状态判断规则、范围判断规则、差异判断规则和逻辑判断规则等。

实验室实施计算机自动审核之前，需要对本实验室的信息系统、仪器配置及检测项目特点进行分析研究，制定适合本单位实际的审核规则，经过与人工审核进行全面比较分析验证其可行性。

（6）报告要求：实验室应制定程序，规范报告内容。检验报告单必须包含足够的信息量，报告应清晰易懂，填写无误。检验报告至少包括以下信息：①检验单位及检验结果名称。②医嘱信息。a.患者姓名、性别、年龄、患者的唯一性标识（门诊号或住院号）；b.申请科室和申请医生；c.样品信息，如样品类型、样品唯一标识（申请序号）、工作单号、采集时间、采集部位（适用时）、采集方法（适用时）等；d.临床诊断和药物应用情况。③结果信息，如检验项目、检验结果和单位、生物参考区间及异常结果提示。④检测信息，如样品接收时间、报告时间、检验者、审核者、医院地址和联系电话（适用时）等。⑤附加信息，如检验设备和方法、检验结果可能的诊断和建议、检验结果的局限性、与临床诊断相关的图、第×页共×页等。

（7）报告的附加信息：实验室应有程序，对检验报告的附加信息进行规定。如果需要，结果报告应包括附加信息：①检测方法局限性如可能干扰的药物；②样品质量和适宜性如让步样品等；③客户要求的附加信息；④测量不确定度的声明；⑤委托检验；⑥当地区或者国家使用不同的测量单位时，错误解释所产生的潜在风险；⑦结果随时间产生的趋势性或显著变化；⑧其他如危急值提示。

（8）修正报告结果：实验室应有程序，对检验结果的修改进行规定。该程序应包括：①检验结果修改人授权；②检验结果如何修改；③检验结果修改的表达；④检验结果修改的告之等。

2. 检验后样品的处理 实验室应制定程序，对临床样品进行识别、收集、保留、检索、访问、储存、保存时限、维护和安全处置管理。应明确规定临床样品的保留类型、保留时间、储存条件及位置和检索方式（以方便存取）。

临床样品的储存方式、保留时限，取决于样品特性、用途、相关法律法规。保存时限应考虑以下因素：①法律法规的要求或出于法律责任的考虑；②样品的性状、检验和任何适用的要求（复查或追加检验）；③用户的要求。

安全处置的目的是保障环境、公众的安全。样品的安全处置应符合国家、地方法规或有关废弃物管理的规定，考虑材料潜在的生物危害，确保安全。临床样品的储存、保留和处置需要记录。

五、不符合工作

实验室应制定程序，确保对检验活动中出现的不符合（不符合自身程序、质量要求或用户要求）进行有效识别，分析根本原因，采取应急或纠正措施，导出预防措施，有效关闭不符合。该过程应确保：①管理不符合工作的职责和权限；②基于风险管理采取应急和长期措施；③当存在对患者造成危害的风险时，终止检验并停发报告；④评价不符合工作的临床意义，包括在识别不符合工作之前可能或已发出检验结果的影响分析；⑤对不符合工作的可接受性作出决定；⑥必要时，修改检验结果并通知用户；⑦规定批准恢复工作的职责。

不符合可表现在检验或活动的不同方面，可用不同方式识别，包括医生的投诉、内部质量指标监控、设备校准、耗材检查、实验室间比对、员工的意见、报告和证书的核查、实验室管理评审、内部和外部审核等。实验室各级管理人员、技术人员均有识别的责任和义务。

所有不符合及其处理过程和措施均应形成记录并归档保存，实验室管理层应定期评审这些记录，以发现趋势，并启动预防措施。如果不符合再三发生或对实验室是否能够遵守不符合整改的符合性有疑问时，实验室管理层应立即采取措施，对不符合控制程序进行修改，消除不符合产生的根本原因。

六、数据控制和信息管理

1. 通用要求　实验室应建立信息系统管理程序，对计算机和非计算机系统保存的数据和信息有效管理，该信息系统须满足用户需要和要求及确保患者信息的安全。

2. 信息管理的职责和权限　实验室应规定所有使用系统人员的职责和权限，特别是从事以下活动的人员：访问患者的数据和信息；输入患者数据和检验结果；修改患者数据或检验结果；授权发布检验结果和报告。

职责和权限需根据工作岗位的角色进行授权管理，通常可以通过信息系统内部的权限配置来实现，但必须与信息系统管理程序文件规定相一致，且计算机信息系统中分配权限的人员（如信息系统管理员）也应规定其职责与权限，并经授权后方能进行操作。①患者的数据和信息的访问：医院信息中心授权医生、护士和检验人员都能访问LIS中患者的检验数据和信息，但医生和护士不能输入、修改LIS检验结果信息。②患者数据和检验结果输入：授权的医生在医生工作站有义务对检验提出申请，并按要求输入相关的患者信息，确保检验申请完整、有效。授权的检验人员有权利通过人工或自动传输方式将检验结果输入检验信息中，便于临床医生使用这些信息，其他人员不能输入。③患者数据或检验结果的修改：患者数据或检验结果属医疗文书，一旦发布就有法律效力。原则上发布过的检验结果不能修改，需要修改必须征求临床医生或患者的同意。只有通过授权的人员才能修改。④检验结果和报告的发布：只有经过考核合格获得相应检验资格并经主任同意、信息中心授权的人员才能进行相应领域的检验结果和报告的发布，检验结果和报告一经发布，临床医生和护士就能利用这些信息。

3. 信息系统管理　实验室应建立信息系统管理程序，对检验数据和信息的收集、处理、记录、报告、存储或检索进行规定。

信息系统管理关注重点：①信息系统在引入和使用之前，都要经过实验室的运行验证，只有确认信息系统和其他系统之间接口正常运行，才能在实践中应用。使用前，信息系统的任何变化均应获得授权、文件化并经验证。②要保证信息系统数据和信息的完整性和机密性，防止非授权者访问，防止篡改、丢失或数据泄露并对数据信息进行定期维护和备份。③在符合供应商规定的环境下操作，并将运行情况文件化以便被授权用户方便获取。④要符合国家或国际有关数据保护的要求。⑤实验室应有应急预案，以便发生影响实验室提供服务能力的信息系统失效或停机时能够维持服务。

在ISO 15189认可准则中，信息系统主要涉及的条款：①人员；②设施和环境；③设备维护与维修；④检验前过程；⑤检验过程；⑥检验结果的质量保证；⑦检验后过程；⑧结果报告；⑨结果发布。

4. 宕机预案　实验室应制定与提供服务能力的信息系统故障或宕机期间的应急预案

（包括自动审核和报告结果），该预案应进行培训和演练。

5. 异地管理 当实验室信息管理系统在异地或由外部供应者进行管理和维护时，实验室应确保系统的供应者或运营者符合本准则的所有适用要求。

七、投诉

1. 过程 实验室应有处理投诉的流程，至少包括：①对投诉的接收、确认、调查及决定采取处理措施过程的说明；②跟踪并记录投诉，包括为解决投诉所采取的措施；③确保采取适当的措施。

2. 投诉接收 作为投诉第一受理人，无论服务对象以何种方式表达的不满，均应热情接待、认真及时处理。认真记录其投诉内容及时间等，积极与投诉人沟通，尽量达成一致的解决办法，妥善安排投诉人的投诉处理意见或改进措施等。

3. 投诉处理 ①有效投诉：根据差错原因分类，由相应责任人或专业组长和质量主管一起按投诉处理控制程序处理。②无效投诉：按照有则改之、无则加勉的原则处理。所有的投诉内容和处理过程都要有文字记录并妥善保存。

八、连续性和应急预案

实验室应建立程序以识别检验过程中的紧急情况或灾难，针对其制定应急预案包括预警计划、应急流程和技术保障，并进行培训和演练，确保在检验工作中断后实验室可继续运行。

第五节 管理体系要求

一、总体要求

1. 通用要求 实验室应建立、编制、实施和保持管理体系以支持和证明实验室持续满足本准则要求。该体系应至少包括职责、目标和方针、成文信息、应对风险和改进机制的措施、持续改进、纠正措施、评估和内部审核及管理评审等。

2. 满足管理体系要求 实验室应依据ISO 15189的要求，建立质量管理体系，有效实施并持续改进。

3. 管理体系意识 质量体系建立和完善的过程，是始于教育、终于教育的过程，也是提高认识和统一认识的过程，教育培训要分层次、循序渐进地进行。实验室应确保在实验室控制下从事工作的人员理解以下内容：①质量目标和方针；②管理体系作用和意义；③不符合管理体系要求的后果。

二、管理体系文件

1. 通用要求　实验室管理层应建立、编制和保持实现本准则要求的目标和方针，并确保实验室组织的各层级人员理解和实施该目标和方针。

2. 能力和质量　实验室应确定质量方针，制定质量目标：所谓质量方针及目标，主要为实验室质量管理体系中两部分重要内容，即建设宗旨和发展方向。通过从实验室的检测质量及管理目标两方面入手，以方针作为思想指导，以目标作为实践动力，将实验室质量管理体系提升到规范化的标准高度。

3. 承诺的证据　实验室管理层应提供建立和实施管理体系及持续改进其有效性承诺的证据。

4. 文件　管理体系包括所有的文件、过程、系统和记录等，所有引用或链接的文件都应满足本准则的要求。

5. 员工取阅　实验室所有员工都应可获得适用其职责的管理体系文件和相关信息。

三、管理体系文件控制

1. 通用要求　实验室应建立《文件管理和控制程序》，对质量管理体系中内部和外部文件进行有效管理，满足准则要求。

2. 文件控制　实验室应建立《文件管理和控制程序》，对文件的制定、审核、批准、发布、使用、保存、修订、废止等进行详细规定。文件的控制应注意下列方面：

（1）为确保文件的充分性和适宜性，质量管理体系文件（包括计算机系统中维护文件）在发布前，应经授权人审核并经主任批准后方能使用。

（2）为确保文件的有效性，质量管理体系文件均应进行有效标识，至少包括：①标题；②每页均有唯一文件编号；③当前版本的日期和（或）版本号；④页码和总页数；⑤授权发布。

（3）为方便识别有效版本，同时防止使用无效/作废文件，应建立文件清单。

（4）为确保体系和技术能力有效运行，实验室相关场所能得到相应的现行文件。

（5）当文件需要微小暂时性修改时，批准者或授权相关人员有权以手写或修订方式修改文件：①对纸质文件应对被修改内容进行杠改，且保证被修改内容清晰可辨，在被修改处签署修改者名字并注明日期。②对计算机文件应启动修订模式进行修改，并加批注标注修改者和修改日期。③如果需要修改的文件有多份，应采用相同的方式进行修改，以保证文件的一致性。④修订的文件应尽快正式发布。

（6）为确保文件适宜其准则和客户的要求，实验室应定期（每年1次）评审。修订后的文件需经批准。

（7）为防止误用无效/作废文件，实验室应及时从所有现场或发放场、计算机中撤销无效/作废文件或加盖"作废"章。

（8）规定期限内或按照适用的规定要求，每份废止的受控文件至少保存一份纸质版或电子版。

四、记录控制

1. 记录建立　实验室应建立和保存清晰的记录以证明满足本准则的要求。记录是指阐明所取得的结果或提供所完成活动的证据文件。可供识别、收集、检索、获取、存放、修改及安全处置，记录可以是纸质、电子等形式。按性质和来源，记录可分为质量记录和技术记录。

2. 记录修改　纸质记录采用"杠改"方式进行修改，先将错误内容用一横杠划掉，再将正确内容写在旁边，并在修改处签署修改者名字及注明日期，且保证被修改内容清晰可辨，不可涂擦。电子版记录采用"修订"模式进行修改，先将错误内容删除，再将正确结果输入，并加批注说明修改者和修改日期。

3. 记录保存　记录按类别、编号顺序保存，便于检索，实验室提供专用和适宜的环境存放各种记录，防止损坏、变质、丢失或被人盗用。记录不得外借、转抄、复印，需要查阅须经主任批准。各种记录的保存期应符合国家、地区或当地法规的要求，对于有诊断意义的检验报告单如骨髓报告单等应长期保存。记录（包括电子介质媒体）的处置应做到安全和保密。

五、应对风险和改进机遇的措施

1. 识别风险和改进机遇　实验室应建立风险管理程序，对工作过程中可能存在的问题、影响检验结果的风险进行评估。①风险控制点识别：实验室可采用科室设置的内容进行评估，也可自行增加内容，但不能删除实验室规定的内容，当此项不适用时可不处理。②风险因素的可能性、严重程度和现有控制手段后的可预测性的判断：依据风险发生的可能性（O）、严重程度（S）和现有控制手段后的可预测性（P）的模型，算出对应的可能性（O）、严重程度（S）和现有控制手段后的可预测性（P）的得分。③综合风险指数计算：综合风险指数（comprehensive risk index，CRI），CRI=$O \times S \times P$，该值越大，风险级别越高，可参考ISO 22367《医学实验室 风险管理在医学实验室中的应用》。

2. 应对风险和改进机遇　实验室应建立风险管理程序，对工作过程中可能存在的问题、影响检验结果的风险进行评估，采取必要措施以降低或消除识别出的风险。各关联责任人根据实施情况，对风险控制效果进行评价，修订完善控制措施、管理标准。实验室每年对剩余风险组织再识别评估、改进，实现风险持续改进。

六、改进

1. 持续改进　持续改进是指增强满足要求能力的循环活动。在质量管理体系的发展过程中，不可能只进行一次改进就能达到质量目标。持续改进是实验室质量管理的核心。

实验室应制定持续改进控制程序，有效利用PDCA管理工具，将实验室在评估审核活动、纠正和预防措施实施过程中展示出的质量指标与其质量方针和质量目标中规定的预期进行比较,特别是优先针对高风险的检测项目,以持续改进质量管理体系(包括检验前、检验和检验后过程)的有效性。

持续改进策划的要求:①实施质量指标以系统地监测、评价覆盖患者医疗的全部范围及医疗结果的持续改进活动;②实验室管理层应着手解决全方位的持续改进活动;③持续改进计划和相关目标应与员工进行沟通。

日常的持续改进活动策划和管理应执行纠正措施和预防措施条款的要求;较为重大的持续改进项目、涉及对现有过程和产品的更改及资源需求变化,在策划和管理时应考虑:①改进项目的目标和总体要求;②分析现有过程的状况以确定改进方案;③实施改进并评价改进的结果。

2. 实验室患者、用户和员工的反馈 实验室应建立程序,定期向服务对象患者、用户和员工征求反馈意见。应分析和利用这些反馈以改进管理体系、实验室活动和用户服务;应保存包括已采取措施在内的反馈记录;应将对其反馈所采取的措施告知员工。

七、不符合及纠正措施

1. 发生不符合时的措施 当不符合发生时,实验室应对不符合实施纠正措施,其内容应包括但不限于:①立即采取措施以控制和纠正不符合;②不符合风险评估,确定不符合的根本原因(如性质、类型);③不符合原因分析;④制定并实施纠正措施;⑤分析存在或可能发生的类似不符合,导出预防措施;⑥评审采取的纠正措施的有效性。

2. 纠正措施有效性 纠正措施应与不符合产生的性质、程度及影响范围相适应,实验室应对其实施的纠正措施进行验证,评估其有效性。

3. 不符合和纠正措施记录 实验室应保存记录以证明:①不符合的性质、原因和后续所采取的措施;②评估纠正措施有效性。

八、评估

1. 通用要求 实验室应建立评估和审核管理程序,对其管理、支持服务、检验前、检验、检验后过程满足患者和实验室用户的需求和要求,证实其符合性、有效性。

2. 质量指标 实验室应建立《质量指标监控程序》,以监控和评估检验前、检验和检验后过程中关键环节的质量指标。实验室应策划监控质量指标的过程,包括建立目的、方法、解释、指标目标值、措施计划和监控周期,应定期评审质量指标以确保其持续适用。

质量指标至少包括但不限于:①检验前过程,如样品类型错误率、样品容器错误率、样品采集量错误率、抗凝样品凝集率、检验前周转时间中位数、血培养污染率。②检验过程,如室内质控项目开展率、室内质控项目变异系数不合格率、室间质评项目参加率、室间质评不合格率、实验室间比对率、实验室内周转时间中位数、检验结果报告时限符合率。③检验后过程,如错误报告发生率、危急值通报率。质量指标可参考WS/T 496—2017《临床实验室质量指标》。

3. 内部审核 实验室启动（执行）内部审核程序，有计划定期实施内部审核以确定质量管理体系的所有活动（包括检验前、检验和检验后过程）符合ISO 15189认可准则的要求及实验室规定。内部审核内容至少应包括但不限于：审核的准则、内审员要求、审核范围、频次及审核方法。

（1）实验室应按照计划时限进行内部审核，以提供信息证明管理体系是否：①符合实验室自己的管理体系要求，包括实验室活动；②符合本准则的要求；③有效实施和保持。

（2）实验室应策划、制定、实施和保持内部审核方案，包括：①实验室活动对患者风险的优先考虑；②日程表，涵盖识别出的风险、外部评审及之前内部审核的输出、不符合的发生、事件、投诉、影响实验室活动的变化等；③每次审核的具体目标、准则和范围；④经培训、合格并授权的审核员，对实验室质量管理体系的表现进行审核，只要资源允许，审核员独立于被审核的活动；⑤审核过程客观公正的保证；⑥将审核结果报告给相关员工的保证；⑦适当纠正和纠正措施的及时实施；⑧记录的保存，作为审核方案实施和审核结果的证据。

九、管理评审

1. 通用要求 实验室应建立《管理评审控制程序》，对管理评审活动进行控制。管理评审的组织者是中心最高领导者。每年至少组织一次，当质量体系发生重大变化或出现重大事件影响质量管理体系的有效运行时，应组织临时管理评审。实验室管理层应按照策划的时间间隔对实验室的管理体系进行评审，以确保其持续的适宜性、充分性和有效性，包括为满足本准则而声明的方针和目标。

2. 评审输入 实验室负责人制订管理评审计划，明确评审会议的评审目的、时间、议程、评审组成员、参加人员及管理评审的输入资料等。实验室应记录管理评审的输入，并应至少包括以下评审：①以往管理评审所采取措施的情况，管理体系内外部因素的变化，实验室活动量和类型的变化及资源的充分性；②目标实现及方针和程序的适宜性；③近期评审、使用质量指标监控过程、内部审核、不符合分析、纠正措施、外部机构评审等的结果；④患者、用户和员工的反馈及投诉；⑤结果有效性的质量保证；⑥实施改进及应对风险和改进机制措施的有效性；⑦外部供应者的表现；⑧参加实验室间比对计划的结果；⑨POCT活动的评审；⑩其他相关因素，如监控活动和培训。

3. 评审输出 管理评审以会议的形式进行，会议由主任主持，与会者根据会议议程对评审实施计划的内容逐项分析、研讨、评价，分析不符合的原因和找出存在的潜在问题，对出现的问题制定相应的纠正、预防和改进措施。由主任做出最后评审意见，提出质量管理体系改进要求，做出评审结论。管理评审的输出应至少是以下相关决定和措施的记录：①管理体系及其过程的有效性；②实现本准则要求相关实验室活动的改进；③所需资源的供应；④对患者和用户服务的改进；⑤变更的需求。

实验室管理层应确保管理评审提出的措施在规定时限内完成。管理评审得出的结论和措施应告知实验室员工。

（马骏龙）

参 考 文 献

丛玉隆. 2006. 流式细胞仪及其临床应用. 医学检验与临床, 17 (4): 1-2.

王慧丛, 付萍. 2016. Th1, Th2, Th17及Treg与寻常型天疱疮的相关性. 中国皮肤性病学杂志, 30 (6): 582-585.

王建中. 2005. 临床流式细胞分析. 上海: 上海科学技术出版社.

郑卫东, 周茂华. 2013. 实用流式细胞分析技术. 广州: 广东科技出版社.

中国抗癌协会血液肿瘤专业委员会、中华医学会血液学分会白血病淋巴瘤学组. 2016. 中国成人急性淋巴细胞白血病诊断与治疗指南 (2016年版). 中华血液学杂志, 37 (10): 837-845.

中华医学会感染病学分会艾滋病学组. 2015. 艾滋病诊疗指南. 3版. 中华临床感染病杂志, 8 (5): 385-401.

Agnieszka M, Joanna R, Michał B, et al. 2017. Flow cytometric analysis reveals the high levels of platelet activation parameters in circulation of multiple sclerosis patients. Mol Cell Bio, 430 (1-2): 69-80.

Arber DA, Orazi A, Hasserjian R, et al. 2016. The 2016 revision to the World Health Organization classification of myeloid neoplasms and acute leukemia. Blood, 127 (20): 2391-2405.

Cazzola M. 2016. Introduction to a review series: the 2016 revision of the WHO classification of tumors of hematopoietic and lymphoid tissues. Blood, 127 (20): 2361-2364.

Celiksoy MH, Topal E, Yıldıran A. 2015. Comparison of major lymphocyte subpopulations and recent thymic emigrants in patients with ataxia telangiectasia and age-matched healthy groups. Allergol Immunopathol (Madr), 43 (5): 477-481.

Ciepiela O, Kotuła I, Górska E, et al. 2015. European Association for Neuro-Oncology Task Force on Primary CNS Lymphoma. Diagnosis and treatment of primary CNS lymphoma in immunocompetent patients: guidelines from the European Association for Neuro-Oncology. Lancet Oncol, 16 (7): e322-e332.

Kastenschmidt JM, Avetyan I, Villalta SA. 2018. Characterization of the inflammatory response in dystrophic muscle using flow cytometry. Methods Mol Biol, 1687: 43-56.

Kwon WK, Choi S, Kim HJ, et al. 2020. Flow cytometry for the diagnosis of primary immunodeficiency diseases: a single center experience. Allergy Asthma Immunol Res, 12 (2): 292-305.

Li W. 2022. Flow Cytometry in the Diagnosis of Leukemias//Li Wed ed. Leukemia [Internet]. Brisbane (AU): Exon Publications.

Palasuwan D, Palasuwan A, Charoensappakit A, et al. 2017. A novel flow cytometry-based method of analyzing Heinz bodies. Int J Lab Hematol, 39 (1): 68-75.

Roitsch S, Gößwein S, Neurath MF, et al. 2018. Detection by flow cytometry of anti-neutrophil cytoplasmic antibodies in a novel approach based on neutrophil extracellular traps. Autoimmunity, 51 (6): 288-296.

Rooney S, Hoffmann JJ, Cormack OM, et al. 2015. Screening and confirmation of hereditary spherocytosis in children using a CELL-DYN Sapphire haematology analyser. Int J Lab Hematol, 37 (1): 98-104.

Savino W, Pinto-Mariz F, Mouly V. 2018. Flow cytometry-defined CD49d expression in circulating t-lymphocytes is a biomarker for disease progression in duchenne muscular dystrophy. Methods Mol Biol, 1687: 219-227.

Sharma R, Al-Saleem FH, Puligedda RD, et al. 2018. Membrane-bound and soluble forms of an NMDA receptor extracellular domain retain epitopes targeted in auto-immune encephalitis. BMC Biotechnol, 18 (1): 41.

Swerdlow SH，Campo E，Pileri SA，et al. 2016. The 2016 revision of the World Health Organization classification of lymphoid neoplasms. Blood，127（20）：2375-2390.

Thastrup M，Marquart HV，Schmiegelow K. 2022. Flow cytometric detection of malignant blasts in cerebrospinal fluid：a biomarker of central nervous system involvement in childhood acute lymphoblastic leukemia. Biomolecules，12（6）：813.

Vargas TC，Thomas RL，Erickson JC. 2016. Leptomeningeal enhancement in a patient with progressive cranial neuropathies and with progressive cranial neuropathies and lumbosacral radiculopathies. JAMA Neurol，73（3）：345-346.